ਹੈਲਥ ਪ੍ਰੋਮੋਸ਼ਨ ਫਾਰ ਏ.ਐਨ.ਐਮ.

(Health Promotion for ANM)

(As Per the Latest Syllabus of INC)

Rahish Chand Suthar MSc Nursing (Med Surg)
Lecturer
Meera Medical Institute of Nursing
and Hospital, Abohar, Punjab, India

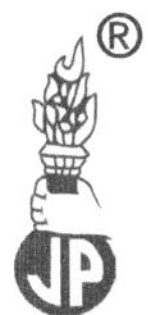

JAYPEE BROTHERS MEDICAL PUBLISHERS (P) LTD
New Delhi • London • Philadelphia • Panama

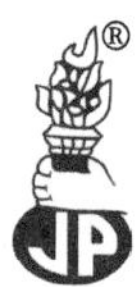

Jaypee Brothers Medical Publishers (P) Ltd.

Headquarter
Jaypee Brothers Medical Publishers (P) Ltd
4838/24, Ansari Road, Daryaganj
New Delhi-110 002, India
Phone: +91-11-43574357
Fax: +91-11-43574314
Email: jaypee@jaypeebrothers.com

Overseas Offices

J.P. Medical Ltd
83 Victoria Street, London
SW1H 0HW (UK)
Phone: +44-2031708910
Fax: +02-03-0086180
Email: info@jpmedpub.com

Jaypee-Highlights Medical Publishers Inc.
City of Knowledge, Bld. 237, Clayton
Panama City, Panama
Phone: + 507-301-0496
Fax: + 507-301-0499
Email: cservice@jphmedical.com

Jaypee Brothers Medical Publishers Ltd
The Bourse
111 South Independence Mall East
Suite 835, Philadelphia, PA 19106, USA
Phone: + 267-519-9789
Email: joe.rusko@jaypeebrothers.com

Jaypee Brothers Medical Publishers (P) Ltd
17/1-B Babar Road, Block-B, Shaymali
Mohammadpur, Dhaka-1207
Bangladesh
Mobile: +08801912003485
Email: jaypeedhaka@gmail.com

Jaypee Brothers Medical Publishers (P) Ltd
Shorakhute, Kathmandu
Nepal
Phone: +00977-9841528578
Email: jaypee.nepal@gmail.com

Website: www.jaypeebrothers.com
Website: www.jaypeedigital.com

Inquiries for bulk sales may be solicited at: jaypee@jaypeebrothers.com

ਹੈਲਥ ਪ੍ਰੋਮੋਸ਼ਨ ਫਾਰ ਏ.ਏਨ.ਏਮ. (Health Promotion for ANM)

First Edition: 2013, Reprint: 2024

ISBN 978-93-5090-487-9

Printed in India

PREFACE

A unique piece of work, fills up the gap of a properly written book on 'Health Promotion for ANM' as per the INC syllabus. Among all other books of Health Promotion available in the market, this book is an excellent guide for ANM students, encompasses all the aspects of Health Promotion. This book is your source for the most current, compact and comprehensive knowledge of the subject. Seeing the phenomenal growth of the subject, not only in the minds of the people but also in their attitudes, this book besides being a textbook is also a personal guide to people who have not only given priority to their health but also given it the first place in their lives.

Rahish Chand Suthar

ACKNOWLEDGMENTS

First of all, I pray to God *"Guru Jasnath Ji"* for his divine intervention and blessing which enabled me to achieve my goal. It is my honour and privilege to express my gratitude for my father Shri Bhagi Rath Patodia, mother Mrs Shimla Devi, brother Mr Surya Prakash and my dear wife Mrs Mittal Rani for their continuous support.

I would like to express sincere thanks to my staff members Mrs Deepinder Kaur (MSc Paediatrial) Jasdeep Kaur, Gurmeet Kaur for their support and help. My friends Anil Sahu (MSc Medical Surgical Nurse) Shivender Singh (Librarian UCON, Faridkot, Navdeep Mann, Ranveer Kumar) who shared their knowledge and experiences and gave some invaluable suggestion. My sincere heartfelt thanks to respected Dr GS Mittal, Director, Mr Sameer Mittal, Chairman (Meera Medical Institute of Nursing and Hospital, Abohar) for their support and help. Also thanks Gagan Verma, Imran Khan, Mr Ramchander and Rohit Chouhan.

Finally, I would also like to thank the M/s Jaypee Brothers Medical Publishers (P) Ltd, New Delhi, India, who encourages me with the offer and have taken up the responsibility to bring this book out in print.

CONTENTS

PART A: NUTRITION

1. ਜਰੂਰੀ ਪੋਸ਼ਕ ਤੱਤ (Essential Nutrients) 3-23
2. ਪੋਸ਼ਣ ਸੰਬੰਧੀ ਸਮੱਸਿਆਵਾਂ (Nutritional Problems) 24-28
3. ਪੋਸ਼ਣ ਸੰਬੰਧੀ ਮੁਲਆਂਕਣ (Nutritional Assessment) 29-32
4. ਆਹਾਰ ਤਿਆਰ ਕਰਨਾ (Meal Planning) 33-56

PART B: HUMAN BODY AND HYGIENE

5. ਮਨੁੱਖੀ ਸ਼ਰੀਰ ਤੇ ਸਾਫ-ਸਫਾਈ (Human Body and Hygiene Terminology) 59-133
6. ਆਪਣੀ ਖੁੱਦ ਦੀ ਸਫਾਈ (Personal Hygiene) 134-137
7. ਸ਼ਰੀਰ ਦਾ ਸਭ ਤੋਂ ਚੰਗਾ ਕੰਮ ਕਰਨਾ (Optimal Functioning of the Body) 138-151

PART C: ENVIRONMENTAL SANITATION

8. ਵਾਤਾਵਰਨ ਦੀ ਸਫਾਈ (Environment and Ecology for Healthy Living) 155-159
9. ਸੁਰਿਖੱਤ ਜਲ (Safe Water) 160-170
10. ਵਾਧੂ ਪਦਾਰਥਾਂ ਤੇ ਮਲ-ਮੂਤਰ ਨੂੰ ਸੁੱਟਣ ਦੀ ਵਿਵਸਥਾ (Disposal of Excrets and Waste) 171-184
11. ਪਿੰਡ ਦਾ ਭਾਗ ਲੈਣਾ (Community Participation) 185

PART D: MENTAL HEALTH

12. ਮਾਨਸਿਕ ਸਿਹਤ (Mental Health) 189-194
13. ਕੁਸਮਾਯੋਜਨ (Maladjustment) 195-197
14. ਮਾਨਸਿਕ ਰੋਗ (Mental Illness) 198-217
15. ਬੁਜ਼ੁਰਗ ਵਅਕਤਿਆਂ ਦੀ ਦੇਖਭਾਲ (Old Age Care) 218-222

Bibliography 223

CONTENTS

INC SYLLABUS

Theory - 120 hours
Demonstration - 75 hours
Total - 195 hours

Learning objectives:

On completion of the course the student will be able to:

1. Explain importance of nutrition in health and sickness.
2. Promote nutrition of a individual, family and community.
3. Explain principles of hygiene and its effect on health.
4. Describe hygiene for self and individuals.
5. Describe importance of environmental sanitation and waste management.
6. Promote mental health of individual, family and community.

A. Nutrition

Theory - 35 hours
Demonstration - 30 hours
Total - 65 hours

Unit	Time (Hrs.)		Expected outcomes	Contents	Teaching learning activities
	Th.	Demo			
1.	10	5	• List essential nutrients • Describe classification of food and their nutritive values and functions. • Explain importance of nutrition in health and sickness. • Plan balanced diet for different age groups	**Essential nutrients** • Importance of nutrition in health and sickness • Essential nutrients, functions, sources and requirements • Classification of foods and their nutritive value. • Normal requirements at different ages. • Balanced diet for different age group.	• Lecture discussion. • Explain using Models and Charts. • Exhibit raw food item showing balanced diet.
2.	10	5	• Identify malnutrition and nutritional deficiencies. • Counsel women with anaemia. • Desribe special diet for sick. • Explain role of ANM's/FHW/ AWWs.	**Nutritional problems** Nutritional deficiencies: • Deficiencies, correction, treatment and referral - protein energy malnutrition • Vitamin and mineral deficiencies: Nutritional anaemia in women • Under five nutrition • The role of ANM's/FHW/ AWWs in supplementary food. • Special diets of individuals for different age group.	• Lecture discussion. • Visit ICDs project and discuss the program. • Explain using Models and Charts. • Planning diets for anaemic women and other deficiency conditions.

Cont....

Cont....

3.	5	5	• Assess nutritional status of individual and family. • Identify local foods for enriching diet. • Identify good food habits from harmful food fads and customs.	**Nutritional assessment** • Methods of nutritional assessment of individual and family: mother and child • Identification of local food sources and their value in enriching diet. • Food fads, taboos, customs and their influence on health.	• Lecture discussion. • Demonstration • Field visits.
4.	10	15	• Plan diet for a family • Counsel for improving diet of the family. • Demonstrate safe preparation and cooking methods. • Explain methods of safe.	**Promotion of nutrition** • Planning diets and special diets for a family • Methods of using locally available foods for special diet • Principles and methods of cooking • Promotion of kitchen gardens • Food hygiene and safe preparation • Storage and preservation • Food adulteration • Precautions during festivals and Melas.	• Lecture discussion. • Plan diet for the family assigned. • Health education. • Visit a milk pasteurization plant. • Demonstration of various methods of cooking.

Suggested Activities for Evaluation

- Cooking of special diet.
- Nutrition education to a group.
- Planning diet of a family assigned.

B. Human body and Hygiene

Theory - 35 hours

Demonstration - 20 hours

Total - 55 hours

Unit	Time (Hrs.)		Expected outcomes	Contents	Teaching learning activities
	Th.	Demo			
1.	20		• Describe the structure and functions of the various systems of body • State functions of different organs.	**The human body** • Structure and functions of human body. • Body systems and their functions - digestive system respiratory system, genitourinary system, cardiovascular system, nervous system, muscular system, endocrine system, special sensory organs.	• Lecture discussion. • Identification of body parts. • Explain using Models and Charts.

Cont....

Cont....

2.	5	15	• Understand importance of personal hygiene for self and individuals health. • Care for sick to maintain their personal hygiene and comfort.	**Hygiene of the body** • Personal and individual hygiene – Care of mouth, skin, hair and nails. – Sexual hygiene – Menstrual hygiene. • Hygiene and comforts needs of the Sick: Care of skin: Bath sponging, back care, care of pressure points, position changing. • Care of hair: hair wash • Care of hand and nails: hand washing • Care of eyes: eye wash • Mouth care: • Elimination Care of bowels and bladder	• Lecture discussion. • Demonstration.
3.	5	5	• State the basic human needs. • Explain importance of fulfilling these basic needs.	**Optimal functioning of the body** • Basic human needs – Rest, sleep, activity, exercise, posture, etc. – Food, eating and drinking habits – Participation in social activities. – Self-actualisation and spiritual need. – Interpersonal and human relations – Lifestyle and healthy habits.	• Lecture discussion. • Health education regarding healthy life style.

Suggested Activities for Evaluation

- Preparation of anatomy practical book
- Return demonstration of personal hygiene including care of various organs of body.

C. Environmental Sanitation

Theory - 20 hours

Demonstration - 15 hours

Total - 35 hours

Unit	Time (Hrs.)		Expected outcomes	Contents	Teaching learning activities
	Th.	Demo			
1.	5	2	• Explain the importance of basic sanitation at home and in the community.	**Environmental Sanitation** • Environment and ecology for healthy living: basic sanitary needs. • Air, sunlight and ventilation. • Home environmental-: smoke, animals, water, drains and toilets, etc.	• Lecture discussion. • Case study.

Cont....

Cont....

2.	5	4	• Describe the importance of safe water for health. • Desribe methods of purifications of water.	**Safe water** • Sources of water & characteristics of safe water - sources of contamination and prevention. • Purification of water for drinking: methods-small and large scale. • Disinfections of well, tube well tank and pond in a village. • Waterborne diseases and prevention.	• Lecture discussion. • Village mapping: water sources, drains, ponds and contamination areas. • Visit to a water purification plant.
3.	5	4	• Explain the importance of safe disposal of waste and its role in prevention of diseases. • State the hazards due to waste	**Disposal of excreta and waste.** • Methods of excreta disposal - types of latrine. • Handling animal excreta. • Methods of waste disposal • Hazards due to waste.	• Lecture discussion. • Demonstration. • Visit to sewage disposal unit and sanitary latrine.
4.	5	5	• Involve community in sanitation activities. • Educate community for safe disposal of different types of waste.	**Community participation** • Drainage and preparation of soak pits. • Maintaining healthy environment within and around village - cleaning and maintenance of village drains, ponds and wells. • Common waste, excreta and animal waste - disposal in the village.	• Lecture discussion. • Construction of a small-scale soak pit at school or health centre premises. • Disinfection of a well, tube well along with village leaders or members of community. • Organize village meeting.

Suggested Activities for Evaluation

- Purification of water at home, community
- Disinfections of a well/tube well.
- Construction of small scale soak pit.
- Health education for use of sanitary latrine.

D. Mental Health

Theory - 30 hours

Demonstration - 10 hours

Total - 40 hours

Unit	Time (Hrs.)		Expected outcomes	Contents	Teaching learning activities
	Th.	Demo			
1.	10	2	• Explain relationship between body and mind. • Identify the factors necessary for normal mental health • Educate for promoting mental health.	**Mental Health** • Concept of mental health • Body-mind relationship. • Factors influencing mental health. • Characteristics of a mentally healthy person. • Developmental tasks of different age groups • Different defense mechanisms	• Lecture discussion. • Observation. • Use of questionnaire to do assessment for mental health status.

Cont....

Cont....

2.	3	2	• Identify causes of maladjustment • Educate family in solving problems.	**Maladjustment** • Features of a maladjusted individual. • Common causes of maladjustment. • Counselling an individual, family and community.	• Lecture discussion. • Demonstration of counselling for maladjusted individual in the community.
3.	12	4	• Identify signs of mental illness. • Identify them early and refer. • Guide family members in home care • Counsel for prevention of mental illness.	**Mental illness** • Identify abnormal behaviours. • Types of mental illnesses and treatments. • Early detection and referral of mentally ill • Prevention of mental illness • Home care and counselling • Refer psychiatric emergencies.	• Lecture discussion. • Visit to a mental hospital/ clinic.
4.	5	2	• Explain process of ageing. • Identify characteristics of elderly • Provide need based care.	**Old age care** • Process of ageing-physical, psychological changes. • Needs and problems • Care of elderly at home. • Rehabilitation and agencies of caring elderly.	• Lecture discussion. • If available visit an old age home.

Suggested Activities for Evaluation

- Assessment of mental health status of individual.
- Care plan for an elderly person at home.

Part A: Nutrition

Unit 1: ਜਰੂਰੀ ਪੋਸ਼ਕ ਤੱਤ (Essential Nutrients)
Unit 2: ਪੋਸ਼ਣ ਸੰਬੰਧੀ ਸਮੱਸਿਆਵਾਂ (Nutritional Problems)
Unit 3: ਪੋਸ਼ਣ ਸੰਬੰਧੀ ਮੁਲਆਂਕਣ (Nutritional Assessment)
Unit 4: ਆਹਾਰ ਤਿਆਰ ਕਰਨਾ (Meal Planning)

UNIT 1

ਜਰੂਰੀ ਪੋਸ਼ਕ ਤੱਤ
(Essential Nutrients)

Definition: ਭੋਜਨ ਤੇ ਸਿਹਤ ਨਾਲ ਸੰਬੰਧਿਤ ਵਿਗਿਆਨਿਕ ਮਾਧਿਅਮ ਨੂੰ nutrition ਕਹਿੰਦੇ ਹਨ।

IMPORTANCE OF NUTRITION IN HEALTH OF SICKNESS

Good nutrition health ਦੇ ਲਈ ਬਹੁਤ ਜਿਆਦਾ ਜਰੂਰੀ ਹੈ। Nutrition ਦਾ health ਨਾਲ related ਕਾਰਨ ਨਿਮਨ ਹਨ :

1. **Growth and Development:** Normal growth and development ਦੇ ਲਈ good nutrition ਜਰੂਰੀ ਹੈ। ਇਹ ਇਕੱਲਾ physical growth and development ਦੇ ਲਈ ਹੀ ਨਹੀਂ, ਸਗੋ behaviour, education, etc. ਨੂੰ ਵੀ effect ਕਰਦਾ ਹੈ।
   (a) Pregnancy ਵਿੱਚ malnutrition ਨਾਲ ਬੱਚੇ ਤੇ ਪ੍ਰਭਾਵ ਪੈਦਾ ਹੈ। ਜਿਸਦੇ ਕਾਰਨ still birth baby, premature baby, low birth weight baby, etc. ਹੋ ਸਕਦਾ ਹੈ।
   (b) ਬਚਪਨ ਵਿੱਚ malnutrition ਦੇ ਕਾਰਨ growth delay (ਦੇਰੀ ਨਾਲ) ਹੁੰਦੀ ਹੈ। ਇਸ ਤਰ੍ਹਾਂ ਦੇ ਬੱਚੇ ਵਿਕਾਸ ਦੇ ਹਰ ਕਦਮ ਤੇ ਪਿੱਛੇ ਰਹਿੰਦੇ ਹਨ।
   (c) Old age ਵਿੱਚ ਵੀ health ਨੂੰ ਚੰਗਾ ਬਣਾਉਣ ਲਈ good nutrition ਬਹੁਤ ਜਰੂਰੀ ਹੈ। ਕਿਉਂਕਿ old age ਵਿੱਚ infection, disease, fracture, etc. ਹੋਣ ਦੇ chances ਹੁੰਦੇ ਹਨ।
   (d) Nutrition ਜਨਮ ਤੋਂ ਲੈ ਕੇ death ਤੱਕ human health ਨੂੰ effect ਕਰਦਾ ਹੈ।
2. **Specific Deficiency:** Malnutrition ਤੋਂ ਕਈ ਪ੍ਰਕਾਰ ਦੀ specific deficiency ਹੋ ਜਾਂਦੀ ਹੈ ਜਿਵੇਂ ਕਿ- Kwashiorkor, marasmus, blindness, anaemia, etc.
3. **Against Infection:** ਭੋਜਨ ਤੋਂ ਸਾਨੂੰ ਕਈ ਪ੍ਰਕਾਰ ਦੇ ਤੱਤ ਮਿਲਦੇ ਹਨ ਜਿਵੇਂ ਕਿ- Protein carbohydrates, minerals, vitamin, etc. ਇਹ ਸਾਨੂੰ ਰੋਗਾਂ ਤੋਂ ਲੜਨ ਲਈ ਸਕਤੀ ਪ੍ਰਦਾਨ ਕਰਦੇ ਹਨ ਤੇ ਕਈ ਪ੍ਰਕਾਰ ਦੀ infection ਤੋਂ ਬਚਾਉਂਦੇ ਹਨ।
4. **Death and Sickness Rate:** Malnutrition ਨਾਲ society ਤੇ ਬਹੁਤ ਬੁਰੇ ਪ੍ਰਭਾਵ ਪੈਂਦੇ ਹਨ ਜਿਵੇਂ ਕਿ- High morbidity rate, high infant mortality rate, high sickness rate, low expection of life. Over nutrition ਵੀ ਇੱਕ ਪ੍ਰਕਾਰ ਦੀ malnutrition ਹੈ ਕਿਉਂਕਿ ਜਿਆਦਾ ਖਾਣ ਨਾਲ obesity, high blood pressure, heart disease, etc. ਹੋ ਜਾਂਦੇ ਹਨ। ਇਸ ਲਈ ਸਾਨੂੰ proper amount ਵਿੱਚ nutrition ਲੈਣਾ ਚਾਹੀਦਾ ਹੈ।

NUTRIENTS

Nutrient ਇਸ ਤਰ੍ਹਾਂ ਦੇ ਤੱਤ ਹਨ ਜੋ ਕਿ food ਵਿੱਚ ਪਾਏ ਜਾਂਦੇ ਹਨ ਹਰ ਇੱਕ nutrient ਆਪਣੀ body ਵਿੱਚ ਵਿਸ਼ੇਸ ਤੌਰ ਤੇ ਕੰਮ ਕਰਦੇ ਹਨ :

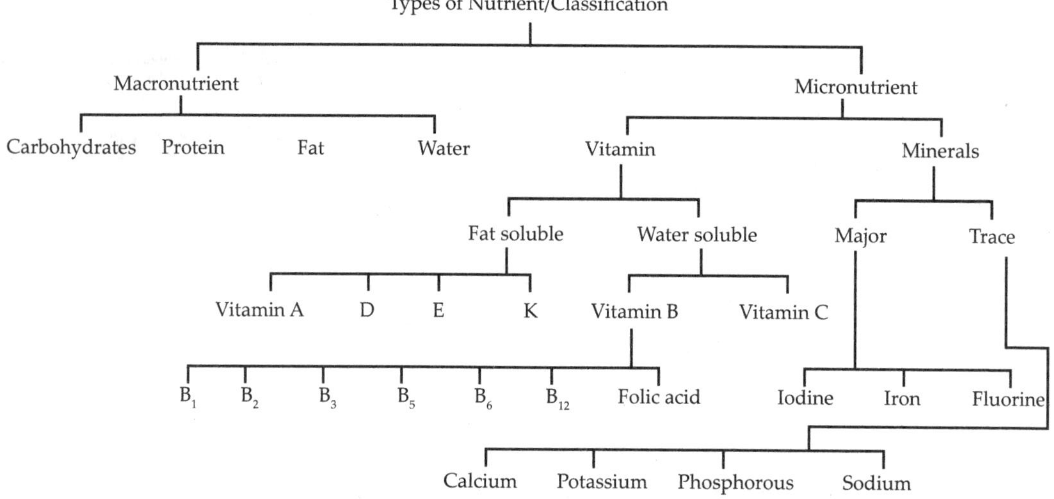

Macronutrients

ਇਹ ਉਹ ਤੱਤ ਹਨ, ਜੋ ਆਪਣੇ ਖਾਣੇ ਵਿੱਚ ਜਿਆਦਾ ਪਾਏ ਜਾਂਦੇ ਹਨ।

Carbohydrate

ਕੈਲੋਰੀ ਦੀ ਜਰੂਰਤ ਨੂੰ ਪੂਰਾ ਕਰਨ ਲਈ ਕਾਰਬੋਹਾਈਡ੍ਰੇਟ ਇੱਕ main source ਹੈ। ਇਸ ਲਈ ਇਸਨੂੰ energy ਦੇਣ ਵਾਲਾ food ਵੀ ਕਿਹਾ ਜਾਂਦਾ ਹੈ। Carbohydrate oxygen carbon, hydrogen ਤੋਂ ਮਿਲ ਕੇ ਬਣਿਆ ਹੈ।

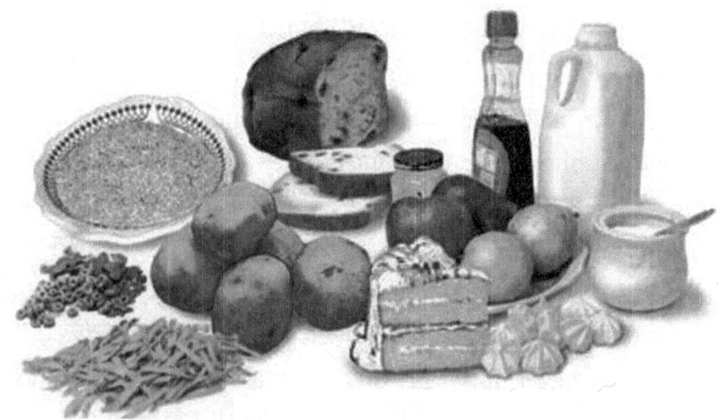

Fig. 1.1: Carbohydrate products

Carbohydrate ਤੋਂ ਸਾਨੂੰ 4 ਕੈਲੋਰੀ ਪ੍ਰਾਪਤ ਹੁੰਦੀ ਹੈ।

Sources

1. Wheat
2. Jaggery
3. Potato
4. Suzi, etc.

Requirements (50–60%)

Function of Carbohydrate

1. **Supply energy:** ਜਰੂਰਤ ਪੈਣ ਤੇ ਉਰਜਾ ਨੂੰ ਪੂਰਾ ਕਰਨ ਲਈ ਕਾਰਬੋਹਾਈਡ੍ਰੇਟ ਦਾ use cellulose ਵਿੱਚ ਕੀਤਾ ਜਾਂਦਾ ਹੈ, Cellulose ਆਪਣੇ brain nerves ਲਈ ਬਹੁਤ ਜਿਆਦਾ ਜਰੂਰੀ ਹੈ।
2. **Protein sparing action:** ਜਦੋਂ diet ਵਿੱਚ carbohydrate ਦੀ ਮਾਤਰਾ ਜਿਆਦਾ ਹੁੰਦੀ ਹੈ ਤਾਂ body ਇਸਨੂੰ protein ਦੀ ਜਗ੍ਹਾ use ਕਰਨ ਲੱਗਦੀ ਹੈ। ਜਿਸ ਨਾਲ protein ਆਪਣੀ body ਵਿੱਚ ਬਚਾ ਰਹਿੰਦਾ ਹੈ।
3. **Oxidation fat:** Carbohydrate ਆਪਣੀ ਪੂਰੀ body function ਦੇ mechanism ਨੂੰ maintain ਕਰਦੇ ਹਨ ਇਹ cells ਤੇ tissue ਨੂੰ ਆਪਣਾ ਕੰਮ ਕਰਨ ਵਿੱਚ ਉਰਜਾ provide ਕਰਦੇ ਹਨ, ਜਿਸ ਨਾਲ ਉਹ ਆਪਣਾ ਕੰਮ ਸਹੀ ਢੰਗ ਨਾਲ ਕਰਦੇ ਰਹਿੰਦੇ ਹਨ।
4. **Facilitate bowel movement:** GIT system ਵਿੱਚ carbohydrate ਤੇ protein peristalsis movement ਨੂੰ ਵਧਾਉਂਦੇ ਹਨ। Carbohydrate pure water ਨੂੰ observe ਕਰ ਲੈਂਦੇ ਹਨ ਤੇ ਅੰਦਰੂਨੀ ਸਮੱਗਰੀ ਵਿੱਚ ਵਾਧਾ ਕਰਦੇ ਹਨ।

Protein

Definition: Protein, carbon, hydrogen, oxygen, ਨਾਈਟ੍ਰੋਜਨ ਤੋਂ ਮਿਲ ਕੇ ਬਣਿਆ ਹੈ। ਸਾਡੀ small intestine ਵਿੱਚ protein ਦਾ absorption (ਸ਼ੋਸ਼ਣ) amino acid ਦੇ ਰੂਪ ਵਿੱਚ ਹੁੰਦਾ ਹੈ। ਇਸ ਤੋਂ ਸਾਨੂੰ 4 ਕੈਲੋਰੀ ਉਰਜਾ ਪ੍ਰਾਪਤ ਹੁੰਦੀ ਹੈ।

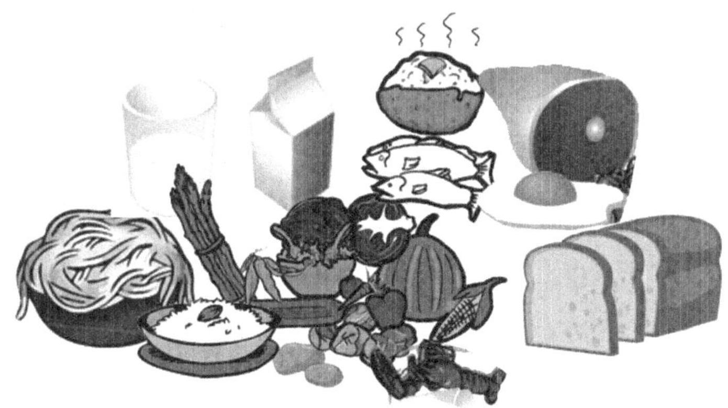

Fig. 1.2: Protein produts

Source

1. **Animal source:** Milk, egg, meat, fish
2. **Vegetable source:** Soyabean, pulses.

Requirements

1 gram/kg body weight

Function of Protein

1. **Growth and development:** Protein ਸਾਡੀ G/D ਦੇ ਲਈ ਬਹੁਤ ਜਿਆਦਾ ਜਰੂਰੀ ਹੈ। Protein ਤੋਂ ਸਾਡਾ mental status ਤੇ physical growth ਬਹੁਤ ਤੇਜੀ ਨਾਲ ਹੁੰਦਾ ਹੈ।
2. **Maintenance of cell and tissue:** ਕੰਮ ਕਰਨ ਦੇ ਦੌਰਾਨ ਆਪਣੇ ਸਰੀਰ ਦੇ cell ਤੇ tissue ਲਗਾਤਾਰ ਟੁੱਟਦੇ ਰਹਿੰਦੇ ਹਨ। Protein ਇਸਦੀ time to time ਮੁਰੰਮਤ ਕਰਦਾ ਹੈ ਤੇ ਨਵੇਂ cells ਬਣਾਉਣ ਵਿੱਚ help ਕਰਦਾ ਹੈ।
3. **Formation of antibodies enzymes and hormone:** ਇਹ ਸਾਰੀਆਂ ਚੀਜਾਂ protein ਤੋਂ ਮਿਲ ਕੇ ਬਨਦੀਆ ਹਨ। ਇਸ ਲਈ ਇਹਨਾਂ ਦੀ formation ਦੇ ਲਈ protein ਜਰੂਰੀ ਹੈ।

Disease by Protein Deficiency

1. *During Pregnancy*
   - Still birth
   - LBW = low birth weight baby
2. Anaemia

Infancy to Early Child

1. Marasmus
2. Kwashiorkor
3. Mental retardation
4. Stop growth and development

Adults

1. Loss of weight
2. Anaemia
3. Poor muscles
4. Increase risk of infection
5. Frequent loose stool
6. General lethrgy [regular fotique]
7. Delayed wound healing (ਜਖਮ ਠੀਕ ਹੋਣ ਵਿੱਚ ਦੇਰੀ)
8. Incapacity to do work

Fat

ਇਹ ਕਾਰਬਨ, ਹਾਈਡ੍ਰੋਜਨ ਤੇ ਆਕਸੀਜਨ ਤੋਂ ਮਿਲ ਕੇ ਬਣਿਆ ਹੈ, ਇਸ ਦੀ ਛੋਟੀ Unit ਨੂੰ fatty acid ਕਹਿੰਦੇ ਹਨ, ਇਹ ਸਾਨੂੰ 9 ਕੈਲੋਰੀ energy provide ਕਰਦਾ ਹੈ।

Source

1. **Animals:** Milk, meat, cheese, fish oil.
2. **Vegetable:** Coconut, groundnut.

Requirements (15 ਤੋਂ 20%/Day)

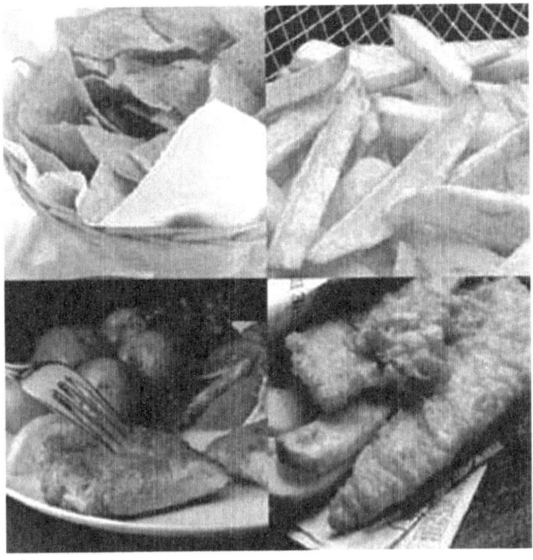

Fig. 1.3: Fat products

Function

Fat liver ਤੇ kidney ਵਰਗੇ organ ਨੂੰ support provide ਕਰਦਾ ਹੈ। Body ਦੇ temperature ਨੂੰ maintain ਕਰਦਾ ਹੈ। ਇਹ ਸਰੀਰ ਵਿੱਚ ਵਿਸ਼ੇਸ਼ ਪ੍ਰਕਾਰ ਦੇ hormone ਨੂੰ ਬਣਾਉਣ ਵਿੱਚ help ਕਰਦਾ ਹੈ ਇਹ vitamin A, D, E, K ਦੇ absorption ਵਿੱਚ help ਕਰਦਾ ਹੈ।

Deficiency Disease by Fat

1. Fat ਦੀ ਕਮੀ ਨਾਲ pyroderma/skaroderma ਜੋ ਜਾਂਦਾ ਹੈ। Skin ਦੀ rough ਤੇ Dry ਹੋਣਾ phrynoderma ਕਹਿਲਾਉਂਦਾ ਹੈ ਇਸਦਾ chemical name Toad skin ਵੀ ਕਹਿੰਦੇ ਹਨ।
2. ਜੇਕਰ Fat ਦੀ ਮਾਤਰਾ ਵਧ ਜਾਵੇ ਤਾਂ coronary heart disease ਹੋ ਜਾਂਦੀ ਹੈ। Cancer ਜਿਵੇਂ breast cancer, colon cancer ਹੋ ਜਾਂਦਾ ਹੈ।
3. Increase blood cholesterol Level.

Micronutrients

ਇਹ ਉਹ ਤੱਤ ਹੁੰਦੇ ਹਨ ਜੋ ਖਾਣੇ ਵਿੱਚ ਘੱਟ ਪਾਏ ਜਾਂਦੇ ਹਨ, ਇਹ ਦੋ ਪ੍ਰਕਾਰ ਦੇ ਹੁੰਦੇ ਹਨ।

1. Minerals
2. Vitamins

Vitamins: Vitamins ਦੋ ਤਰ੍ਹਾਂ ਦੇ ਹੁੰਦੇ ਹਨ।

(i) Water soluble

(ii) Fat soluble

Vitamin A

Fatty soluble ਹੁੰਦਾ ਹੈ vitamin A ਨੂੰ rational ਵੀ ਕਹਿੰਦੇ ਹਨ।

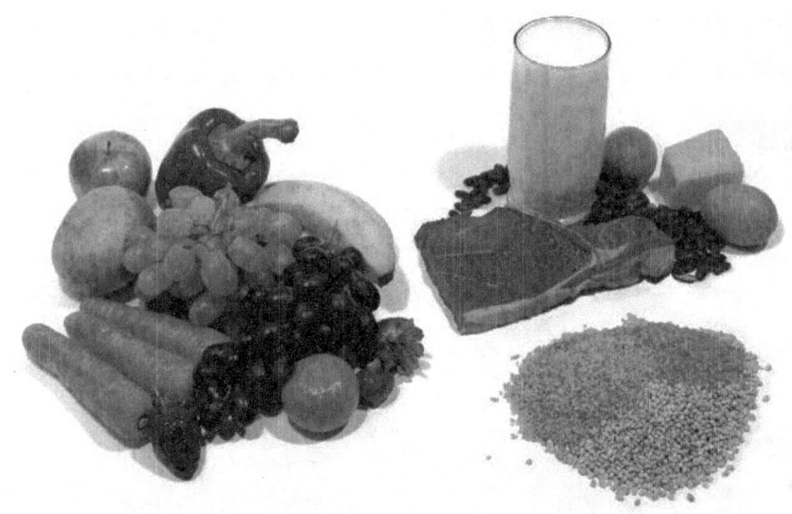

Fig. 1.4: Vitamin A products

Source

Animals: Butter, egg, milk, fish, oil

Vegetable: Spinach, carrot, mango, etc.

Artificial sources: Lemon grass ਤੋਂ ਸਾਨੂੰ ਬਨਾਵਟੀ ਰੂਪ ਵਿੱਚ ਸਾਨੂੰ vitamin A ਮਿਲਦਾ ਹੈ।

Requirement

400 to 700 international unit/Day

Function

1. ਇਹ eye tissue ਨੂੰ healthy ਰੱਖਦਾ ਹੈ।
2. ਇਹ eye sides ਨੂੰ ਵਧਾਉਂਦਾ ਹੈ।
3. Body ਨੂੰ infection ਵਿੱਚ ਲੜਨ ਦੀ ਸਮਤਾ ਦਿੰਦਾ ਹੈ।
4. ਇਹ bone ਦੀ growth ਇੱਚ help ਕਰਦਾ ਹੈ।
5. ਇਹ tissue ਦੀ growth ਵਿੱਚ help ਕਰਦੀ ਹੈ।

Vitamin A Deficiency Disease

Vitamin A ਦੀ ਕਮੀ ਦੇ ਨਾਲ ਕਈ ਪ੍ਰਕਾਰ ਦੀਆਂ ਬੀਮਾਰੀਆਂ ਹੋ ਜਾਂਦੀਆਂ ਹਨ।

1. **Night blindness:** ਇਹ Vitamin A ਦੀ ਕਮੀ ਦਾ ਸਭ ਤੋਂ ਪਹਿਲਾਂ main sign ਹੈ। Dim light ਵਿੱਚ person ਸਹੀ ਤਰੀਕੇ ਨਾਲ ਦੇਖ ਨਹੀਂ ਸਕਦਾ।
2. **Xerophthalmia:** Eyes ਦਾ white part ਸੁੱਕ ਜਾਂਦਾ ਹੈ ਤਾਂ ਉਸਨੂੰ xerophthalmia ਕਹਿੰਦੇ ਹਨ। ਜਦੋਂ eye light ਨੂੰ ਅੱਧੇ ਘੰਟੇ ਲਈ open ਰੱਖਿਆ ਜਾਵੇ ਤਾਂ eyes dry ਹੋ ਜਾਂਦੀਆਂ ਹਨ। ਇਸ ਤਰ੍ਹਾਂ ਦੀ condition ਵਿੱਚ conjunctive, muddy, wrinkled ਦਿਖਾਈ ਦਿੰਦਾ ਹੈ।
3. **Bitot's spots** (ਕਾਗਪੈਣਾ)**:** Vitamin A ਦੀ ਕਮੀ ਨਾਲ conjunctive ਤੇ triangular Δ ਭੂਰੇ ਰੰਗ ਦੇ ਖੁਰਦਰੇ ਧੱਬੇ ਪੈ ਜਾਂਦੇ ਹਨ ਤਾਂ ਉਸਨੂੰ bitot's spot ਕਹਿੰਦੇ ਹਨ, ਪਰ ਇਹਨਾਂ ਦੇ ਕਾਰਨ eye sight ਵਿੱਚ ਕੋਈ ਵੀ ਅੰਤਰ ਨਹੀਂ ਹੁੰਦਾ।
4. **Keratomalacia:** Eyes ਦਾ cornea part soft ਹੋ ਜਾਂਦਾ ਹੈ ਜਿਸ ਦੇ ਕਾਰਨ person blindness ਦਾ ਸ਼ਿਕਾਰ ਹੋ ਸਕਦਾ ਹੈ। ਜੇਕਰ ਇੱਕ ਵਾਰ ਇਹ condition develop ਹੋ ਜਾਵੇ ਤਾਂ ਇਸਨੂੰ treat ਨਹੀਂ ਕੀਤਾ ਜਾ ਸਕਦਾ।

Vitamin D

Vitamin D ਦਾ chemical name calciferol ਹੈ।

Sources

1. ਇਹ vitamin ਸਾਨੂੰ natural light ਤੋਂ ਪ੍ਰਾਪਤ ਹੁੰਦਾ ਹੈ। Sun ਦੀ ultraviolet [UV rays] ਦੇ ਦੁਆਰਾ ਸਾਡੇ ਤੱਕ ਪਹੁੰਚਦਾ ਹੈ।
2. **Food:** egg, cheese, liver oil

Requirement

100 international unit/day

Function

1. ਇਹ ਹੱਡੀਆ ਲਈ ਬਹੁਤ ਜਰੂਰੀ ਹੈ।
2. ਇਸ ਨਾਲ intestine ਵਿੱਚ calcium ਤੇ Fat ਦੀ absorption ਵਿੱਚ ਵਾਧਾ ਹੁੰਦਾ ਹੈ।
3. ਇਹ teeth ਦੀ formation ਵਿੱਚ help ਕਰਦਾ ਹੈ।

Deficiency Disease by Vitamin D

1. **Rickets:** ਇਹ ਬੱਚਿਆਂ ਵਿੱਚ ਹੋਣ ਵਾਲੀ main disease ਹੈ ਜਹੋ ਲੋਕ direct sunlight contact ਵਿੱਚ ਨਹੀਂ ਰਹਿੰਦੇ ਜਾਂ ਆਪਣੀ daily diet ਵਿੱਚ vitamin D ਨਾ ਦੇ ਸਮਾਨ ਲੈਂਦੇ ਹਨ। ਉਹਨਾਂ ਵਿੱਚ ਦਿਹ ਸਮੱਸਿਆਂ ਆਉਂਦੀ ਹੈ। ਇਸ ਵਿੱਚ bones ਟੇਢੀ ਹੋ ਜਾਂਦੀ ਹੈ।
2. **Osteomalacia:** Bones ਦਾ soft ਹੋਣਾ osteomalacia ਕਹਿਲਾਉਂਦਾ ਹੈ। ਇਹ ਜਿਆਦਾਤਰ Adults ਤੇ old age people ਵਿੱਚ ਜਿਆਦਾ ਹੁੰਦੀ ਹੈ।

Vitamin E

Vitamin E ਦੀ chemical name tocopherol ਹੈ।

Source

Vegetable oil, milk, egg, meat, wheat, nuts.

Requirement

15% International unit/day.

Function

1. ਇਹ Anti-sterility ਦਾ ਕੰਮ ਕਰਦਾ ਹੈ।
2. HB ਬਣਾਉਣ ਵਿੱਚ ਕੰਮ ਕਰਦਾ ਹੈ।
3. Cells membranes ਦੀ ਸਮਤਾ ਨੂੰ ਬਣਾਈ ਰੱਖਦਾ ਹੈ।
4. Wound healing ਨੂੰ ਵਧਾਉਂਦਾ ਹੈ।

Deficiency Disease by Vitamin E

1. **Increase Haemolysis:** [Red stood cells ਦਾ ਜਿਆਦਾ ਟੁੱਟਣਾ]
2. Pre mature body ਵਿੱਚ microcytic anaemia ਹੋ ਜਾਂਦਾ ਹੈ।
3. ਜੇਕਰ vitamin ਦੀ ਮਾਤਰਾ ਜਿਆਦਾ ਲੈ ਲਈ ਜਾਵੇ ਤਾਂ ਇਹ vitamin A, K ਦੇ utilization ਵਿੱਚ interfere ਕਰਦਾ ਹੈ।
4. ਇਸ ਨਾਲ Internal portability, Headache, fatigue, dizziness [ਚੱਕਰ ਆਉਣਾ] ਦੀ problem ਹੁੰਦੀ ਹੈ।

Vitamin K

Source

Egg, cabbage, green vegetables.

Requirement

0.3 mg 1 kg.

Function

1. Vitamin K ਦੀ ਕਮੀ ਨਾਲ Hemophilia ਦੀ problem ਹੁੰਦੀ ਹੈ।
2. Prolonged clotting time
3. Generalized bleeding
4. ਜੇਕਰ vitamin K ਦੀ ਮਾਤਰਾ ਜਿਆਦਾ ਹੋ ਜਾਵੇ ਤਾਂ infact ਵਿੱਚ hyperbilirubinemia ਹੋ ਜਾਵੇਗਾ।
5. Adults ਵਿੱਚ vomiting ਦੀ problem ਹੋ ਜਾਂਦੀ ਹੈ।

WATER SOLUBLE

Vitamin C

Vitamin C ਦਾ Chemical name ascorbic acid ਹੈ।

Source

Amla, lemon, mango, orange, grapes

Requirement

40% Daily

Function

1. Wound healing ਵਿੱਚ help ਕਰਦਾ ਹੈ।
2. Iron ਨੂੰ absorb ਕਰਨ ਦਾ ਕੰਮ ਕਰਦਾ ਹੈ।
3. Bleeding ਨੂੰ control ਕਰਦਾ ਹੈ।
4. Collagen protein ਨੂੰ ਬਣਾਉਣ ਵਿੱਚ help ਕਰਦਾ ਹੈ।
5. Infection ਦੇ ਵਿਰੁੱਧ ਲੜਨ ਵਿੱਚ help ਕਰਦਾ ਹੈ।

Dificiency Disease by Vitamin C

Vitamin C ਦੀ ਕਮੀ ਨਾਲ scurvy, poor wound healing, bleeding gums, etc. ਹੋ ਜਾਂਦੇ ਹਨ।

Scurvy: ਇਹ ਇੱਕ Nutritional disease ਹੈ। ਇਸ ਵਿੱਚ weakness, Anaemia, spongy gums, some time ulceration of gums, mucus membrane, bleeding of skin and mucus membrane, etc. Vitamin C ਦੀ ਕਮੀ ਨਾਲ ਹੁੰਦੇ ਹਨ।

Vitamin B

Vitamin B ਨੂੰ ਨਿਮਨਲਿਖਿਤ ਭਾਗਾਂ ਵਿੱਚ ਵੰਡਿਆ ਗਿਆ ਹੈ।

1. B_1 — Thiamine
2. B_2 — Riboflavin
3. B_3 — Niacin [Nicotinic]
4. B_5 — Pantothenic
5. B_6 — Pyridoxine
6. B_{12} — Cyanocobalmin
7. Folic acid folate folacine

Vitamin B_1

Source

Pulses, meat, milk, bean, green pea [ਹਰੇ ਮਟਰ]

Requirement

0.5 mg/ 100 kg cal.

Function

1. ਇਹ ਕਾਰਬੋਹਾਈਡ੍ਰੇਟ ਦੀ metabolism ਵਿੱਚ help ਕਰਦਾ ਹੈ।

2. ਭੁੱਖ ਨੂੰ ਵਧਾਉਂਦੇ ਹਨ।
3. ਇਹ heart, nerves, muscles ਦੇ function ਨੂੰ promote ਕਰਦੇ ਹਨ।

Deficiency Disease by Vitamin B_1

1. B_1 ਦੀ ਕਮੀ ਨਾਲ Beriberi, mental confusion, muscular weakness, calf tenderness, ataxia abnormal movement of muscle, muscles pain, heart disorder, cardiac enlargement, depression, irritability, etc.
2. ਜੇਕਰ B_1 ਦੀ ਜਿਆਦਾ ਮਾਤਰਾ ਲੈ ਲਈ ਜਾਵੇ ਤਾਂ rapid pulse, headache, insomnia, anorexia, etc.

- **Beriberi:** ਇਹ ਇੱਕ malnutrition ਤੋ ਹੋਣ ਵਾਲੀ disease ਹੈ ਇਸ ਵਿੱਚ legs ਵਿੱਚ tingling of numbness fell ਹੁੰਦੀ ਹੈ।
- Person ਵਿੱਚ weakness ਆ ਜਾਂਦੀ ਹੈ।
- ਕੰਮ ਕਰਨ ਵਿੱਚ dyspnoea ਹੁੰਦੀ ਹੈ।
- Palpitation [ਦਿਲ ਦੀ ਧੜਕਣ ਵਧ ਜਾਣਾ] legs ਵਿੱਚ swellings ਹੋਣਾ।

Vitamin B_2

Source

Milk, milk product, egg

Requirement

0.6 mg/1000 kg cal.

Function

1. ਇਹ Fat ਦੀ ਕਾਰਬੋਹਾਈਡ੍ਰੇਟ ਦੀ metabolism ਵਿੱਚ help ਕਰਦਾ ਹੈ।
2. Skin, eyes ਨੂੰ healty ਬਣਾਉਣ ਵਿੱਚ help ਕਰਦਾ ਹੈ।

Deficiency Disease by Vitamin B_2

1. B_2 ਦੀ ਕਮੀ ਨਾਲ redness of eyes, burning, sense of eyes.
2. Frontal headache, dry skin, cheliosis [mouth ਦੇ corner ਤੇ ulcer ਤੇ cracking] ਹੋ ਜਾਂਦਾ ਹੈ।
3. Eyes irritation
4. Glottitis [Inflammation of tongue]
5. Photophobia

Vitamin B_3

Source

Egg, meat, fish, wheat.

Requirement

6.6 mg/1000 kg cal.

Function

1. ਇਹ GTI, Nerves system ਦੇ ਬਹੁਤ ਜਿਆਦਾ ਜਰੂਰੀ ਹੈ।
2. ਇਹ Protein ਦੀ utilisation ਕਰਦਾ ਹੈ।

Deficiency Disease by Vitamin B_3

1. B_3 ਦੀ ਕਮੀ ਨਾਲ Pellagra, Soreness of tongue, anorexia diarrhoea, dementia [Related to mental], depression ਹੁੰਦਾ ਹੈ।
2. B_2 ਜਿਆਦਾ ਲੈਣ ਤੇ Liver functioning [Liver ਵਿੱਚ change] increase cellulose level.
   Pellagra: ਇਹ Nicotinic acid ਦੇ ਨਾਲ ਹੁੰਦਾ ਹੈ, ਇਸ ਵਿੱਚ person ਨੂੰ diarrhoea, anorexia ਹੋ ਜਾਂਦਾ ਹੈ।
3. ਇਸ disease ਉਹਨਾਂ ਲੋਕਾਂ ਵਿੱਚ ਪਾਈ ਜਾਂਦੀ ਹੈ, ਜੋ ਕੇਵਲ maize ਦੇ ਉੱਪਰ depend ਕਰਦੇ ਹਨ।

Vitamin B_5

Vitamin B_5 ਦਾ chemical name pantothenic ਹੈ।

Source

Fruits, fresh vegetable, fish, milk, etc.

Requirement

10 mg/cal.

Function

ਇਹ Nutrient ਦੀ Metabolism ਵਿੱਚ help ਕਰਦਾ ਹੈ।
ਇਹ Hormone, estrogen ਤੇ steroid ਵਿੱਚ help ਕਰਦਾ ਹੈ।
ਇਸ Vitamin ਦੀ ਕਮੀ ਨਾਲ ਕੋਈ Particular disease ਨਹੀਂ ਹੁੰਦੀ, sometime ਪੈਰਾਂ ਵਿੱਚ ਜਲਣ, irritability ਆਦਿ note ਕੀਤੇ ਗਏ ਹਨ।

Vitamin B_6

Source

Wheat, fresh milk, beans, meat fish.

Requirement

1.5 to 2.5 mg.

Function

1. Protein ਦੀ metabolism ਵਿੱਚ help ਕਰਦਾ ਹੈ।

2. Antibodies ਦੀ formation ਕਰਦਾ ਹੈ।
3. Hemoglobin ਨੂੰ ਬਣਾਉਣ ਵਿੱਚ help ਕਰਦਾ ਹੈ।
4. CNS – ਦੇ ਕੰਮ ਕਰਨ ਵਿੱਚ help ਕਰਦਾ ਹੈ।

Vitamin B_6 Deficiency Disease

ਇਸ ਦੀ ਕਮੀ ਨਾਲ ਚਿਮੋਸੀਨ

Vitamin B_{12}

Source

Milk powder, fresh milk, cheese, meat, egg, fish, etc.

Requirement

1 to 2 microgram

Function

1. RBC ਦੇ mature ਹੋਣ ਵਿੱਚ help ਕਰਦਾ ਹੈ।
2. WBC ਦੀ formation ਵਿੱਚ help ਕਰਦਾ ਹੈ।
3. Neurological disorder ਨੂੰ treat ਕਰਨ ਵਿੱਚ help ਕਰਦਾ ਹੈ।
4. DNA ਦੀ formation ਵਿੱਚ help ਕਰਦਾ ਹੈ।
5. Protein, carbohydrate, fat ਦੀ metabolism ਵਿੱਚ help ਕਰਦਾ ਹੈ।

Deficiency Protein Disease

1. B_{12} ਦੀ ਕਮੀ ਨਾਲ pernicious Anaemia ਹੋ ਜਾਂਦਾ ਹੈ। [Red Blood cell ਦੇ Blood ਵਿੱਚ ਘੱਟ ਹੋ ਜਾਂਦੇ ਹਨ]
2. Finger ਵਿੱਚ sensation ਘੱਟ ਹੋ ਜਾਂਦੀ ਹੈ।
3. Spinal cord ਦੀ deformation ਹੋ ਜਾਂਦੀ ਹੈ।

Folic Acid

Source

Green leafy vegetable, egg, fruits, roots tubers liver oil, etc.

Requirement

100 to 200 microgram.

Function

1. RBC ਦੀ formation ਵਿੱਚ help ਕਰਦੇ ਹਨ।
2. Amino acid ਦੀ metabolism ਵਿੱਚ help ਕਰਦਾ ਹੈ।
3. DNA ਨੂੰ ਬਣਾਉਣ ਵਿੱਚ help ਕਰਦਾ ਹੈ।

Deficiency Disease

ਇਸਦੀ ਕਮੀ ਨਾਲ microcystic anaemia ਹੋ ਜਾਂਦਾ ਹੈ। ਤੇ ਇਸਨੂੰ ਜਿਆਦਾ ਮਾਤਰਾ ਵਿੱਚ ਲੈਣ ਤੇ diarrhoea, insomnia, cramps, pain, etc.

Minerals

Human body ਵਿੱਚ ਲਗਪਗ 50 ਤਰ੍ਹਾਂ ਦੇ minerals ਪਾਏ ਜਾਂਦੇ ਹਨ ਜੋ ਕਿ diet ਦੇ ਦੁਆਰਾ person ਦੀ body ਵਿੱਚ ਪਹੁੰਚਦੇ ਹਨ।

Function

1. Body ਦੀ growth and development ਵਿੱਚ help ਕਰਦੇ ਹਨ।
2. Body cells ਦੀ repairing ਕਰਦੇ ਹਨ।
3. Minerals ਸਾਡੇ ਸਰੀਰ ਵਿੱਚ ਕਈ ਪ੍ਰਕਾਰ ਦੀ hard structure ਬਣਾਉਂਦੇ ਹਨ। ਜਿਵੇਂ : ਦੰਦ, ਹੱਡੀ।

Function

1. **Major:** Calcium, phosphorous, potassium, magnesium
2. **Trace:** ਇਹ ਸਾਡੀ body ਨੂੰ ਬਹੁਤ ਥੋੜ੍ਹੀ ਮਾਤਰਾ iron, iodine fluorine, zinc, copper, etc.

MAJOR ELEMENTS

Calcium

Source

Milk and milk products, green leafy vegetable coconut, fish, egg, etc.

Daily Requirement

400–500 mg for adults.

Function

1. Formation of bones
2. Formation of teeth
3. Teeth ਦੀ shinning ਨੂੰ ਬਣਾਈ ਰੱਖਦਾ ਹੈ।
4. Blood clotting ਵਿੱਚ help ਕਰਦਾ ਹੈ।
5. Cardiac muscles ਦੀ contraction ਵਿੱਚ help ਕਰਦਾ ਹੈ।
6. ਇਹ Nervous system ਦਾ balance ਬਣਾਈ ਰੱਖਦਾ ਹੈ।

Deficiency Disease

1. Development ਘੱਟ ਹੋਵੇਗੀ।
2. Coagulation delay ਹੋਵੇਗਾ।
3. Rickets
4. Weakness of the bones and teeth.

Phosphorus

Source

Egg, meat, fish, pulses, etc.

Requirement

1– 2 mg.

Function

1. Formation of bones and teeth
2. Fat, carbohydrate ਦੀ metabolism ਵਿੱਚ help ਕਰਦਾ ਹੈ।
3. Deficiency weakness of the bone
4. Tooth decay, etc. [ਦੰਦਾ ਦਾ ਡਿੱਗਣਾ]

Iron

Source

Green leafy vegetable, cereals, beans, fruits like banana, mango, meat, fish, egg, sun species.

Requirement

24 mg/kg for adults.

Deficiency Disease

1. Anaemia
2. Infection ਦੇ against ਲੜਨ ਦੀ Immunity ਘੱਟ ਹੋ ਜਾਂਦੀ ਹੈ।
3. ਕੰਮ ਕਰਨ ਦੀ ਸਮਤਾ ਘੱਟ ਹੋ ਜਾਂਦੀ ਹੈ।
4. Weakness
5. Increase morbidity and mortality

Function

1. Hemoglobin ਨੂੰ ਬਣਾਉਣ ਵਿੱਚ help ਕਰਦਾ ਹੈ।
2. Oxygen ਦੀ transportation ਵਿੱਚ help ਕਰਦਾ ਹੈ।
3. Brain ਦੀ development ਵਿੱਚ help ਕਰਦਾ ਹੈ।
4. Body temperature ਨੂੰ maintain ਰੱਖਦੇ ਹਨ।
5. Increase body resistance
6. Cells, tissue ਨੂੰ function ਵਿੱਚ help ਕਰਦਾ ਹੈ।

Iodine

Salt, sea fish, cold liver oil ਅਤੇ ਕੁੱਝ ਮਾਤਰਾ ਵਿੱਚ milk, meat and vegetable

Requirement

0.2 mg.

Function

ਇਹ ਗਲੇ ਵਿੱਚ ਪਾਈ ਜਾਣ ਵਾਲੀ thyroid gland ਦੇ ਜੋ ਕਿ thyroxine harmone ਨੂੰ produce ਕਰਦਾ ਹੈ।

Deficiency Disease

Goitre: Enlargement of thyroid gland.

Fluorine

Source

ਇਹ ਜਿਆਦਾਤਰ ਪੀਣ ਵਾਲੇ ਪਾਈ ਵਿੱਚ sea, fish, cheese, etc.

Requirement

0.2 to 0.8 mg/lt. water

Function

Bones ਤੇ teeth ਨੂੰ ਮਜਬੂਤ ਬਣਾਉਣਾ ਹੈ।

1. Dental carries
2. ਜੇਕਰ ਇਸ ਦੀ ਮਾਤਰਾ ਜਿਆਦਾ ਲੈ ਲਈ ਜਾਵੇ ਤਾਂ fluorosis ਹੋ ਜਾਂਦਾ ਹੈ।

CLASSIFICATION OF FOOD

Definition

Food ਕੋਈ ਵੀ substance ਜੋ body ਨੂੰ energy ਦਿੰਦਾ ਹੈ, physical growth ਕਰਦਾ ਹੈ, development and re-pairmen ਕਰਦਾ ਹੈ, ਉਸਨੂੰ food ਕਹਿੰਦੇ ਹਨ।

Functional Classification

Food ਨੂੰ ਨਿਮਨਲਿਖਿਤ ਭਾਗਾਂ ਵਿੱਚ ਵੰਡਿਆ ਗਿਆ ਹੈ।

1. Energy providing food: Eheat, rice, sugar
2. Body building food: Protein, milk, meat, pulses, soyabean
3. Protective food: Vitamins, fruits, milk, green leafy vegetable, etc.

Classification by Original

1. Vegetable source — Carrot, radish
2. Animals source — Milk, egg, cheese, butter

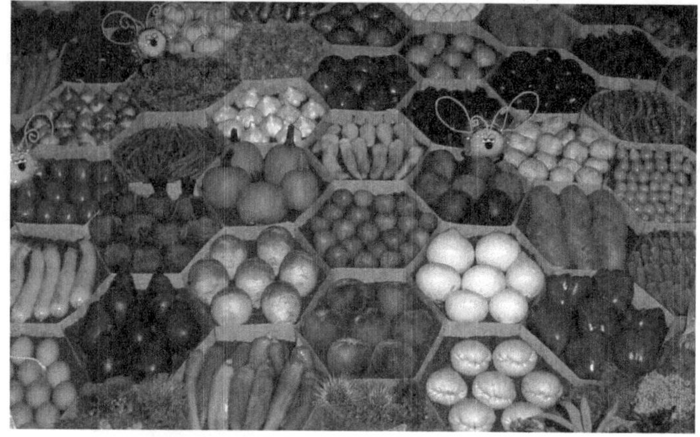

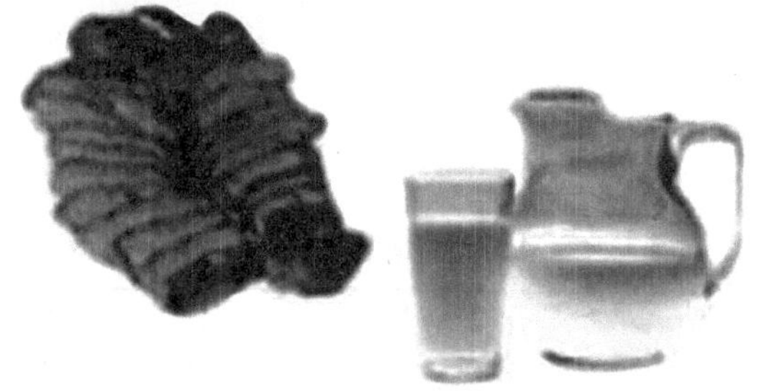

Fig. 1.5: Classification of food

Chemically Classification

1. Protein
2. Fat
3. Carbohydrate
4. Water
5. Minerals

Clinical Classification

1. Full diet =
2. Bland diet =
3. Soft diet =
4. Liquid diet =
5. Special diet =

Geographical Classification

1. National food
2. Continents food

Nutritive Value Classification

1. Fruits
2. Vegetable
3. (Sercales) cereals
4. Pulses
5. Fat and oil
6. Meat and egg
7. Milk and milk product
8. Spices chilly
9. Sugger and jaggery
10. Miscellaneous

NUTRITIVE VALUE OF FOOD

Cereals Millets

Cereals ਵਿੱਚ mainly wheat, rice, maize ਆਦਿ ਆਉਂਦੇ ਹਨ ਤੇ millets ਵਿੱਚ jawar, bajra, ragi ਆਦਿ ਆਉਂਦੇ ਹਨ।

Cereals ਸਾਨੂੰ 70% to 80% energy provide ਕਰਦੇ ਹਨ। Rice ਤੋਂ ਸਾਨੂੰ 6.9% portion ਮਿਲਦਾ ਹੈ ਅਤੇ ਇਹ vitamin B_1 ਦਾ ਚੰਗਾ source ਹੈ।

Wheat ਤੋਂ ਸਾਨੂੰ 9-16% partition ਮਿਲਦਾ ਹੈ ਅਤੇ ਇਹ energy ਦਾ main source ਹੈ।

Jawar ਤੋਂ ਸਾਨੂੰ 9-14% portion ਮਿਲਦਾ ਹੈ।

Bajra ਤੋਂ 10-4% portion ਮਿਲਦਾ ਹੈ।

Ragi calcium ਦਾ main source ਹੈ।

ਇਸਦੇ daily use of formation of blood physical growth ਤੇ skin ਚੰਗੀ ਰਹਿੰਦੀ ਹੈ।

Pulses and Beans

ਇਸ ਪ੍ਰਕਾਰ ਦੇ ਭੋਜਨ ਵਿੱਚ protein ਬਹੁਤ ਮਾਤਰਾ ਵਿੱਚ ਪਾਇਆ ਜਾਂਦਾ ਹੈ। B_2 ਅਤੇ iron ਦੀ ਥੋੜ੍ਹੀ ਜਿਹੀ ਮਾਤਰਾ ਹੁੰਦੀ ਹੈ। Pulses ਵਿੱਚ 20-25% protein ਹੁੰਦਾ ਹੈ।

Soyabean protein ਦਾ main source ਹੈ। Soyabean ਤੋਂ ਸਾਨੂੰ 40% protein ਮਿਲਦਾ ਹੈ। ਇਸਦੀ ਕਮੀ ਨਾਲ ਸਰੀਰ ਵਿੱਚਵ weakness, ਥਕਾਵਟ ਹੋ ਜਾਂਦੀ ਹੈ।

Vegetables

Vegetable ਵਿੱਚ green leafy vegetable roots ਤੇ tubers ਆਦਿ ਆਉਂਦੇ ਹਨ। Vegetable minerals and vitamin ਦਾ main source ਹੈ। ਇਸ ਵਿੱਚ ਪ੍ਰਾਪਤ ਮਾਤਰਾ ਵਿੱਚ water ਵੀ ਪਾਇਆ ਜਾਂਦਾ ਹੈ। Green leafy vegetables ਵਿੱਚ vitamin C, A, B, calcium, iron, folic acid ਆਦਿ ਮਿਲਦੇ ਹਨ।

Potato, radish, onion, carrot, etc. roots tubers ਦੇ example ਹਨ।

Potato carbohydrate ਦਾ main source ਹੈ। ਜਦਕਿ tubers ਵਿੱਚ protein ਦੀ ਕਮੀ ਹੁੰਦੀ ਹੈ। ਤੇ carrot ਵਿੱਚ vitamin A ਸਭ ਤੋਂ ਜਿਆਦਾ ਪਾਇਆ ਜਾਂਦਾ ਹੈ। ਸਾਡੀ daily diet ਵਿੱਚ 15–20 gm vegetable ਦੀ ਮਾਤਰਾ 1 day ਹੁੰਦੀ ਹੈ।

Milk and Milk Products

Milk ਨੂੰ ਇੱਕ best food ਦੀ ਤਰ੍ਹਾਂ ਮੰਨਿਆਂ ਜਾਂਦਾ ਹੈ। Milk ਵਿੱਚ amino acid, fat, vitamin and minerals ਪਾਏ ਜਾਂਦੇ ਹਨ।

Milk ਵਿੱਚ iron ਤੇ vitamin C ਬਿਲਕੁਲ ਨਹੀਂ ਪਾਇਆ ਜਾਂਦਾ। ਜਦਕਿ vitamin A ਤੇ calcium milk ਦਾ main source ਹੈ। Milk ਤੋਂ ਬਣਨ ਵਾਲੇ products - butter, cheese, dry milk powder, yoghurt ਵਿੱਚ ਵੀ ਪ੍ਰਾਪਤ ਮਾਤਰਾ ਵਿੱਚ protein vitamin ਪਾਏ ਜਾਂਦੇ ਹਨ।

Fruits

Vegetables ਦੀ ਤਰ੍ਹਾਂ ਹੀ fruits ਨੂੰ ਵੀ protective food ਮੰਨਿਆਂ ਗਿਆ ਹੈ ਇਹ ਵੀ vitamin ਤੇ minerals ਵਿੱਚ rich ਹੁੰਦੇ ਹਨ ਸਾਨੂੰ ਆਪਣੀ daily intake ਵਿੱਚ 850 gm fruits ਲੈਣੇ ਚਾਹੀਦੇ ਹਨ।

Seasonal fruits ਦਾ Intake ਕਰਨਾ health ਤੇ ਆਰਥਿਕ ਸਥਿਤੀ ਲਈ ਸਹੀ ਹੈ।

Non-vegetable Products

Non-vegetable products ਵਿੱਚ meat, fish, egg, etc. ਸ਼ਾਮਿਲ ਹਨ। ਇਸ ਵਿੱਚ 15–20% protein, 10–20% fat ਤੇ ਬਹੁਤ ਵੱਡੀ ਮਾਤਰਾ ਵਿੱਚ vitamin (B) ਤੇ minerals ਪਾਏ ਜਾਂਦੇ ਹਨ।

Fats and Oil

ਇਹ ਇੱਕ energy ਦਾ ਚੰਗਾ source ਹੈ। ਜਿਆਦਾਤਰ cooking ਵਿੱਚ use ਕੀਤੇ ਜਾਂਦੇ ਹਨ। ਇਸ ਵਿੱਚ butter, ਘੀ, ਮੂੰਗਫਲੀ ਦਾ ਤੇਲ, etc. ਸ਼ਾਮਿਲ ਹਨ। Dry fruits ਜਿਵੇਂ : Almond, pista, etc. ਵੀ ਇਸ ਵਿੱਚ ਸ਼ਾਮਿਲ ਹਨ।

Sugar and Jaggering

Suger and jaggery carbohydrate ਦਾ main source ਹੈ। ਇਸ ਤੋਂ ਬਹੁਤ ਸਾਰੇ food prepare ਕੀਤੇ ਜਾਂਦੇ ਹਨ। jaggery ਤੋਂ ਸਾਨੂੰ iron ਤੇ honey ਤੋਂ ਸਾਨੂੰ carbohydrate ਮਿਲਦਾ ਹੈ। ਇਸ food patable ਕਰਦੇ ਹਨ। ਤੇ verity ਲੈ ਆਉਂਦੇ ਹਨ।

Condiments Spices

ਇਹ diet ਵਿੱਚ test colours, ਚੰਗੀ ਖੁਸ਼ਬੂ ਲਿਆਉਣ ਲਈ use ਕੀਤੇ ਜਾਂਦੇ ਹਨ। ਇਹ appetite ਨੂੰ ਵਧਾਉਂਦੀ ਹੈ। ਇਸ ਵਿੱਚ ਅਦਰਕ, ਇਲਾਚੀ, ਲਸਣ, ਕੇਸਰ, ਮੇਥੀ ਆਦਿ ਆਉਂਦੇ ਹਨ। Spices ਦਾ ਅਧਿਕ use ਕਰਨਾ health ਲਈ harmful ਹੈ।

Beverage

ਇਸ ਵਿੱਚ drinks, cold drinks, alcoholic beverages ਆਉਂਦੇ ਹਨ। ਚਾਹ, ਕੌਫੀ ਵਿੱਚ caffeine ਪਾਇਆ ਜਾਂਦਾ ਹੈ। ਜੋ acidity increase ਕਰਦੀ ਹੈ। ਤੇ ਇਸ ਦੀ Nutritive value ਦੁੱਧ ਤੇ ਚੀਨੀ ਤੇ depend ਕਰਦੀ ਹੈ। Fruits juice ਵਿੱਚ carbohydrate, vitamin ਤੇ minerals ਪਾਏ ਜਾਂਦੇ ਹਨ। Alcohol beverages ਵਿੱਚ bear, whiskey, rum ਆਦਿ ਆਉਂਦੇ ਹਨ। ਜਿਆਦਾਤਰ ਇਹਨਾਂ ਵਿੱਚ ਕੋਈ ਵੀ Nutritive value ਨਹੀਂ ਆਉਂਦੀ ਪਰ ਇਹ appetizer ਦਾ ਕੰਮ ਕਰਦੀ ਹੈ।

NORMAL REQUIREMENT AT DIFFERENCES AGES

Daily Requirement of Energy Carbohydrates

Age	Carbohydrate
1. 1–3 year	100 k cal/kg/day
2. 4–6 year	90 k cal/kg/day
3. 7–9 year	80 k cal/kg/day
4. 10–12 year	76 k cal/kg/day
5. 13–15 year	55 k cal/kg/day
6. 16–18 year	50 k cal/kg/day
7. Male Adults send entry work	45 k cal/kg/day
8. Medium work	50 k cal/kg/day
Work	42 k cal/kg/day
Heavy work	70 k cal/kg/day
9. For female medium	48 k cal/kg/day

Daily Requirements of Protein

Age	Protein
0–3 month	2 gm/kg body weight
3–9 month	1.8 m/kg body weight
9–12 month	15 kg/body weight
1–3 years	1.83 gm/kg body weight
4–6 years	1056 gm/kg body weight
7–9 years	1.35 gm/kg body weight
10–12 years (body)	1.24 gm/kg body weight
13–15 years	1.10 gm/kg body weight
16–18 years	0.94 gm/kg/body weight
Adults male	1 gm/kg/ body weight
Females	1 gm/kg/body weight

Fat Requirement

Adults means ਦੀ diet ਵਿੱਚ total energy ਵਿੱਚ 20% fat ਦੀ ਮਾਤਰਾ ਹੋਣੀ ਚਾਹੀਦੀ ਹੈ।

Vitamin A Requirement

1.	Infant	—	300 to 400 microgram
2.	Child (10–12 yrs.)	—	600 microgram
3.	Adolescence	—	700 microgram
4.	Adult	—	750 microgram
5.	Lectat on mother	—	750 - 400 microgram

Vitamin D Requirement

1.	Infant & child	—	5 microgram (200 10)
2.	Adults	—	2.5 microgram
3.	Pregnancy and lactation	—	10 microgram (400 10)
4.	Vitamin E requirement adults		

Vitamin K Requirement

Adults — 2 to 10 mg

Vitamin B1 requirement

Vitamin B2 —

Vitamin B3 — 15 to 20 mg

Vitamin B5 — 10 mg

Vitamin B6 — 1.5 to 2.5 mg

Vitamin B12 — 1.402 microgram

Folic Acid — 100 to 200 microgram

Vitamin C — 40 to 60 mg

Iron

Infact	—	1 mg/kg
Boys	—	20 to 25 mg
Girls	—	30 to 35 mg
Adults	—	24 mg
Pregnancy	—	40 mg
Lactation	—	32 mg

BALANCED DIET

Definition

Balance diet ਦਾ meaning ਉਸ diet ਹੈ ਜੋ ਨਾਲ body ਨੂੰ ਪ੍ਰਾਪਤ ਮਾਤਰਾ ਵਿੱਚ nutrients provide ਕਰੇ। Long healthy life ਲਈ balanced diet ਬਹੁਤ ਜਰੂਰੀ ਹੈ।

ਹਰ Person ਦੀ body ਦੀ requirement different ਹੁੰਦਾ ਹੈ। ਇਸ ਲਈ ਹਰ ਇੱਕ person ਦੀ balance diet ਵੀ different ਹੈ।

Balanced diet ਦੇ ਦੋ main aspects ਹਨ।

1. Balanced diet ਵਿੱਚ person by according calorie, Protein, fat, minerals and vitamins, etc. ਹੋਣੇ ਚਾਹੀਦੇ ਹਨ।
2. Balanced diet ਕਿਸੇ nutrients ਦੀ ਕਮੀ ਨਾਲ ਹੋਣ ਨਾਲੇ ਰੋਗਾਂ ਦੇ ਖਿਲਾਫ ਵੀ fight ਕਰ ਸਕੇ ਤੇ ਉਸ ਦੀ ਕਮੀ ਨੂੰ ਵੀ ਪੂਰਾ ਕਰ ਸਕੇ। ਅੰਤ ਵਿੱਚ ਅਸੀਂ ਕਹਿ ਸਕਦੇ ਹਾਂ ਕਿ balanced diet nutritional deficiency ਤੋਂ ਹੋਣ ਵਾਲੇ ਰੋਗਾਂ ਦੇ ਖਿਲਾਫ ਇੱਕ difference mechanism ਦਾ ਕੰਮ ਕਰਦੀ ਹੈ।

Principles of Balanced Diet

Balanced diet ਦੇ ਨਿਮਨ food item ਹੋਣੀ ਚਾਹੀਦੀ ਹੈ।

1. **Staple food:** Beat, rice, potato, banana, etc. ਜੋ ਸਾਨੂੰ carbohydrate ਦਿੰਦੇ ਹਨ।
2. **Extra protein food:** Pulses, fruits, milk products meat, fish, egg, etc.
3. **Protective food:** Green leafy vegetable or fruits.
4. **Fats and sugar:** ਹਰ ਇੱਕ ਖਾਣੇ ਨੂੰ ਪਕਾਉਣ ਲਈ ਥੋੜੀ ਮਾਤਰਾ ਵਿੱਚ oil ਤੇ ਘਿਓ ਹੋਣੀ ਚਾਹੀਦੀ ਹੈ ਜੋ ਖਾਣੇ ਵਿੱਚ ਅਲੱਗ calorie provide ਕਰਦਾ ਹੈ।
5. Balance diet ਵਿੱਚ 15 to 20% daily protein products ਹੋਣੇ ਚਾਹੀਦਾ ਹਨ।
6. Balance diet ਵਿੱਚ 20-30 persons ਵਿੱਚ fats ਨਹੀਂ ਹੋਣੀ ਚਾਹੀਦੀ।
7. Energy ਦੇ ਲਈ carbohydrate proper amount ਵਿੱਚ ਹੋਣੇ ਚਾਹੀਦੇ ਹਨ। ਤੇ ਇਸ ਵਿੱਚ fibrous [ਰੇਸ਼ੇਦਾਰ ਫਲ] food ਹੋਣੇ ਚਾਹੀਦਾ ਹਨ।
8. Balance diet ਵਿੱਚ proper amount ਵਿੱਚ vitamin, mineral and water ਹੋਣੇ ਚਾਹੀਦੇ ਹਨ।
9. Balance diet person ਦੀ age ਤੇ sex ਦੇ according ਹੋਣੀ ਚਾਹੀਦੀ ਹੈ।
10. Balanced diet plan ਕਰਨ ਤੋਂ ਪਹਿਲਾਂ person ਦੀ like, dislike ਦੇ ਬਾਰੇ ਪੂਰਾ ਪਤਾ ਹੋਣਾ ਚਾਹੀਦਾ ਹੈ।
11. Balanced diet plan ਕਰਦੇ ਸਮੇਂ person ਦੇ ਰੀਤੀ-ਰਿਵਾਜਾਂ ਤੇ ਧਰਮ ਦੇ ਬਾਰੇ ਪਤਾ ਹੋਣਾ ਚਾਹੀਦਾ ਹੈ।
12. Balanced diet person ਦੇ working condition ਦੇ according ਹੋਣੀ ਚਾਹੀਦੀ ਹੈ।

Balanced Diet different for Age Group

Food	1–3 yrs.	4–6 yrs.	7–9 yrs.	10–12 yrs.	13–15 yrs.	16–18 yrs. (boy)	13–18 yrs. (girls)
Cereals	120 gm	170 gm	220 gm	290 gm	400 gm	420 gm	320 gm
Pulses	50 gm	60 gm	60–70 gm	60–70 gm	70–50 gm	70–50 gm	70–50 gm
Green leafy/vegetable	50 gm	75 gm	75 gm	100 gm	100 gm	100 gm	100 gm
Fruits	600 gm	100 gm	100 gm	100 gm	100 gm	100 gm	100 gm
Milk	600 gm	600 gm	500–400 gm	600–400 gm	600–400 gm	600–400 gm	600–400 gm
Fats and oil	20 gm	25 gm	30 gm	30 gm	30 gm	40 gm	30 gm
Meat and Fish	40 gm	50 gm	60 gm	60 gm	60 gm	80 gm	80 gm
Sugar/Jaggery	30 gm	40 gm	30 gm	30 gm	30 gm	30 gm	30 gm

UNIT 2

ਪੋਸ਼ਣ ਸੰਬੰਧੀ ਸਮਸਿਆਵਾਂ (Nutritional Problems)

Diet: Diet ਵਿੱਚ ਇੱਕ ਜਾਂ ਅਧਿਕ nutrients ਦੀ ਕਮੀ ਨੂੰ nutritional deficiency ਕਹਿੰਦੇ ਹਨ।

Cause

Primary Deficiency

Diet ਵਿੱਚ quatity ਤੇ quality and quantity ਇੱਕ ਜਾਂ ਅਧਿਕ nutrient ਦੀ ਕਮੀ ਨਾਲ ਹੋਣ ਵਾਲੇ ਰੋਗਾਂ ਨੂੰ primary deficiency ਕਹਿੰਦੇ ਹਨ।

ਇਸਦੇ ਨਿਮਨ ਕਾਰਨ ਹਨ :

1. Faulty dietary habits
2. Poverty
3. Lack of education
4. Misconception about diet
5. Lack of food supply
6. Fall in production
7. Unhealthy environment
8. Population explosion (ਜਨਸੰਖਿਆ ਦਾ ਵਧਣਾ)
9. Lack of agriculture land (ਖੇਤੀ ਬਾੜੀ ਲਈ ਜਮੀਨ ਦੀ ਕਮੀ ਹੋਣਾ)

Secondary deficiency

ਜਦੋਂ person diet ਨੂੰ proper ਲੈ ਰਿਹਾ ਹੈ, ਪਰ nutrients ਦੇ utilization ਵਿੱਚ ਰੁਕਾਵਰ ਆ ਰਹੀ ਹੈ। ਇਸਦੇ ਨਿਮਨ ਕਾਰਨ ਹਨ :

1. Diarrhoea
2. Anorexia
3. Loss of weight
4. Intestinal surgery
5. Disease of gallbladder

6. Cancer
7. Diabetes
8. Alchemist
9. Side effect of drugs
10. Excessive use of oil and salt.

PROTEIN ENERGY MALNUTRITION (PEM)

India ਵਿੱਚ protein energy malnutrion porblem protein ਹੈ। Protein energy malnutrition ਕਹਿੰਦੇ ਹਨ। Protein ਦੀ ਕਮੀ ਤੋਂ ਜਿਆਦਾਤਰ ਦੋ ਰੋਗ ਹੁੰਦੇ ਹਨ।

Kwashiorkor, marasmus, protein energy ਨੂੰ protein calori malnutrition ਦੇ ਨਾਂ ਨਾਲ ਵੀ ਜਾਣਿਆਂ ਜਾਂਦਾ ਹੈ। ਇਹ ਜਿਆਦਾਤਰ ਬੱਚਿਆਂ ਨੂੰ effect ਕਰਦੀ ਹੈ।

Cause

Main cause: 1. Poor diet 2. Lacking in quantity and quality of food 3. Infection like — Diarrhoea, intestine worm, measles 4. interfere the utilization and absorption of nutrients.

Contributory: 1. Unhealthy environment, 2. Larg family size, 3. Lack of maternal helath case, 4. Avoiding Breastfeeding, 5. Giving excessive diluted milk to childern, 6. Lack of supplementary feeding, 7. Illiteracy, 8. Poverty.

Detection of PEM

Protein energy malnutrition ਨੂੰ ਇਸ disease ਦੇ sign/symptoms ਤੋਂ early ਪਹਿਚਾਣਿਆ ਜਾ ਸਕਦਾ ਹੈ।

Marasmus

Greek ਭਾਸ਼ਾ ਵਿੱਚ ਇਸਦਾ meaning muscle wasting ਹੈ। ਤੇ ਇਸਨੂੰ dry disease ਵੀ ਕਹਿੰਦੇ ਹਨ।

Sign Symptoms

1. Child irritate ਰਹਿੰਦਾ ਹੈ।
2. Diarrhoea
3. Vomiting
4. Extreme loss of body weight
5. Reduction in fat and skin
6. Muscular weakness
7. Wrinkled skin
8. ਇਹ ਰੋਗ protein ਦੀ ਕਮੀ ਨਾਲ ਹੁੰਦਾ ਹੈ।

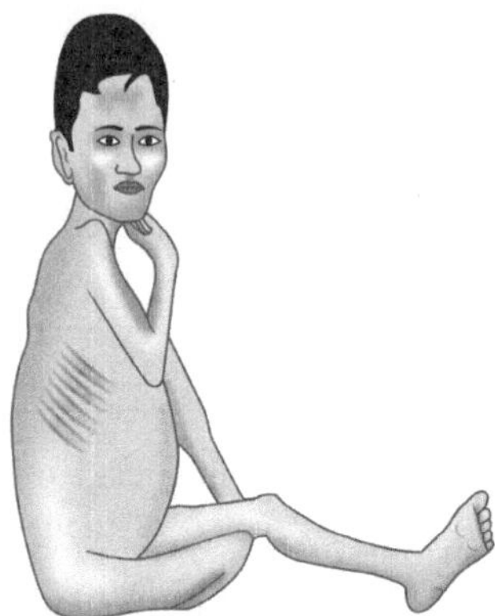

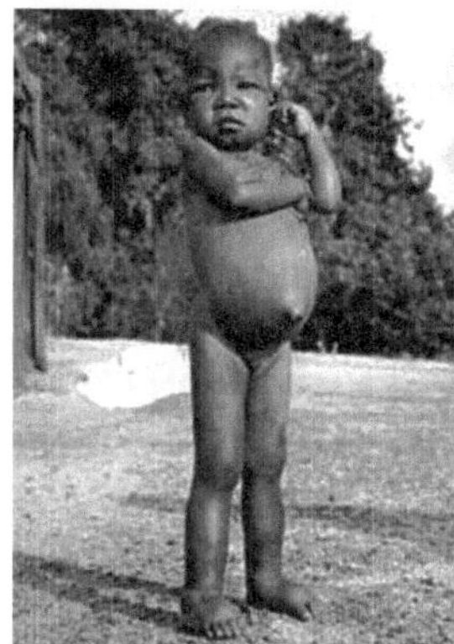

Fig. 2.1: Marasmus kwashiorkor

Kwashiorkor

ਇਹ disease ਪਹਿਲੀ ਵਾਰ 1933 ਵਿੱਚ note ਕੀਤੀ ਗਈ ਸੀ।

Sign Symptoms

1. Growth Retardation
2. Oedema specially on legs
3. Dermatitis
4. Thinning
5. Discolouration of hairs and falling of hair
6. Cheilosis
7. Anaemia
8. Mental changes
9. Numbness of hand and feet

Prevetion of PEM

1. Early diagnosis ਕਰਕੇ treatment ਕਰਨਾ ਚਾਹੀਦਾ ਹੈ।
2. ਜੋ ਬੱਚੇ pen ਤੋਂ ਪੀੜਿਤ ਹਨ ਉਹਨਾਂ ਦਾ survey ਕਰਨਾ ਚਾਹੀਦਾ ਹੈ।
3. ਬੱਚਿਆਂ ਦਾ immunization ਕਰਨਾ ਚਾਹੀਦਾ ਹੈ ਤਾਂ ਬੱਚੇ infection ਦੇ ਖਿਲਾਫ ਲੜ ਸਕਣ।
4. Family ਦੀ dietary need ਵਧਾ ਦੇਵਾਂਗੇ।
5. Breastfeeding ਨੂੰ promote ਕਰਾਂਗੇ।
6. Supplementary feeding proper ਦੇਵਾਂਗੇ।
7. Pregnant ਤੇ lactating mother ਨੂੰ special diet provide ਕਰਾਂਗੇ।
8. ਬੱਚੇ ਦੀ diet ਵਿੱਚ protein content ਵਧਾ ਦੇਵਾਂਗੇ।
9. Community ਵਿੱਚ ਲੋਕਾਂ ਨੂੰ PEM ਦੇ ਬਾਰੇ educate ਕਰਾਂਗੇ।

NUTRITIONAL ANAEMIA

Nutritional anaemia malnutrition ਤੋਂ ਹੋਣ ਵਾਲੀ main problem ਹੈ। ਇਹ ਜਿਆਦਾ pregnant, lactative women, children ਵਿੱਚ ਹੁੰਦਾ ਹੈ। Aneamia ਦਾ meaning ਹੈ ਕਿ HB level normal ਤੋਂ ਘੱਟ ਹੋਣਾ ਤੇ nutritional ਦੀ ਕਮੀ ਨਾਲ HB level ਦਾ ਘੱਟ ਹੋਣਾ। India ਵਿੱਚ 70% population mainly women and children anaemia ਹੈ।

Cause

Main cause: Diet ਵਿੱਚ iron, folic acid, vitamin B_{12} ਦੀ ਕਮੀ ਹੋਣਾ।

Contributing Factor

1. Body ਤੋਂ iron ਜਿਆਦਾ loss ਹੋਣਾ। ਜਿਵੇਂ : Exesive, haemorrhage, menstruation, malaria, multiple deliveries ਜਾਂ ਕੋਈ blood ਨਾਲ related disorder.
2. Protein energy malnutrition and imbalanced diet.
3. Excesive haemolysis [RBC ਟੁੱਟਣਾ)

Sign Symptoms

1. Exhaustion (ਥਕਾਵਟ)
2. Difficulty in breathing
3. Suffocation (ਦਮ ਘੁੱਟਣਾ)
4. Headache
5. Excessive sleep
6. Yellow skin
7. Anorexia
8. Oedema
9. Spoon shaped nails
10. Weakness
11. Tingling sensation
12. Cardiac problem
13. Lack of physical activity
14. In several cases [Patient ਦੀ death ਵੀ ਹੋ ਸਕਦੀ ਹੈ]

Treatment of Anaemia

1. Anaemia ਦਾ treatment blood ਦੇ HB level ਤੇ depend ਕਰਦਾ ਹੈ।
2. 25-35 mg ਦੀ tablets ਦਿਨ ਵਿੱਚ ਦੋ ਵਾਰ ਲੈਣ ਨਾਲ anaemia ਨੂੰ control ਕੀਤਾ ਜਾ ਸਕਦਾ ਹੈ।
3. Children ਨੂੰ iron syrup ਦਿੱਤੀ ਜਾਂਦੀ ਹੈ।
4. Sever stage ਵਿੱਚ blood transfusion ਦੀ need ਹੁੰਦੀ ਹੈ।
5. Anaemia ਨੂੰ control ਕਰਨ ਲਈ ਆਪਣੀ dirty habits ਵਿੱਚ change ਲਿਆਉਣਾ ਚਾਹੀਦਾ ਹੈ।

Nutritional Anaemia Control Programme

India ਵਿੱਚ anaemia ਇੱਕ ਬਹੁਤ ਵੱਡੀ health problem ਹੈ। ਜਿਸ ਦੇ ਲਈ government ਨੇ ਇਸ ਦੀ prevent ਲਈ nutrional level ਤੇ ਇੱਕ ਯੋਜਨਾ ਸ਼ੁਰੂ ਕੀਤੀ ਸੀ। ਯੋਜਨਾਂ ਅਨੁਸਾਰ pregnant women ਤੇ 6 years ਦੀ age ਤੋਂ ਘੱਟ ਬੱਚਿਆਂ ਨੂੰ iron ਦੀ tablets free ਦਿੱਤੀ ਜਾਂਦੀ ਸੀ। ਇਹ plan ਪਿੰਡਾਂ ਵਿੱਚ PCH center ਦੁਆਰਾ ਤੇ ਸ਼ਹਿਰਾਂ ਵਿੱਚ MCH center ਦੇ ਦੁਆਰਾ ਚਲਾਏ ਗਏ। ਇਸ programme ਦੇ ਦੌਰਾਨ public ਨੂੰ anaemia ਦੀ prevention ਤੇ iron tablets ਦੇ ਬਾਰੇ ਵੀ ਦੱਸਿਆ। ਕਿ ਇਹ tablets ਖਾਣੇ ਦੇ ਬਾਅਦ ਲੈਣੀ ਚਾਹੀਦੀ ਹੈ ਜਿਸ ਨਾਲ body ਦੀ absorption ਚੰਗੀ ਹੋ ਸਕੇ। ਆਪਣੀ diet ਵਿੱਚ ਜਿਆਦਾ ਤੋਂ ਜਿਆਦਾ vitamin ਹੋਣੇ ਚਾਹੀਦੇ ਹਨ। Iron tablets ਲੈਣ ਨਾਲ stool ਦਾ colour black ਹੋ ਜਾਂਦਾ ਹੈ ਤੇ ਇੱਕ ਵਾਰ iron tablets constipation ਦੀ problem ਹੁੰਦੀ ਹੈ ਤਾਂ ਉਸ ਸਮੇਂ tablets ਬੰਦ ਕਰ ਦੇਣੀ ਚਾਹੀਦੀ ਹੈ ਤੇ doctor ਤੋਂ ਸਲਾਹ ਲੈਣੀ ਚਾਹੀਦੀ ਹੈ।

UNIT 3

ਪੋਸ਼ਣ ਸੰਬੰਧੀ ਮੂਲਆਂਕਣ (Nutritional Assessment)

Developing countries ਵਿੱਚ ਇਹ pregnant mother, breastfeeding children, lactating mother and ਅਧਿਕ age ਵਾਲੇ person ਵਿੱਚ malnutrition ਜਿਆਦਾ ਦੇਖਿਆ ਗਿਆ ਹੈ।

Malnutrition ਦੀ assessment ਦੇ ਲਈ ਕਈ ਪ੍ਰਕਾਰ ਦੇ method use ਕੀਤੇ ਜਾਂਦੇ ਹਨ। ਜਿਸ ਨਾਲ nutritional status ਦਾ ਪਤਾ ਲਗਾਇਆ ਜਾ ਸਕਦਾ ਹੈ। ਇਸਨੂੰ nutritional assessment ਕਹਿੰਦੇ ਹਨ।

Purpose

1. ਸਾਰੇ age ਦੇ persons ਦੀ height and weight ਦੇ ਬਾਰੇ ਪਤਾ ਚੱਲਦਾ ਹੈ।
2. ਬੱਚਿਆ ਦੇ ਵਿੱਚ ਹੋਣ ਵਾਲੀ normal growth and development ਦਾ ਪਤਾ ਲਗਾਇਆ ਜਾ ਸਕਦਾ ਹੈ।
3. Nutrition ਤੋਂ ਹੋਣ ਵਾਲੀ disease ਦਾ ਅਸੀਂ early diagnose ਕਰ ਸਕਦੇ ਹਾਂ।
4. Nutrition assessment ਦੇ ਦੁਆਰਾ ਅਸੀਂ society ਵਿੱਚ nutrition deficiency disease ਨੂੰ ਪ੍ਰਾਪਤ ਕਰ ਸਕਦੇ ਹਾਂ।

Method of Nutritional Assessment

Assessment ਕਰਨ ਲਈ ਨਿਮਨ 4 method use ਕੀਤੇ ਜਾਂਦੇ ਹਨ :

1. **Physical Examination:** ਕਿਸੇ ਵੀ nutrients ਦੀ ਕਮੀ ਨਾਲ ਜੇਕਰ ਕੋਈ ਵੀ disease ਹੁੰਦੀ ਹੈ ਤਾਂ ਉਸਦੇ physically sign/symptoms easily ਦਿਖਾਈ ਦਿੰਦੇ ਹਨ। ਜਿਵੇਂ :
   (a) General appearance active ਨਹੀਂ ਦਿਸੇਗੀ।
   (b) Weight ਜਾਂ ਤਾਂ over ਹੋਵੇਗਾ ਜਾਂ ਘੱਟ
   (c) Posture ਬਿਲਕੁਲ erect ਹੋਵੇਗਾ
   (d) Shoulder ਅੱਗੇ ਨੂੰ ਝੁੱਕੇ ਹੋਵੇਗਾ
   (e) Muscles tone poor ਹੋਵੇਗਾ
   (f) Skeleton ਵਿੱਚ ਕਈ deformity ਦਿਸੇਗੀ ਜਿਵੇਂ elbow legs
   (g) Nails spoon shape ਦਿਖਾਈ ਦੇਣਗੇ eyes, pale, dry, soft cornea, etc.
   (h) Hair dry, skin, thin, fall ਆਦਿ ਹੋਣਗੇ।

(i) GIT system diet ਹੋਵੇਗਾ ਜਿਵੇਂ : Indigestion

(j) Body irritate, confuse ਰਹਿੰਦਾ ਹੈ।

2. **Anthropometry:** Nutritional assessment ਲਈ anthro test ਬਹੁਤ ਜਰੂਰੀ ਹੈ। ਇਸ test ਵਿੱਚ different scale use ਕੀਤੇ ਜਾਂਦੇ ਹਨ। ਇਸ ਵਿੱਚ ਨਿਮਨ test ਕੀਤੇ ਜਾਂਦੇ ਹਨ।

(a) **Age:** Nutritional assessment ਕਰਨ ਲਈ ਬੱਚੇ ਦੀ age ਦਾ ਪਤਾ ਲਗਾਉਣਾ ਬਹੁਤ ਜਰੂਰੀ ਹੈ। ਬੱਚੇ ਦੀ ਸਹੀ age ਦਾ ਪਤਾ ਲਗਾਉਣ ਲਈ birth certificate school ਦਾ record ਦੇਖ ਸਕਦੇ ਹਾਂ।

(b) **Height:** ਬੱਚੇ ਵਿੱਚ growth rate ਦਾ ਪਤਾ ਲਗਾਉਣ ਲਈ height ਨੂੰ ਮਾਪਣਾ ਬਹੁਤ ਜਰੂਰੀ ਹੈ। Height ਨੂੰ ਮਾਪਣ ਲਈ ਕਈ ਪ੍ਰਕਾਰ ਦੇ scale use ਕੀਤੇ ਜਾਂਦੇ ਹਨ। ਇਸ scale ਦੇ ਉੱਪਰ table ਬਣਿਆ ਹੁੰਦਾ ਹੈ। ਜਿਸ ਦੇ ਅੱਗੇ ਬੱਚੇ ਨੂੰ ਖੜ੍ਹਾ ਕੀਤਾ ਜਾਂਦਾ ਹੈ। 3 ਸਾਲ ਤੋਂ ਛੋਟੇ ਬੱਚੇ ਦੀ ਲੰਬਾਈ ਲੇਟਾ ਕੇ ਲਈ ਜਾਂਦੀ ਹੈ।

(c) **Weight:** ਬੱਚੇ ਦੀ G/D. ਦਾ ਪਤਾ ਲਗਾਉਣ ਲਈ weight ਦਾ ਪਤਾ ਹੋਣਾ ਜਰੂਰੀ ਹੈ।

- Weight ਲੈਣ ਸਮੇਂ ਘੱਟ ਕੱਪੜੇ ਪਹਿਨੇ ਹੋਣੇ ਚਾਹੀਦੇ ਹਨ।
- ਜਿਸ ਮਸ਼ੀਨ ਤੋਂ ਬੱਚੇ ਦਾ weight ਲੈ ਰਹੇ ਤਾਂ ਉਹ correct ਹੋਣੀ ਚਾਹੀਦੀ ਹੈ।
- ਛੋਟੇ ਬੱਚੇ ਲਈ weighting machine use ਕੀਤੀ ਜਾਂਦੀ ਹੈ।
- Homage ਦੇ ਅਨੁਸਾਰ ਬੱਚੇ ਦੇ weight ਨੂੰ ਤਿੰਨ classes ਵਿੱਚ divide ਕੀਤਾ ਜਾਂਦਾ ਹੈ।

(i) 90-15%

(ii) 75-60%

(iii) 60% ਜਾਂ ਇਸ ਤੋਂ ਘੱਟ

(d) **Skin fold:** Subcutaneous tissue ਵਿੱਚ fat contact ਦਾ ਪਤਾ ਲਗਾਉਣ ਲਈ try fold skin [fold test ਕੀਤਾ ਜਾਂਦਾ ਹੈ। ਇਹ ਇੱਕ simple ਤੇ common method ਹੈ। Thumb ਤੇ four finger ਦੇ ਨਾਲ tissue ਨੂੰ pinch ਕੀਤਾ ਜਾਂਦਾ ਹੈ। ਤੇ ਇਸ ਦੇ ਉੱਪਰ ਇੱਕ clip ਲਗਾ ਦਿੱਤਾ ਜਾਂਦਾ ਹੈ। Cliper ਵਿੱਚ contact ਕਰਨ ਵਾਲੀ ਜਗ੍ਹਾ ਮਾਨਵ ਮਤਰ ਤੇ ਹੋਣੀ ਚਾਹੀਦੀ ਹੈ। 20 ਤੋਂ 40 mm ਦੇ pinch area ਦਾ ਮਾਪ 0.1 mm accurate ਹੋਣਾ ਚਾਹੀਦਾ ਹੈ ਇਹ test ਜਿਆਦਾਤਰ arm ਦੇ ਪਿੱਛੇ side ਜਾਂ elbow ਦੇ uper part ਤੋਂ ਲਿਆ ਜਾਂਦਾ ਹੈ।

3. **Radiological Test:** ਇਸ method ਦਾ use special condition ਵਿੱਚ ਕੀਤਾ ਜਾਂਦਾ ਹੈ, ਜਿਵੇਂ : Rickets, osteomalacia, protein energy malnutrition, etc.

4. **Biochemical Test:** Blood and urine ਵਿੱਚ Biochemical method use ਕੀਤਾ ਜਾਂਦਾ ਹੈ। ਇਸ ਪ੍ਰਕਾਰ ਦੇ test ਲਈ ਇੱਕ proper type ਦੇ ਸਾਰੇ equipment ਤੇ trained health worker ਦਾ ਹੋਣਾ ਜਰੂਰੀ ਹੈ।

IDENTIFICATION OF LOCAL FOOD SOURCES AND OTHER VALUE

India ਦੇ ਵਿਭਿੰਨ ਭਾਗਾਂ ਵਿੱਚ ਅਲੱਗ-ਅਲੱਗ ਵਿਧੀਆ ਨਾਲ ਭੋਜਨ ਬਣਾਇਆਂ ਜਾਂਦਾ ਹੈ। ਅਨੇਕ food protein ਦੀ development ਕਰ ਸਕਦੀਆਂ ਨੇ ਭੋਜਨ ਵਿੱਚ ਜਿਨ੍ਹਾਂ ਵਸਤੂਆਂ ਦਾ use ਕੀਤਾ ਜਾਂਦਾ ਹੈ, ਉਸ ਵਿੱਚ ਵੀ ਖੇਤਰ।

Preoperation

ਘੱਟ ਮੁੱਲ	ਅਧਿਕ ਮੁੱਲ
1. **Breakfast:** ਕਣਕ ਦਾ ਉਪਸਾਂ, ਪਰਾਂਠਾ, ਡੋਸਾ, ਇਡਲੀ, ਹਰੇ ਚਨੇ ਦੀ ਨਾਲ।	ਇਟਲੀ, ਸਾਦਾ ਡੋਸਾ, ਪਰਾਂਠਾ, ਪੁੜੀ, ਬਰੈਡ ਆਮਲੇਟ, ਦੁੱਧ, ਫਲ।
2. **Lunch:** ਪੱਕੇ ਚਾਵਲ, ਹਰੀ ਪੱਤੇਦਾਰ ਸਬਜੀਆਂ, ਫਲ, ਲੱਸੀ, ਰਾਗੀ ਜਾਂ ਅਨਾਜ ਦੇ ਪਰਾਂਠੇ।	ਪੱਕੇ ਚਾਵਲ, ਹਰੀ ਸਬਜੀਆਂ, ਪਰਾਂਠਾ, ਮਾਸਾਹਾਰੀ, ਦਹੀਂ, ਫਲ ਤੇ ਸਲਾਦ।
3. **Evening Break:** ਇਦਲੀ, ਡੋਸਾ ਜਾਂ ਪਰਾਂਠਾ।	ਬਿਸਕੁਟ, milk, ਪਰਾਂਠੇ, ਫਲ।

Diet for Pregnant Mother

ਘੱਟ ਮੁੱਲ	ਅਧਿਕ ਮੁੱਲ
1. **Breakfast:** ਇਡਲੀ, ਡੋਸਾ, ਕਣਕ ਦਾ ਉਪਮਾ, ਹਰੇ ਚਨੇ ਦੀ ਦਾਲ।	1. Bread, ਮੱਖਣ, ਆਮਲੇਟ, ਦੁੱਧ, ਫਲ।
2. **Lunch:** ਪੱਕੇ ਚਾਵਲ, ਪਰਾਂਠੇ, ਰੋਟੀ, ਪੁੜੀ, ਦਾਲ, ਪੱਕੀਆਂ ਹਰੇ ਪੱਤੇਦਾਰ ਸਬਜੀਆਂ।	ਦਹੀਂ, ਪਨੀਰ, ਮਟਨ, ਮਛਲੀ ਕੜ੍ਹੀ।
3. **Evening:** ਮੂੰਗਫਲੀ ਦੇ ਦਾਣੇ, ਚਨੇ ਦੀ ਦਾਲ, ਫਲੀ ਸੰਦਲ।	ਮੂੰਗਫਲੀ ਦੇ ਦਾਣੇ, ਕਾਜੂ, ਬਦਾਮ, ਦੁੱਧ, ਫਲ।

FOOD FACTS, TABOOS, CUSTOM AND THEIR INFLUENCE ON HEALTH

Definition: Food facts: American ਕਮੇਟੀ ਦੇ survetion ਦੇ ਅਨੁਸਾਰ

1. ਫਲ ਵਿਸ਼ੇਸ਼ ਕਰਕੇ ਨਿੰਬੂ ਪ੍ਰਜਾਤੀ ਦੇ ਫਲਾਂ ਵਿੱਚ ਜਿਨ੍ਹਾਂ acid ਹੁੰਦਾ ਹੈ ਕਿ ਸਾਡਾ ਸਰੀਰ ਉਸਨੂੰ ਆਸਾਨੀ ਨਾਲ।
2. ਲਸਣ ਨਾਲ high BP ਠੀਕ ਹੋ ਜਾਂਦਾ ਹੈ।
3. Aluminium ਦੇ ਬਰਤਨਾਂ ਵਿੱਚ ਪਕਾਏ ਭੋਜਨ ਨਾਲ cancer ਹੋ ਜਾਂਦਾ ਹੈ।
4. ਬਿਨਾਂ ਨਮਕ ਮਿਲਾਏ ਪੱਤਾ ਗੋਭੀ ਖਾਣਾ harmful ਹੈ।
5. ਸਹਿਦ ਨਾਲ ਮੋਟਾਪਾ ਨਹੀਂ ਵਧਦਾ।
6. ਮਾਸ ਖਸਣ ਨਾਲ ਸ਼ਕਤੀ ਮਿਲਦੀ ਹੈ।
7. ਫਲਾਂ ਦੇ ਰਸ calorie provide ਨਹੀਂ ਕਰਦੇ।
8. Toast ਵਿੱਚ breast ਦੀ ਉਪਕਸ਼ਾ ਘੱਟ calorie ਹੁੰਦੀ ਹੈ।
9. Adults ਦੇ ਲਈ ਦੁੱਧ ਚੰਗਾਂ ਨਹੀਂ ਹੈ।
10. ਸਪਰੈਟਾ ਦੁੱਧ ਵਿੱਚ ਕੋਈ ਵੀ nutritive value ਨਹੀਂ ਹੁੰਦੀ।
11. ਸਫੈਦ ਆਂਡੇ ਭੂਰੇ ਆਂਡਿਆਂ ਦੀ ਤੁਲਨਾ ਵਿੱਚ ਅਧਿਕ ਪੌਸ਼ਕ ਹਨ।
12. ਅਧਿਕ ਪਾਣੀ ਪੀਣ ਨਾਲ ਮੋਟਾਪਾ ਵੱਧਦਾ ਹੈ।

Taboos

ਧਰਮਾਂ ਦੇ ਅਨੁਸਾਰ ਅਨੁਛੇਦ nutritional educaiton ਦੇਣ ਤੋਂ ਪਹਿਲਾਂ family ਦੇ ਵਿਸ਼ਵਾਸ ਤੇ ਰੀਤੀ-ਰਿਵਾਜਾਂ ਨੂੰ ਸਮਝਣਾ ਜਰੂਰੀ ਹੈ। India ਵਿੱਚ ਭੋਜਨ ਦੇ ਪ੍ਰਤੀ ਧਰਮ ਦਾ ਗਹਿਰਾ ਪ੍ਰਭਾਵ ਹੈ ਜਿਵੇਂ :

(a) ਹਿੰਦੂ ਲੋਕ ਗਾਂ ਦਾ ਮਾਸ ਨਹੀਂ ਖਾਂਦੇ।

(b) ਮੁਸਲਮਾਨ ਲੋਕ ਸੂਰ ਦਾ ਮਾਂਸ ਨਹੀਂ ਖਾਂਦੇ।

(c) ਕੁੱਝ ਧਰਮਾਂ ਆਵਾਸ ਦਾ ਰਿਵਾਜ ਹੁੰਦਾ ਹੈ।

(d) ਮੁਸਲਮਾਨ ਲੋਕ ਖਾਲੀ ਵਿੱਚ ਭੋਜਨ ਤੇ ਇੱਕ ਗਲਾਸ ਪਾਣੀ-ਪੀਣਾ ਹੀ ਧਰਮ ਲਈ ਇੱਕ ਚੰਗੀ ਨਿਸ਼ਾਨੀ ਮੰਨਦੇ ਹਨ।

Food Customs

1. ਇਸ ਤਰ੍ਹਾਂ ਮੰਨਿਆਂ ਜਾਂਦਾ ਹੈ ਕਿ pregnancy ਵਿੱਚ ਘੱਟ ਖਾਣਾ ਦੇਣਾ ਚਾਹੀਦਾ ਹੈ। ਨਹੀਂ ਤਾਂ uterus ਦਾ size ਵੱਧ ਜਾਂਦਾ ਹੈ। ਤੇ ਉਹ ਕਠਿਨ ਪ੍ਰਸਥਿਤੀ ਦਾ ਕਾਰਨ ਬਣਦਾ ਹੈ।
2. ਕੁੱਝ community ਵਿੱਚ pregnant women ਨੂੰ egg, meat, fish, ਪਪੀਤਾ ਖਾਣ ਤੋਂ ਰੋਕਿਆਂ ਜਾਂਦਾ ਹੈ। ਕਿਉਂਕਿ ਉਹ ਸਮਝਦੇ ਹਨ ਕਿ ਇਸ ਨਾਲ abortion ਹੋ ਜਾਵੇਗਾ colostrum ਬੱਚੇ ਲਈ ਲਾਭਦਾਇਕ ਹੈ ਪਰ ਉਹ ਕਈ ਲੋਕ ਪਹਿਲੇ ਦੁੱਧ ਨੂੰ ਸੁੱਟ ਦਿੰਦੇ ਹਨ।
3. ਬਿਮਾਰ ਬੱਚਾ ਜੇਕਰ ਖਾਣੇ ਤੋਂ ਮਨ੍ਹਾਂ ਕਰਦਾ ਹੈ ਤਾਂ ਉਸਨੂੰ ਖਾਣਾ ਨਹੀਂ ਦੇਣਾ ਚਾਹੀਦਾ।
4. Diarrhoea ਵਾਲੇ ਬੱਚੇ ਨੂੰ liquid ਨਹੀਂ ਦੇਣਾ ਚਾਹੀਦਾ।
5. ਇਹਨਾਂ ਸਾਰੇ ਰੀਤੀ-ਰਿਵਾਜਾਂ ਦੇ ਕਾਰਨ ਮਾਂ ਤੇ ਬੱਚੇ ਵਿੱਚ ਕਈ ਸਮੱਸਿਆ ਹੋ ਸਕਦੀ ਹੈ ਜਾਂ ਮੌਤ ਵੀ ਹੋ ਸਕਦੀ ਹੈ, ਇਹਨਾਂ ਸਾਰੇ ਵਿਸ਼ਵਾਸਾਂ ਤੇ ਡਰ ਨੂੰ ਪਿੱਛੇ ਕੋਈ ਵਿਗਿਆਨ ਨਹੀਂ ਹੈ, ਇਹ malnutrition ਨੂੰ ਵਧਾ ਰਹੀ ਹੈ।

UNIT 4

ਆਹਾਰ ਤਿਆਰ ਕਰਨਾ (Meal Planning)

Definition: Diet ਨੂੰ individual, family inidividual ਜਾਂ family ਦੀ requirement, time and financial condition ਨੂੰ ਦੇਖਦੇ ਤੇ nutrition ਦੇ principles ਨੂੰ observe ਕਰਦੇ ਹੋਏ diet plan ਕਰਨਾ meal planning ਕਹਿੰਦੇ ਹਨ।

Principles of meal playing

1. Food according to individual to family ਦੀ requirement ਦੇ according ਹੋਣਾ ਚਾਹੀਦਾ ਹੈ। Children, pregnant women, lactative women elderly person and patient ਦੇ ਉੱਪਰ ਜਿਆਦਾ ਧਿਆਨ ਦੇਣਾ ਚਾਹੀਦਾ ਹੈ।
2. Meal plan ਕਰਦੇ ਸਮੇਂ time ਨੂੰ ਧਿਆਨ ਵਿੱਚ ਰੱਖਣਾ ਚਾਹੀਦਾ ਹੈ ਜਿਵੇਂ : 1. Weekly plan ਕਰਨਾ ਚਾਹੀਦਾ ਹੈ। 2. Kitchen clean ਰੱਖਣੀ ਚਾਹੀਦੀ ਹੈ।
3. Meal planning ਵਿੱਚ variety and alternation ਹੋਣੀ ਚਾਹੀਦੀ ਹੈ। ਕਿਉਂਕਿ ਇਸ ਤੋਂ Appetite Improve ਹੁੰਦੀ ਹੈ।
4. Meal planning person ਦੇ like, dislike ਦੇ according ਹੋਣੀ ਚਾਹੀਦੀ ਹੈ।
5. Meal planning ਵਿੱਚ diet ਨੂੰ ਨਿਮਨਲਿਖਿਤ ਤਰੀਕੇ ਨਾਲ-ਵੰਡਿਆਂ ਹੋਣਾ ਚਾਹੀਦਾ ਹੈ।
   Ist week – Breakfast
   2nd week – Lunch
   3rd week – Afternoon tea
   4th week – Dinner
6. Holiday, festival, special occasions separate ਤੇ depart planning ਕਰਨੀ ਚਾਹੀਦੀ ਹੈ।
7. ਸਸਤੇ ਲੇਕਿਨ ਪੌਸ਼ਟਿਕ ਪਦਾਰਥ use ਕਰਨਾ ਚਾਹੀਦਾ ਹੈ।
8. ਲੋਕਲ food ਨੂੰ ਜਿਆਦਾ use ਕਰਨਾ ਚਾਹੀਦਾ ਹੈ।
9. Proper diet ਲਈ ਇੱਕ ਤੋਂ ਅਧਿਕ ਪੋਸ਼ਕ ਤੱਤ ਦੇਣ ਵਾਲੇ food staff ਨੂੰ use ਵਿੱਚ ਲੈਣਾ ਚਾਹੀਦਾ ਹੈ।
10. Planning according to season ਹੋਣਾ ਚਾਹੀਦਾ ਹੈ।

11. ਭੋਜਨ ਨਾਲ ਸੰਬੰਧਿਤ, ਸਮਾਜਿਕ ਪੁਰਾਣੇ ਰੀਤੀ-ਰਿਵਾਜਾਂ ਤੇ ਵਿਚਾਰ ਕਰਨਾ ਚਾਹੀਦਾ ਹੈ।
12. ਸਾਰੇ food steps ਨੂੰ mix ਵਿੱਚ ਵੀ use ਕਰਨਾ ਚਾਹੀਦਾ ਹੈ।

Importance of Food Meal Planning or Objective of Meal Planning

1. Family members ਨੂੰ nutrient provide ਕਰਨਾ।
2. ਪੌਸ਼ਟਿਕ ਤੱਤਾਂ ਨੂੰ ਨਸ਼ਟ ਹੋਣ ਤੋਂ ਬਚਾਉਣਾ।
3. ਭੋਜਨ ਬਜਟ ਦੇ ਅਨੁਸਾਰ ਖਰਚਿਆਂ ਤੇ ਨਿਰੰਤਰਣ ਕਰ ਸਕਦੇ ਹਾਂ।
4. Different food group ਤੋਂ food ਦੀ quantity ਦਾ ਨਿਰਧਾਰਨ ਕਰਨਾ।
5. Malnutrition ਨੂੰ prevent ਕਰ ਸਕਦੇ ਹਾਂ।
6. Human resources ਦਾ good use ਕਰਨਾ ਚਾਹੀਦਾ ਹੈ।
7. Healthy family ਦੀ ਸਥਾਪਨਾ।
8. Saving of time (ਸਮੇਂ ਦੀ ਬਜਤ ਹੋਵੇਗੀ)

Planning Diet for Family

1. During schooling Age:
   1 Breakfast, 1 glass milk, egg, butter, ਡਬਲਰੋਟੀ (fruits apple)
   For 6-12 years – ਪਰਾਂਠਾ, ਉਪਮਾ, ਡਬਲਰੋਈ ਦੇ ਦੋ slice, ਦੁੱਧ, fruits
   For Adults: ਦੋਹਾ, ਡਬਲਰੋਟੀ, ਰੋਟੀ, ਮੱਖਣ, ਇਟਲੀ, ਚਾਹ/ਕੌਫੀ, ਅਮਰੂਦ, ਸੰਤਰਾ/ਮੌਸਮੀ।
   For old age: ਦੁੱਧ ਦੇ ਨਾਲ ਦਲੀਆਂ, egg, ਸੰਤਰੇ ਦਾ ਰਸ।
2. Lunch: For school age child: ਰੋਟੀ, green leafy vegetables, pulses, solid ਦਹੀਂ/ਲੱਸੀ/ਚਾਹ।
   For 6–12 years: ਦੋ ਰੋਟੀਆਂ, ਅੱਧੀ ਕਟੋਰੀ ਪੱਤੇਦਾਰ ਸਬਜੀ, ਇੱਕ ਕਟੋਰੀ ਦਾਲ।
   For adults: ਚਨੇ ਦੀ ਦਾਲ, ਚਾਰ ਸਬਜੀਆਂ, ਇੱਕ ਕਟੋਰੀ ਆਲੂ ਦੀ ਸਬਜੀ, ਸਲਾਦ, ਦਹੀਂ।
   For old age: ਖਿਚੜੀ, ਹਰੀ ਪੱਤੇਦਾਰ ਸਬਜੀਆਂ, ਅਮਰੂਦ ਹੋਰ ਫੱਲ।
3. Afternoon tea: 1. Preschooling child ਚਾਹ, ਬਿਸਕੁਟ, ਮੱਖਣ ਦੇ ਨਾਲ, ਡਬਲਰੋਟੀ, ਗਚਕ।
   6–12 years: ਚਾਹ/ਦੁੱਧ, ਬਿਸਕੁੱਟ, ਦੋ slice ਦਾ sandwich
   For adults: ਚਾਹ slice ਵਾਲਾ sandwich, ਦੁੱਧ/ਕੌਫੀ, ਬਿਸਕੁਟ।
   For old age: ਉਪਮਾ/ਇਡਲੀ, ਚਾਹ।
4. Dinner: For schooling child: ਚਾਵਲ, ਰੋਟੀ, ਸਬਜੀ, ਦਾਲ।
   For 6–12 years: ਇੱਕ ਕਟੋਰੀ ਦਾਲ, ਦਹੀਂ, 3/4 ਕਟੋਰੀ Rice ਸਲਾਦ।
   For adults: ਦੋ ਕਟੋਰੀ ਚਾਵਲ, ਰਾਇਤਾ, ਚਪਾਤੀ, ਹਰੀ ਪੱਤੇਦਾਰ ਸਬਜੀਆਂ, ਪਾਪੜ ਤੇ ਦਹੀਂ।
   For old age: ਸਬਜੀਆਂ ਦਾ ਦੁੱਧ, ਮੁਲਾਇਮ ਪੱਕੇ Rice, ਦਾਲ, boil ਕੀਤੇ ਆਲੂ, ਦਹੀਂ।

Classification

Food staff	Contie	Low portein diet
ਅਨਾਜ	200–500 gm	100–150 gram
ਦਾਲਾਂ	100 gm	20 gm
milk (cow milk)	1000–1500 ml	500 to 700 ml
ਪਨੀਰ	80–100 gm	—
Fat	30–50 gm	40–60 gm
Sugar & jaggery	30–50 gm	100 gm
ਹਰੇ ਪੱਤੇਦਾਰ ਸਬਜੀਆਂ	50–100 gm	100 gm
Fruits	100 gm	100 gm
ਮੱਕੀ ਦਾ ਆਟਾ	—	100 gm
ਆਲੂ	—	100 gm
multivitamin table		1

ਇਸ ਤੋਂ ਸਾਨੂੰ 3000–3500 kc energy ਮਿਲਦੀ ਹੈ। ਜਦੋਂ ਕੋਈ ਵਿਅਕਤੀ ਲੰਮੇ ਸਮੇਂ ਤੋਂ virus hepatitis, urine, ਪੀਲੀਆ ਰੋਗ ਜਾਂ ਗੁਰਦੇ ਖਰਾਬ ਹੋਣ ਤੇ ਆਦਿ ਨੂੰ ਦਿੱਤੀ ਜਾਂਦੀ ਹੈ।

Low protein diet

ਇਹ diet ਮੋਟੇ ਵਿਅਕਤੀਆਂ ਨੂੰ, heart ਵਾਲੇ patient high BP ਵਾਲੇ patient ਨੂੰ ਦਿੱਤੀ ਜਾਂਦੀ ਹੈ।

ਅਨਾਜ	80 gm	300 – 100 gm
ਦਾਲਾਂ	60 gm	80 ਤੋਂ 100 gm
milk, fat	1000 gm	1000–1500 gm
ਪਨੀਰ	50 gm	–
ਹਰੇ ਪੱਤੇਦਾਰ ਸਬਜੀ	100–130 gm	100 gm
Roots and toober	–	–
Fruits	50 gm	100–150 gm
Oil and jaggery	50 gm	100–150 gm
Sugar and jaggery	50 gm	100–150
ਸੰਣੇ		100–1500

ਇਹ diet malnutrition pt ਨੂੰ ਤੇ low weight ਤੇ fever ਵਾਲੇ person ਨੂੰ ਦਿੱਤੀ ਜਾਂਦੀ ਹੈ।

COOKING

Principles and Method of Cooking

ਅੱਜਕੱਲ੍ਹ cooking most important subject ਹੈ। ਤੇ cooking ਦੇ ਨਵੇ-2 method ਲਈ continue research ਜਾਰੀ ਹੈ। Food ਨੂੰ patable, atractive and useful ਬਣਾਉਣਾ ਹੀ cooking ਕਹਿਲਾਉਂਦਾ ਹੈ।

Aim of Cooking

1. Food ਨੂੰ digestable ਬਣਾਉਣਾ
2. Food ਨੂੰ palatable ਬਣਾਉਣਾ।
3. Food ਨੂੰ attractive ਬਣਾਉਣਾ।
4. Pathogenic organism ਨੂੰ ਖਤਮ ਕਰਨਾ।
5. Food ਵਿੱਚ variety ਲੈ ਕੇ ਆਉਣਾ।
6. According to age, sex ਤੇ disease ਦੇ diet ਵਿੱਚ change ਲਿਆਉਣਾ।

Principles of Cooking

1. Cooking ਦੇ ਦੌਰਾਨ nutrients destroy ਨਹੀਂ ਹੋਣੇ ਚਾਹੀਦੇ ਤੇ food ਦੀ nutritive value ਘੱਟ ਨਹੀਂ ਹੋਣੀ ਚਾਹੀਦੀ।
2. Cooking ਵਿੱਚ ਤੇ ਘੱਟ ਸਮਾਂ ਲਗਾਉਣਾ ਚਾਹੀਦਾ ਹੈ, ਤੇ cooking ਲਈ ਚੰਗੇ method use ਕਰਨੇ ਚਾਹੀਦੇ ਹਨ।
3. ਖਾਣਾ ਬਣਾਉਣ ਲਈ ਇਸ ਤਰ੍ਹਾਂ ਨਾਲ ਮੌਜੂਦਾ ਸਾਧਨਾਂ ਦਾ use ਕਰਨਾ ਚਾਹੀਦਾ ਹੈ। ਇਸ ਤੋਂ money, energy labour save ਹੋ ਸਕੇ।
4. Cooking ਤੋਂ sometime physical, chemical injury ਹੋ ਜਾਂਦੀ ਹੈ ਤਾਂ cooking ਦੇ ਦੌਰਾਨ proper safety measure use ਕਰਨੇ ਚਾਹੀਦੇ ਹਨ।
5. Group ਦੇ according ਸਾਨੂੰ special diet ਤਿਆਰ ਕਰਨੀ ਚਾਹੀਦੀ ਹੈ।
6. Dietary goal top most ਹੋਣੀ ਚਾਹੀਦੀ ਹੈ।
7. ਜਿੰਨ੍ਹਾ ਸੰਭਵ ਹੋ ਸਕੇ ਖਾਣੇ ਦਾ natural taste ਤੇ odour ਬਣਾ ਕੇ ਰੱਖਣੀ ਚਾਹੀਦੀ ਹੈ।
8. ਖਾਣਾ ਬਣਾਉਂਦੇ ਸਮੇਂ clean food chain maintain ਰੱਖੋ ਕਿਉਂਕਿ ਜੇਕਰ ਇਹ maintain ਨਾ ਕੀਤੀ ਜਾਵੇ ਤਾਂ ਬਹੁਤ ਸਾਰੇ infection ਤੇ ਬੀਮਾਰੀਆਂ ਦਾ source ਬਣ ਸਕਦਾ।
9. Cooking ਤੋਂ environment pollution ਨਹੀਂ ਹੋਣਾ ਚਾਹੀ ਇਸ ਲਈ proper fuel use ਕਰਨਾ ਚਾਹੀਦਾ ਹੈ। ਚੰਗਾਂ drainage disposable system ਹੋਣਾ ਚਾਹੀਦਾ ਹੈ।

Method of Cooking

1. **Water cooking:** Boiling, Simmering, Strewing
2. **Air cooking:** Roasting, Pan boiling, Baking
3. **Fat cooking:** Dry fring, shallow frying, deep frying
4. **Stream cooking:** Pressure cooking, direct stream, indirect
5. **Other method:** Solar Hitter, electical power

Water cooking

1. **Boiling:** ਇਸ method ਵਿੱਚ food ਸਾਰੇ side ਤੋਂ ਪੂਰੀ ਤਰ੍ਹਾਂ water ਨਾਲ ਘਿਰਿਆਂ ਹੁੰਦਾ ਹੈ। Heat ਦੇ ਕਾਰਨ water boil ਕਰਦਾ ਹੈ। Boiling ਵਿੱਚ water ਦਾ temperature 100°C ਹੁੰਦਾ ਹੈ। Container ਨੂੰ cover ਕਰਦੇ ਰੱਖਿਆ ਜਾਂਦਾ ਹੈ ਤਾਕਿ avaporation ਨੂੰ prevent ਕੀਤਾ ਜਾ ਸਕੇ।

Cooking ਦੀ duration food ਦੇ type ਦੇ ਉੱਪਰ depend ਕਰਦੀ ਹੈ ਇਸ method ਵਿੱਚ Nutrients ਪਾਣੀ ਵਿੱਚ ਘੁੱਲ ਜਾਂਦੇ ਹਨ। ਇਸ method ਤੋਂ pulses, vegetable soup ਤਿਆਰ ਕੀਤੇ ਜਾਂਦੇ ਹਨ। ਇਸ method less expensive ਹੁੰਦਾ ਹੈ। ਇਸ method ਵਿੱਚ ਖਾਣਾ easily digestable ਬਣਦਾ ਹੈ।

2. **Simmering:** Boiling and simmering ਦੇ ਵਿਚਕਾਰ main defferents temperture ਦਾ ਹੈ। ਇਸ method ਵਿੱਚ temperature 90°C ਹੁੰਦਾ ਹੈ। Water-double highest temperature ਤੋਂ ਪਹੁੰਚਣ ਤੋਂ ਪਹਿਲਾਂ ਹੀ ਟੁੱਟ ਜਾਂਦੇ ਹਨ। ਇਸ process ਨੂੰ simmering ਕਹਿੰਦੇ ਹਨ। Protein rich products ਜਿਵੇਂ : Meat, egg, etc. ਇਸ method ਵਿੱਚ ਤਿਆਰ ਕੀਤੇ ਜਾਂਦੇ ਹਨ।
3. **Strewing:** ਇਸ ਵਿੱਚ water ਦਾ temperature ਵੀ 90°C ਤੋਂ ਘੱਟ ਹੁੰਦਾ ਹੈ ਤੇ water amount ਵੀ ਘੱਟ ਹੁੰਦੀ ਹੈ। ਇਸ process ਵਿੱਚ food ਤਿਆਰ ਹੋਣ ਵਿੱਚ ਲੰਮਾ ਸਮਾਂ ਲੱਗਦਾ ਹੈ ਤੇ food ਨੂੰ nutrients ਵੀ ਉਸ ਵਿੱਚ destroy ਨਹੀਂ ਹੁੰਦੇ। Dired vegetable ਤੇ meat ਇਸ method ਤੋਂ ਤਿਆਰ ਕੀਤੇ ਜਾਂਦੇ ਹਨ।

Air Cooking

1. **Roasting:** ਇਸ method ਵਿੱਚ food direct fire ਦੇ contact ਵਿੱਚ ਆਉਂਦਾ ਹੈ ਜਿਵੇਂ : Maize corn, brinjal ਇਸ method ਤੋਂ ਤਿਆਰ ਕੀਤੇ ਜਾਂਦੇ ਹਨ। Roast meat ਤੇ bread ਨੂੰ ਤਿਆਰ ਕਰਨ ਲਈ wire meash and rods use ਕੀਤੇ ਜਾਂਦੇ ਹਨ।
2. **Pan (boiling) broiling**: Frying pan or vessels ਨੂੰ ਪਹਿਲਾਂ ਗਰਮ ਕਰ ਲਿਆ ਜਾਂਦਾ ਹੈ ਜੋ ਕਿ food ਨੂੰ cooking ਕਰਨ ਲਈ sufficient ਹੋਵੇ, e.g. making of chapati.
3. **Baking:** ਇਸ method ਵਿੱਚ food ਨੂੰ special design tandoor in oven ਵਿੱਚ back ਕੀਤਾ ਜਾਂਦਾ ਹੈ। ਇਸ method ਵਿੱਚ limited space ਵਿੱਚ not air use ਕੀਤੀ ਜਾਂਦੀ ਹੈ। ਇਸ ਵਿੱਚ internal temperature ਵੱਧਦਾ ਰਹਿੰਦਾ ਹੈ ਕਿਉਂਕਿ hot air outer cold air ਵਿੱਚ mix ਨਹੀਂ ਹੁੰਦੀ।

   ਇਸ method ਨਾਲ cake, toast, pastris bread, etc. ਤਿਆਰ ਕੀਤੇ ਜਾਂਦੇ ਹਨ।

Fat Cooking

1. **Dry frying**: ਇਸ method ਵਿੱਚ extra fat use ਨਹੀਂ ਕੀਤੀ ਜਾਂਦੀ। Food ਵਿੱਚ ਜੋ natural fat ਪਾਈ ਜਾਂਦੀ ਹੈ। ਉਹੀ frying ਵਿੱਚ help ਕਰਦੀ ਹੈ। ਜਿਵੇਂ : Groundnuts, soya, etc. method ਵਿੱਚ ਤਿਆਰ ਕੀਤੇ ਜਾਂਦੇ ਹਨ।
2. **Shallow frying:** ਇਸ method ਵਿੱਚ ਉੱਨੀ ਹੀ fat use ਕੀਤੀ ਜਾਂਦੀ ਹੈ ਕਿ container ਦੀ side ਵਿੱਚ foo steking ਨਾਲ ਹੋ ਜਾਵੇ : For example, ਪਰਾਠਾ, ਆਮਲੇਟ।
3. **Deep frying:** ਇਸ method ਵਿੱਚ fat ਇੰਨਾ use ਕੀਤਾ ਜਾਂਦਾ ਹੈ ਕਿ food fully oil ਵਿੱਚ dip ਕਰ ਜਾਂ ਜਿਵੇਂ : ਪੂੜੀਆਂ, ਸਮੋਸੇ।

   ਇਸ method ਵਿੱਚ ਘੀ ਜਾਂ oil ਦਾ temperature highest ਹੋਣਾ ਚਾਹੀਦਾ ਹੈ। ਤਾਂਕਿ food ਘੱਟ fat ਨੂੰ ab ਕਰ ਸਕੇ।

Steam Cooking

1. **Direct Method:** ਇਸ method ਵਿੱਚ food ਨੂੰ water ਦੇ ਅੰਦਰ place ਕੀਤਾ ਜਾਂਦਾ ਹੈ ਤੇ fooc stream ਦੇ ਦੁਆਰਾ ਬਣਦਾ ਹੈ।

Food ਨੂੰ boiling water ਵਿੱਚ ਰੱਖਣ ਲਈ grill ਦਾ use ਕੀਤਾ ਜਾਂਦਾ ਹੈ ਜਿਵੇਂ : ਇਡਲੀ method ਤੋਂ ਬਣਾਈ ਜਾਂਦੀ ਹੈ।

2. **Indirect method:** Food ਨੂੰ container ਵਿੱਚ cover ਕਰਕੇ ਰੱਖਿਆ ਜਾਂਦਾ ਹੈ ਜਿਵੇਂ : ਡੋਕਲਾ (Dhokla)
3. **Pressure cooking:** ਇਸ method ਵਿੱਚ stream ਨੂੰ under pressure use ਕੀਤਾ ਜਾਂਦਾ ਹੈ। ਜਿਸ ਨਾਲ ਖਾਣਾ ਜਲਦੀ ਬਣਦਾ ਹੈ, ਇਸ method ਤੋਂ labour, time and fuel ਦੀ saving ਹੁੰਦੀ ਹੈ। ਅੱਜਕਲ੍ਹ ਇਸ method ਵਿੱਚ pressure cooker ਦਾ use ਕੀਤਾ ਜਾਂਦਾ ਹੈ।

Effect on Food and Food Constituents of Cooking

Cooking ਨਾਲ food ਦੇ ਉੱਪਰ ਜੋ effect ਪੈਂਦਾ ਹੈ, ਉਸਨੂੰ ਤਿੰਨ ਭਾਗਾਂ ਵਿੱਚ ਵੰਡਿਆ ਗਿਆ ਹੈ :

Effect on Colour, Odour, Appearance

Cooking ਨਾਲ food ਦੇ natural colour ਤੇ effect ਪੈਂਦਾ ਹੈ। Green leafy vegetable ਵਿੱਚ dorofile ਹੁੰਦਾ ਹੈ, ਜੋ ਕਿ cooking ਤੋਂ effected ਨਹੀਂ ਹੁੰਦਾ, ਪਰ cooking ਦਾ acidic ਜਾ alkaline medium food ਦੇ colour ਨੂੰ effect ਕਰਦਾ ਹੈ। Cooking ਨਾਲ food loose ਹੋ ਜਾਂਦਾ ਹੈ ਤੇ colour ਤੇ foul smell ਵੀ ਦੂਰ ਹੋ ਜਾਂਦੀ ਹੈ ਜਿਵੇਂ : Onion, fish.

Effect on Food Staff

Cooking food staff ਦੇ ਉੱਪਰ ਵੀ effect ਪੈਂਦਾ ਹੈ, ਉਹ ਨਿਮਨਲਿਖਿਤ ਹੈ :

(a) **Cereals:** ਜਿਵੇਂ rice ਨੂੰ cook ਕਰਨ ਤੋਂ ਪਹਿਲਾਂ ਪਾਣੀ ਨਾਲ ਧੋਇਆ ਜਾਂਦਾ ਹੈ, ਉਸ ਵਿੱਚ thiamine (B_1), ਅਤੇ other vitamins loss ਹੋ ਜਾਂਦੇ ਹਨ। Heat ਨਾਲ cereals ਵਿੱਚ protein amount ਘੱਟ ਹੋ ਜਾਂਦੀ ਹੈ, ਪਰ starch ਦੀ swelling ਹੋ ਜਾਂਦੀ ਹੈ, ਤਾਂ food digestable ਹੋ ਜਾਂਦੀ ਹੈ।

(b) **Pulses:** Pulses ਦਾ boiling discard ਕਰਨ ਨਾਲ vitamin B loss ਹੋ ਜਾਂਦਾ ਹੈ।

(c) **Vegetable:** Vegetable ਵਿੱਚ vitamin C heat ਦੀ ਵਜ੍ਹਾ ਨਾਲ loss ਹੋ ਜਾਂਦਾ ਹੈ। Vegetable ਨੂੰ boil ਕਰਨ ਤੋਂ ਬਾਅਦ ਜਾਕਰ water discard ਕੀਤਾ ਜਾਵੇ ਤਾਂ ਬਹੁਤ ਸਾਰੇ vitamin and minerals loss ਹੋ ਜਾਂਦੇ ਹਨ। Pressure cooker ਵਿੱਚ cooking ਕਰਨ ਨਾਲ thiamine and riboflaving ਦੇ ਕੁੱਝ percent destroy ਹੋ ਜਾਂਦੇ ਹਨ।

(d) **Milk:** Milk ਨੂੰ ਜਿਆਦਾ boil ਕਰਨ ਨਾਲ ਉਸ ਵਿੱਚ present lactose burn ਹੋ ਜਾਂਦਾ ਹੈ। ਜੋ ਕਿ milk ਦੇ taste ਨੂੰ change ਕਰ ਦਿੰਦਾ ਹੈ। Bottle seal milk ਨੂੰ ਜਿਆਦਾ ਤੇਜ਼ sunlight ਦੇ contact ਵਿੱਚ ਰੱਖਿਆ ਜਾਵੇ ਤਾਂ vitamin A ਨਸ਼ਟ ਹੋ ਜਾਂਦਾ ਹੈ। Boiling ਨਾਲ ਨਸ਼ਟ ਹੋ ਜਾਂਦਾ ਹੈ।

(e) **Fruit:** Fruit ਨੂੰ ਪਕਾਉਣ ਲਈ ਜਰੂਰਤ ਨਹੀਂ ਪੈਂਦੀ ਪਰ ਜਿਥੋਂ ਤੱਕ ਸੰਭਵ ਹੋ ਸਕੇ fruits ਨੂੰ ਬਿਨਾਂ ਛਿਲੇ ਖਾਣਾ ਚਾਹੀਦਾ ਹੈ। ਜੇਕਰ fruits sunlight ਵਿੱਚ ਸੁੱਕ ਜਾਵੇ ਤਾਂ coratine loss ਹੋ ਜਾਂਦਾ ਹੈ। ਇਸੇ ਤਰ੍ਹਾਂ (pack) fruits ਵਿੱਚ vitamin C ਦੀ ਮਾਤਰਾ ਘੱਟ ਹੋ ਜਾਂਦੀ ਹੈ।

(f) **Meat, Fish and Egg:** Heat ਨਾਲ meat ਵਿੱਚ vitamin B loosed ਹੋ ਜਾਂਦਾ ਹੈ, cooking ਨਾਲ egg ਉੱਪਰ ਕੋਈ ਫਰਕ ਨਹੀਂ ਪੈਂਦਾ।

Effect of Nutrient

(a) **Protein:** Cooking ਜਾਂ boiling ਨਾਲ protein solid and shrink ਹੋ ਜਾਂਦਾ ਹੈ। Albumin and globulin hard ਹੋ ਜਾਂਦੇ ਹਨ। Protein ਨੂੰ lightly cook ਕਰਨ ਨਾਲ protein ਆਸਾਨੀ ਨਾਲ ਪਚ ਜਾਂਦਾ ਹੈ। ਪਰ ਜੇਕਰ protein ਨੂੰ excessive roasting and frying ਕੀਤਾ ਜਾਵੇ ਤਾਂ ਉਸਦੀ nutritive value ਖਤਮ ਹੋ ਜਾਂਦੀ ਹੈ।

(b) **Fat:** Fat ਉੱਪਰ cooking ਨਾਲ ਜਿਆਦਾ effect ਨਹੀਂ ਪੈਂਦਾ ਪਰ fat ਨੂੰ high temperature ਤੇ cooking ਕਰਨ ਨਾਲ।

(c) **Carbohydrate:** Food ਵਿੱਚ starch present ਹੁੰਦੀ ਹੈ। ਉਸਨੂੰ ਪਾਚਨ ਯੋਗ ਬਣਾਉਣ ਲਈ cook ਕਰਨਾ ਜਰੂਰੀ ਹੁੰਦਾ ਹੈ।

Minerals: Food ਨੂੰ boil ਕਰਨ ਦੇ ਬਾਅਦ ਉਸ ਪਾਣੀ ਨੂੰ discard ਕਰਨ ਲਈ calcium, phosphorus, sodium ਤੇ potassium destroy ਹੋ ਜਾਂਦੇ ਹਨ, ਤੇ ਦੁਸਰੀ side food ਨੂੰ ਕੱਟਣ ਲਈ knife ਦਾ use ਕਰਨਾ, ਬਣਾਉਣ ਲਈ ਕੜਾਹੀ ਦਾ use ਕਰਨਾ ਤੇ hard water ਮਿਲਾਉਣ ਨਾਲ vegetables ਵਿੱਚ calcium ਤੇ iron content ਵੱਧ ਜਾਂਦੇ ਹਨ।

Vitamin's: Boiling ਨਾਲ thiamin, lysin, etc. ਪਾਣੀ ਨਾਲ destroy ਹੋ ਜਾਂਦੇ ਹਨ। ਜਦੋਂ ਕਿ vitamin A water ਵਿੱਚ loss ਨਹੀਂ ਹੁੰਦਾ। Riboflavin (B_2) heat ਦੇ ਕਾਰਨ loss ਹੋ ਜਾਂਦੇ ਹਨ। ਤੇ cooking ਨਾਲ ਜਿਆਦਾ ਤੋਂ ਜਿਆਦਾ vitamin C loss ਹੋ ਜਾਂਦਾ ਹੈ।

Water: Water ਨੂੰ boil ਕਰਨ ਲਈ harmful organism destroy ਹੋ ਜਾਂਦੇ ਹਨ, water ਨੂੰ cooking ਵਿੱਚ ਸਭ ਤੋਂ ਜਿਆਦਾ use ਕੀਤਾ ਜਾਂਦਾ ਹੈ, ਕਿਉਂਕਿ ਉਹ food quantity ਵਧਾ ਦਿੰਦਾ ਹੈ। Food ਨੂੰ digestible ਤੇ palatable ਬਣਾ ਦਿੰਦਾ ਹੈ।

KITCHEN GARDEN

Public ਦੇ ਦੁਆਰਾ ਘਰਾਂ ਦੇ ਆਲੇ-ਦੁਆਲੇ ਜਾਂ ਘਰ ਦੇ ਅੰਦਰ ਥੋੜ੍ਹਾ ਜਿਹਾ ਬਗੀਚਾ ਬਣਾਉਣਾ, kitchen garden ਕਹਾਉਂਦਾ ਹੈ। ਤੇ ਖੁਦ ਦੇ ਦੁਆਰਾ ਲਗਾਈ ਗਈ ਸਬਜੀਆਂ ਤੇ ਫਲ ਆਦਿ ਨੂੰ ਆਪਣੀ diet ਵਿੱਚ ਸ਼ਾਮਲ ਕਰਨਾ, ਇਸ ਤਰ੍ਹਾਂ ਦੇ ਬਗੀਚੇ ਦੀ location ਨਿਮਨਲਿਖਿਤ ਹੋਣੀ ਚਾਹੀਦੀ ਹੈ :

1. ਘਰਾਂ ਦੇ ਨੇੜੇ
2. ਪਾਣੀ ਦੇ ਸਾਧਨਾਂ ਦੇ ਨਜ਼ਦੀਕ
3. ਉਪਜਾਊ ਮਿੱਟੀ ਵਿੱਚ
4. ਬਗੀਚੀ ਪਲਾਨ ਵਾਲੀ ਜਗ੍ਹਾ ਤੇ ਹੋਣੀ ਚਾਹੀਦੀ ਹੈ।

Purpose of Kitchen Garden

1. ਤਾਜੇ ਫਲ ਤੇ ਸਬਜੀਆਂ ਆਸਾਨੀ ਨਾਲ ਪ੍ਰਾਪਤ ਕੀਤੇ ਜਾ ਸਕਦੇ ਹਨ ਜੋ ਕਿ ਸਾਡੀ health ਲਈ ਬਹੁਤ ਮਹੱਤਵਪੂਰਨ ਹੈ। ਅਤੇ tasteful ਹੋਣ ਦੇ ਨਾਲ nutritive value ਵਿੱਚ ਵੀ rich ਹੁੰਦੇ ਹਨ।
2. ਇਸ ਤੋਂ ਪੈਸੇ ਦੀ ਬਹੁਤ ਕੀਤੀ ਜਾ ਸਕਦੀ ਹੈ।
3. Kitchen ਦੇ work ਪਾਣੀ ਨੂੰ ਸੰਚਾਈ ਲਈ use ਕੀਤਾ ਜਾ ਸਕਦਾ ਹੈ।
4. Kitchen ਦੇ ਬਾਹਰ ਇੱਕਠਾ ਹੋਣ ਵਾਲੇ ਪਾਣੀ ਦੇ ਉੱਪਰ ਮੱਖੀ-ਮੱਛਰ ਪਣਪਣ ਤੋਂ ਹੋ ਲਗਾਈ ਜਾ ਸਕਦੀ ਹੈ।

5. Free ਢੰਗ ਨੂੰ ਚੰਗੀ ਤਰ੍ਹਾਂ use ਕੀਤਾ ਜਾ ਸਕਦਾ ਹੈ।
6. Pit ਦੁਆਰਾ kitchen ਦੇ ਪਾਣੀ ਜਾਂ ਅਨੇਕ waste material ਦਾ ਉਚਿਤ ਢੰਗ ਨਾਲ ਵਿਕਾਸ ਕੀਤਾ ਜਾ ਸਕਦਾ ਹੈ।
7. Kitchen gardern ਬਣਾਉਣ ਲਈ physically ਤੇ mentally exercise ਹੁੰਦੀ ਹੈ। ਜਿਸ ਨਾਲ person healthy ਰਹਿੰਦਾ ਹੈ।

Point to Remember

Kitchen garden ਬਣਾਉਣ ਲਈ ਨਿਮਨਖਿਤ ਗੱਲਾਂ ਨੂੰ ਧਿਆਨ ਵਿੱਚ ਰੱਖਣਾ ਚਾਹੀਦਾ ਹੈ :

1. ਇੱਕ ਕੋਨੇ ਵਿੱਚ compost ਬਣਾਉਣਾ ਚਾਹੀਦਾ ਹੈ।
2. Kitchen garden ਦੇ ਆਸ-ਪਾਸ ਤਾਰਾਂ ਨਾਲ boundary ਲਗਾਉਣੀ ਚਾਹੀਦੀ ਹੈ।
3. ਘਰ ਤੋਂ ਨਿਕਲਣ ਵਾਲੇ waste water ਲਈ ਬਗੀਚੇ ਤੱਕ ਨਾਲੀ ਬਣਾਉਣੀ ਚਾਹੀਦੀ ਹੈ ਤੇ ਪਾਣੀ ਦੇ flow ਨੂੰ ਬਣਾਈ ਰੱਖਣ ਲਈ time to time ਸਾਫ ਕਰਨਾ ਚਾਹੀਦਾ ਹੈ।
4. ਅਲੱਗ-ਅਲੱਗ ਪ੍ਰਕਾਰ ਦੀਆਂ ਸਬਜੀਆਂ ਲਗਾਉਣ ਲਈ ਜਮੀਨ ਨੂੰ ਅਲੱਗ-2 ਹਿੱਸਿਆਂ ਵਿੱਚ ਵੰਡਣਾ ਚਾਹੀਦਾ ਹੈ।
5. ਅਲੱਗ-ਅਲੱਗ (ਪਾਣੀ) ਹਿੱਸਿਆਂ ਦੇ ਪਾਣੀ ਦੇ ਜਾਣ ਲਈ ਰਸਤਾ ਬਣਾਉਣਾ ਚਾਹੀਦਾ ਹੈ।
6. ਜ਼ਮੀਨ ਨੂੰ ਖੋਦ ਕੇ ਉਸ ਵਿੱਚੋਂ ਕੰਕਰ ਤੇ ਪੱਥਰ ਕੱਢ ਦੇਣੇ ਚਾਹੀਦੇ ਹਨ।
7. ਮਿੱਟੀ ਵਿੱਚ ਪ੍ਰਾਪਤ ਮਾਤਰਾ ਵਿੱਚ ਖਾਦ ਪਾਉਣੀ ਚਾਹੀਦੀ ਹੈ, ਤੇ ਦੋ ਦਿਨ ਬਾਆ ਜਮੀਨ ਦੀ ਖੁਦਾਈ ਕਰਨੀ ਚਾਹੀਦੀ ਹੈ।
8. ਪੌਦਿਆਂ ਦੀ ਸੰਚਾਈ ਜਰੂਰਤ ਤੇ ਸਮੇਂ ਦੇ according ਕਰਨੀ ਚਾਹੀਦੀ ਹੈ।
9. ਸਮੇਂ-ਸਮੇਂ ਤੇ ਕਿਆਰੀਆਂ ਦੀ ਖੁਦਾਈ ਕਰਕੇ ਮਿੱਟੀ ਨੂੰ ਡਿੱਲਾ ਕਰਨਾ ਚਾਹੀਦਾ ਹੈ ਕਿਉਂਕਿ ਮਖਤ ਜਮੀਨ ਵਿੱਚ ਪੌਦੇ ਵਿਕਸਿਤ ਨਹੀਂ ਹੁੰਦੇ।
10. ਕੁੱਝ ਪੌਦਿਆਂ ਨੂੰ ਲਗਾਉਣ ਲਈ ਪਹਿਲਾਂ ਪਨੀਰੀ ਤਿਆਰ ਕਰਨੀ ਪੈਂਦੀ ਹੈ, ਤੇ ਫਿਰ ਦੂਸਰੀ ਜਗ੍ਹਾ ਤੇ ਲਗਾਇਆ ਜਾਂਦਾ ਹੈ।
11. ਜਗ੍ਹਾ ਬਦਲਦੇ ਸਮੇਂ ਪੌਦਿਆਂ ਦੀਆਂ ਜੜ੍ਹਾ ਨੁਕਸਾਨ ਨਹੀਂ ਹੋਣਾ ਚਾਹੀਦਾ ਤੇ ਦੂਸਰੀ ਜਗ੍ਹਾ ਲਗਾਉਂਦੇ ਸਮੇਂ ਮਜ਼ਬੂਤੀ ਨਾਲ ਲਗਾਉਣਾ ਚਾਹੀਦਾ ਹੈ।
12. ਅਧਿਕ ਧੱਪ ਹੋਣ ਤੇ ਪੌਦਿਆਂ ਨੂੰ ਬਚਾਉਣ ਲਈ ਡਿੱਬਿਆ ਨਾਲ ਛਾਂ ਕਰਨੀ ਚਾਹੀਦੀ ਹੈ।
13. ਪੌਦਿਆਂ ਨੂੰ infect ਹੋਣ ਤੋਂ ਬਚਾਉਣ ਲਈ insecticide use ਕਰਨੇ ਚਾਹੀਦੇ ਹਨ ਜਿਵੇਂ : DOT etc.
14. ਪੌਦਿਆਂ ਨੂੰ ਤੇ ਟਹਿਣਿਆਂ ਨੂੰ ਉੱਪਰ ਦੀ ਤਰਫ ਵੱਧਣ ਲਈ ਕਿਸੇ ਚੀਜ਼ ਦਾ ਸਹਾਰਾ ਦੇਣਾ ਚਾਹੀਦਾ ਹੈ।

FOOD HYGIENE AND SAFE PREPARATION

Food hygiene ਦਾ ਮਤਲਬ ਉਤਪਾਦਨ ਤੋਂ ਲੈ ਕੇ ਖਾਣੇ ਤੱਕ ਉਸਦੀ hygiene ਨੂੰ ਬਣਾ ਕੇ ਰੱਖਣਾ ਹੈ। ਇਸਦੇ ਕਈ steps ਹਨ ਜਿਵੇਂ : ਉਤਪਾਦਨ, storage, supply, testing, cooking, etc. Food hygiene ਨੂੰ ਬਣਾਈ ਰੱਕਣ ਲਈ ਹੇਠ ਲਿਖੀਆਂ ਗੱਲਾਂ ਦਾ ਧਿਆਨ ਰੱਖਣਾ ਚਾਹੀਦਾ ਹੈ :

1. **Production of food:** Food product ਦੀ ਪੈਦਾਵਾਰ food hygiene ਦਾ ਪਹਿਲਾਂ step ਹੈ, ਜਿਸਦੇ ਦੌਰਾਨ food production ਕਿਸੇ ਵੀ ਤਰ੍ਹਾਂ ਦੀ ਜ਼ਮੀਨ ਤੇ ਕੀਤੀ ਜਾ ਸਕਦੀ ਹੈ। ਇਸਦੇ ਲਈ use ਕੀਤੇ ਜਾਣ ਵਾਲੇ ਪਾਈ, ਖਾਦ, spray, ਕਿਸੇ ਹੱਦ ਤੱਕ use ਕੀਤੇ ਜਾਣੇ ਚਾਹੀਦੇ ਹਨ।

ਕਈ ਭੋਜਨ ਪਦਾਰਥ ਕਾਨਖਨਿਆਂ ਵਿੱਚ ਤਿਆਰ ਕੀਤੇ ਜਾਂਦੇ ਹਨ। ਤੇ ਡੱਬਿਆ ਵਿੱਚ ਬੰਦ ਕਰਕੇ ਵੰਡੇ ਜਾਂਦੇ ਹਨ। ਇਸ ਲਈ ਕਾਰਖਨਿਆਂ ਦੀ ਸਾਫ-ਸਫਾਈ, ਕਰਮਚਾਰੀਆਂ ਦਾ ਰੋਗ ਰਹਿਤ ਹੋਣਾ ਤੇ food products ਦੀ storage ਸਾਫ-ਢੰਗ ਨਾਲ ਕਰਨੀ ਬਹੁਤ ਜਰੂਰੀ ਹੈ। ਇਸ ਤਰ੍ਹਾਂ ਦੀ hygiene ਇਸ ਤਰੀਕੇ ਨਾਲ maintain ਕੀਤੀ ਜਾਣੀ ਚਾਹੀਦੀ ਹੈ ਕਿ food products ਨੂੰ ਤਿਆਰ ਕਰਦੇ ਸਮੇਂ ਕਿਸੇ ਵੀ ਤਰ੍ਹਾਂ ਦੀ ਗੰਦਗੀ enter ਨਾ ਕਰ ਸਕੇ।

2. **Procurement of food**
   (a) Food product ਦੀ ਪ੍ਰਾਪਤੀ ਦੁਕਾਨਾਂ, ਸਟਾਲਾਂ ਆਦਿ ਤੋਂ ਹੁੰਦੀ ਹੈ, ਇਸ ਲਈ ਇਹ ਜਗ੍ਹਾ ਵੀ ਸਾਫ-ਸੁਥਰੀ ਹੋਣੀ ਚਾਹੀਦੀ ਹੈ ਤਾਂ ਕਿ food ਦੀ ਪੌਸ਼ਟਿਕਤਾ ਤੇ ਸ਼ੁੱਧਤਾ ਨੂੰ ਬਣਾਇਆ ਜਾ ਸਕੇ।
   (b) ਕੋਈ ਵੀ ਹਾਨੀਕਾਰਕ ਵਸਤੂ ਨਹੀਂ ਮਿਲਾਉਣੀ ਚਾਹੀਦੀ।
   (c) ਮਿਲਾਵਟ ਤੋਂ ਬਚਣ ਲਈ ਦੁਕਾਨਾਂ ਤੇ ਵਿਕਣ ਵਾਲੇ food ਦੇ sample ਲਏ ਜਾਣੇ ਚਾਹੀਦੇ ਹਨ ਤੇ ਉਹਨਾਂ ਦੇ lab ਵਿੱਚ test ਕਰਵਾਉਂਣੇ ਚਾਹੀਦੇ ਹਨ।
   (d) Test report ਗਲਤ ਆਉਣ ਦੇ Act 1954 ਦੇ ਅਧੀਨ ਕਈ ਤਰ੍ਹਾਂ ਦੀਆਂ ਸਜ਼ਾ ਦਿੱਤੀਆਂ ਜਾਂਦੀ ਹਨ।
3. **Cooking of food**
   (a) ਆਮ ਤੌਰ ਤੇ ਭੋਜਨ ਘਰਾਂ ਵਿੱਚ ਹੀ ਤਿਆਰ ਕੀਤਾ ਜਾਂਦਾ ਹੈ। ਇਸ ਲਈ ਭੋਜਨ ਬਣਾਉਂਦੇ ਸਮੇਂ ਘਰ ਦੀ ਸਫਾਈ, ਰੱਸੋਈ ਤੇ ਸਾਰਾ ਸਮਾਨ ਸਾਫ-ਸੁਥਰਾ ਹੋਣਾ ਚਾਹੀਦਾ ਹੈ।
   (b) ਭੋਜਨ ਕੱਚਾ ਨਹੀਂ ਰਹਿਣਾ ਚਾਹੀਦਾ।
   (c) ਜਿਆਦਾ ਮਿਰਚ ਮਸਾਲਿਆ ਦਾ use ਨਹੀਂ ਕਰਨਾ ਚਾਹੀਦਾ।
   (d) ਭੋਜਨ ਪਕਾਉਣ ਲਈ ਜੋ ਪਾਣੀ use ਕੀਤਾ ਜਾਂਦਾ ਹੈ ਤੇ ਉਹ ਪੂਰੀ ਤਰ੍ਹਾਂ disinfect ਹੋਣਾ ਚਾਹੀਦਾ ਹੈ।
   (e) ਢਾਬੇ, ਹਲਵਾਈ, ਹੋਟਲ ਆਦਿ ਤੋਂ ਪ੍ਰਾਪਤ ਕੀਤੇ ਜਾਂਦੇ ਹਨ। ਇਸ ਲਈ ਇਹਨਾਂ ਜਗ੍ਹਾ ਤੇ ਵੀ ਸਾਫ-ਸਫਾਈ ਤੇ food ਪਕਾਉਣ ਵਾਲਾ ਵਿਅਕਤੀ healthy ਹੋਣਾ ਚਾਹੀਦਾ ਹੈ, ਕਿਉਂਕਿ food ਤਿਆਰ ਕਰਨ ਵਾਲੇ ਵਿਅਕਤੀ ਨੂੰ ਕੋਈ infection ਹੈ ਤਾਂ ਉਹ food ਰਾਹੀਂ ਕਈ ਲੋਕਾਂ ਤੱਕ ਫੈਲ ਜਾਵੇਗੀ।
4. **Surving of food**
   (a) Food hygiene ਵਿੱਚ food ਨੂੰ surve ਕਰਨਾ ਇੱਕ ਮਹੱਤਵਪੂਰਨ ਗੱਲ ਹੈ। ਇਸ ਲਈ food ਨੂੰ surve ਕਰਨ ਵਾਲੇ ਬਰਤਨ, area, person ਪੂਰੀ ਤਰ੍ਹਾਂ ਸਾਫ-ਸੁਥਰਾ ਹੋਣਾ ਚਾਹੀਦਾ ਹੈ।
   (b) Food surve ਕਰਨ ਤੋਂ ਪਹਿਲਾਂ handwashing ਕਰਨੀ ਚਾਹੀਦੀ ਹੈ।
   (c) Food surve ਕਰਦੇ ਸਮੇਂ ਧਿਆਨ ਰੱਖੋ ਕਿ ਮੱਖੀ-ਮੱਛਰ, ਮਿੱਟੀ ਆਦਿ ਨੂੰ ਦੂਸ਼ਿਤ ਨਾ ਕਰ ਸਕੇ।

STORAGE AND PRESERVATION

Definition

Storage ਇਹ ਇੱਕ ਅਜਿਹਾ process ਹੈ ਜਿਸ ਰਾਹੀਂ food process ਨੂੰ store ਕੀਤਾ ਜਾਂਦਾ ਹੈ, ਇਸ ਵਿੱਚ preservative ਦੁਆਰਾ food ਦੀ ਪੌਸ਼ਟਿਕਤਾ ਤੇ ਗੁਣਾਂ ਨੂੰ ਲੰਮੇ ਸਮੇਂ ਤੱਕ maintain ਕੀਤਾ ਜਾਂਦਾ ਹੈ।

Method of Preservation

Food ਨੂੰ plan ਕਰਨ ਲਈ ਜਿਆਦਾਤਰ ਦੋ method use ਕੀਤੇ ਜਾਂਦੇ ਹਨ।

1. **House hold:** ਜੋ method ਜਿਆਦਾਤਰ ਘਰਾਂ ਵਿੱਚ use ਕੀਤੇ ਜਾਂਦੇ ਹਨ, ਉਹਨਾਂ ਨੂੰ household method ਕਹਿੰਦੇ ਹਨ। ਇਸਦੇ ਨਿਮਨਲਿਖਿਤ method ਹਨ :
   (a) Cold storage: Cold storage process ਦਾ ਬਹੁਤ common method ਹੈ। ਘਰਾਂ ਵਿੱਚ use ਕੀਤੇ ਜਾਣ ਵਾਲੇ ਫਰਿੱਜ ਵਿੱਚ ਕਈ ਤਰ੍ਹਾਂ ਦੇ food stuff ਨੂੰ preservation ਕਰਦੇ ਰੱਖਿਆ ਜਾ ਸਕਦਾ ਹੈ। ਇਸ method ਵਿੱਚ low temperature ਹੋਣ ਕਾਰਨ microorganism growth ਨਹੀਂ ਕਰ ਪਾਉਂਦੇ।
   (b) During dehydration: ਇਸ method ਰਾਹੀਂ food products ਵਿੱਚ ਪਾਣੀ ਕੱਢ ਲਿਆ ਜਾਂਦਾ ਹੈ।
   (c) Smoking: ਇਸ method ਰਾਹੀਂ ਖਾਣ ਦੀਆਂ ਚੀਜ਼ਾਂ ਨੂੰ ਧੂੰਏ ਦੁਆਰਾ ਸੇਕ ਕੇ ਲੰਮੇ ਸਮੇਂ ਤੱਕ safe ਰੱਖਿਆ ਜਾਂਦਾ ਹੈ। For example, meat.
   (d) Salting and pickling: Salting ਵੀ ਇੱਕ ਤਰ੍ਹਾਂ ਦਾ preservative ਹੈ, ਜਿਸ ਦੁਆਰਾ food ਨੂੰ contaminated ਹੋਣ ਤੋਂ ਬਚਾਇਆ ਜਾ ਸਕਦਾ ਹੈ ਜਿਵੇਂ : ਅੰਬ ਦਾ ਆਚਾਰ, meat, vegetables, etc.
2. **Commercial method:** ਇਸ ਵਿੱਚ ਕਈ ਤਰ੍ਹਾਂ ਦੇ method ਹਨ ਜੋ ਹੇਠ ਲਿਖੇ ਹਨ :
   (a) Canning method: ਇਹ ਇੱਕ ਤਰ੍ਹਾਂ ਦਾ commercial method ਹੈ ਜਿਸਨੂੰ ਘਰਾਂ ਵਿੱਚ ਆਸਾਨੀ ਨਾਲ use ਕੀਤਾ ਜਾ ਸਕਦਾ ਹੈ। ਇਸ method ਵਿੱਚ food ਨੂੰ ਪਹਿਲਾਂ 35°C ਤੋਂ 175°C ਤੇ sterile ਕੀਤਾ ਜਾਂਦਾ ਹੈ। ਇਸ method ਵਿੱਚ ਕੁੱਝ vitamin high temperature ਦੇ ਕਾਰਨ ਨਸ਼ਟ ਹੋ ਜਾਂਦੇ ਹਨ।
   (b) Freezing method: ਕਈ ਤਰ੍ਹਾਂ ਦੇ foods ਜਿਵੇਂ : Fish, vegetable, meat etc. ਇਸ method ਰਾਹੀਂ ਤਿਆਰ ਕੀਤੇ ਜਾਂਦੇ ਹਨ। ਇਸ method ਵਿੱਚ ਸਬਜ਼ੀਆਂ ਨੂੰ 17.8°C ਤੇ 8–10 ਮਹੀਨਿਆ ਤੱਕ ਤੇ meat ਨੂੰ ਮਹੀਨਿਆਂ ਤੱਕ preserve ਕਰਦੇ ਰੱਖਿਆ ਜਾ ਸਕਦਾ ਹੈ।
   (c) Chemical method: ਇਸ method ਵਿੱਚ food ਨੂੰ chemical add ਕਰਦੇ ਰੱਖਿਆ ਜਾਂਦਾ ਹੈ ਜਿਵੇਂ : sodium.
   (d) Radiation: Food ਨੂੰ preserve ਕਰਨ ਲਈ ਗਾਮਾਰੇਜ use ਕੀਤਾ ਜਾਂਦਾ ਹੈ, ਜਿਸ ਨਾਲ microorganism ਖਤਮ ਹੋ ਜਾਂਦੇ ਹਨ।

FOOD ADULTERATION

ਖਾਣ ਦੇ ਪਦਾਰਥਾਂ ਵਿੱਚ ਕਈ ਤਰ੍ਹਾਂ ਦੇ ਹੋਰ ਤੱਤਾਂ ਨੂੰ ਮਿਲਾਉਣਾ food adulteration ਕਹਾਉਂਦਾ ਹੈ। ਜਿਨ੍ਹਾਂ ਦੀ ਕੋਈ ਵੀ nutritive value ਨਹੀਂ ਹੁੰਦੀ ਜਿਵੇਂ : ਦਾਲਾਂ ਵਿੱਚ ਕੰਕਰ ਆਦਿ। ਇਸਦੇ ਕਈ ਤਰੀਕੇ ਹਨ। ਜਿਵੇਂ : ਮਿਲਾਵਟ ਕਰਨਾ, ਗਲੀਆ ਸੜੀਆਂ ਸਬਜੀਆਂ ਵੇਚਣਾ, ਝੂਠੇ ਲੇਬਲ ਲਗਾਉਣਾ।

Types of Adulteration

India ਵਿੱਚ adulteration ਦੇ ਬਹੁਤ ਤਰੀਕੇ ਹਨ ਜਿਵੇਂ :

1. **Milk:** ਪਾਣੀ ਮਿਲਾਉਣਾ, fat ਕੱਢਣਾ, starch ਮਿਲਾਉਣਾ।
2. **Rice/wheat:** ਇਸਦਾ ਵਕਮ ਵਧਾਉਣ ਲਈ ਮਿੱਟੀ ਤੇ ਕੰਕਰ ਮਿਲਾਉਣਾ।
3. **Flour:** ਕਣਕ ਕੇ ਆਟੇ ਅੰਦਰ stone, ਪਾਉਡਰ ਤੇ ਕਈ ਤਰ੍ਹਾਂ ਦੇ ਸਸਤੇ ਆਟੇ ਜਿਵੇਂ : ਸੰਘਾੜਿਆ ਦਾ ਆਟਾ ਮਿਲਾ ਦਿੱਤਾ ਜਾਂਦਾ ਹੈ।
4. **Pulses:** ਦਾਲਾਂ ਨੂੰ ਚੰਗਾ ਦਿਖਾਉਣ ਲਈ ਦਾਲਾਂ colour ਕਰਨਾ।
5. **Tea/coffee:** ਚਾਹ ਵਿੱਚ ਪਹਿਲਾਂ ਹੀ use ਕੀਤੀ tea ਤੇ coffee ਵਿੱਚ ਭੂਰਿਆ ਚਮੜਾ ਦਾ ਬੁਰਾਦਾ ਮਿਕਸ ਕਰਨਾ।

6. **Honey:** ਇਸ ਵਿੱਚ ਗੁੜ, ਸ਼ੱਕਰ, ਖਾਲੀ ਛੱਤਿਆ ਨੂੰ ਪਾਣੀ ਵਿੱਚ ਉਬਾਲ ਦਿੱਤਾ ਜਾਂਦਾ ਹੈ।
7. **Milk powder:** ਇਸ ਵਿੱਚ ਪੀਸੇ ਹੋਏ ਚਾਵਲ, ਬਹੀਆਂ ਰੋਟੀਆ ਤੇ ਕਈ ਤਰ੍ਹਾਂ ਦੇ chemical acid add ਦਿੱਤੇ ਜਾਂਦੇ ਹਨ।
8. **Sugar:** ਇਸ ਵਿੱਚ ਚਾਕ powder mix ਕੀਤਾ ਜਾਂਦਾ ਹੈ।
9. **Medicine:** ਇਹਨਾਂ ਨੂੰ ਵੀ ਤਿਆਰ ਕਰਨ ਲਈ ਹਾਨੀਕਾਰਕ chemical mix ਕੀਤੇ ਜਾਂਦੇ ਹਨ।

Control of Food Adulteration

ਖਾਣੇ ਦੇ ਪਦਾਰਥਾਂ ਵਿੱਚ ਮਿਲਾਵਟ ਜਾਂ ਤਾ ਜਾਣ ਬੁੱਝ ਕੇ ਕੀਤੀ ਜਾਂਦੀ ਹੈ, ਜਾਂ ਅਵਜਾਣੇ ਵਿੱਚ, ਇਸਨੂੰ control ਕਰਨ ਲਈ ਹੇਠ ਲਿਖੇ ਤਰੀਕੇ ਹਨ :

1. **Food fortification:** Food fortification ਦਾ ਮਤਲਬ ਕਿਸੇ ਖਾਣ ਦੇ ਪਦਾਰਥ ਵਿੱਚ ਕੁਦਰਤੀ ਅਵਸਥਾ ਵਿੱਚ ਜੋ ਪੋਸ਼ਕ ਤੱਤ ਪਾਣੇ ਜਾਂਦੇ ਹਨ, ਜੇਕਰ ਉਹ ਘੱਟ ਹੋਣ ਤਾਂ ਉਹਨਾਂ ਵਿੱਚ extra nutrient ਮਿਲਾਉਣਾ ਜਿਵੇਂ : ਦੁੱਧ ਵਿੱਚ vitamin ਮਿਲਾਉਣਾ ਆਦਿ।
2. **Awareness about purify of food products:** ਸਾਨੂੰ food products ਖਰੀਦਦੇ ਜਾਂ ਉਪਯੋਗ ਕਰਦੇ ਸਮੇਂ ਉਹਨਾਂ ਦੀ ਸ਼ੁੱਧਤਾ ਪ੍ਰਤੀ ਸਾਵਧਾਨ ਰਹਿਣਾ ਚਾਹੀਦਾ ਹੈ। ਜਿਵੇਂ : ਦੁੱਧ ਖਰੀਦਦੇ ਸਮੇਂ।
3. **Use of fresh food:** ਜਿਥੋਂ ਤੱਕ possible ਹੋ ਸਕੇ ਡਿੱਬਾ ਬੰਦ ਤੇ ਬਾਸੇ ਭੋਜਨ ਤੋਂ ਬਚਣਾ ਚਾਹੀਦਾ ਹੈ, ਜਿਆਦਾ ਤੋਂ ਜਿਆਦਾ fresh food use ਕਰਨਾ ਚਾਹੀਦਾ ਹੈ।
4. **Purchasing of labelled food:** India ਸਰਕਾਰ ਨੇ food adult ਨੂੰ ਰੋਕਣ ਲਈ 1954 ਵਿੱਚ adult act ਬਣਾਇਆ ਸੀ। ਇਸ Act ਵਿੱਚ ਸਰਕਾਰ ਨੇ ਜਿਵੇਂ : ISI, EPO ਆਦਿ ਨੂੰ ਦੇਖ ਕੇ ਹੀ food products ਖਰੀਦਣੇ ਚਾਹੀਦੇ ਹਨ।

Prevention of Food Adulteration

1. ਅੱਜਮੱਲ੍ਹ ਖਾਣ ਦੇ ਪਦਾਰਥਾਂ ਵਿੱਚ ਮਿਲਾਵਟ ਹੋਣ ਕਾਰਨ ਸਾਨੂੰ pack food use ਨਹੀਂ ਕਰਨੇ ਚਾਹੀਦੇ।
2. ਮਿਰਚ-ਮਸਾਲੇ ਘਰ ਵਿੱਚ ਹੀ ਪਿਸਣੇ ਚਾਹੀਦੇ ਹਨ।
3. Kitchen garden ਨੂੰ promote ਕਰਨਾ ਚਾਹੀਦਾ ਹੈ।
4. ਜੋ ਵੀ food stuff ਖਰੀਦੇ ਉਹ high quality ਵਾਲੇ ਹੋਣੇ ਚਾਹੀਦੇ ਹਨ।
5. ਸਾਨੂੰ ਉਹ institution ਦੇ ਬਾਰੇ ਪਤਾ ਹੋਣਾ ਚਾਹੀਦਾ ਹੈ ਜੋ adulteration ਦੇ ਲਈ ਕੰਮ ਕਰਦੇ ਹਨ।

SANITATION DURING FAIRS AND FESTIVALS

ਸਾਡੇ ਦੇਸ਼ ਵਿੱਚ ਅਲੱਗ-2 ਰਾਜਾਂ, ਖੇਤਰਾਂ ਵਿੱਚ ਕਈ ਤਰ੍ਹਾਂ ਦੇ ਤਿਉਹਾਰ ਤੇ ਮੇਲੇ ਮਨਾਉਣ ਲਈ ਵਿਸ਼ੇਸ਼ ਤੌਰ ਤੇ ਇਕੱਠੇ ਹੁੰਦੇ ਹਨ। ਕੁੱਝ ਇਸ ਤਰ੍ਹਾਂ ਦੇ festivals ਹੁੰਦੇ ਹਨ ਜੋ ਦੇਸ਼ ਵਿੱਚ ਮਨਾਏ ਜਾਂਦੇ ਹਨ ਜਿਵੇਂ ਦਸ਼ਹਿਰਾ, ਦੀਵਾਲੀ, ਗਣਤੰਤਰ ਦਿਵਸ, ਸਵਤੰਤਰ ਦਿਵਸ, ਹੋਲਾ-ਮਹੱਲਾ, etc. fail and festivals ਵਿੱਚ ਲੋਕਾਂ ਦੇ ਇਕੱਠੇ ਹੋਣ ਦਾ ਖਤਰਾ ਬਣਿਆਂ ਰਹਿੰਦਾ ਹੈ। ਇਸ ਲਈ ਇਹਨਾਂ problems ਨਾਲ ਨਿਪਟਣ ਲਈ ਹੇਠ ਲਿਖੀਆਂ ਗੱਲਾਂ ਦਾ ਧਿਆਨ ਰੱਖਣਾ ਚਾਹੀਦਾ ਹੈ :

1. **Notification to the government:** ਕੁੱਝ ਮੇਲੇ ਨਿਸ਼ਚਿਤ ਹੁੰਦੇ ਹਨ ਕਿ ਇਹ ਕਦੋਂ ਤੇ ਕਿਸ ਸਮੇਂ ਮਨਾਏ ਜਾਵਗੇ। ਇਸ ਲਈ ਸਰਕਾਰ ਨੂੰ ਪਹਿਲਾਂ ਹੀ inform ਕਰ ਦੇਣਾ ਚਾਹੀਦਾ ਹੈ। ਤਾਕਿ ਉਸ ਦਿਨ ਤੱਕ sanitation ਨੂੰ ਬਣਾਈ ਰੱਖਣ ਲਈ ਪੂਰੀ planning ਬਣਾਈ ਜਾ ਸਕੇ।

   ਇਸ ਪ੍ਰਕਾਰ ਦੇ ਮੇਲੇ ਸਰਕਾਰੀ ਕੈਲੰਡਰਾਂ ਤੇ ਪਹਿਲਾਂ ਹੀ ਛਾਪੇ ਜਾਣੇ ਚਾਹੀਦੇ ਹਨ।

2. **Planning/organization Planning:**
   (a) ਜਿਸ ਜਗ੍ਹਾ ਤੇ ਮੇਲੇ ਦੀ ਯੋਜਨਾ ਬਣਾਈ ਜਾਂਦੀ ਹੈ, ਉਸ ਜਗ੍ਹਾ ਦਾ ਮੈਦਾਨ ਸਮਤਲ ਹੋਣਾ ਚਾਹੀਦਾ ਹੈ ਤੇ ਫਸਲਾਂ ਦੀ ਕਟਾਈ ਕਰਨੀ ਚਾਹੀਦੀ ਹੈ। ਮੱਛਰਾਂ ਤੇ ਮੱਖੀਆਂ ਦੀ ਰੋਕਥਾਮ ਲਈ ਪਹਿਲਾਂ ਹੀ ਉਪਾਅ ਕਰਨੇ ਚਾਹੀਦੇ ਹਨ। ਇਸ ਤੋਂ ਇਲਾਵਾ ਆਵਾਰਾ ਜਨਵਰਾਂ, ਗਾਵਾਂ-ਮੱਝਾਂ ਆਦਿ ਤੇ control ਕਰਨਾ ਚਾਹੀਦਾ ਹੈ।
   (b) ਜਾਲੀਆਂ ਦਾ ਪ੍ਰਬੰਧ ਕਰਨਾ ਚਾਹੀਦਾ ਹੈ।
   (c) ਖੱਡਿਆ ਨੂੰ ਬੰਦ ਕਰ ਦੇਣਾ ਚਾਹੀਦਾ ਹੈ।
   (d) Toilet hygiene ਦਾ ਚੰਗੀ ਤਰ੍ਹਾਂ ਪ੍ਰਬੰਧ ਕਰਨਾ ਚਾਹੀਦਾ ਹੈ।
3. **Drinking water:** ਪੀਣ ਲਈ pure ਤੇ safe water ਹੋਣਾ ਚਾਹੀਦਾ ਹੈ। ਪੀਣ ਵਾਲੇ ਪਾਈ ਲਈ ਟੈਂਕ ਤੇ ਵੱਡੇ water cooler ਦਾ ਪ੍ਰਬੰਧ ਹੋਣਾ ਚਾਹੀਦਾ ਹੈ। ਪਾਣੀ ਨੂੰ ਪ੍ਰਤੀ ਦਿਨ change ਕਰਦੇ ਰਹਿਣਾ ਚਾਹੀਦਾ ਹੈ। ਤਾਂ ਜੋ ਲੋਕਾਂ ਵਿੱਚ ਪਾਣੀ ਦੀ ਵਜ੍ਹਾ ਨਾਲ ਕੋਈ problem ਨਾ ਹੋ ਸਕੇ।
4. **Making map:** ਜਿਸ ਜਗ੍ਹਾ ਤੇ ਮੇਲੇ ਲਗਾਏ ਜਾਂਦੇ ਹਨ ਉਸ ਜਗ੍ਹਾ ਦਾ ਵੱਡਾ map ਤਿਆਰ ਕਰਨਾ ਚਾਹੀਦਾ ਹੈ, ਜਿਸਦੇ ਅੰਦਰ ਸਾਰੇ ਪ੍ਰਬੰਧਾਂ ਦੇ ਬਾਰੇ ਅਤੇ ਜਿਸ ਜਗ੍ਹਾ ਤੇ ਲਗਾਇਆ ਜਾ ਰਿਹਾ ਹੈ। ਉਸ ਬਾਰੇ ਬਤਾਉਣਾ ਚਾਹੀਦਾ ਹੈ। ਇਸ ਤੋਂ ਇਲਾਵਾ map ਨੂੰ ਮੁੱਖ ਰਸਤਿਆ ਤੇ ਦੂਜੇ ਰਸਤਿਆ ਤੇ ਲਗਾਉਣਾ ਚਾਹੀਦਾ ਹੈ। ਮੇਲੇ ਨੂੰ ਚਾਲਉਣ ਲਈ ਉਥੇ ਆਏ ਪ੍ਰਬੰਧਕਾਂ ਪੁਲਿਸ ਕਰਮਚਾਰੀਆ, health temperature ਦੇ ਰਹਿਣ ਦਾ ਚੰਗਾ ਪ੍ਰਬੰਧ ਕਰਨਾ ਚਾਹੀਦਾ ਹੈ।
5. **Medical facility:** ਮੇਲਿਆਂ ਵਿੱਚ temporary dispensary, hospital, ambulance, etc. ਦਾ ਇੰਤਜਾਮ ਕਰਨਾ ਚਾਹੀਦਾ ਹੈ।

   ਲਗਪਗ 50,000 ਲੋਕਾਂ ਲਈ ਵਿੱਚ dispensary ਤੇ 1000 ਲੋਕਾਂ ਲਈ bed ਦਾ ਪ੍ਰਬੰਧ ਹੋਣਾ ਚਾਹੀਦਾ ਹੈ।

   ਇਸ ਤੋਂ ਇਲਾਵਾ first aid ਦਾ ਵੀ ਇੰਤਜਾਮ ਹੋਣਾ ਚਾਹੀਦਾ ਹੈ। Hospital ਤੇ dispensary ਨੂੰ ਸਰਕਾਰੀ hospital ਦੇ control room ਨਾਲ contact ਕਰਨਾ ਚਾਹੀਦਾ ਹੈ ਤਾਂ ਕਿ emergency condition ਵਿੱਚ ਪੂਰਾ ਤਾਲਮੇਲ ਰੱਖਿਆ ਜਾ ਸਕੇ।
6. **Hygiene facility:** ਮੇਲੇ ਵਿੱਚ ਪੂਰੇ ਖੇਤਰਾਂ ਨੂੰ ਅਲੱਗ-2 blocks ਵਿੱਚ ਵੰਡਿਆ ਜਾਣਾ ਚਾਹੀਦਾ ਹੈ। ਲਗਪਗ 20,000 ਲੋਕਾਂ ਪਿੱਛੇ 1 sanitary inspector ਹੋਣਾ ਚਾਹੀਦਾ ਹੈ। ਜੋ ਕਿ ਸਫਾਈ ਕਰਮਚਾਹੀਆਂ ਉੱਪਰ supervise ਕਰ ਸਕੇ। ਹਰ 2000 ਲੋਕਾਂ ਪਿੱਛੇ ਇੱਕ ਸਫਾਈ ਕਰਮਚਾਹੀ ਹੋਣਾ ਚਾਹੀਦਾ ਹੈ। ਕਰਮਚਾਰੀ ਦੇ ਰਾਹੀਂ ਇਕੱਠੀ ਕੀਤੀ ਗੰਦਗੀ ਟਰਾਲੀਆਂ ਵਿੱਚ ਭਰ ਕੇ ਸਹਿਰ ਤੋਂ ਬਾਹਰ ਲੈ ਜਾਣ ਦਾ ਪ੍ਰਬੰਧ ਹੋਣਾ ਚਾਹੀਦਾ ਹੈ।
7. **Food facility:** ਖਾਣ-ਪੀਣ ਲਈ hotel, ਛੋਟੇ ਢਾਬੇ, ਹਲਵਾਈਆਂ ਦੀਆਂ ਦੁਕਾਨਾਂ ਹੋਣੀਆਂ ਚਾਹੀਦੀਆਂ ਹਨ। ਇਹਨਾਂ ਜਗ੍ਹਾ ਤੇ ਵਰਤੀਆਂ ਜਾਣ ਵਾਲੀਆ ਖਾਣ ਦੀਆਂ ਚੀਜ਼ਾਂ ਸਾਫ-ਸੁਥਰੀਆਂ ਹੋਣੀਆਂ ਚਾਹੀਦੀਆ ਹਨ। ਜੋ ਬਰਤਨ use ਕੀਤੇ ਜਾਂਦੇ ਹਨ ਉਹ neat and clean ਹੋਣੇ ਚਾਹੀਦੇ ਹਨ। Handwashing ਦਾ ਪ੍ਰਬੰਧ ਹੋਣਾ ਚਾਹੀਦਾ ਹੈ। Dustbin ਨੂੰ ਢੱਕ ਕੇ ਰੱਖਣਾ ਚਾਹੀਦਾ ਹੈ। ਗੰਦੇ ਪਾਈ ਦੇ ਨਿਕਾਸ ਲਈ ਢੱਕੀਆਂ ਨਾਲੀਆਂ ਦਾ ਪ੍ਰਬੰਧ ਹੋਣਾ ਚਾਹੀਦਾ ਹੈ।
8. **Bathroom:** ਮੇਲੇ ਦੌਰਾਨ ਮੈਦਾਨ ਵਿੱਚ ਅਲੱਗ-2 ਜਗ੍ਹਾ ਤੇ male ਤੇ female ਲਈ ਅਲੱਗ-2 bathroom ਹੋਣੇ ਚਾਹੀਦੇ ਹਨ। Bathroom ਦੇ ਬਾਹਰ male ਤੇ female ਦਾ ਚਿੱਤਰ ਲੱਗਿਆ ਹੋਣਾ ਚਾਹੀਦਾ ਹੈ ਤਾਂ ਕਿ ਜੋ ਅਨਪੜ੍ਹ ਵਿਅਕਤੀ ਵੀ ਪਹਿਚਾਣ ਸਕੇ। ਉਥੇ drains system ਤੇ ਸਾਫ-ਸਫਾਈ ਵੀ proper ਤਰੀਕੇ ਨਾਲ ਹੋਣੀ ਚਾਹੀਦੀ ਹੈ।

9. **Latrine:** ਮੇਲੇ ਦੌਰਾਨ deep and shallow latrine ਠੀਕ ਰਹਿੰਦੇ ਹਨ। Shallow latrine ਇੱਕ ਦਿਨ ਲਈ use ਕੀਤੀ ਜਾ ਸਕਦੀ ਹੈ। ਜੇਕਰ ਮੇਲਾ 2–3 ਦਿਨ ਦਾ ਹੈ ਤਾਂ deep latrine use ਕੀਤੀ ਜਾ ਸਕਦੀ ਹੈ। ਇਸਦੀ ਚੌੜਾਈ ਇੱਕ feet ਤੋਂ ਜਿਆਦਾ ਨਹੀਂ ਹੋਣੀ ਚਾਹੀਦੀ। ਤਾਕਿ ਠੀਕ ਤਰ੍ਹਾਂ ਬੱਚਿਆ ਜਾ ਸਕੇ।
10. **Inspection post:** ਇਸ post ਤੇ Dr ਕਰਮਚਾਰੀ ਦਾ ਪ੍ਰਬੰਧ ਹੋਣਾ ਚਾਹੀਦਾ ਹੈ ਤਾਂ ਜੋ ਉਹ ਆਉਣ ਵਾਲੇ ਯਾਤਰੀ-ਆਂ ਦੀ ਜਾਂਚ-ਪੜਤਾਲ ਕਰਕੇ ਜਾਣ ਦੀ permission ਦੇਣੇ ਜੇਕਰ ਕਿਸੇ ਨੂੰ communicable disease ਹੈ ਤਾਂ ਉਸਨੂੰ ਮੇਲੇ ਵਿੱਚ ਜਾਣ ਦੀ permission ਨਾ ਦਿੱਤੀ ਜਾਵੇ ਤਾਂ ਉਸਨੂੰ ਜਲਦੀ ਤੋਂ ਜਲਦੀ hospital refer ਕਰਨ ਦਾ ਇੰਤਜਾਮ ਕਰਨਾ ਚਾਹੀਦਾ ਹੈ।

MILK HYGIENE

Source of infection: Milk disease ਨੂੰ transfer ਕਰਨ ਦਾ main vehicle ਹੈ। Milk ਦੀ contamination mainly 3 types ਦੀ ਹੁੰਦੀ ਹੈ :

1. Through animal: Tubercle bacilli
2. By human: Handlers typhoid
3. By environment: Flies, rodents, insects, mosquitoes used utensils, pollution H_2O (water)

Milk Born Disease

1. **Direct from animal:** Bovine TB, cor pox, Q-fever, foot and mouth disease, anthrox, streptococcal infection, Tick worm encephalitis (Inflammation of brain)
2. **Indirectly from human handless:** Typhoid, Paratyphoid, dysentery, virus, hepatitis, colore, diphtheria.

Boiling Milk

ਦੁੱਧ ਵਿਚੋਂ ਕਈ ਤਰ੍ਹਾਂ ਦੇ microorganisms ਨੂੰ kill ਕਰਨ ਲਈ ਦੁੱਧ ਨੂੰ boil ਕੀਤਾ ਜਾਂਦਾ ਹੈ। ਪਰ ਇਸਦੇ ਕਈ ਨੁਕਸਾਨ ਵੀ ਹੁੰਦੇ ਹਨ ਜਿਵੇਂ :

Disadvantage of Milk

1. Boil ਕਰਨ ਨਾਲ ਸਾਰੇ ਹੀ organism ਨਸ਼ਟ ਹੋ ਜਾਂਦੇ ਹਨ, ਜਿਵੇਂ : Lactic acid bacteria ਜੋ ਕਿ ਸਾਡੇ ਲਈ harmful ਨਹੀਂ ਹੈ।
2. Vitamin B_1 ਤੇ C boiling ਨਾਲ ਨਸ਼ਟ ਹੋ ਜਾਂਦੇ ਹਨ।
3. Boiling ਨਾਲ ਐਨਜਾਇਮ ਤੇ protein coagulant (ਜੰਮਣਾ) ਹੋ ਜਾਂਦੇ ਹਨ।
4. Boiling ਸਾਨੂੰ milk ਦਾ cooked taste ਦਿੰਦਾ ਹੈ ਕਿਉਂਕਿ boiling ਦੌਰਾਨ lactose burn ਹੋ ਜਾਂਦੇ ਹਨ।

Pasteurization

1971 ਵਿੱਚ WHO ਨੇ pasteurization ਨੂੰ ਇਸ ਤਰੀਕੇ ਨਾਲ define ਕੀਤਾ ਹੈ :

Milk ਨੂੰ ਇਸ ਤਰ੍ਹਾਂ ਦੇ ਤਾਪਮਾਨ ਤੇ ਕੁੱਝ ਸਮੇਂ ਲਈ ਗਰਮ ਕਰਨਾ ਜਿਸ ਨਾਲ pathogens ਨਸ਼ਟ ਹੋ ਜਾਣ, ਪਰ ਦੁੱਧ ਦੇ composition, teste, nutritive value ਵਿੱਚ ਘੱਟ ਤੋਂ ਘੱਟ change ਆਵੇ।

Method of Pasteurization

ਇਸਦੇ three method ਹਨ, ਜੋ ਨਿਮਨਲਿਖਿਤ ਹਨ :

1. **Holder method:** ਇਸ ਵਿੱਚ milk ਨੂੰ 63°C ਤੋਂ 66°C ਤੱਕ ਗਰਮ ਕੀਤਾ ਜਾਂਦਾ ਹੈ ਤੇ ਕਾਫੀ ਦੇਰ ਤੱਕ temperature ਤੇ ਰੱਖਿਆ ਜਾਂਦਾ ਹੈ। ਤੇ ਇਸਦੇ ਬਾਅਦ ਜਲਦੀ ਨਾਲ ਦੁੱਧ ਨੂੰ 5°C ਤੋਂ ਠੰਡਾ ਕੀਤਾ ਜਾਂਦਾ ਹੈ।
2. **High temp and short time method:** ਇਸ method ਵਿੱਚ milk ਨੂੰ ਬਹੁਤ ਜਲਦੀ 72°C ਤੱਕ ਗਰਮ ਕੀਤਾ ਜਾਂਦਾ ਹੈ, ਤੇ ਜਲਦੀ ਤੋਂ ਜਲਦੀ 5°C ਤੱਕ ਠੰਡਾ ਕੀਤਾ ਜਾਂਦਾ ਹੈ।

Ultra high temp method: ਇਸ ਵਿੱਚ milk ਨੂੰ 125–150°C ਤੱਕ ਕੁੱਝ second ਲਈ ਗਰਮ ਕੀਤਾ ਜਾਂਦਾ ਹੈ, ਤੇ ਫਿਰ 5°C ਤੱਕ ਠੰਡਾ ਕਰ ਦਿੱਤਾ ਜਾਂਦਾ ਹੈ।

MALNUTRITION

ਜਦੋਂ human body ਨੂੰ proper amount ਵਿੱਚ ਇੱਕ ਜਾਂ ਇੱਕ ਤੋਂ ਅਧਿਕ nutrients ਨਹੀਂ ਮਿਲਦਾ ਤਾਂ ਉਸਨੂੰ malnutrition ਕਿਹਾ ਜਾਂਦਾ ਹੈ।

Malnutrition ਇੱਕ universal problem ਹੈ ਤੇ ਇਹ ਕਿਸੇ ਵੀ age ਵਿੱਚ develop ਹੋ ਸਕਦੀ ਹੈ। ਜਿਆਦਾਤਰ ਇਹ 6 month to 2 year ਦੀ age ਵਿੱਚ ਦੇਖੀ ਜਾਂਦੀ ਹੈ।

Types/Forms of Malnutrition

1. Under nutrition normal requirement ਤੋਂ below diet ਲੈਣਾ।
2. Imbalance of nutrients
3. Specific deficiency
4. Over nutrition

Cause

1. Person infection of disease ਤੋਂ suffer ਕਰ ਰਿਹਾ ਹੋਵੇ।
2. Individual habits
3. Cooking method
4. Person like dislike
5. Religion, customs, tradition
6. Diet ਦੇ ਬਾਰੇ proper ਜਾਣਕਾਰੀ ਨਾ ਹੋਣਾ
7. Low standard of living
8. Female illiteracy
9. Poverty
10. Unemployment
11. Population increase
12. Food ਦੀ ਘੱਟ production
13. Unhealthy behaviour

Sign Symptoms

1. Growth failure
2. Anaemia
3. Oedema
4. Skin changes- Dry skin, rough skin
5. Eye changes- Dryness of eye, night blindness keratomalacis, redness of eye, irritation, discharge
6. Hair changes- Hair fall, light colour, brittle hair
7. Other changes- Restlessness, sourness of the mouth, bowing of legs, frequent illness
8. Low immunity power
9. Lethargy (Fatigue)
10. Weakness

Effect of Malnutrition

1. Malnutrition borne disease Ex. Kwashiorkor, marasmus, Anaemia
2. Minerals and vitamin ਦੀ deficiency ਹੋ ਜਾਵੇਗੀ
3. High maternal, mortality and morbidity
4. High infant mortality and morbidity
5. Reduction of expectancy of life
6. Reduction in working capacity
7. Country ਦਾ health status decrease ਹੋ ਜਾਵੇਗਾ।

Problems of Malnutrition

Define

1. Kwashiorkor and sign/symptoms
2. Marasmus and sign/symptoms
3. Vitamin A and sign/symptoms
4. Vitamin B and sign/symptoms

Diagnose

Screening of malnutritional person malnutrient person ਨੂੰ screening ਕਰਨ ਲਈ ਕਈ ਤਰੀਕੇ ਅਪਣਾਏ ਜਾਂਦੇ ਹਨ।

1. **Height and weight:** Malnutrition ਵਾਲੇ person ਨੂੰ identify ਕਰਨ ਲਈ height and weight method ਹੈ, ਕਿਉਂਕਿ malnutrition ਹਾਲ growth ਰੁੱਕ ਜਾਵੇਗੀ ਅਤੇ ਇਸ ਲਈ 1–6 month ਵਾਲੇ ਬੱਚਿਆਂ ਨੂੰ month ਵਿੱਚ 1 ਵਾਰ ਜਰੂਰ check ਕਰਨਾ ਚਾਹੀਦਾ ਹੈ ਤੇ older children ਨੂੰ regent ਜਾਂ ਵਾਰ-2 check ਕਰਨਾ ਚਾਹੀਦਾ ਹੈ।
2. ਬੱਚੇ ਦੀ monitoring ਕਈ growth chart and road to health chart maintain ਕਰਨਾ ਚਾਹੀਦਾ ਹੈ।
3. **Mid arm circumference:** ਇਹ ਇੱਕ simple ਤੇ useful method ਹੈ, ਜੇਕਰ ਇੱਕ ਤੋਂ 5 ਸਾਲ ਦੇ ਬੱਚੇ ਦਾ mid arm circumference 12 ਤੋਂ ਘੱਟ ਹੋਵੇਗਾ ਤਾਂ ਉਸ ਨੂੰ malnutrition ਦੀ problem ਹੈ।

4. **Clinical and laboratory examination:** ਬੱਚੇ ਨੂੰ head to foot examination ਕਰਕੇ malnutrition ਦੇ sign/symptoms ਨੂੰ ਪਹਿਚਾਣਿਆ ਜਾ ਸਕਦਾ ਹੈ ਅਤੇ ਕੁੱਝ malnutrition ਨੂੰ ਪਤਾ ਲਗਾਉਣ ਲਈ test ਵੀ ਕਹਵਾਏ ਜਾ ਸਕਦੇ ਹਨ। For example, HB test.

Prevention of Malnutrition

Malnutrition ਦੇ ਲਈ ਬਹੁਤ ਸਾਰੇ ਕਾਰਨ responsible ਹੁੰਦੇ ਹਨ, ਇਹ ਇੱਕ world problem ਹੈ ਜੋ ਕਿ individual, community, national and international ਨੂੰ cooperation ਦੇ ਨਾਲ prevent ਹੋ ਸਕਦੀ ਹੈ, ਇਸ ਦੇ ਲਈ ਕੁੱਝ ਤਰੀਕੇ ਨਿਮਨ ਹਨ :

1. ਹਰ ਇੱਕ family ਨੂੰ breastfeeding, infant feeding, weaning, pregnant and lactating mother ਦੇ ਬਾਰੇ ਪੂਰੀ nutrition education provide ਕਰਨੀ ਚਾਹੀਦੀ ਹੈ।
2. Individual of family ਨੂੰ good dietary habits ਲਈ motivate ਕਰਨਾ ਅਤੇ ਉਹਨਾਂ ਦੇ customs ਤੇ culture, tradition ਆਦਿ ਤੋਂ dietary believes ਨੂੰ remove ਕਰਨਾ ਚਾਹੀਦਾ ਹੈ।
3. Public ਨੂੰ control of population, immunity promotion of kitchen garden, choice of diet, cooking method, preservation and nutrition ਦੇ ਬਾਰੇ ਦੱਸਣਾ ਚਾਹੀਦਾ ਹੈ।
4. Agriculture dairy, food grains ਦੀ production ਨੂੰ promote ਕਰਨਾ ਚਾਹੀਦਾ ਹੈ ਅਤੇ ਇਹ ਹਰ ਜਗ੍ਹਾ available ਤੇ affordable ਹੋਣੀ ਚਾਹੀਦੀ ਹੈ।
5. Malnutrition ਨੂੰ prevent ਕਰਨ ਲਈ midday meal program, balwadi prog, special nutrition programme, etc. proper ਤਰੀਕੇ ਨਾਲ employment ਕਰਨੇ ਚਾਹੀਦੇ ਹਨ।
6. Education ਨੂੰ specially women ਨੂੰ ਉਤਸ਼ਾਹਿਤ ਕਰਨਾ ਚਾਹੀਦਾ ਹੈ।
7. ਸਰਕਾਰ ਵੱਲੋਂ ਜੋ person living below poverty line ਦੇ ਨੀਚੇ ਰਹਿ ਰਹੇ ਹਨ, ਉਹਨਾਂ ਲਈ special help ਹੋਣੀ ਚਾਹੀਦੀ ਹੈ।
8. WHO, UNICEF, CARE, World Bank ਦੇ ਦੁਆਰਾ ਸਾਰੀਆਂ countries ਵਿੱਚ malnutrition ਨੂੰ prevent ਕਰਨ ਲਈ proper help ਦੇਣੀ ਚਾਹੀਦੀ ਹੈ।
9. Nutrition programme ਵਿੱਚ voluntary, organization ਦੀ party increase ਹੋਣੀ ਚਾਹੀਦੀ ਹੈ।
10. Nutrition education ਦਿੰਦੇ ਸਮੇਂ effective communication media use ਕਰਨਾ ਚਾਹੀਦਾ ਹੈ।
11. Proper antinatal care of mother
12. Proper food hygiene
13. ORS providing.

NUTRITION PROGRAMME

India government ਨੇ malnutrition ਨੂੰ ਦੂਰ ਕਰਨ ਲਈ ਬਹੁਤ ਸਾਰੇ nutritional programme launch ਕੀਤੇ ਜਿਹਨਾਂ ਵਿਚੋਂ ਕੁੱਝ ਨਿਮਨਲਿਖਿਤ ਹਨ :

1. **Special nutritional programme (SNP):** ਇਹ programme 1970 ਵਿੱਚ start ਕੀਤਾ ਗਿਆ। ਇਹ programme specially school children (1–6 yrs.), Pregnant women and lactative women ਲਈ ਸੀ।

ਇਸ programme ਦਾ main purpose ਹਰ ਇੱਕ ਬੱਚੇ ਨੂੰ 300 k/cal or 20–25 gm protein/day provide ਕਰਨੀ ਹੁੰਦੀ ਹੈ। ਇਸ programme ਦੇ ਅੰਦਰ supplementary food ਸਾਲ ਵਿੱਚ 300 ਦਿਨ provide ਕਰਨਾ ਹੁੰਦਾ ਹੈ, ਤੇ ਇਸਦਾ ਪੂਰਾ charge ministry of social welfare ਦੇ ਹੱਥ ਹੁੰਦਾ ਹੈ।

2. **Balwadi nutritional programme (BNP):** ਇਹ programme ਵੀ 1970–71 ਵਿੱਚ ਸ਼ੁਰੂ ਕੀਤਾ ਗਿਆ ਤੇ ਇਸਦਾ ਪੂਰਾ charge control social welfare ਦੇ ਹੱਥ ਹੁੰਦਾ ਹੈ, ਇਹ programme rural area ਵਿੱਚ ਸ਼ੁਰੂ ਕੀਤਾ ਗਿਆ ਸੀ। ਇਸ programme ਦੇ ਦੁਆਰਾ 3–5 ਸਾਲ ਦੇ ਬੱਚਿਆਂ ਦੀ basic nutrition requirement ਨੂੰ ਪੂਰਾ ਕਰਨਾ ਸੀ। ਇਸ programme ਦੇ ਅੰਦਰ ਬੱਚਿਆ ਨੂੰ 3000 k/cal ਤੇ 12–15 gm protein/day provide ਕੀਤੀ ਜਾਂਦੀ ਸੀ।

3. **Midday meal programme:** ਇਹ programme school children ਲਈ ਚਲਾਇਆ ਗਿਆ ਹੈ। ਜਿਸ ਦੇ ਅੰਦਰ school children ਨੂੰ balance diet provide ਕੀਤੀ ਜਾਂਦੀ ਹੈ। ਇਸ programme ਵਿੱਚ ਬੱਚੇ ਦੀ daily ਖੁਰਾਕ ਦਾ 1/3 ਹਿੱਸਾ fulfil ਕਰ ਦਿੱਤਾ ਜਾਂਦਾ ਹੈ। ਇਸ programme ਨੂੰ ਚਲਾਉਣ ਲਈ care, UNICEF ਤੇ other international, govt agencies ਨੇ help ਕੀਤੀ ਹੈ।

Aims of midday meal programme

(a) ਬੱਚੇ ਦੀ daily requirement ਦਾ 1/3 ਹਿੱਸਾ fulfil ਕਰਨਾ।

(b) ਬੱਚਿਆ ਵਿੱਚ education ਦੇ ਪ੍ਰਤੀ interest ਪੈਦਾ ਕਰਨਾ।

(c) School ਵਿੱਚ ਬੱਚਿਆਂ ਦੀ absent ਨੂੰ ਘੱਟ ਕਰਨਾ।

(d) ਜੋ ਬੱਚੇ poor family ਨੂੰ belong ਕਰਦੇ ਹਨ, ਉਹਨਾਂ ਦੇ parents ਨੂੰ ਰਾਹਤ ਦਿਵਾਉਣਾ।

Principles of midday meal programme

(a) ਇਸ programme ਵਿੱਚ ਇਹ ਨਿਸ਼ਚਿਤ ਕੀਤਾ ਗਿਆ ਸੀ ਕਿ energy ਦਾ 1/3 ਹਿੱਸਾ ਤੇ protein ਦਾ 1/2 part provide ਕਰਨਾ ਹੋਵੇਗਾ।

(b) Food cost minimum ਹੋਵੇਗੀ। Free ਜਾਂ ਘੱਟ ਤੋਂ ਘੱਟ।

(c) Food staff school ਵਿੱਚ ਹੀ cook ਕੀਤੇ ਜਾਣਗੇ।

(d) Food ਬਣਾਉਂਦੇ ਸਮੇਂ food hygiene ਦਾ ਧਿਆਨ ਰੱਖਣਾ।

(e) Meal proper ਕਰਨ ਲਈ locally available food provide

(f) Menu ਵਿੱਚ time to time change ਲਿਆਉਣਾ ਤਾਂ ਕਿ children boredom feel ਨਾ ਕਰੇ।

Sample menu of midday meal programme

- Cereals - 75 gm/day/children
- Pulses - 30 gm/day/children
- Green leafy vegetable - 30 gm/day/children
- Other vegetable - 30 gm/day/children
- Oil and fat - 1 gm/day/children
- According to national institute midday

Meal programme school ਵਿੱਚ 1 ਸਾਲ ਵਿੱਚ ਤੋਂ ਘੱਟ 2500 ਦਿਨ meal provide ਕਰਨਾ।

ਇਸ ਨੂੰ ਚਲਾਉਣ ਲਈ teacher ਦਾ main role ਹੁੰਦਾ ਹੈ, ਇਸ ਵਿੱਚ parents ਦੀ participation ਵੀ ਬਹੁਤ ਜਰੂਰੀ ਹੈ। ਕਿ general education ਦੇ syllabus ਵਿੱਚ proper nutrition education ਨੂੰ ਵੀ ਮਹੱਤਤਾ ਦੇਣੀ

ਚਾਹੀਦੀ ਹੈ। ਇਸਦਾ ਪੂਰਾ charge ministry of education ਦੇ ਹੱਥ ਵਿੱਚ ਹੈ। ਇਹ programme 1962 ਵਿੱਚ ਕਈ states ਵਿੱਚ ਸ਼ੁਰੂ ਕੀਤਾ ਗਿਆ ਸੀ। ਤੇ ਇਸ programme ਨੂੰ school lunch programme ਵੀ ਕਹਿੰਦੇ ਹਨ।

4. **Integrated child development programme:** ਇਹ programme 1975 ਵਿੱਚ ਸ਼ੁਰੂ ਕੀਤਾ ਗਿਆ ਤੇ ਇਹ specially 6 ਸਾਲ ਤੋਂ ਛੋਟੇ ਬੱਚਿਆ 15–45 ਸਾਲ ਦੀ women, pregnant ਤੇ nursing mother ਲਈ ਹੈ। ਇਹ programme ministry of social welfare ਦੇ ਦੁਆਰਾ ਚਲਾਇਆ ਗਿਆ ਹੈ। ਇਹ programme health education, health check-up, nutrition need, immunization, referral services provide ਕਰਦਾ ਹੈ।
5. **Anaemia control programme:** ਇਹ programme ministry of health and family welfare ਦੇ ਦੁਆਰਾ ਚਲਾਇਆ ਗਿਆ ਹੈ। ਇਸ programme ਵਿੱਚ MCH, PHC, sub centre ਦੇ ਦੁਆਰਾ antenatal mother ਅਤੇ 1–12 ਸਾਲ ਦੇ ਬੱਚਿਆਂ ਤੱਕ iron and folic acid ਦੀ tablets ਨੂੰ distribute ਕੀਤਾ ਜਾਂਦਾ ਹੈ।
6. **Vitamin A prophylaxis programme:**
   (a) Blindness ਦੇ ਖਿਲਾਫ ਜੋ national programme ਚਲਾਇਆ ਸੀ। ਉਸਨੂੰ success ਕਰਨ ਲਈ ਇਹ ਜਰੂਰੀ ਹੀ ਕਿ vitamin A ਦੀ ਕਮੀ ਨਾਲ ਜੋ disease ਹੋ ਰਹੀ ਹੈ, ਉਹਨਾਂ ਨੂੰ control ਕੀਤਾ ਜਾਵੇ। 5 ਸਾਲ ਦੇ ਛੋਟੇ ਬੱਚਿਆਂ ਨੂੰ orally vitamin A ਦਾ solution ਦਿੱਤਾ ਜਾਂਦਾ ਹੈ।
   WHO ਦੇ according ਇਸ programme ਦਾ target 6 ਸਾਲ ਤੋਂ ਘੱਟ ਬੱਚਿਆ ਦੇ ਵਿੱਚ ਹੋਣ ਵਾਲੀ disease ਨੂੰ prevent ਕਰਨਾ ਸੀ। ਕਿਉਂਕਿ ਇਸ age group ਵਿੱਚ ਬੱਚੇ night blindness, etc. ਤੋਂ ਜਲਦੀ exposed ਹੋ ਜਾਂਦੇ ਹਨ। 6 ਮਹੀਨੇ ਤੋਂ 11 ਮਹੀਨੇ ਦੀ age ਵਾਲੇ ਬੱਚੇ ਨੂੰ ਇੱਕ ਵਾਰ 1 Lac IU of vitamin A ਦੀ dose ਦੇਣੀ ਚਾਹੀਦੀ ਹੈ।
   (b) 1–5 ਸਾਲ ਦੇ ਬੱਚਿਆਂ ਨੂੰ ਹਰ 6 ਮਹੀਨੇ ਬਾਅਦ 2 Lac IU of vitamin A solution ਦੀ dose ਦੇਣੀ ਚਾਹੀਦੀ ਹੈ। ਇਸ ਤਰ੍ਹਾਂ 5 ਸਾਲ ਤੱਕ ਹਰ ਇੱਕ ਬੱਚਾ vitamin ਦੀ 9 dose ਲੈ ਚੁੱਕਾ ਹੋਵੇਗਾ, ਜਿਸ ਨਾਲ blindness ਤੇ control ਕੀਤਾ ਜਾ ਸਕਦਾ ਹੈ। ਇਹ programme nutritional scale ਤੇ ਚਲਾਇਆ ਗਿਆ ਹੈ। 1970 ਵਿੱਚ ਇੱਕ ਕੁੱਝ 7 stages ਵਿੱਚ start ਕੀਤਾ ਗਿਆ ਹੈ ਪਰ 1975 ਤੱਕ ਇਹ national wide ਹੋ ਚੁੱਕਾ ਸੀ।
7. **National goitre programme:** ਇਸ programme ਨੂੰ Iodin deficiency disorder control programme ਦੇ ਨਾਲ ਵੀ ਜਾਣਿਆ ਜਾਂਦਾ ਹੈ। ਇਸਦਾ main aim endemic goitre ਨੂੰ control ਕਰਨਾ।

Par-boiling

ਇਹ boiling ਵਰਗਾ ਹੀ ਹੁੰਦਾ ਹੈ, ਜਿਸ ਦੇ ਦੁਆਰਾ rice ਦੀ quality ਨੂੰ preserve ਕਰਕੇ ਰੱਖਿਆ ਜਾਂਦਾ ਹੈ। Parboiling ਨੂੰ rice conversion ਵੀ ਕਹਿੰਦੇ ਹਨ।

SPECIAL DIET

ਚੰਗੀ health ਦੇ ਲਈ balance diet ਲੈਣਾ ਬਹੁਤ ਜਰੂਰੀ ਹੈ, ਕਿਉਂਕਿ imbalance diet ਨਾਲ ਕਈ ਪ੍ਰਕਾਰ ਦੀ deficiency disease ਹੋ ਸਕਦੀ ਹੈ। ਤੇ ਉਹਨਾਂ condition ਲਈ special diet ਦੀ ਜਰੂਰਤ ਪੈਂਦੀ ਹੈ ਜੋ ਨਿਮਨਲਿਖਿਤ ਹੈ :

Dieting Fever

Patient ਦੀ diet fever ਦੇ ਕਾਰਨ effected ਹੁੰਦੀ ਹੈ, ਇਸ ਲਈ fever ਵਾਲੇ patient ਦੀ diet ਬਣਾਉਂਦੇ ਸਮੇਂ ਨਿਮਨਲਿਖਿਤ ਗੱਲਾਂ ਨੂੰ ਧਿਆਨ ਵਿੱਚ ਰੱਖਣਾ ਚਾਹੀਦਾ ਹੈ–

(a) Patient ਦੀ basal metabolism rate increase ਹੋ ਜਾਂਦੀ ਹੈ, ਇਸ ਲਈ energy ਦੀ ਜਿਆਦਾ ਜਰੂਰਤ ਪੈਂਦੀ ਹੈ। ਜੋ ਆਪਣੀ body ਵਿੱਚ glycogen ਇਕੱਠਾ ਹੁੰਦਾ ਹੈ, ਉਹ ਘੱਟ ਜਾਂਦਾ ਹੈ।

(b) Kidney ਦੇ excretory function ਵੱਧ ਜਾਂਦੇ ਹਨ।

(c) Body ਤੋਂ sodium chloride, potassium chloride and water loss ਹੋ ਜਾਂਦੇ ਹਨ।

(d) Digestion and absorption function effected ਹੁੰਦੇ ਹਨ।

Fever and Nutrient

(a) Energy ਦੀ requirement fever ਦੀ severity ਤੇ depend ਕਰਦੀ ਹੈ, ਜੋ person fever ਤੋਂ suffer ਕਰ ਰਿਹਾ ਹੋਵੇ, ਉਸਨੂੰ normal person ਤੋਂ ਜਿਆਦਾ protein ਚਾਹੀਦਾ ਹੈ।

(b) Energy ਨੂੰ ਵਧਾਉਣ ਲਈ (Specific) amount ਵਿੱਚ nutrition ਦੇਣੀ ਚਾਹੀਦੀ ਹੈ।

(c) Minerals ਨੂੰ ਪੂਰਾ ਕਰਨ ਲਈ fruits juice and vegetable soup ਦੇਣੇ ਚਾਹੀਦੇ ਹਨ।

(d) Sodium ਦੀ deficiency ਨੂੰ ਖਤਮ ਕਰਨ ਲਈ juice ਆਦਿ ਵਿੱਚ salt add ਕਰ ਸਕਦੇ ਹਾਂ।

(e) In acute fever: ਜਦੋਂ patient ਬਹੁਤ weak ਹੋਵੇ full fluid diet ਦੇਣੀ ਚਾਹੀਦੀ ਹੈ।

(f) ਜਿਵੇਂ ਹੀ fluid phase cover ਹੋ ਜਾਂਦਾ ਹੈ, ਤਾਂ patient ਨੂੰ soft diet ਦੇਣੀ ਚਾਹੀਦੀ ਹੈ, ਤੇ ਹੌਲੀ-ਹੌਲੀ full diet ਦੇਣੀ ਚਾਹੀਦੀ ਹੈ।

(g) **Recommended food stuff:** Food stuff fever ਦੀ type ਤੇ depend ਕਰਦੇ ਹਨ। ਜਿਵੇਂ : Milk, fruit, juices, vegetable soup, pulses water, egg, soft meat, fish, boiling, potato, fruits, custard cheese, khichadi, etc.

In chronic fever: ਜਿਸ ਵਿੱਚ ill ਕਾਫੀ ਲੰਮੇਂ ਸਮੇਂ ਤੋਂ ਚਲ ਰਹੀ ਹੋਵੇ ਤੇ tissue wasting ਹੋ ਰਹੀ ਹੋਵੇ, ਉਸ ਵਿੱਚ high protein, high calorie diet recommended ਕੀਤੀ ਜਾਂਦੀ ਹੈ।

Sample of daily diet for patient with clinic fever

Food stuff	Amount
Cereals	400 gm
Green leafy vegetable	200 gm
Roots and tubers	100 gm
Other vegetable	200 gm
Egg	2
Cheese	60 gm
Fruits	200 gm
Milk and milk products	1000 ml
Fat	25 gm
Sugar	50 gm

Diet in Peptic Ulcer

Stomach ਵਿੱਚ HCI ਦੀ production ਅਧਿਕ ਹੋਣ ਨਾਲ smoking, spicy food, fatty food ਖਾਣ ਨਾਲ peptic ulcer ਹੋ ਸਕਦਾ ਹੈ। ਇਸ ਲਈ patient ਦੀ diet ਵਿੱਚ ਘੱਟ ਤੋਂ ਘੱਟ spicy ਤੇ fatty food ਹੋਣੇ ਚਾਹੀਦੇ ਹਨ। Peptic ulcer ਵਾਲੇ patient ਦੀ diet person ਦੇ size, age ਤੇ sex ਤੇ activities ਦੇ according ਹੁੰਦੀ ਹੈ।

Food permitted: Milk, cheese, ice cream, fresh card, ਮੈਦਾ ਤੇ ਸੂਜੀ ਦੀ ਚਪਾਤੀ, rice ਖਿਚੜੀ, noodle, egg, fish, well cook vegetable, fruit and fruit juices, bread.

Food not remitted: High spicy food, fried food, strong tea, coffee, vegetable like ਕਰੇਲਾ, ਪਰਮਲ ਜਿਆਦਾ ਮਿਰਚ ਮਸਾਲੇ ਵਾਲੇ ਖਾਣੇ।

Simple diet

Food stuff	Amount
Milk and product	1000 ml
Boiled egg	1
Cheese	30 gm
Rice	150 gm
Pulses	50 gm
Cook vegetable	200 gm
Potato	50 gm
Fruits	1 or 2 piece
Oil	25 gm
Sugar	50 gm

Diet in Diabetes

Sugar ਦੀ ਜਿਆਦਾ ਵਰਤੋਂ ਨਾਲ diabetes ਹੋ ਜਾਂਦੀ ਹੈ, diabetes ਵਾਲੇ patient ਨੂੰ balance diet ਦੇਣ ਲਈ ਨਿਮ-ਨਲਿਖਿਤ ਗੱਲਾਂ ਦਾ ਧਿਆਨ ਰੱਖਣਾ ਚਾਹੀਦਾ ਹੈ :

1. Patient ਨੂੰ protein 20%, fat 30%, carbohydrate 50% ਦੇਣੀ ਚਾਹੀਦੀ ਹੈ।
2. Diet patient ਦੀ diabetes ਦੀ type ਦੇ according ਹੋਣੀ ਚਾਹੀਦੀ ਹੈ।
3. Diabetes ਵਿੱਚ minerals and vitamin ਪ੍ਰਾਪਤ ਮਾਤਰਾ ਵਿੱਚ ਲੈਣੇ ਚਾਹੀਦੇ ਹਨ।
4. Diet patient ਦੇ religion, background, height and weight ਤੇ activity ਦੇ according ਹੋਣੀ ਚਾਹੀਦੀ ਹੈ।
5. Diet ਦੀ amount ਘੱਟ ਹੋਣੀ ਚਾਹੀਦੀ ਹੈ। ਪਰ number of diet increase ਕਰ ਸਕਦੇ ਹਾਂ।
6. Syrup, honey, jam ਆਦਿ ਨੂੰ diet ਵਿੱਚ use ਨਹੀਂ ਕਰਨਾ ਚਾਹੀਦਾ ਹੈ।
7. Tea ਤੇ coffee ਵਿੱਚ sugar ਨਹੀਂ ਹੋਣੀ ਚਾਹੀਦੀ।
8. Sweet taste ਦੇ ਲਈ sugar free tablets use ਕਰਨੀ ਚਾਹੀਦੀ।
9. Diet ਵਿੱਚ ਸਲਾਦ ਦੀ quantity ਵਧਾਉਣੀ ਚਾਹੀਦੀ ਹੈ।

Food stuff	Amount
Energy	2000 k cal
Cereals	225 gm
Pulses	75 gm
Milk and milk products	200 gm
Other vegetable	200 gm
Egg	1
Cheese	30 gm
Fruits	1 piece
Oil	20 gm

Diet in Cardiac Disease

Imbalance diet cardiac disease ਦਾ main ਕਾਰਨ ਬਣਦੀ ਹੈ। Animals food ਵਿੱਚ colostrum ਪਾਇਆ ਜਾਂਦਾ ਹੈ। Normally blood ਵਿੱਚ 220 mg/100 ml ਤੋਂ ਘੱਟ ਘੱਟ ਹੁੰਦਾ ਹੈ। ਜਦੋਂ ਇਸ ਦੀ ਮਾਤਰਾ blood ਵਿੱਚ ਵੱਧ ਜਾਂਦੀ ਹੈ, ਤਾਂ heart ਦੀ disease ਦੇ ਹੋਣ ਦੇ ਕਈ chances ਹੁੰਦੇ ਹਨ। Diet ਵਿੱਚ colostrum ਦੀ ਮਾਤਰਾ ਨੂੰ ਘੱਟ ਕਰਕੇ cardiac disease ਨੂੰ ਰੋਕਿਆ ਜਾ ਸਕਦਾ ਹੈ।

Cardiac patient ਨੂੰ 1800 to 200 k cal energy ਦੀ ਜਰੂਰਤ ਹੁੰਦੀ ਹੈ। Protein 50–60 gm, vegetable, oil ਆਦਿ daily diet ਵਿੱਚ add ਕੀਤੇ ਜਾਂਦੇ ਹਨ।

Diet chart

Food stuff	Amount
Milk and milk product	750 ml
Egg	1
Cheese	30 gm
Meat	50 gm
Fruits	200 gm
Vegetables	400 gm
Cereals	200 gm
Oil	15 gm
Sugar	20 gm

ਇਹ diet cardiac patient ਨੂੰ 1800 calorie energy provide ਕਰਦੀ ਹੈ।

Diet in Cancer Disease

Cancer ਦੇ ਕਾਰਨ ਅਜੇ ਤੱਕ ਸਹੀ ਪਤਾ ਨਹੀਂ ਲਗਾਇਆ ਗਿਆ, ਪਰ ਇਹ ਮੰਨਿਆਂ ਜਾਂਦਾ ਹੈ ਕਿ cancer environment ਤੋਂ ਹੁੰਦਾ ਹੈ। Cancer ਵਿੱਚ environment ਦਾ main role ਹੈ। ਕਈ diets ਤੋਂ ਵੀ cancer ਹੋਣ ਦੇ ਕਾਰਨ ਵਧਦੇ ਹਨ। ਜਿਵੇਂ fat ਜਿਆਦਾ ਲੈਣ ਨਾਲ intestinal cancer ਤੇ breast cancer ਹੋਣ ਦੇ chances ਹੁੰਦੇ ਹਨ। ਦੂਜੇ side ਵਿੱਚ ਇਹ ਦੇਖਿਆ ਗਿਆ ਹੈ ਕਿ ਜਿਆਦਾ dietary ਲੈਣ ਨਾਲ calm cancer ਦੇ chances ਘੱਟ ਹੋ ਜਾਂਦੇ ਹਨ।

Vitamin A ਦੀ deficiency ਨਾਲ lungs cancer ਹੋਣ ਦੇ chances ਹੁੰਦੇ ਹਨ, vitamin D ਦੀ deficiency ਤੋਂ stomach cancer ਹੋਣ ਦੇ chances ਵੱਧ ਜਾਂਦੇ ਹਨ।

Heavy drinking liver ਦੇ cancer ਦਾ main cause ਮੰਨਿਆ ਗਿਆ ਹੈ।

Diet in Renal Failure

Milk and milk product	250
Egg	1
Cheese	30 gm
Cereals	75 gm
Potato	100 gm
Other vegetable	100 gm
Fruits	100 gm

Aurora powder	100 gm
Butter	25 gm without soft
Oil	25 gm
Sugar	50 gm

1. Sugar ਨੂੰ requirement ਦੇ according increase ਕਰ ਸਕਦੇ ਹਾਂ।
2. Cooking ਵਿੱਚ salt use ਨਹੀਂ ਕਰਨਾ।
3. Patient ਨੂੰ mainly carbohydrate ਦਿੱਤੇ ਜਾਂਦੇ ਹਨ।
4. Moderate fat, low protein diet ਇੱਤੀ ਜਾਂਦੀ ਹੈ।
5. Acute renal failure ਵਿੱਚ nutritional requirement ਨੂੰ glucose ਦੇ ਦੁਆਰਾ fulfil ਕੀਤਾ ਜਾਂਦਾ ਹੈ।
6. ਜਿਆਦਾ ਪਾਣੀ ਦਿੱਤਾ ਜਾਂਦਾ ਹੈ।

Diet in Jaundice

Blood ਵਿੱਚ excessive bile pigment ਹੋਣ ਤੇ skin ਤੇ mucus membrane ਦਾ colour yellow ਹੋ ਜਾਂਦਾ ਹੈ ਜਿਸਨੂੰ jaundice ਕਹਿੰਦੇ ਹਨ।

Severe jaundice ਵਿੱਚ high carbohydrate, protein, low amount ਤੇ of fluid ਦਿੱਤਾ ਜਾਂਦਾ ਹੈ। Mild and motored jaundice ਵਿੱਚ fat ਤੇ protein ਪੂਰੀ ਤਰ੍ਹਾਂ ਬੰਦ ਕੀਤੇ ਹੁੰਦੇ ਹਨ।

Sample of diet for daily for patient

Foot stuff	amount (mild jaundice)	Severe
Cereals	300 gm	200 gm
Milk	800 ml	500 ml
Vegetable	100 gm	50 gm
Fruit juice	300 ml	400 ml
Sugar and jam	60 gm	60 gm
Multivitamin tablets	1	1

HEALTH EDUCATION ABOUT NUTRITIONAL EDUCATION

Definition: Public ਨੂੰ nutrition ਦੇ ਬਾਰੇ educate ਕਰਨਾ nutritional education ਕਹਿੰਦੇ ਹਨ।

Objective

1. ਸਭ ਤੋਂ ਪਹਿਲਾਂ ਤੇ main objective ਇਹ ਹੈ ਕਿ ਹਰ ਇੱਕ person ਦਾ health status ਵਧਾਉਣਾ।
2. ਲੋਕਾਂ ਦੀਆਂ ਖਾਣੇ ਦੇ ਪ੍ਰਤੀ ਹਾਲਤ ਧਾਰਨਾਵਾਂ ਤੇ bad habits ਨੂੰ ਦੂਰ ਕਰਨਾ।
3. Individual, family, community ਨੂੰ food articles ਉਹਨਾਂ ਦੀ nutritive values balance diet, cooking ਦੇ method ਦੇ ਬਾਰੇ ਜਾਣਕਾਰੀ ਦੇਣਾ।
4. Income and availability ਦੇ according balance diet ਨੂੰ plan ਕਰਨ ਦੇ ਤਕਨੀਕੀ ਦੇ ਬਾਰੇ ਦੱਸਣਾ।
5. ਲੋਕਾਂ ਨੂੰ diet ਵਿੱਚ change ਤੇ modification ਦੇ ਬਾਰੇ ਦੱਸਣਾ।
6. Cooking ਨਾਲ nutrient ਤੇ ਦੀ effect ਪੈਦਾ ਹੈ, ਉਸਦੇ ਬਾਰੇ ਲੋਕਾਂ ਨੂੰ ਦੱਸਣਾ।

7. ਕਿਸੇ nutrient ਦੀ ਕਮੀ ਤੋਂ ਹੋਣ ਵਾਲੀ disease, prevention method ਤੇ treatment ਦੇ ਬਾਰੇ ਦੱਸਣਾ।
8. ਲੋਕਾਂ ਨੂੰ storage ਤੇ preservation of food ਦੇ ਬਾਰੇ educate ਕਰਨਾ।
9. Public ਨੂੰ food hygiene ਦੀ importance ਦੱਸਣਾ।

Points to Remember

1. Economical status of family
2. Customs and culture
3. Habits of person
4. Type of community
5. Ability of food product
6. Level of education
7. Housing condition
8. Environment

Opportunities for Nutritional Education

1. During home visiting
2. Special clinics conduct ਕਰਦੇ ਹੋਏ ਜਿਵੇਂ anconal clinic, postnatal clinic
3. School health programme contact ਕਰਦੇ ਸਮੇਂ
4. Camps and excavation
5. In ladies club meetings
6. During nutritional digestion
7. Outdoor and indoor clinic ਵਿੱਚ patient ਤੇ ਉਸਦੇ relative

Topics of nutritional education

1. Balance diet
2. Food hygiene
3. Pasteurization
4. Method of cooking
5. Storage and preservation
6. Milk hygiene

Principles of Nutrition Education

Nutrition education ਦਿੰਦੇ ਸਮੇਂ ਨਿਮਨਲਿਖਿਤ principles ਨੂੰ ਧਿਆਨ ਵਿੱਚ ਰੱਖਿਆ ਜਾਂਦਾ ਹੈ।

1. **Assessment:** Nutritional education ਦੇਣ ਤੋਂ ਪਹਿਲਾਂ ਲੋਕਾਂ ਦੀਆਂ ਜਰੂਰਤਾਂ ਦੇ ਬਾਰੇ ਪਤਾ ਲਗਾਉਣਾ ਬਹੁਤ ਜਰੂਰੀ ਹੈ। Assessment ਦੇ ਲਈ community ਦਾ ਸਭ ਤੋਂ ਪਹਿਲਾ survey ਕੀਤਾ ਜਾਂਦਾ ਹੈ ਤੇ ਇਹ ਪਤਾ ਲਗਾਇਆ ਜਾਂਦਾ ਹੈ, ਕਿ ਉੱਥੇ ਦੇ ਲੋਕਾਂ ਦਾ nutrition status ਕਿਸ ਤਰ੍ਹਾਂ ਦਾ ਹੈ। ਕਿੰਨੇ ਲੋਕ malnutrition ਤੋਂ ਪੀੜਿਤ ਹਨ। ਇਹ problem ਕਿਸ ਹੱਦ ਤੱਕ ਫੈਲੀ ਹੈ।
2. **Clinical examination:** ਇਸ ਦੇ ਅੰਦਰ ਬੱਚਿਆਂ ਦਾ weight, height, chest circumference measure ਕੀਤਾ ਜਾਂਦਾ ਹੈ। ਤੇ pregnant women ਦਾ BP check, HB test ਆਦਿ ਕਰਵਾਏ ਜਾਂਦੇ ਹਨ।

3. **Priority:** Nutrition education ਹਰ ਇੱਕ group ਲਈ ਜਰੂਰੀ ਹੈ, ਪਰ 5 ਸਾਲ ਤੋਂ ਘੱਟ ਉਮਰ ਵਾਲੇ ਬੱਚਿਆਂ 15 ਤੋਂ 45 ਸਾਲ ਦੀ women, pregnant ਤੇ lactative mother ਨੂੰ nutrition education ਦੀ ਜਰੂਰਤ ਹੁੰਦੀ ਹੈ। ਕਿਉਂਕਿ ਇਸ age group ਦੇ ਕਾਰਨ malnutrition ਦੇ chances ਜਿਆਦਾ ਪਾਏ ਜਾਂਦੇ ਹਨ।
4. **Food habits:** Nutritional education ਦਿੰਦੇ ਸਮੇਂ community ਦੇ ਲੋਕਾਂ ਨੂੰ ਖਾਣ ਸੰਬੰਧੀ ਆਦਤਾਂ ਤੇ ਰੀਤੀ-ਰਿਵਾਜਾਂ ਦੇ ਬਾਰੇ ਦੱਸਣਾ ਚਾਹੀਦਾ ਹੈ ਤੇ ਉਸਦੇ ਇਲਾਵਾ ਇਹ ਪਤਾ ਲਗਾਉਣਾ ਚਾਹੀਦਾ ਹੈ, ਕਿ ਉਸਦੇ ਕਿਹੜੇ-ਕਿਹੜੇ local food ਉਪਲਬਧ ਹਨ।
5. **Use of simple words:** Nutritional education ਦਿੰਦੇ ਸਮੇਂ ਸਾਨੂੰ simple words ਦਾ use ਕਰਨਾ ਚਾਹੀਦਾ ਹੈ। ਕਿਉਂਕਿ ਇਸ ਨਾਲ ਲੋਕਾਂ ਨੂੰ ਜਲਦੀ ਸਮਝ ਆਉਂਦਾ ਹੈ, ਤੇ ਉਹਨਾਂ ਦਾ interest ਵੀ ਵਧਦਾ ਹੈ।
6. **According to age:** ਸਾਨੂੰ education ਦਿੰਦੇ ਸਮੇਂ age, needs ਨੂੰ ਧਿਆਨ ਵਿੱਚ ਰੱਖਣਾ ਚਾਹੀਦਾ ਹੈ, ਤੇ ਲੋਕਾਂ ਨੂੰ ਇਹ ਦੱਸਣਾ ਚਾਹੀਦਾ ਹੈ, ਕਿ ਹਰ age ਵਿੱਚ ਅਲੱਗ-ਅਲੱਗ disease nutrition ਦੀ ਕਮੀ ਨਾਲ ਹੋ ਸਕਦੀਆਂ ਹਨ, ਤੇ ਉਹਨਾਂ ਤੋਂ ਕਿਸ ਤਰ੍ਹਾਂ ਬੱਚਿਆਂ ਜਾ ਸਕਦਾ ਹੈ।
7. **Other points:**
   (a) Nutrition education ਦਿੰਦੇ ਸਮੇਂ ਤੇ ਇੱਕ topic ਤੇ ਗੱਲ ਕਰਨੀ ਚਾਹੀਦੀ ਹੈ।
   (b) Nutrition education ਵਿੱਚ ਲੋਕਾਂ ਦੇ ਸੁਝਾਅਵਾਂ ਨੂੰ ਧਿਆਨ ਨਾਲ ਸੁਣਨਾ ਚਾਹੀਦਾ ਹੈ। ਤੇ ਉਹਨਾਂ ਦੇ according education ਵਿੱਚ change ਕਰਨਾ ਚਾਹੀਦਾ ਹੈ।
   (c) Nutritional education ਦੇਣ ਲਈ health worker ਨੂੰ ਹਰ ਸੋਕ ਦਾ ਜਿਆਦਾ ਤੋਂ ਜਿਆਦਾ ਫਾਇਦਾ ਉਠਾਉਣਾ ਚਾਹੀਦਾ ਹੈ ਜਿਵੇਂ : Hospital, school, ਮਹਿਲਾ-ਮੰਡਲ ਆਦਿ।
   (d) Nutritional education ਦਿੰਦੇ ਸਮੇਂ ਲੋਕਾਂ ਤੋਂ ਵਿੱਚ-ਵਿੱਚ ਪ੍ਰਸਨ ਪੁੱਛਣੇ ਚਾਹੀਦੇ ਹਨ। ਤੇ ਉਹਨਾਂ ਦਾ doubt clear ਕਰਨੇ ਚਾਹੀਦੇ ਹਨ।
   (e) Nutritional education ਦਿੰਦੇ ਸਮੇਂ ਜਿਆਦਾ ਤੋਂ ਜਿਆਦਾ AV AIDS use ਕਰਨੇ ਚਾਹੀਦੇ ਹਨ, ਜਿਸ ਨਾਲ nutrition education ਨੂੰ ਜਿਆਦਾ ਤੋਂ ਜਿਆਦਾ effected ਬਣਾਇਆ ਜਾ ਸਕੇ। ਜਿਵੇਂ : Chart.

Part B: Human Body and Hygiene

Unit 5: ਮਨੁੱਖੀ ਸ਼ਰੀਰ ਤੇ ਸਾਫ-ਸਫਾਈ (Human Body and Hygiene Terminology)
Unit 6: ਆਪਣੀ ਖੁੱਦ ਦੀ ਸਫਾਈ (Personal Hygiene)
Unit 7: ਸ਼ਰੀਰ ਦਾ ਸਭ ਤੋਂ ਚੰਗਾ ਕੰਮ ਕਰਨਾ (Optimal Functioning of the Body)

UNIT 5

ਮਨੁੱਖੀ ਸ਼ਰੀਰ ਤੇ ਸਾਫ-ਸਫਾਈ
(Human Body and Hygiene Terminology)

1. **Anatomy:** ਇਹ ਇੱਕ ਅਜਿਹੀ ਵਿਗਿਆਨ ਦੀ ਸ਼ਾਖਾ ਹੈ। ਜਿਸ ਵਿੱਚ ਸਰੀਰ ਦੇ ਅੰਗਾਂ ਦੀ ਰਚਨਾ ਉਨ੍ਹਾਂ ਦੇ ਸਰੀਰ ਵਿੱਚ ਹੋਰ ਅੰਗਾਂ ਦੇ ਨਾਲ ਤਾਲ-ਮੇਲ ਦਾ ਪਤਾ ਲੱਗਦਾ ਹੈ।
2. **Cell:** ਇਹ body ਦੀ ਸਭ ਤੋਂ ਛੋਟੀ structural and functional unit ਹੈ।
3. **Tissue:** Body ਵਿੱਚ ਬਹੁਤ ਸਾਰੇ cell ਮਿਲ ਕੇ ਇੱਕ tissue ਦਾ ਨਿਰਮਾਣ ਕਰਦੇ ਹਨ। For example, epithelial tissue.
4. **Organ:** ਜਦੋਂ body ਵਿੱਚ ਇੱਕ ਤਰ੍ਹਾਂ ਦੇ tissue ਮਿਲ ਕੇ ਇੱਕ group ਬਣਾ ਲੈਂਦਾ ਹਨ ਤੇ ਉਹ ਇੱਕ organ ਦਾ ਨਿਰਮਾਣ ਕਰਦੇ ਹਨ। For example, lungs, heart, kidney organ system.
5. **Organ system:** Body ਦੇ ਅਲੱਗ-2 organs ਮਿਲ ਕੇ ਇੱਕ system ਦਾ ਨਿਰਮਾਣ ਕਰਦੇ ਹਨ। ਜਿਵੇਂ : Nerves system, respiratory system.
6. **Human body:** ਇਹ ਅਲੱਗ-2 cell, tissue, organ and organ system ਨਾਲ ਮਿਲ ਕੇ ਬਣੀ ਹੁੰਦੀ ਹੈ।
7. **Physiology:** ਇਹ ਵਿਗਿਆਨ ਦੀ ਇੱਕ ਅਜਿਹੀ ਸਾਖਾ ਹੈ। ਜਿਸ ਵਿੱਚ ਸਰੀਰ ਦੇ ਵਿਭਿਨ ਅੰਗਾਂ ਦੀ ਕਾਰਜ਼ਸੈਲੀ ਬਾਰੇ ਵਿੱਚ ਪਤਾ ਲਗਾਇਆ ਜਾਂਦਾ ਹੈ।
8. **Pathology:** Body ਦੇ different parts ਵਿੱਚ ਕੋਈ ਵੀ abnormality ਆਉਣਾ। ਜੋ ਕਿ ਅਪਣੇ body ਦੇ normal function ਨੂੰ effect ਕਰਦੀ ਹੈ। ਉਸਦੀ study ਕਰਨਾ pathology ਕਹਿਲਾਉਂਦਾ ਹੈ।
9. **Cytology:** Study of the cell.
10. **Histology:** Study of the tissue.
11. **Osteology:** Bones ਦੀ study ਕਰਨ ਨੂੰ osteology ਕਹਿੰਦੇ ਹਨ।
12. **Myology:** Muscles ਦੀ study ਕਰਨ ਨੂੰ myology ਕਹਿੰਦੇ ਹਨ।
13. **Arthrology:** Joints ਦੀ study ਕਰਨ ਨੂੰ arthrology ਕਹਿੰਦੇ ਹਨ।
14. **Dermatology:** Skin ਦੀ study ਕਰਨ ਨੂੰ dermatology ਕਹਿੰਦੇ ਹਨ।
15. **Neurology:** Nervous system and ਉਸਦੀ disease ਦੀ study ਕਰਨ ਨੂੰ neurology ਕਹਿੰਦੇ ਹਨ।
16. **Embryology:** Embryo ਦੀ origin, function, growth and development ਦੀ study ਨੂੰ embryology ਕਹਿੰਦੇ ਹਨ।

17. **Anterior:** Body ਜਾਂ organ ਦਾ front part ਨੂੰ anterior ਕਹਿੰਦੇ ਹਨ। ਇਸਨੂੰ ventral surface ਵੀ ਕਿਹਾ ਜਾਂਦਾ ਹੈ।
18. **Posterior:** Body ਜਾਂ organ ਦੀ back side ਨੂੰ posterior ਕਹਿੰਦੇ ਹਨ। ਇਸਨੂੰ dorsal surface ਵੀ ਕਿਹਾ ਜਾਂਦਾ ਹੈ।
19. **Middle:** ਇਹ body ਦੀ central and midline ਹੁੰਦਾ ਹੈ।
20. **Lateral:** Body ਜਾਂ organ ਦੀ right and left side ਨੂੰ lateral ਕਹਿੰਦੇ ਹਨ।
21. **Superior:** ਇਹ Body ਜਾਂ organ ਦਾ upper part ਹੁੰਦਾ ਹੈ।
22. **Inferior:** ਇਹ body ਜਾਂ organ ਦਾ lower part ਹੁੰਦਾ ਹੈ।
23. **Interior:** Body ਦਾ inner part interior ਕਹਿਲਾਉਂਦਾ ਹੈ।
24. **Exterior:** Body ਜਾਂ organ ਦੇ outer part ਨੂੰ exterior ਕਹਿੰਦੇ ਹਨ।
25. **Transverse:** Body ਨੂੰ upper and lower portion ਵਿੱਚ ਵੰਡਣਾ transverse method ਨਾਲ ਹੁੰਦਾ ਹੈ।
26. **Longitudinal:** Body ਜਾਂ organ ਦਾ long axis longitudinal ਕਹਿਲਾਉਂਦਾ ਹੈ ਤੇ ਇਹ body ਨੂੰ right and left ਵਿੱਚ ਵੰਡਦਾ ਹੈ।
27. **Articulation:** ਦੋ ਜਾਂ ਦੋ ਤੋਂ ਜਿਆਦਾ joint ਦੇ ਵਿਚਕਾਰ joints ਨੂੰ articulation ਕਹਿੰਦੇ ਹਨ।
28. **Bony sinus:** Bones ਦੇ ਵਿਚਕਾਰ hollow cavity ਹੋਣਾ। Bony sinus ਕਹਿਲਾਉਂਦਾ ਹੈ।
29. **Septum:** ਇਹ ਇੱਕ ਅਜਿਹਾ part ਹੈ। ਜੋ ਕਿ organ ਜਾਂ body part/cavity ਨੂੰ ਦੋ parts/cavity ਵਿੱਚ divide ਕਰ ਦਿੰਦਾ ਹੈ।
30. **Crest:** Bone ਦੇ sharp ridges ਨੂੰ crest ਕਹਿੰਦੇ ਹਨ।
31. **Suture:** ਇਹ ਇੱਕ immovable bones ਦੇ ਵਿਚਕਾਰ ਦਾ joint ਹੈ। Like: skull bones
32. **Tuberosity:** ਕਿਸੀ ਵੀ bone ਦਾ rough area ਜੋ muscles and ligament ਨੂੰ attachment ਦਿੰਦਾ ਹੈ। ਅਗਰ ਤਾਂ ਉਹ area large ਹੈ ਤਾਂ ਉਸਨੂੰ trochanter ਕਹਿੰਦੇ ਹਨ। ਅਗਰ ਉਹ area small ਹੈ ਤਾਂ ਉਸਨੂੰ tubercle ਕਹਿੰਦੇ ਹਨ।
33. **Diffusion:** Substances ਦੀ movement high concentration ਤੋਂ lower concentration ਤੱਕ ਆਉਣਾ। Diffusion ਕਹਿਲਾਉਂਦਾ, e.g. oxygen lungs ਤੋਂ blood ਵਿੱਚ transfer ਹੋਣਾ।
34. **Osmosis:** Semipermeable membrane ਦੇ ਦੁਆਰਾ molecules ਦੀ movement low concentration ਤੋਂ high concentration ਤੱਕ osmosis ਕਹਿਲਾਉਂਦਾ ਹੈ।
35. **pH (Power of Hydrogen):** Power of hydrogen ਨੂੰ pH ਕਹਿੰਦੇ ਹਨ। Blood ਦਾ normal pH seven ਹੁੰਦਾ ਹੈ।
36. **Acidosis:** ਜਦੋਂ pH normal ਤੋਂ ਘੱਟ ਹੁੰਦੀ ਹੈ। ਤਾਂ ਉਸਨੂੰ acidosis ਕਹਿੰਦੇ ਹਨ।
37. **Alkali:** ਜਦੋਂ pH normal ਤੋਂ ਜਿਆਦਾ ਹੁੰਦੀ ਹੈ ਤਾਂ ਉਸਨੂੰ alkali ਕਹਿੰਦੇ ਹਨ।
38. **Intracellular fluid:** ਜੋ fluid cell ਦੇ ਅੰਦਰ ਪਾਇਆ ਜਾਂਦਾ ਹੈ। ਉਸਨੂੰ intracellular fluid ਕਹਿੰਦੇ ਹਨ। ਇਹ cell ਦੇ ਦੁਆਰਾ ਆਪਣੇ-ਆਪ control ਕੀਤਾ ਜਾਂਦਾ ਹੈ।

39. **Extracellular fluid:** ਜੋ fluid cell ਦੇ ਬਾਹਰ ਪਾਇਆ ਜਾਂਦਾ ਹੈ। ਉਸਨੂੰ extra cellular fluid ਕਹਿੰਦੇ ਹਨ। ਇਸ ਵਿੱਚ blood, plasma, CSF lymph ਪਾਏ ਜਾਂਦੇ ਹਨ।
40. **Enzyme:** ਇਹ ਇੱਕ type ਦਾ protein ਹੈ। ਜੋ ਕਿ living cells ਦੇ ਦੁਆਰਾ produce ਹੁੰਦਾ ਹੈ। ਇਹ body ਵਿੱਚ chemical reaction ਦੇ ਲਈ responsible ਹੁੰਦਾ ਹੈ।

CELL

Definition: ਇਹ ਸਾਡੀ body ਦੀ ਸੱਭ ਤੋਂ ਛੋਟੀ structural ਅਤੇ functional unit ਹੈ।

Structure of Cell

1. **Plasma membrane:** Plasma membrane ਦੁਆਰਾ ਢਕੇ ਹੋਏ ਹੁੰਦੇ ਹਨ। Plasma membrane ਦੇ ਅੰਦਰੂਨੀ ਭਾਗ ਨੂੰ ਬਾਹਰੀ ਵਾਤਾਵਰਣ ਤੋਂ ਬਚਾਉਦੀ ਹੈ। ਇਸ ਲਈ ਇਹ ਸੈਲ ਦੇ ਅੱਗੇ gatekeeper ਦਾ ਕੰਮ ਕਰਦੀ ਹੈ।

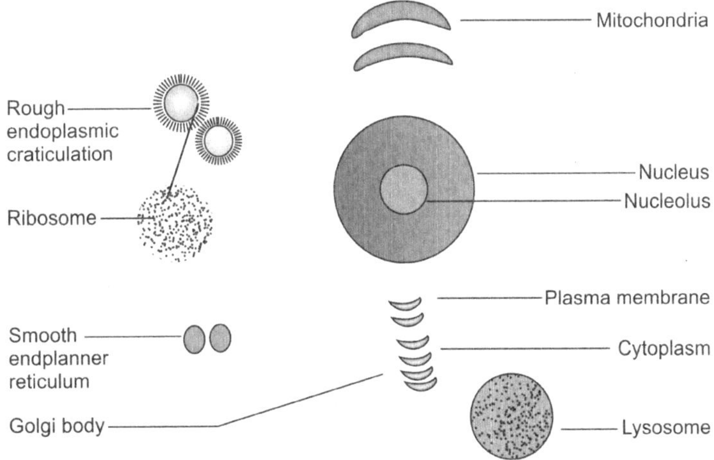

Fig. 5.1: Cell

2. **Nucleus:** ਇਹ ਸੈਲ ਦੇ ਸੱਭ ਤੋਂ ਵੱਡੇ ਭਾਗ ਵਿੱਚ ਪਾਇਆ ਜਾਂਦਾ ਹੈ। Red blood cell ਨੂੰ ਛੱਡ ਕੇ body ਦੇ ਸਾਰੇ cells ਵਿੱਚ nucleus ਪਾਇਆ ਜਾਂਦਾ ਹੈ। Nucleus ਦੇ ਅੰਦਰ nucleolus ਪਾਇਆ ਜਾਂਦਾ ਹੈ। ਇਸ ਵਿੱਚ chromosomes ਹੁੰਦੇ ਹਨ ਜੋ ਸਾਡੀ heredity ਨੂੰ ਕੰਟਰੋਲ ਕਰਦੇ ਹਨ।
3. **Cytoplasm:** ਸਾਰੇ cells ਵਿੱਚ ਇੱਕ ਦ੍ਰਵ ਪਦਾਰਥ ਪਾਇਆ ਜਾਂਦਾ ਹੈ ਜਿਸਨੂੰ cytoplasm ਕਹਿੰਦੇ ਹਨ। ਇਹ cell ਨੂੰ ਕਲਰ ਪ੍ਰਦਾਨ ਕਰਦਾ ਹੈ।
4. **Organelles**
   (i) **Endoplasmic reticulum:** ਇਹ ਇੱਕ ਅਜਿਹੀ ਬਨਾਵਟ ਹੈ ਜੋ cell ਨੂੰ ਸਹਾਰਾ ਪ੍ਰਦਾਨ ਕਰਦੀ ਹੈ। ਇਹ ਦੋ ਪ੍ਰਕਾਰ ਦੀ ਹੁੰਦੀ ਹੈ :
      (a) **Rough endoplasmic reticulum:** ਇਹ reticulum ribosome ਨਾਲ ਜੁੜਿਆ ਹੁੰਦਾ ਹੈ।
      (b) **Smooth endoplasmic reticulum:** ਇਹ reticulum ribosome ਨਾਲ ਨਹੀਂ ਜੁੜਿਆ ਹੁੰਦਾ।

(ii) **Golgi body:** ਇਹ cell ਵਿੱਚ ਪ੍ਰੋਟੀਨ ਬਣਾਉਣ ਦਾ ਕੰਮ ਕਰਦੀ ਹੈ।

(iii) **Mitochondria:** ਇਹ cell ਵਿੱਚ ਪਾਈ ਜਾਣ ਵਾਲੀ ਅਜਿਹੀ structure ਹੈ ਜੋ ਸੈਲ ਨੂੰ energy ਪ੍ਰਦਾਨ ਕਰਦੀ ਹੈ। ਜਿਸ ਤੋਂ cell ਆਪਣੇ ਕੰਮਾਂ ਨੂੰ ਚੰਗੇ ਤਰੀਕੇ ਨਾਲ ਕਰ ਸਕਦਾ ਹੈ। ਇਸਨੂੰ power house of the cell ਵੀ ਕਿਹਾ ਜਾਂਦਾ ਹੈ।

(iv) **Lysosome:** ਇਹ ਸੈਲ ਵਿੱਚ ਪਾਈ ਜਾਣ ਵਾਲੀ ਅਜਿਹੀ ਬਨਾਵਟ ਹੈ ਜੋ ਸੈਲ ਵਿੱਚ ਪਾਏ ਜਾਣ ਵਾਲੇ ਫਾਲਤੂ ਪਦਾਰਥਾਂ ਨੂੰ ਖਾਣ ਦਾ ਕੰਮ ਕਰਦੀ ਹੈ। ਇਸ ਲਈ ਇਸਨੂੰ suicide bag ਵੀ ਕਿਹਾ ਜਾਂਦਾ ਹੈ।

Functions of Cell:

1. Cell ਸਾਡੀ ਪਾਚਨ ਕਿਰਿਆ ਵਿੱਚ help ਕਰਦਾ ਹੈ।
2. Cell ਸਾਡੀ body ਦੀ growth and development ਵਿੱਚ help ਕਰਦਾ ਹੈ।
3. Cell lungs (ਫੇਫੜੇ) ਤੋਂ ਆਕਸੀਜਨ ਲੈ ਕੇ blood ਦੇ ਦੁਆਰਾ tissue ਤੱਕ ਪਹੁੰਚਾਉਂਦਾ ਹੈ।
4. Cell body ਤੋਂ ਫਾਲਤੂ ਪਦਾਰਥਾਂ ਤੋਂ ਬਾਹਰ ਕੱਢਦਾ ਹੈ। External skin ਤੋਂ ਪਸੀਨੇ ਨੂੰ, kidney ਤੋਂ urine ਬਾਹਰ ਕੱਢਣਾ।
5. Cell body ਦੇ ਵਿੱਚ ਕਈ ਪ੍ਰਕਾਰ ਦੇ movement ਵਿੱਚ help ਕਰਦਾ ਹੈ। For example, ਚਲਣਾ-ਫਿਰਨਾ ਆਦਿ।
6. Cell body (ਮਹਿਸੂਸ) receive ਕਰਦਾ ਹੈ। For example, pain, touch.
7. Cell body ਦੇ ਵਿੱਚ ਕਈ ਤਰ੍ਹਾਂ ਦੇ disease ਤੋਂ ਬਚਾਉਂਦੇ ਹਨ। ਇਹ immunity ਪ੍ਰਦਾਨ ਕਰਦੇ ਹਨ।
8. Cell reproduction ਵਿੱਚ help ਕਰਦਾ ਹੈ।

TISSUE

ਬਹੁਤ ਸਾਰੇ cell ਮਿਲ ਕੇ ਇੱਕ tissue ਦਾ ਨਿਰਮਾਣ ਕਰਦੇ ਹਨ। ਇਨ੍ਹਾਂ ਟਿਸ਼ੂਆ ਦੇ ਨਾਂ ਅਲੱਗ-ਅਲੱਗ ਹੁੰਦੇ ਹਨ। ਇਨ੍ਹਾਂ ਦੇ ਨਾਂ ਇੰਨ੍ਹਾ ਦੇ functions ਦੇ ਆਧਾਰ ਤੇ ਰੱਖੇ ਜਾਂਦੇ ਹਨ। ਸਾਰੇ tissue ਦੇ size and shape ਅਲੱਗ-ਅਲੱਗ ਹੁੰਦੇ ਹਨ। ਇਹ ਸਾਡੀ skin ਦਾ ਨਿਰਮਾਣ ਕਰਦੇ ਹਨ।

Types of Tissue

Tissue ਚਾਰ ਪ੍ਰਕਾਰ ਦੇ ਹੁੰਦੇ ਹਨ :

1. Epithelial tissue
2. Connective tissue
3. Muscular tissue
4. Nervous tissue (neurons, neuroglia)

Epithelial Tissue

ਇਹ ਟਿਸ਼ੂ ਸਾਡੀ skin ਦਾ ਨਿਰਮਾਣ ਕਰਦੇ ਹਨ। ਅਤੇ ਇਨ੍ਹਾਂ ਟਿਸ਼ੂਆ ਦੇ ਸਮੂਹ ਨੂੰ epithelial tissue ਕਹਿੰਦੇ ਹਨ। ਇਹ body ਦੀ covering cavity, gland type ਵਿੱਚ ਪਾਏ ਜਾਂਦੇ ਹਨ।

ਸਰੀਰ ਦੇ ਉਹ ਭਾਗ ਜੋ hormone secretion ਬਣਾਉਣਂਦੇ ਹਨ ਉਨ੍ਹਾਂ ਨੂੰ gland ਕਹਿੰਦੇ ਹਨ।

Function of Epithelial Tissue

1. **Protection:** ਇਹ ਸਾਰੇ ਸਰੀਰ ਵਿੱਚ covering ਦਾ ਕੰਮ ਕਰਦੇ ਹਨ। ਕਿਉਂਕਿ skin epithelial tissue ਤੋਂ ਹੀ ਬਣਦੀ ਹੈ। ਇਸ ਲਈ ਇਹ tissue ਨੂੰ ਸੁਰਖਿੱਆ ਪ੍ਰਦਾਨ ਕਰਦੇ ਹਨ।
2. **Excretion:** ਇਹ ਬਹੁਤ ਸਾਰੇ waste product ਨੂੰ ਬਾਹਰ ਕੱਢਦੇ ਹਨ।
3. **Absorption:** ਇਹ ਕੁੱਝ ਤੱਤਾਂ ਨੂੰ ਆਪਣੇ ਅੰਦਰ ਸੋਖ ਲੈਂਦਾ ਹੈ।

Parts of Epithelial Tissue

1. **Simple epithelial tissue:** ਇਹ cells ਦੀ single layer ਦੇ ਨਾਲ ਬਣੇ ਹੁੰਦੇ ਹਨ। ਅਤੇ ਇਨ੍ਹਾਂ ਨੂੰ 4 ਭਾਗਾਂ ਵਿੱਚ divide ਕੀਤਾ ਜਾਂਦਾ ਹੈ। ਇਸ ਦਾ main function absorption ਅਤੇ secretion ਹੈ।
   (a) Squamous tissue: ਇਹ flat cell ਨਾਲ ਬਣੇ ਹੁੰਦੇ ਹਨ। ਇਹ ਮੁੱਖ ਰੂਪ ਨਾਲ heart, lungs and blood vessels ਵਿੱਚ ਪਾਏ ਜਾਂਦੇ ਹਨ।

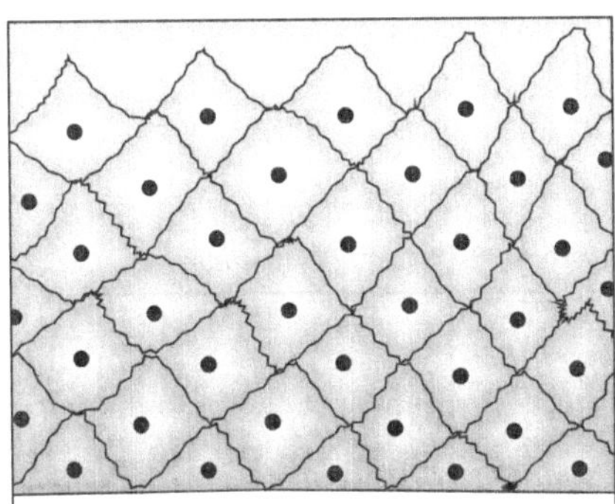

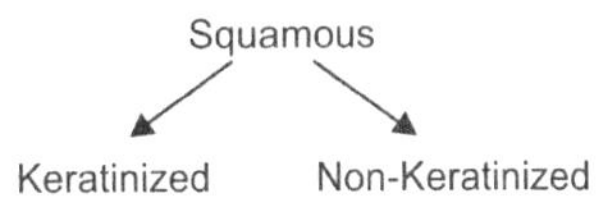

Fig. 5.2: Squamous epithelial tissue

   (b) Cuboidal tissue: ਇਹ cube ਦੇ ਆਕਾਰ ਦੇ ਸੈਲ ਨਾਲ ਬਣੇ ਹੁੰਦੇ ਹਨ। ਇਹ ਮੁੱਖ ਰੂਪ ਵਿੱਚ kidney and gland ਵਿੱਚ ਪਾਏ ਜਾਂਦੇ ਹਨ।

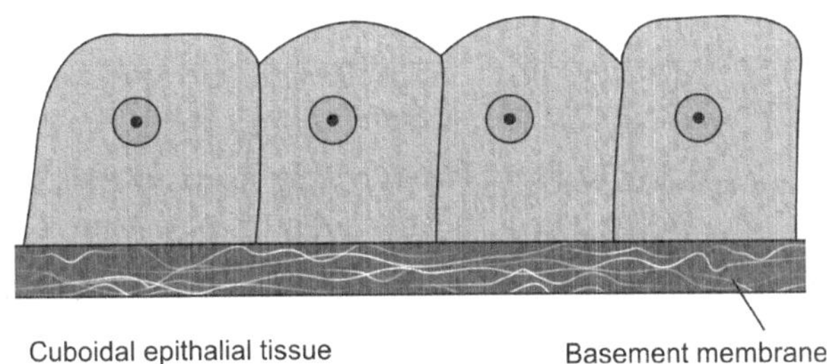

Fig. 5.3: Cuboidal epithelial tissue

   (c) Columnar tissue: ਇਹ columnar ਆਕਾਰ ਦੇ ਸੈਲ ਤੋਂ ਬਣੇ ਹੁੰਦੇ ਹਨ। ਇਹ ਮੁੱਖ ਰੂਪ ਤੋਂ absorption ਦਾ ਕੰਮ ਕਰਦੇ ਹਨ ਤੇ ਇਹ elementary canal ਨੂੰ ਬਣਾਉਂਦੇ ਹਨ।

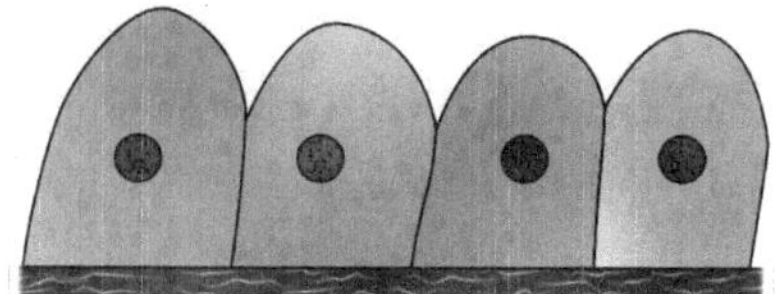

Fig. 5.4: Columnar epithelial tissue

(d) Ciliated tissue: ਇਹ ਛੋਟੇ-ਛੋਟੇ hair ਦੀ ਤਰ੍ਹਾਂ ਸੈਲ ਤੋਂ ਬਣੇ ਹੁੰਦੇ ਹਨ। ਇਨ੍ਹਾਂ hairs ਨੂੰ cilia ਕਹਿੰਦੇ ਹਨ। ਇਹ cell ਮੁੱਖ ਰੂਪ ਨਾਲ internal tubal ਅਤੇ respiratory tract ਵਿੱਚ ਪਾਏ ਜਾਂਦੇ ਹਨ।

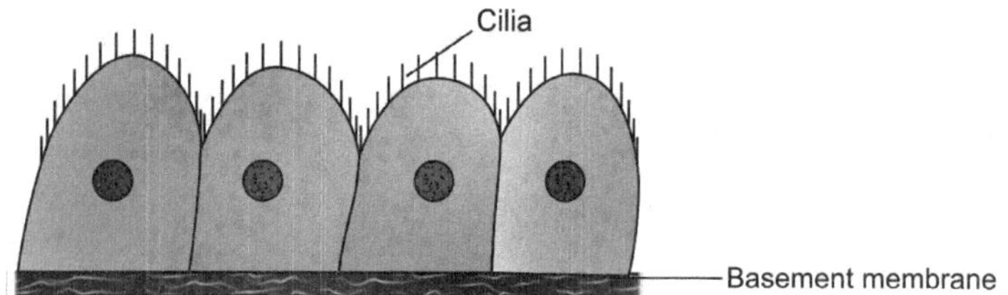

Fig. 5.5: Ciliated epithelial tissue

Columnar Tissue

Ciliated	Nonciliated

2. **Striatified epithelial tissue:** ਇਸ ਦੇ ਅੰਦਰ ਸੈਲ ਦੀ ਬਹੁਤ ਸਾਰੀ layer ਪਾਈਆ ਜਾਂਦੀਆਂ ਹਨ। ਜੋ ਲੰਬੇ, ਚਪਟੇ ਅਲੱਗ-ਅਲੱਗ ਪ੍ਰਕਾਰ ਦੇ cells ਤੋਂ ਬਣੀ ਹੁੰਦੀ ਹੈ। ਇਨ੍ਹਾਂ cells ਦੀ ਸੱਭ ਤੋਂ ਨੀਚੇ ਵਾਲੀ layer ਨੂੰ basement membrane ਕਹਿੰਦੇ ਹਨ। ਇਹ ਦੋ ਪ੍ਰਕਾਰ ਦਾ ਹੁੰਦਾ ਹੈ :
   (i) Stratified squamous tissue
   (ii) Transitional epithelial tissue

Muscular Tissue

Definition: ਇਹ ਸਾਡੀ body ਦੇ muscle ਬਣਾਉਣ ਦਾ ਕੰਮ ਕਰਦੇ ਹਨ। ਇਹ ਸਾਡੀ ਮਾਸ਼ ਪੇਸ਼ੀਆਂ ਦੇ contraction ਅਤੇ relaxation ਕਰਵਾਉਣ ਵਿੱਚ ਮਦਦ ਕਰਦੇ ਹਨ। ਸਾਡੇ ਸਰੀਰ ਵਿੱਚ ਤਿੰਨ ਪ੍ਰਕਾਰ ਦੇ muscular tissue ਪਾਏ ਜਾਂਦੇ ਹਨ ਜੋ ਨਿਮਨਲਿਖਿਤ ਹਨ :

1. **Striated/voluntary muscular tissue:** ਇਹ ਉਹ tissue ਹੁੰਦੇ ਹਨ ਜੋ ਮਨੁੱਖ ਦੀ ਇੱਛਾ ਦੇ ਅਨੁਸਾਰ ਕੰਮ ਕਰਦੇ ਹਨ। ਇਸ ਲਈ ਇਨ੍ਹਾਂ ਨੂੰ voluntary muscles ਕਿਹਾ ਜਾਂਦਾ ਹੈ ਜਿਸ ਦੀ ਲੰਬਾਈ ਬਹੁਤ ਜਿਆਦਾ ਹੁੰਦੀ ਹੈ ਇਹ muscles ਲੰਬੇ-ਲੰਬੇ muscles fibre ਤੋਂ ਮਿਲਦੇ ਬਣੇ ਹੁੰਦੇ ਹਨ। For example, bisepes muscles, Tripes muscle.
2. **Nonstriated/non voluntary muscular (smooth) Tissue:** Involuntary muscle ਉਹ ਹੁੰਦੇ ਹਨ ਜੋ ਮਨੁੱਖ ਦੀ ਇੱਛਾ ਦੇ ਅਨੁਸਾਰ ਕੰਮ ਨਹੀਂ ਕਰਦੇ। ਇਨ੍ਹਾਂ muscles ਨੂੰ ਆਪਣੇ ਕੰਮ ਦਾ ਧਿਆਨ ਹੁੰਦਾ ਹੈ। ਇਹ muscles ਆਪਣੇ ਆਪ work ਕਰਦੇ ਹਨ। For example, muscles of the heart, muscles of the blood vessels, muscles of GIT (Gastrointestinal tract)
   ਇਹ muscles autonomic system ਦੇ ਅਧੀਨ ਕੰਮ ਕਰਦੇ ਹਨ।

3. **Cardiac muscles (Heart system):** ਇਹ ਉਹ muscles ਹਨ ਜੋ ਕੇਵਲ heart ਵਿੱਚ ਪਾਏ ਜਾਂਦੇ ਹਨ।

Connective Tissue

Connective tissue ਸਾਡੇ ਸਾਰੇ tissue ਦੀ ਤੁਲਨਾ ਵਿੱਚ ਸੱਭ ਤੋਂ ਅਧੀਨ ਪਾਏ ਜਾਂਦੇ ਹਨ ਇਹ ਸਾਡੀ body organs ਨੂੰ ਇੱਕ ਦੂਸਰੇ ਨਾਲ ਜੋੜਦੇ ਹਨ। ਇਹ ਉਨ੍ਹਾਂ cells ਤੋਂ ਮਿਲਕੇ ਬਣਦੇ ਹਨ ਜੋ ਨਿਮਨ-ਨਿਖਿਤ ਹਨ :

1. **Fibroplast cells:** ਇਹ ਸਾਡੇ ਸਰੀਰ ਵਿੱਚ tissue ਦੀ repair ਕਰਦਾ ਹੈ। ਅਤੇ ਇਹ cell formulation tissue ਦਾ ਨਿਰਮਾਣ ਕਰਦੇ ਹਨ।
2. **Fat cell:** ਇਸ ਨੂੰ adipose tissue ਵੀ ਕਿਹਾ ਜਾਂਦਾ ਹੈ। ਸਾਡੇ cell ਦਾ ਸਾਇਜ਼ ਅਤੇ shape ਸਰੀਰ ਵਿੱਚ ਸਥਿਤ fat ਦੇ ਉੱਪਰ depend ਕਰਦਾ ਹੈ।
3. **Microphage cell:** ਇਹ cell body ਨੂੰ ਸੁੱਰਖਿਆ ਪ੍ਰਦਾਨ ਕਰਦੇ ਹਨ ਅਤੇ body ਵਿੱਚ ਸਥਿਤ dead cell bacteria ਅਤੇ foreign body ਆਦਿ ਨੂੰ ਖਾਣ ਦਾ ਕੰਮ ਕਰਦੇ ਹਨ। ਇਹ cell body ਵਿੱਚ defence mechanisms ਦੇ ਦੁਆਰਾ ਬਿਮਾਰੀਆਂ ਦੇ ਨਾਲ ਲੜਨ ਦੀ ਤਾਕਤ ਪੈਦਾ ਕਰਦੇ ਹਨ।
4. **Leukocytes cell:** ਇਨ੍ਹਾਂ cells ਨੂੰ WBC ਕਿਹਾ ਜਾਂਦਾ ਹੈ। ਅਤੇ ਇਹ cell ਸਾਡੀ body ਨੂੰ infection ਤੋਂ ਬਚਾਉਦੇ ਹਨ।

   Histamine: Anti allergic, **Heparin:** Blood ਨੂੰ clot ਹੋਣ ਤੋਂ ਰੋਕਦਾ ਹੈ (ਜਮਣ ਤੋਂ)
5. **Mast cell:** ਇਹ cell ਵੀ connective tissue ਵਿੱਚ ਪਾਏ ਜਾਂਦੇ ਹਨ। ਇਹ ਸਾਡੀ body ਨੂੰ infection ਤੋਂ ਬਚਾਉਦੇ ਹਨ। (Most allergy ਨੂੰ ਰੋਕਦੇ ਹਨ ਤੇ ਜਦੋਂ skin injury) ਹੁੰਦੀ ਹੈ ਤਾਂ ਇਹ ਕੰਮ ਕਰਦੇ ਹਨ।

Types of Connective Tissue:

1. **Loose Areolar connective tissue:** ਇਹ tissues ਸਾਰੇ cell ਵਿੱਚ ਫੈਲੇ ਹੁੰਦੇ ਹਨ। ਇਸ tissue ਦਾ matrix (matrix ਜੈਲੀ ਜਿਹਾ ਅਰਧ-ਠੋਧ (semisolid) ਪਦਾਰਧ ਹੁੰਦਾ ਹੈ) tissue ਨਹਮ ਜੈਲੀ ਜਿਹਾ ਹੁੰਦਾ ਹੈ। ਇਹ tissues ਦੂਸਰੇ tissues ਨੂੰ ਜੋੜਦੇ ਹਨ ਅਤੇ ਉਨ੍ਹਾਂ ਨੂੰ ਸਹਾਰਾ ਦਿੰਦੇ ਹਨ। For example, skin ਦੇ ਨੀਚੇ, ਖੂਨ ਵਹਿਣੀਆਂ ਅਤੇ ਆਤ ਨੂੰ ਸਹਾਰਾ ਦੇਣਾ। ਗ੍ਰਥੀਆਂ ਦੇ secretory cells ਦੀ ਸਹਾਇਓਿ ਕਰਨਾ।

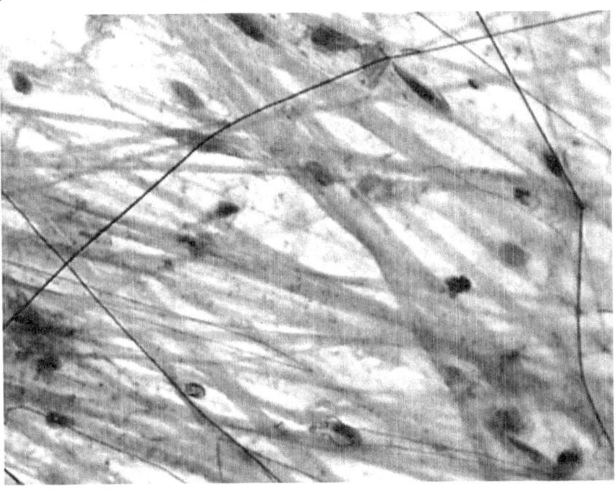

Fig. 5.6: Loose areolar connective tissue

2. **Adipose tissue:** ਇਸ ਨੂੰ (fat tissue ਵੀ ਕਹਿੰਦੇ ਹਨ) ਇਸ ਵਿੱਚ fat cells ਹੁੰਦੇ ਹਨ। ਇਸ ਦੇ matrix ਵਿੱਚ fat ਦੇ ਛੋਟੇ-ਛੋਟੇ lobules ਹੁੰਦੇ ਹਨ। ਇਹ kidney ਦੀ ਸੁਰੱਖਿਆ ਕਰਦਾ ਹੈ। ਇਹ ਦੋ ਪ੍ਰਕਾਰ ਦੇ ਹੁੰਦੇ ਹਨ।

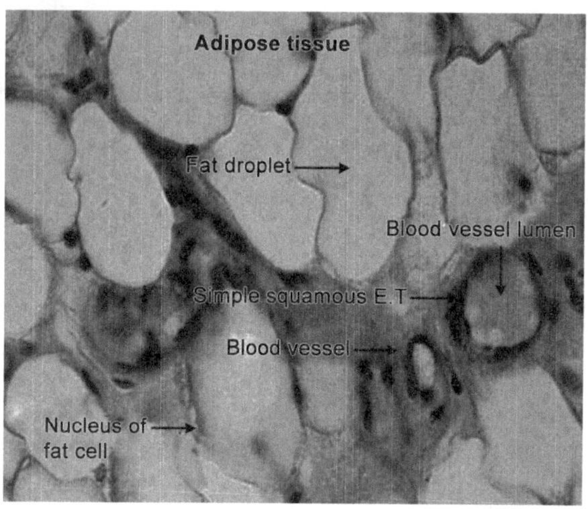

Fig. 5.7: Adipose tissue

(a) White adipose tissue: ਇਹ ਸਰੀਰ ਦੇ ਭਾਰ ਦਾ 20% ਤੋਂ 25% ਹੁੰਦੇ ਹਨ। ਇਹ tissue kidney, eyes, ਮਾਸ ਪੇਸ਼ੀਆਂ ਦੀ ਬਨਾਵਟ (fibres) ਅਤੇ skin ਦੇ ਥੱਲੇ ਪਾਏ ਜਾਂਦੇ ਹਨ। ਇਹ ਸਰੀਰ ਦੇ ਤਾਪ ਨੂੰ ਬਣਾਏ ਰੱਖਣ ਲਈ ਰੋਧਕ ਪਦਾਰਥ (insulating material) ਦਾ ਕੰਮ ਕਰਦਾ ਹੈ।

(b) Brown adipose tissue: ਇਸ ਪ੍ਰਕਾਰ ਦੇ tissue newborn body ਵਿੱਚ ਪਾਏ ਜਾਂਦੇ ਹਨ। White adipose tissue ਦੇ ਮੁਕਾਬਲੇ ਇਨ੍ਹਾਂ ਵਿੱਚ cells ਦਾ ਜਟਿਲ ਜਾਲ ਹੁੰਦਾ ਹੈ।

3. **Dense connective tissue:**

(a) Fibrous tissue: ਇਨ੍ਹਾਂ tissues ਵਿੱਚ ਤੰਤੂਆਂ ਦੇ regular ਜਾਂ irregular ਰੂਪ ਨਾਲ ਵਿਵਸਥਿਤ (arrange) ਹੁੰਦੇ ਹਨ। ਇਨ੍ਹਾਂ ਦੀਆਂ ਵਿਸੇਸਤਾਵਾਂ ਇਸ ਪ੍ਰਕਾਰ ਹਨ :

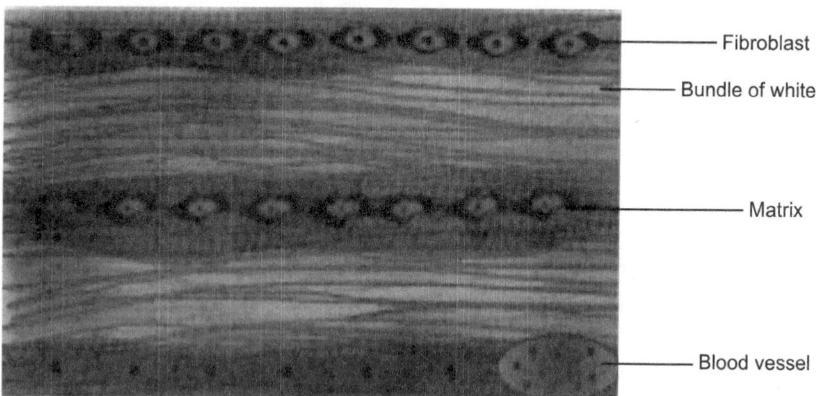

Fig. 5.8: Dense connective tissue

- ਇਹ ਮਾਸ਼ਪੇਸ਼ਿਆ ਨੂੰ ਹੱਡਿਆ ਨਾਲ ਜੋੜਦੇ ਹਨ।
- ਇਹ ligaments ਦੇ ਦੁਆਰਾ ਹੱਢਿਆ ਨੂੰ ਆਪਸ ਵਿੱਚ ਬਨਦੇ ਹਨ।
- ਹੱਡੀਆਂ ਦੀ ਸੁਰਖਿਆ ਦੇ ਲਈ outer covering ਬਣਾਉਦੇ ਹਨ। ਇਸ ਨੂੰ periosteum ਕਹਿੰਦੇ ਹਨ।
- ਇਹ ਕੁੱਝ ਅੰਗਾਂ ਦੀ outer protective covering ਬਣਾਉਦੇ ਹਨ। For example, kidneys, brain ਅਤੇ lymph node ਨੂੰ ਢੱਕਦੇ ਹਨ।

(b) Elastic tissue: Elastic tissue ਵਿੱਚ elastic fibers ਦੇ ਗਰੁੱਪ (ਸਮੂਹ) ਹੁੰਦੇ ਹਨ। ਜੋ ਕਿ (capable) ਫੈਲਣ ਅਤੇ ਸੁੰਗੜਨ ਦੇ (racial) capable ਹੁੰਦੇ ਹਨ। ਇਹ ਨਿਮਨ ਲਿਖਿਤ ਸਥਾਨਾਂ ਤੇ ਪਾਏ ਜਾਂਦੇ ਹਨ :

- Blood vessels ਦੀਆਂ ਕੰਧਾਂ (walls) ਵਿੱਚ
- Epiglottis
- Outer ear

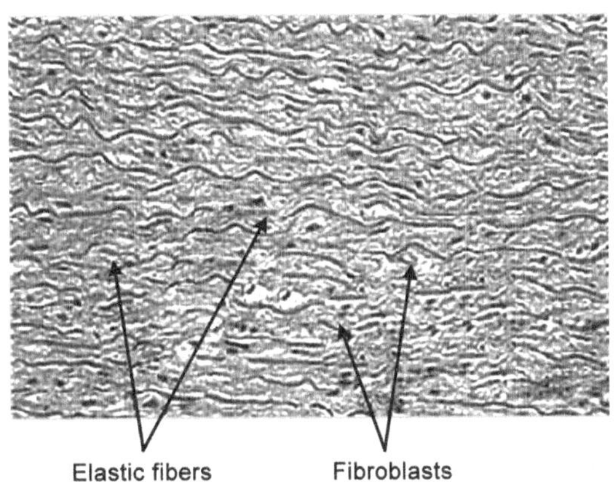

Fig. 5.9: Elastic connective tissue

4. **Blood connective tissue:** Blood ਇੱਕ connective tissue ਹੈ ਇਹ ਸਾਡੀ body ਵਿੱਚ transportation (ਇੱਕ ਥਾਂ ਤੋਂ ਦੂਜੀ ਥਾਂ ਲੈਜਾਣ) ਦਾ ਕੰਮ ਕਰਦਾ ਹੈ। ਇਹ ਲਗਭਗ body ਦੇ weight ਦਾ 7% ਹੁੰਦਾ ਹੈ। ਇੱਕ 70 kg ਦੇ ਅੰਦਰ 5.6 litre blood ਹੁੰਦਾ ਹੈ। Blood ਵਿੱਚ mainly ਚਾਰ ਚੀਜ਼ਾ ਪਾਇਆਂ ਜਾਂਦੀਆਂ ਹਨ।

   (a) Plasma

   (b) RBC Red Blood cell

   (c) WBC

   (d) Platelets

   RBC: Erythrocyte, **Platelets:** Thrombocyte, **WBC:** Leukocyte

   Blood ਵਿੱਚ plasma ਦੀ ਮਾਤਰਾ 55% RBC, WBC, platelets ਦੀ ਮਾਤਰਾ 40.5% ਹੁੰਦੀ ਹੈ।

5. **Lymph connective tissue:** ਇਹ connective tissue ਦੇ ਦੁਆਰਾ ਬਣਾਇਆਂ ਗਿਆ ਤਰਲ ਪਦਾਰਥ ਹੈ ਜੋ plasma WBC ਤੋਂ ਮਿਲਕਰ ਕੇ ਬਣਿਆ ਹੁੰਦਾ ਹੈ। ਇਸ ਕਾਰਣ lymph colourless ਹੁੰਦਾ ਹੈ। Lymph ਸਾਡੀ

body ਵਿੱਚਣ protection ਅਤੇ transportation ਦਾ ਕੰਮ ਕਰਦਾ ਹੈ। Lymph ਸਾਡੀ body ਵਿੱਚ tonsils ਵਿੱਚ ਪਾਇਆ ਜਾਂਦਾ ਹੈ।

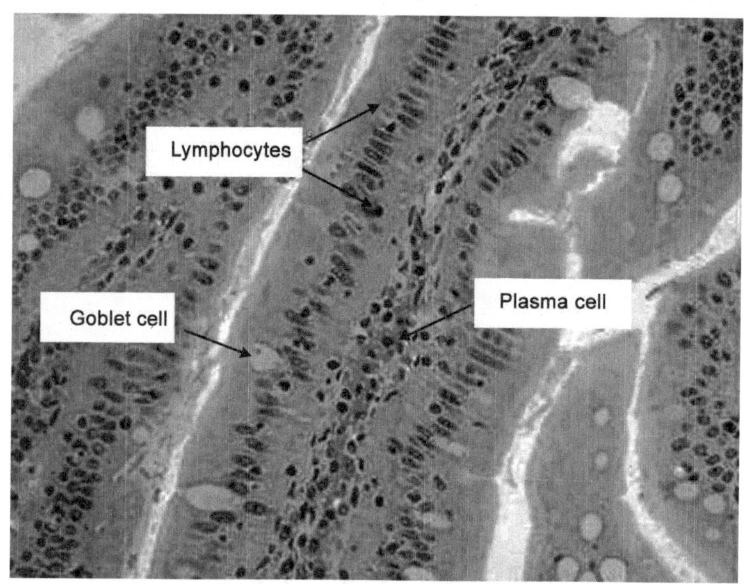

Fig. 5.10: Lymph connective tissue

6. **Bone connective tissue:** ਇਹ ਇੱਕ ਵਿਸ਼ੇਸ ਪ੍ਰਕਾਰ ਦਾ connective tissue ਹੈ ਜਿਸਨੂੰ bone ਜਾਂ ਹੱਡੀ ਕਿਹਾ ਜਾਂਦਾ ਹੈ। ਇਹ calcium ਅਤੇ phosphorus ਤੋਂ ਮਿਲਕੇ ਬਣਿਆ ਹੈ। ਜੋ ਸਾਡੀ body ਵਿੱਚ skeletal ਦਾ ਕੰਮ ਕਰਦਾ ਹੈ ਇਹ ਸਾਡੀ body ਵਿੱਚ ਢਾਂਚੇ ਅਤੇ ਬਨਾਵਟ ਦਾ ਅਧਾਰ ਹੁੰਦਾ ਹੈ ਇਹ ਸਾਡੀ body ਵਿੱਚ ਤਾਕਤ ਅਤੇ ਮਜਬੂਤੀ ਪ੍ਰਦਾਨ ਕਰਨ ਵਾਲਾ tissue ਹੈ ਇਹ ਦੋ ਪ੍ਰਕਾਰ ਦਾ ਹੁੰਦਾ ਹੈ।

   (a) Compact bone (b) Spongy bone

7. **Cartilage connective tissue:** Cartilage tissue ਨਾ bone ਦੀ ਤਰ੍ਹਾਂ hard ਹੁੰਦਾ ਹੈ ਤੇ ਨਾ ਹੀ muscles ਦੀ ਤਰ੍ਹਾਂ soft ਹੁੰਦਾ ਹੈ ਜਿਵੇਂ ਕਿ ਸਾਡੇ ear ਦੀ outer side ਜੋ ਕਿ ਨਾ soft ਤੇ ਨਾ hard ਹੁੰਦੀ ਹੈ। ਇਸਨੂੰ cartilage ਕਹਿੰਦੇ ਹਨ। Cartilage tissue ਦਾ ਇੱਕ type ਹੈ ਜੋ body ਦੇ ਤਿੰਨ-ਤਿੰਨ ਸਥਾਨਾਂ ਤੇ ਪਾਇਆ ਜਾਂਦਾ ਹੈ ਇਸਦੇ ਤਿੰਨ ਪ੍ਰਕਾਰ ਹੁੰਦੇ ਹਨ :

   (a) **Hyaline cartilage:** Hyaline cartilage ਨਿਮਨਲਿਖਿਤ ਥਾਵਾਂ ਤੇ ਪਾਏ ਜਾਂਦੇ ਹਨ :
      - ਲੰਬੀਆਂ ਹੱਡੀਆਂ ਦੇ end ਵਿੱਚ (Long body ਦੇ end ਵਿੱਚ)
      - ਪਸਲੀਆਂ ਦੇ ਸਾਹਮਣੇ (Ribs) ਵਾਲੇ end ਵਿੱਚ
      - Larynx (ਸਵਰ ਤੱਤਰ), ਸਾਹ ਨਲੀ ਅਤੇ ਦੇ ਸਾਹ ਨਲੀ ਦੇ ਭਾਗਾਂ ਵਿੱਚ।

   (b) **Fibre cartilage:** ਇਸ ਪ੍ਰਕਾਰ ਦੇ tissue ਨਿਮਨ-ਲਿਖਿਤ ਸਥਾਨਾਂ ਤੇ ਪਾਏ ਜਾਂਦੇ ਹਨ :
      - Vertebral column ਦੀ interior tissue disc
      - ਗੋਡਿਆ ਦੀ ਅਰਧ-ਚੱਕਰ cartilage

(c) **Elastic cartilage:** ਇਸ ਪ੍ਰਕਾਰ ਦਾ cartilage ਨਿਮਨ ਸਥਾਨਾਂ ਤੇ ਪਾਇਆ ਜਾਂਦਾ ਹੈ :

- Epiglottis of larynx
- Outer ear (ਕੰਨ ਦੇ ਅੰਦਰ ਦੀ ਨਾਲ)
- Auditory tube

BLOOD

Blood ਇੱਕ connective tissue ਦਾ ਪ੍ਰਕਾਰ ਹੈ। ਇਹ ਸਰੀਰ ਦੇ cell ਅਤੇ ਬਾਹਰੀ ਵਾਤਾਵਰਣ ਦੇ ਵਿਚਕਾਰ ਸੰਪਰਕ ਵਿੱਚ ਸਹਾਇਤਾ ਕਰਦਾ ਹੈ। Blood ਸਰੀਰ ਦੇ ਕੁਲ weight ਦਾ 7% ਹੁੰਦਾ ਹੈ। ਇੱਕ 70 kg weight ਵਾਲੇ ਵਿਅਕਤੀ ਵਿੱਚ ਲਗਪਗ 5.6 ਲੀਟਰ blood ਹੁੰਦਾ ਹੈ।

ਖੂਨ (Blood) ਦਾ ਨਾਲ ਰੰਗ ਆਕਸੀਜਨ ਯੁਕਤ hemoglobin ਦੇ ਕਾਰਨ ਹੁੰਦਾ ਹੈ। ਜੇਕਰ ਇਸ ਵਿੱਚ ਆਕਸੀਜਨ ਨਾ ਹੋਵੇ ਤਾਂ ਇਹ ਨੀਲੇ ਅਤੇ ਗਹਿਰੇ ਰੰਗ ਦਾ ਦਿਖਾਈ ਦਿੰਦਾ ਹੈ।

Functions of Blood

1. Blood ਦੇ lungs ਤੋਂ ਸਰੀਰ ਦੇ tissues ਤੱਕ ਆਕਸੀਜਨ ਅਤੇ cells ਤੋਂ lungs ਤੱਕ ਕਾਰਬਨ ਡਾਇਆਕਸਾਈਡ (CO_2) ਪਹੁੰਚਾਉਂਦਾ ਹੈ।
2. Blood ਪੋਸ਼ਕ ਤੱਤਾਂ ਨੂੰ ਪਾਚਕ ਨਾਲੀ ਤੋਂ tissues ਅਤੇ cells ਤੱਕ ਪਹੁੰਚਾਉਂਦਾ ਹੈ।
3. ਇਹ endocrine glands ਤੋਂ secretion ਹੋਣ ਵਾਲੇ hormone ਨੂੰ ਕਈ ਹੋਰ glands ਅਤੇ tissue ਤੱਕ ਪਹੁੰ-ਚਾਉਂਦਾ ਹੈ।
4. ਇਹ waste material ਨੂੰ cell ਤੋਂ excretory organs ਜਿਵੇਂ : Kidney, ਤੱਕ ਪਹੁੰਚਾਉਂਦਾ ਹੈ।
5. ਹੋਰ active tissue ਤੱਕ ਪਹੁੰਚਾਉਦਾ ਹੈ। ਦੂਸਰੇ ਕਿਰਿਆਂ ਦੇ ਕਾਰਣ blood loss ਨਹੀਂ ਹੁੰਦਾ, e.g. ਥਕਾਵਟ। Blood ਵਿੱਚ antibodies ਪਾਏ ਜਾਂਦੇ ਹਨ ਜੋ ਸਾਡੇ ਸਰੀਰ ਦੀ infection ਤੋਂ ਸੁੱਰਖਿਆ ਕਰਦੇ ਹਨ।

Composition of Blood

Composition

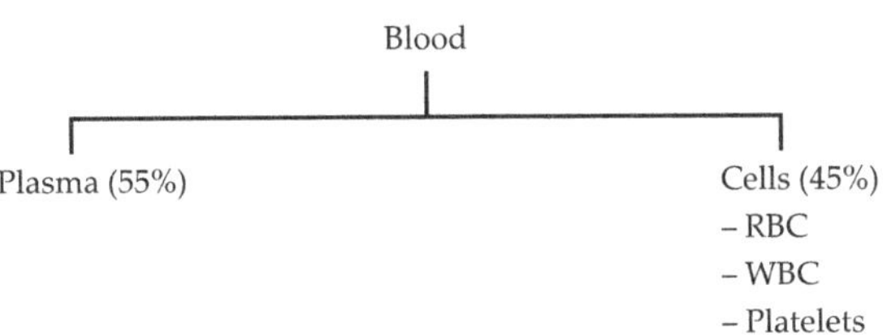

Plasma

ਇਹ blood ਦਾ 55% ਭਾਗ ਹੁੰਦਾ ਹੈ। Plasma ਇੱਕ liquid substance ਹੈ ਜਿਸ ਵਿੱਚ ਲਗਪਗ 70% water ਹੁੰਦਾ ਹੈ। Plasma ਵਿੱਚ plasma protein ਜਿਵੇਂ ਕਿ alumina, fibrogen, hormones, inorganic salt, gases (ਆਕਸੀਜਨ, ਕਾਰਬਨ ਡਾਈਆਕਸਾਈਡ) ਅਤੇ waste material ਜਿਹੇ ਹੋਰ uric acid, ਪਾਏ ਜਾਂਦੇ ਹਨ।

Cells

Blood ਵਿੱਚ ਤਿੰਨ ਪ੍ਰਕਾਰ ਦੇ cells ਪਾਏ ਜਾਂਦੇ ਹਨ।

- RBC (Red blood cells or erythrocytes)
- WBC (White blood cells or leukocytes)
- Platelets (Thrombocyte)

RBC: RBC ਇੱਕ ਅਜਿਹੀ cell ਹੈ ਜਿਸ ਵਿੱਚ ਨਿਊਕਸੀਅਸ ਨਹੀਂ ਪਾਇਆ ਜਾਂਦਾ ਹੈ। ਇਹ bi-concave shape ਦੀ ਹੁੰਦੀ ਹੈ। ਇਸ ਦਾ main function gases ਦਾ transportation ਕਰਨਾ ਹੁੰਦਾ ਹੈ। RBC ਦਾ ਜੀਵਨ ਚੱਕਰ 120 days ਹੁੰਦਾ ਹੈ। RBC ਦਾ colour red ਹੁੰਦਾ ਹੈ। ਕਿਉਂਕਿ RBC ਦੀ red blood cell ਦੀ ਸਤ੍ਹਾਂ (outer membrane) ਉੱਤੇ hemoglobin ਪਾਇਆ ਜਾਂਦਾ ਹੈ। Hemoglobin ਵਿੱਚ 5% heme (iron) ਅਤੇ globin (95%) (protein) ਹੁੰਦਾ ਹੈ।

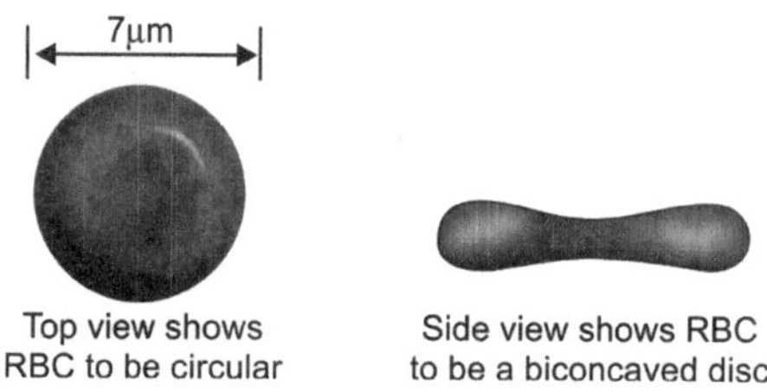

Fig. 5.11: Structure of RBC

Haemo-iron ਆਕਸੀਜਨ ਨੂੰ ਸੋਖ ਕੇ ਰੱਖਦਾ ਹੈ ਅਤੇ ਉਚਿਤ ਸਮੇਂ ਤੇ tissue ਨੂੰ ਆਕਸੀਜਨ ਪ੍ਰਦਾਨ ਕਰਦਾ ਹੈ।

Calculation of RBC

Normal number of RBC in blood: 4. to 6 million/mm^3

Functions of RBC

1. Lungs ਤੋਂ tissues ਤੱਕ ਆਕਸੀਜਨ ਪਹੁੰਚਾਉਣਾ।
2. Haemoglobin ਦੂਸ਼ਿਤ ਕਾਰਬਨ ਡਾਇਆਕਸਾਈਡ tissue ਤੋਂ lungs ਦੇ ਗੈਸ ਸਰੀਰ ਤੋਂ ਬਾਹਰ ਨਿਕਲ ਜਾਂਦੀ ਹੈ।
3. ਆਕਸੀਜਨ ਯੁਕਤ haemoglobin ਨੂੰ oxyhaemoglobin ਕਹਿੰਦੇ ਹਨ। ਇਹ blood ਨੂੰ colour ਪ੍ਰਦਾਨ ਕਰਦਾ ਹੈ।

FORMATION OF RBC

RBC ਦੇ ਵਿਕਾਸ ਦੀ ਪ੍ਰਕਿਰਿਆ ਨੂੰ erythropoiesis ਕਹਿੰਦੇ ਹਨ। ਜਨਮ ਤੋਂ ਪਹਿਲਾਂ RBC ਉਤਪਾਦਨ ਜਾਂ formation lever ਅਤੇ spleen ਵਿੱਚ ਹੁੰਦਾ ਹੈ। Pregnancy ਦੀ 5 month ਦੇ ਬਾਅਦ ਇਨ੍ਹਾਂ ਸਥਾਨਾਂ ਤੇ RBC ਦਾ formation ਘੱਟ ਹੋ ਜਾਂਦਾ ਹੈ ਅਤੇ bone marrow (Cavity) ਵਿੱਚ ਸ਼ੁਰੂ ਹੋ ਜਾਂਦਾ ਹੈ। Birth ਦੇ ਬਾਅਦ RBC red bone marrow ਵਿੱਚ ਬਣਨ ਲੱਗਦੇ ਹਨ।

WBC: ਇਹ ਵੱਡੀ blood cell ਹੈ। WBC ਵਿੱਚ nucleus ਹੁੰਦਾ ਹੈ। ਇਹ cell ਸੁੰਤਤਰ ਰੂਪ ਨਾਲ ਗਤੀ ਕਰ ਸਕਦੇ ਹਨ ਅਤੇ blood vessels ਦੀ walls ਨਾਲ tissues ਵਿੱਚ ਚਲੇ ਜਾਂਦੇ ਹਨ। WBC ਨੂੰ ਦੋ ਭਾਗਾਂ ਵਿੱਚ ਵੰਡਿਆ ਗਿਆ ਹੈ। ਇਹ ਸਾਨੂੰ infection ਤੋਂ ਬਚਾਉਂਦੇ ਹਨ ਅਤੇ ਸਾਨੂੰ immunity ਪ੍ਰਦਾਨ ਕਰਦੇ ਹਨ।

Granulocytes

WBC ਵਿੱਚ ਜਿਆਦਾਤਰ granulocyte ਹੁੰਦੇ ਹਨ। ਇਨ੍ਹਾਂ ਨੂੰ granulocyte ਇਸ ਲਈ ਕਿਹਾ ਜਾਂਦਾ ਹੈ ਕਿਉਂਕਿ ਇਨ੍ਹਾਂ ਦੇ cytoplasm ਵਿੱਚ ਬਹੁਤ ਸਾਰੇ granule ਹੁੰਦੇ ਹਨ। ਇਹ ਤਿੰਨ ਪ੍ਰਕਾਰ ਦੇ ਹੁੰਦੇ ਹਨ :

1. **Neutrophil:** ਇਹ ਜਿਵਾਣੂ ਖਾਣ ਵਾਲੇ (Phagocyte) cell ਕਹਿੰਦੇ ਹਨ ਜੋ ਸੂਖਮ ਜਿਵਾਂ ਅਤੇ ਦੂਸਰੇ bacteria ਨੂੰ ਖਤਮ ਕਰ ਦਿੰਦੇ ਹਨ neutrophil ਦੇ function ਇਸ ਪ੍ਰਕਾਰ ਹਨ :
   ਸਰੀਰ ਵਿੱਚ ਕਿਸੇ ਬਾਹਰੀ ਪਦਾਰਥ ਦੇ ਦਾਖਿਲ ਹੋਣ ਤੇ ਉਸ ਤੋਂ ਸੁਰਖਿਆ ਕਰਦੇ ਹਨ।
   ਫੋਕਟ (waste material) ਪਦਾਰਥ ਨੂੰ ਖਤਮ ਕਰਦੇ ਹਨ।
2. **Basophil:** ਇਹ ਦੋ ਖੰਡਾ ਵਾਲੇ ਵੱਡੇ ਅਤੇ irregular heparin ਹੁੰਦੇ ਹਨ ਜੋ ਖੂਨ ਦੇ (Blood clotting) ਥੱਕੇ ਜਮਣ ਤੋਂ ਰੋਕਦਾ ਹੈ। Basophil ਉੱਤੇ ਜਿਵਾਂ ਦੀ ਸੁਰਖਿਆ ਦੇ ਲਈ ਰੋਕ ਸੱਮਰਥਾ provide ਕਰਦੇ ਹਨ।
3. **Eosinophil:** ਇਹ cell ਵੀ ਦੋ ਖੰਡਾਂ ਵਾਲੇ ਅਤੇ B ਅਕਾਰ ਦੇ ਕੇਂਦਰਕ ਵਾਲੇ ਹੁੰਦੇ ਹਨ। Eosinophil ਵੀ ਜਿਵ ਖਾਣ ਵਾਲੇ (ਭਖਸੀ) ਹੁੰਦੇ ਹਨ।

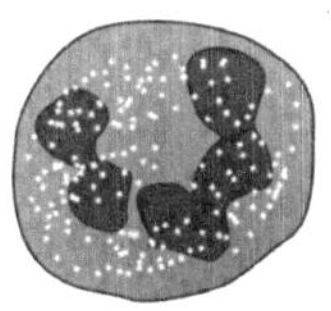
Neutrophil

Erythrocyte

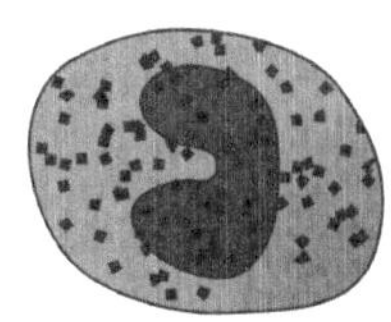
Eosinophil (red granules)

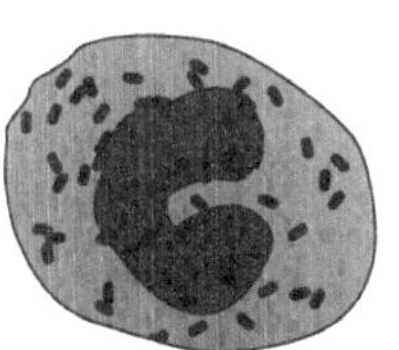
Basophil (dark granules)

Fig. 5.12: Structure of WBC

A granulocytes

(EPR) ਇਸਦੇ cytoplasm ਵਿੱਚ granules (mitochondria, granules ਨਹੀਂ ਪਾਏ ਜਾਂਦੇ। ਕੁੱਝ ਵਸ਼ਿਸਟ lysosome granules ਹੁੰਦੇ ਹਨ। ਇਹ WBC 20-30% ਭਾਗ ਹੁੰਦੇ ਹਨ। ਇਹ ਦੋ ਪ੍ਰਕਾਰ cells ਦੇ ਹਨ :

1. **Monocytes:** ਇਹ WBC ਦਾ 3-8% ਭਾਗ ਹੁੰਦਾ ਹੈ। ਇਹ ਗਤੀਸ਼ੀਲ, phagocytose ਅਤੇ mononuclear (ਇੱਕ ਕੇਂਦਰ ਵਾਲੇ cell) cell ਹੁੰਦੇ ਹਨ।
2. **Lymphocyte:** ਇਹ WBC 20-25% ਭਾਗ ਹੁੰਦੇ ਹਨ। ਕੇਂਦਰਕ ਛੋਟਾ ਅਤੇ ਸਾਧਾਰਣ ਰੂਪ ਤੋਂ ਟੇਢਾ-ਵਿੰਗਾ ਹੁੰਦਾ ਹੈ।

Formation of WBC

WBC ਦੇ ਉਤਪਾਦਨ ਨੂੰ leukopoiesis ਕਹਿੰਦੇ ਹਨ। WBC bone marrow ਵਿੱਚ hemoplast cell ਤੋਂ ਪੈਦਾ ਹੁੰਦੇ ਹਨ। ਇਹ process ਵੀ lymph tissue ਵਿੱਚ ਹੁੰਦੀ ਹੈ।

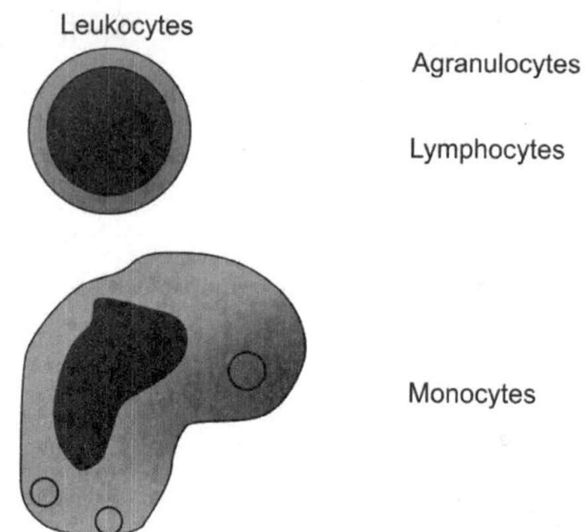

Fig. 5.13: Structure of WBC

Platelets

ਇਹ cells plate ਦੀ ਤਰ੍ਹਾਂ ਚਪਟੇ ਹੁੰਦੇ ਹਨ। ਇਨ੍ਹਾਂ ਦਾ ਵਿਕਾਸ 2–4 micrometer (MM) ਹੁੰਦਾ ਹੈ। Normal value 2.5 to 4 lac/mm^3

Functions of Platelets

1. ਇਹ blood clotting ਦੀ process ਸ਼ੁਰੂ ਕਰਦਾ ਹੈ।
2. Blood ਵਿੱਚ ਸ਼ਾਮਿਲ ਹੋਣ ਦੇ ਬਾਅਦ platelet ਰਸਾਇਣਿਕ ਪਦਾਰਥਾ ਨੂੰ ਜਮ੍ਹਾਂ ਕਰਨ ਲਗਦਾ ਹੈ। ਜਿਨ੍ਹਾਂ ਦਾ ਪ੍ਰਯੋਗ damaged blood vessels ਦੀ repairing ਦੇ ਲਈ ਕਿਤਾ ਜਾਂਦਾ ਹੈ।
   Platelet ਦਾ ਜੀਵਨ ਕਾਲ 7–10 day ਹੁੰਦਾ ਹੈ।

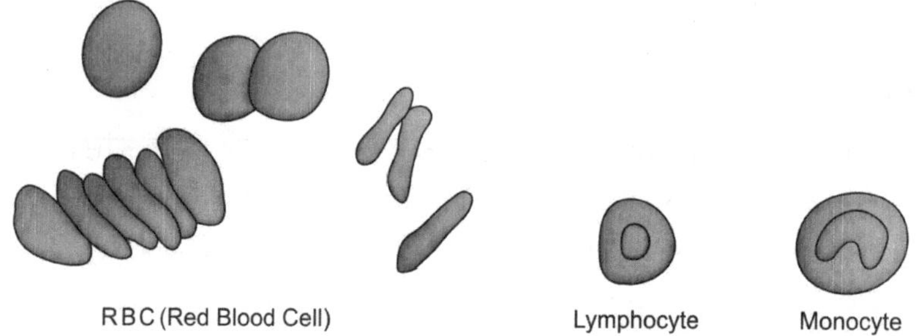

Fig. 5.14: Structure of blood cell

Blood group

ਹਰੇਕ ਵਿਆਕਤੀ ਦਾ blood A, B, O groups ਵਿਚੋਂ ਕਿਸੇ ਇੱਕ ਨਾਲ ਸੰਬੰਧ ਰੱਖਦਾ ਹੈ। Blood ਦਾ ਪ੍ਰਕਾਰ RBC ਦੀ membrane ਵਿੱਚ ਪਾਏ ਜਾਣ ਵਾਲੇ antigen ਨਾਲ ਨਿਰਧਾਰਤ ਕੀਤਾ ਜਾਂਦਾ ਹੈ। ਇਹ RBC ਦੀ membrane ਤੇ ਜਣਨ (Genetically) ਦੁਆਰਾ antigen ਹੁੰਦੇ ਹਨ ਅਤੇ plasma ਵਿੱਚ ਪਾਏ ਜਾਣ ਵਾਲੇ ਪ੍ਰਾਕ੍ਰਿਤਿਕ antibody ਹੁੰਦੇ ਹਨ।

Plasma ਵਿੱਚ ਅਪਣੀ ਹੀ RBC ਵਿੱਚ ਪਾਏ ਜਾਣ ਵਾਲੇ antigens ਦੇ ਵਿਰੁੱਧ antibodies ਨਹੀਂ ਹੁੰਦੇ। ਜੇਕਰ antibody antigen ਤੋਂ reaction (ਪ੍ਰਤੀਕਿਰਿਆ) ਕਰੇ ਤਾਂ RBC ਨਸ਼ਟ ਹੋ ਜਾਵੇਗੀ ਜੇਕਰ blood donor ਦਾ blood ਪ੍ਰਾਪਤ ਕਰਨ ਵਾਲੇ ਨਾ ਮਿਲੇ ਤਾਂ ਇਸ ਵਿੱਚ ਚਿਪ-ਚਿਪਾਪਣ ਪੈਦਾ ਹੋ ਜਾਂਦਾ ਹੈ। ਅਤੇ donate ਕੀਤੇ ਗਏ blood ਦੇ RBC ਦਾ ਅਪਘਟਨ (ਟੁੱਟਣਾ) ਸ਼ੁਰੂ ਹੋ ਜਾਂਦਾ ਹੈ। Blood ਦੇ ਚਿਪਚਿਪੇਪਣ ਨਾਲ capillary ਬੰਦ ਹੋ ਜਾਂਦੀ ਹੈ। ਅਤੇ ਇਸ ਵਿੱਚ growth ਹੋਣ ਨਾਲ kidney ਨੂੰ ਹਾਨੀ ਹੋ ਸਕਦੀ ਹੈ ਅਤੇ ਇਸ ਨਾਲ death ਵੀ ਹੋ ਸਕਦੀ ਹੈ।

Blood group	Antigen	Antibodies	Donor	Recipient
A	A	V	A, AB	A, O
B	B	A	B, AB	B, O
AB	A and B	Absent	AB	A, B, AB, O
O	Absent	A, B	A, B, AB, O	O

Blood group - O - Universal donor

Blood group - AB - Universal recepient.

CARDIOVASCULAR SYSTEM

Cardio - heart

Vascular - blood vessels

Circulatory system (Cardiovascular system)

Circulatory system ਜਿਸ ਵਿੱਚ heart and blood vessels ਦੇ ਦੁਆਰਾ blood circulation ਅਤੇ heart ਦੀ pamping ਕਿਰਿਆ ਸ਼ਾਮਿਲ ਹੈ।

Heart ਦੁਆਰਾ blood ਦਾ circulation blood vessels ਦੇ ਦੋ ਵਿਭਿੰਨ system ਦੁਆਰਾ ਹੁੰਦਾ ਹੈ।

1. Systemic circulation
2. Pulmonary circulation

Heart ਦਾ right part lungs ਵਿੱਚ blood ਭੇਜਦਾ ਹੈ। ਇੱਥੇ blood ਨੂੰ oxygen ਯੁਕਤ ਬਣਾਇਆ ਜਾਂਦਾ ਹੈ ਅਤੇ blood ਤੋਂ carbon dioxide gas ਨਿਕਲ ਜਾਂਦੀ ਹੈ ਅਤੇ ਇਹ oxygen ਯੁਕਤ blood heart ਦੇ left part ਵਿੱਚ ਆ ਜਾਂਦਾ ਹੈ। (Pulmonary circulation). Heart ਦੇ left part ਤੋਂ oxygen ਯੁਕਤ blood body ਨੂੰ supply ਕਿਤਾ ਜਾਂਦਾ ਹੈ। Tissues ਦੇ waste elimination (ਬਾਹਰ ਨਿਕਾਲਣ) ਦੇ ਲਈ blood ਵਿੱਚ ਮਿਲ ਜਾਂਦੇ ਹਨ ਅਤੇ body ਦੇ cells nutrient ਅਤੇ oxygen ਨੂੰ ਗ੍ਰਹਿਣ ਕਰ ਲੈਂਦੇ ਹਨ। (Systemic circulation) circulatory system ਸਾਰੀ body ਵਿੱਚ blood ਦੇ circulation ਨੂੰ control ਅਤੇ regular ਕਰਦਾ ਹੈ।

Blood Vessel

Heart ਤੋਂ ਪੂਰੀ body ਵਿੱਚ blood ਦਾ circulation vessels ਦੁਆਰਾ ਹੁੰਦਾ ਹੈ। Blood vessels ਨਿਮਨਲਿਖਿਤ ਪ੍ਰਕਾਰ ਦੀ ਹੁੰਦੀ ਹੈ।

Artery arterioles ਵਿੱਚ divide ਹੁੰਦੀ ਹੈ ਤੇ arterioles capillaries ਵਿੱਚ divide ਹੁੰਦੀ ਹੈ।

Vein venule ਵਿੱਚ divide ਹੁੰਦੀ ਹੈ।

ਜੋ blood vessels heart ਤੋਂ blood ਲੈ ਕੇ ਜਾਂਦੀ ਹੈ ਉਹਨਾਂ ਨੂੰ artery ਅਤੇ heart ਦੇ ਵੱਲ blood ਲੈ ਕੇ ਆਉਣ ਵਾਲੀ blood vessels ਨੂੰ vein ਕਿਹਾ ਜਾਂਦਾ ਹੈ। Vein ਵਿੱਚ arteries ਦੀ ਤੁਲਨਾ ਵਿੱਚ blood ਦਾ pressure ਘੱਟ ਹੁੰਦਾ ਹੈ। Capillaries ਬਹੁਤ ਸੂਖਮ vessels ਹਨ ਜਿਨ੍ਹਾਂ ਨੂੰ ਕੇਵਲ microscope ਤੋਂ ਹੀ ਵੇਖਿਆ ਜਾ ਸਕਦਾ ਹੈ। ਇਹ small artery ਤੋਂ small vein ਤੱਕ blood ਨੂੰ ਲੈ ਕੇ ਜਾਂਦੀ ਹੈ। ਬਹੁਤ ਸਾਰੀ capillaries ਮਿਲਕੇ small vein ਦਾ ਨਿਰਮਾਣ ਕਰਦੀ ਹੈ ਜਿਸਨੂੰ venule ਕਿਹਾ ਜਾਂਦਾ ਹੈ। Venule capillaries ਤੋਂ blood ਇੱਕਠਾ ਕਰਕੇ veins ਵਿੱਚ ਪਹੁੰਚਾਉਣਾ ਹੈ। Blood ਅਤੇ tissue ਦੇ ਵਿਚਕਾਰ substance ਦਾ ਆਦਾਨ-ਪ੍ਰਦਾਨ capillary walls ਦੁਆਰਾ ਹੁੰਦਾ ਹੈ।

HEART

Heart ਇੱਕ hollow muscular organ (ਖੋਖਲਾ) ਹੈ ਜਿਸ ਦਾ weight females ਵਿੱਚ ਲਗਭਗ 225 gm ਅਤੇ males ਵਿੱਚ 310 gm ਹੁੰਦਾ ਹੈ। ਅਤੇ ਇਹ ਇੱਕ ਦਿਨ ਵਿੱਚ 1000000 ਇੱਕ ਲੱਖ (one lakh) ਵਾਰ ਧੜਕਦਾ ਹੈ। Heart ਸਾਡੇ body ਵਿੱਚ both lungs ਦੇ ਵਿਚਕਾਰ left side ਵਿੱਚ ਹੁੰਦਾ ਹੈ। ਇਸ ਨੂੰ ਲੰਬਾਈ 12 cm, 9 cm, ਮੋਟਾਈ 6 cm ਹੁੰਦੀ ਹੈ।

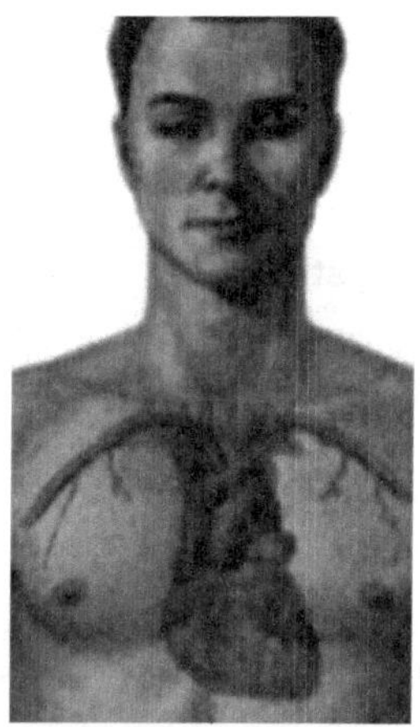

Fig. 5.15: Position of heart

Structure of Heart

Heart walls ਤਿੰਨ layers ਵਿੱਚ ਵੰਡੀਆ ਹੁੰਦੀਆ ਹਨ।

1. **Epicardium:** ਇਹ heart ਦੀ outer layer ਹੈ। ਅਤੇ ਪਤਾਨੀ ਅਤੇ ਪਾਰਦਰਸ਼ੀ ਹੁੰਦੀ ਹੈ। Thin and transparent ਹੁੰਦੀ ਹੈ। ਇਸ ਦੀ ਵੀ two layers ਹੁੰਦੀਆਂ ਹਨ।
   (a) Fibrous layer
   (b) Double layer of serious membrane
2. **Myocardium:** ਇਹ heart wall ਦੀ middle layer ਹੈ। ਇਹ cardiac muscular tissue ਤੋਂ ਬਣੀ ਹੁੰਦੀ ਹੈ। myocardium heart ਦੇ contraction ਦੇ ਲਈ ਜਰੂਰੀ ਹੈ। Myocardium ਦੀ layer heart ਦੇ apex (ਨੋਕੀਲੇ ਭਾਗ) ਵਿੱਚ ਮੋਟੀ ਹੁੰਦੀ ਹੈ ਜਦੋਂ ਕਿ basement ਤੋਂ thin ਹੁੰਦੀ ਹੈ।

3. **Endocardium:** ਇਹ heart ਦੀ ਸੱਭ ਤੋਂ inner layer ਹੈ। ਇਹ thin, ਮੁਲਾਇਮ ਅਤੇ ਚਮਕੀਲੀ (shining) membrane ਹੈ ਜਿਸ ਵਿੱਚ blood flow ਅਸਾਨੀ ਨਾਲ ਹੁੰਦਾ ਹੈ। ਇਹ heart ਦੇ valves ਨੂੰ cover ਕਰਦੀ ਹੈ।

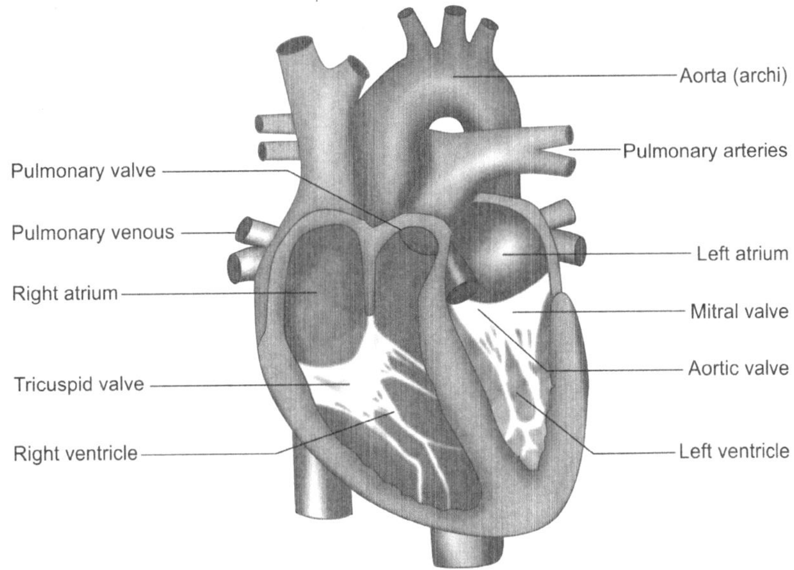

Fig. 5.16: Internal view of the heart

Chambers of the Heart

Heart ਦੇ ਚਾਰ chambers ਹੁੰਦੇ ਹਨ।

1. Right atrium
2. Left atrium
3. Right ventricle
4. Left ventricle

Heart ਨੂੰ ਦੋ ਭਾਗਾਂ left side and right side ਵਿੱਚ ਵੰਡਿਆ ਗਿਆ ਹੈ। Divide ਕਰਨ ਵਾਲੇ muscular partition ਨੂੰ septum ਕਹਿੰਦੇ ਹਨ। ਇਹ endocardium ਨਾਲ covered myocardium ਦਾ ਬਣਿਆ ਹੁੰਦਾ ਹੈ।

ਹਰੇਕ side atrioventricular valve ਦੇ ਦੁਆਰਾ upper chamber (Atrium) ਅਤੇ lower chamber (ventricle) ਵਿੱਚ divide ਹੈ।

Atrioventricular valve endocardium ਦੇ double fold ਤੋਂ ਬਣਿਆ ਹੁੰਦਾ ਹੈ।

Valve of Heart

1. **Atrioventricular valve**

   (a) **Right atrioventricular valve:** ਇਸ valve ਨੂੰ tricuspid valve ਵੀ ਕਿਹਾ ਜਾਂਦਾ ਹੈ। ਇਹ valve right atrium ਅਤੇ right ventricle ਦੇ ਵਿਚਕਾਰ ਸਥਿਤ ਹੁੰਦਾ ਹੈ। ਇਸ ਦੇ ਦੁਆਰਾ blood right atrium ਤੋਂ right ventricle ਵਿੱਚ ਆਉਂਦਾ ਹੈ।

(b) **Left atrioventricular valve:** ਇਸ valve ਨੂੰ bicuspid valve ਜਾਂ mitral valve ਵੀ ਕਿਹਾ ਜਾਂਦਾ ਹੈ। ਇਹ valve left atrium ਅਤੇ left ventricle ਦੇ ਵਿਚਕਾਰ ਸਥਿਤ ਹੁੰਦਾ ਹੈ। ਇਸ valve ਦੇ ਦੁਆਰਾ blood left atrium ਤੋਂ left ventricle ਵਿੱਚ ਆਉਂਦਾ ਹੈ।

2. **Pulmonary valve:** ਇਹ valve ventricle ਅਤੇ aorta ਦੇ ਵਿਚਕਾਰ ਸਥਿਤ ਹੁੰਦਾ ਹੈ। ਇਸ valve ਦੇ ਦੁਆਰਾ blood left ventricle ਤੋਂ aorta ਵਿੱਚ ਜਾਂਦਾ ਹੈ।

ਇਹ valve blood ਦੇ back flow (ਉਲਟਾ ਵਹਾਸ) ਨੂੰ present ਕਰਦੇ ਹਨ।

Blood Supply to the Heart

Right ਅਤੇ left coronary artery heart ਨੂੰ blood supply ਕਰਦੀ ਹੈ ਜੋ ਕਿ aorta ਦੀ branches ਹਨ। Blood ਕਾਫੀ ਛੋਟਿਆ veins ਵਿੱਚ ਇਕੱਠਾ ਹੋ ਜਾਂਦਾ ਹੈ ਇਹ veins ਮਿਲ ਕੇ sinus ਬਣਾਉਂਦੀਆ ਹਨ ਜੋ right atrium ਵਿੱਚ ਖੁਲਦਾ ਹੈ।

Conducting System of the Heart

Function of Heart

Heart system ਕਿਵੇਂ ਕੰਮ ਕਰਦਾ ਹੈ?

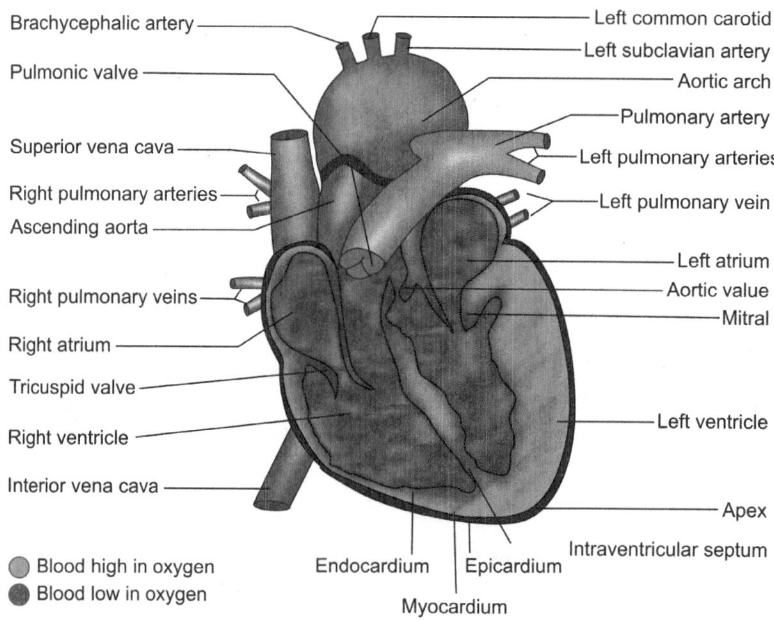

Fig. 5.17: Circulation trough the heart

Heart ਵਿੱਚ ਇੱਕ internal conduction system ਹੁੰਦਾ ਹੈ ਜਿਸ ਦੇ ਦੁਆਰਾ impulses ਸ਼ੁਰੂ ਹੋ ਕੇ ਪੂਰੇ heart ਵਿੱਚ ਫੈਲ ਜਾਂਦੀ ਹੈ। ਜਿਸ ਨਾਲ heart ਦੀ ਮਾਸ-ਪੇਸ਼ੀਆ ਦੀ contraction ਕਰਦੀ ਹੈ। Heart ਦੇ contraction ਦੇ ਲਈ brain ਦੁਆਰਾ nerve supply ਨਹੀਂ ਹੁੰਦੀ ਪਰੰਤੂ brain ਇਸ ਨੂੰ impulses (ਸੰਵੇਦਨਾ) ਦੇ ਦੁਆਰਾ stimulate ਅਤੇ

(ਉਤੇਜਿਤ ਕਰਨਾ) ਅਤੇ depressed ਕਰ ਸਕਦਾ ਹੈ। Heart ਦੇ conducting system ਵਿੱਚ ਵਿਸ਼ੇਸ਼ ਪ੍ਰਕਾਰ ਦੇ neuromuscular cells ਹੁੰਦੇ ਹਨ ਜਿੰਨਾ ਦੁਆਰਾ heart contraction ਕਰਦਾ ਹੈ। Heart ਦੇ conducting ਨਿਮਨਲਿਖਿਤ ਸਰੰਚਨਾਵਾ ਸ਼ਾਮਿਲ ਹੁੰਦੀਆ ਹੈ।

1. Sinoatrial node (SA node)
2. Atrioventricular node (AV node)
3. Atrioventricular bundle
4. Nerve supply to the heart

1. **Sinoatrial node:** ਇਹ ਵਿਸ਼ੇਸ਼ ਪ੍ਰਕਾਰ ਦੇ cells ਤੋਂ ਬਣਿਆ ਹੁੰਦਾ ਹੈ ਜੋ ਕਿ right atrium ਵਿੱਚ superior vena cava ਦੀ opening ਦੇ ਕੋਲ ਹੁੰਦਾ ਹੈ ਇਸ ਨੂੰ heart ਦਾ pacemaker (ਗਤੀ ਪ੍ਰਦਾਨ ਕਰ ਜਿਵੇਂ S.A.) ਵੀ ਕਿਹਾ ਜਾਂਦਾ ਹੈ।
2. **Atrioventricular node:** ਇਹ neuromuscular tissue ਦਾ ਇੱਕ group ਹੈ ਜੋ ਕਿ inter atrial septum ਦੇ ਹੇਠਲੇ ਭਾਗ ਦੇ ਨਾਲ right atrium ਵਿੱਚ ਸਥਿਤ ਹੁੰਦਾ ਹੈ।

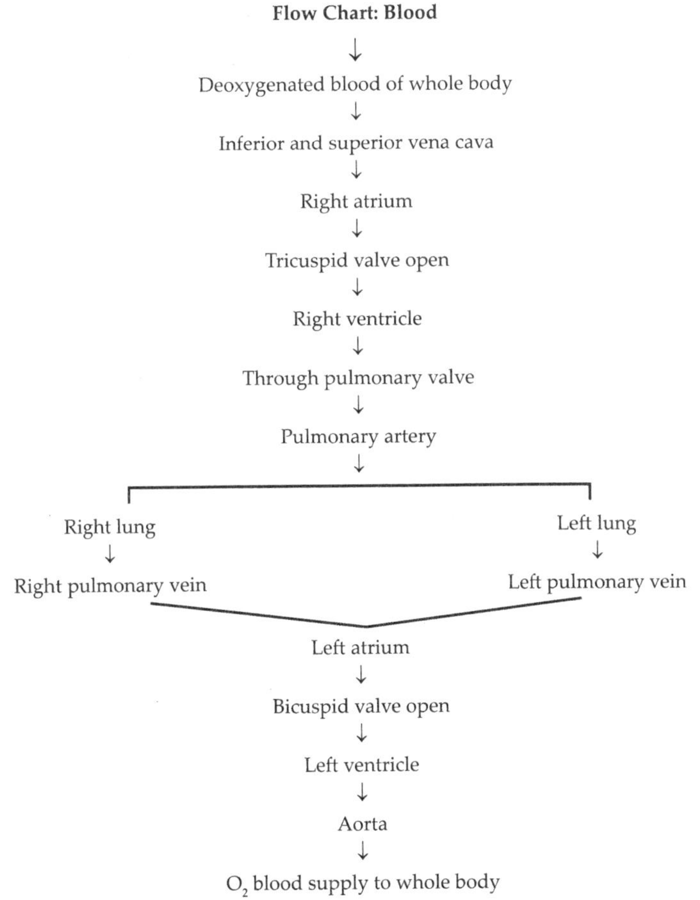

Circulation of Blood (Systemic circulation)

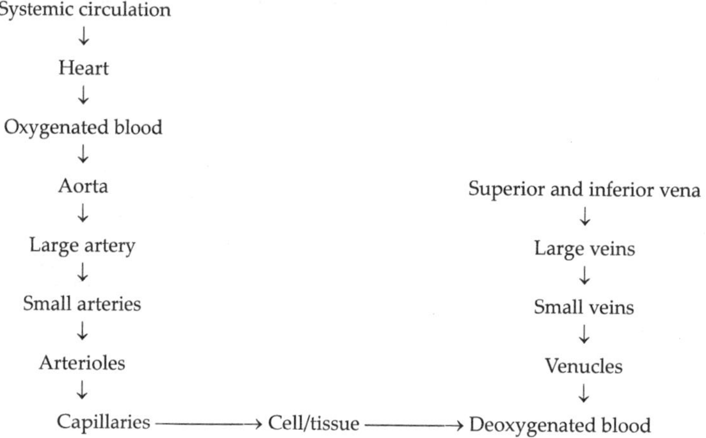

Pulmonary Circulation

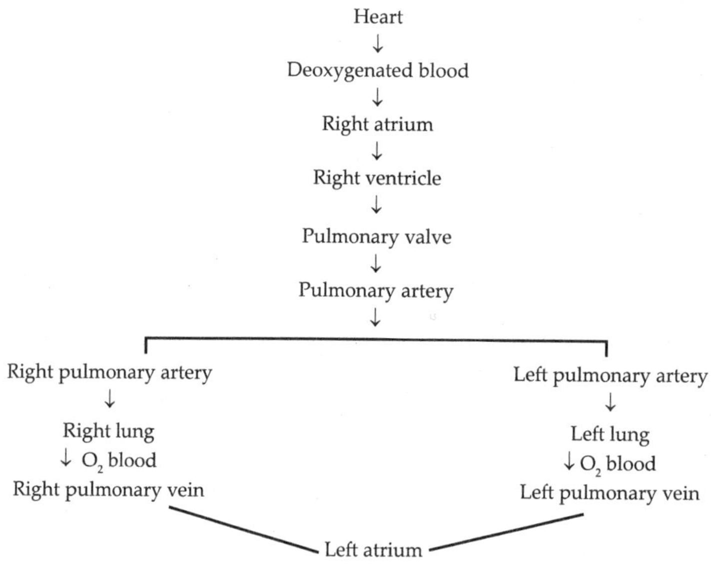

Mechanism of Blood Circulation

1. **Blood pressure:** Blood ਦੁਆਰਾ blood vessels ਦੀ walls ਤੇ ਲਗਣ ਵਾਲੇ pressure ਨੂੰ blood pressure ਕਿਹਾ ਜਾਂਦਾ ਹੈ।

   ਇੱਕ adult ਵਿਅਕਤੀ ਦਾ normal blood pressure 120/80 mm Hg ਹੁੰਦਾ ਹੈ। ਜਦੋਂ ventricles ਵਿੱਚ contraction ਹੁੰਦਾ ਹੈ ਉਸ ਦੌਰਾਨ blood ਦੁਆਰਾ blood vessels ਦੀ wall ਤੇ ਲਗਣ ਵਾਲਾ pressure systolic blood pressure ਕਿਹਾ ਜਾਂਦਾ ਹੈ। Normal systolic blood pressure 120 ਹੁੰਦਾ ਹੈ ਜਦੋਂ ventricles relaxed

ਹੁੰਦੇ ਹਨ ਤਾਂ blood ਦੁਆਰਾ blood vessels ਦੀ wall ਤੇ ਲਗਣ ਵਾਲੇ pressure ਨੂੰ diastolic blood pressure ਕਿਹਾ ਜਾਂਦਾ ਹੈ। Normal diastolic blood pressure 80 mm Hg ਹੁੰਦਾ ਹੈ।

Difference between blood pressure (Systolic and diastolic blood pressure) known as pulse pressure: ਜਦੋਂ blood pressure increase ਹੋ ਜਾਂਦਾ ਹੈ ਤਾਂ ਉਸਨੂੰ hypertension ਕਿਹਾ ਜਾਂਦਾ ਹੈ।

ਜਦੋਂ blood pressure decrease ਹੋ ਜਾਂਦਾ ਹੈ ਤਾਂ ਉਸਨੂੰ hypotension ਕਿਹਾ ਜਾਂਦਾ ਹੈ।

Sphygnomanometer: BP.

2. **Pulse:** (ਜਦੋਂ blood left ventricle ਤੋਂ) Artery ਦੇ ਫੈਲਣ ਅਤੇ contraction ਨੂੰ pulse ਕਿਹਾ ਜਾਂਦਾ ਹੈ। ਅਤੇ ਜਦੋਂ blood artery ਤੋਂ ਪੂਰੇ force ਨਾਲ ਗੁਜਰਦਾ ਹੈ ਤਾਂ left ventricle ਸੁਗੜਦਾ ਹੈ।

   Artery ਦੇ relaxation ਅਤੇ contraction ਨੂੰ pulse ਕਿਹਾ ਜਾਂਦਾ ਹੈ।

   Artery ਡੇ ਫੈਲਣ ਅਤੇ contraction ਨੂੰ pulse ਕਿਹਾ ਜਾਂਦਾ ਹੈ। ਅਤੇ ਜਦੋਂ blood artery ਤੋਂ ਪੂਰੇ force ਨਾਲ ਗੁਜਰਦਾ ਹੈ ਤਾਂ left ventricle ਸੁਗੜਦਾ ਹੈ।

   Artery ਦੇ relaxation ਅਤੇ contraction ਨੂੰ pulse ਕਿਹਾ ਜਾਂਦਾ ਹੈ।

   Normal pulse rate : 72 beats/minutes

   Tachycardia - pulse

   Bradycardia - pulse

Common Pulse Sites

1. The radial artery in the wrist
2. Temporal artery in the temporal bone
3. Carotid artery at the neck
4. The brachial artery above the elbow
5. The femoral artery in the grain
6. The popliteal back of the knee
7. Dorsalis paddies artery on the foot
8. The apical pulse in the heart.

CARDIAC CYCLE

Blood ਨੂੰ ਪੂਰੀ body ਵਿੱਚ ਭੇਜਣ ਲਈ heart relaxed contraction ਅਤੇ heart ਕਰਦਾ ਹੈ ਜਿਸ ਨੂੰ heart ਦੀ relaxation ਅਤੇ contraction ਕਿਹਾ ਜਾਂਦਾ ਹੈ। ਜਿਸਦੇ ਦੁਆਰਾ blood ਸਾਡੀ body ਵਿੱਚ pump ਹੁੰਦਾ ਹੈ। ਸਾਡੀ ਵਿੱਚ ਜਿਸ ਸਮੇਂ ਵਿੱਚ blood ਸਾਰੇ parts ਵਿੱਚ ਪਹੁੰਚਦਾ ਹੈ। ਅਤੇ ਇੱਕ ਚੱਕਰ ਪੂਰਾ ਕਰਦਾ ਹੈ। ਤਾਂ ਉਸ ਨੂੰ cardiac cycle ਕਿਹਾ ਜਾਂਦਾ ਹੈ। ਇੱਕ cardiac cycle ਦਾ total time 0.8 sec. ਹੁੰਦਾ ਹੈ। ਇੱਕ minute ਵਿੱਚ 72 ਵਾਰ cardiac cycle ਹੁੰਦਾ ਹੈ।

Stages of Cardiac Cycle

1. Atrial systole - Contraction of atrium (0.1 sec)
2. Ventricular systole - Contraction of ventricle (0.3 sec)
3. Atrioventricular diastole - Relaxation of atrium and ventricles (0.4 sec)

Sound of the Heart

Heart ਦੀ sound ਦੋ ਪ੍ਰਕਾਰ ਦੀ ਹੁੰਦੀ ਹੈ।

1. Lubb sound
2. Dubb sound.

THE DIGESTIVE SYSTEM

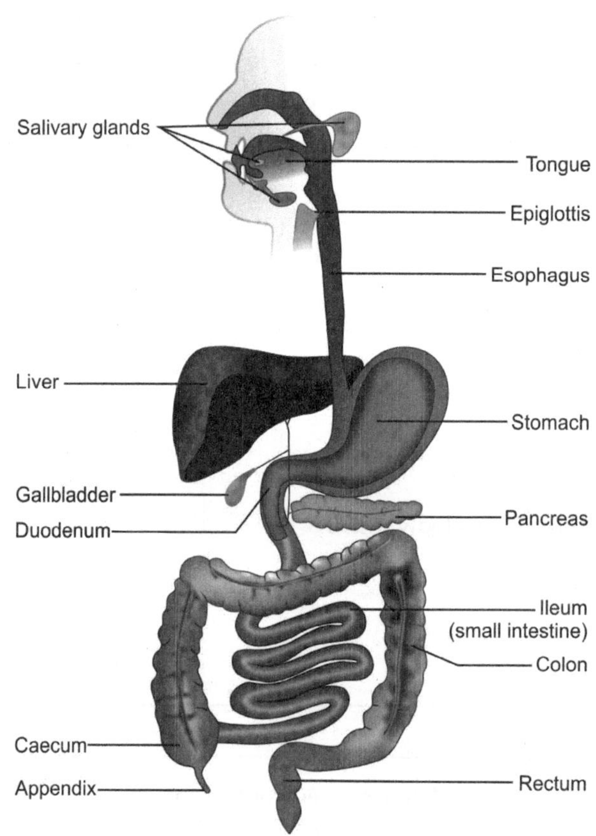

Fig. 5.18: Structure of digestive system

Digestive system: Digestive system ਉਨ੍ਹਾ ਸਾਰੇ organs ਤੋਂ ਮਿਲਕੇ ਬਣਿਆ ਹੁੰਦਾ ਹੈ ਜਾਂ ਚਬਾਣ, ਨਿਗਲਣ ਭੋਜਨ ਨੂੰ ਪਚਾਉਣ ਅਤੇ ਭੋਜਨ ਨੂੰ body ਵਿੱਚ ਪਹੁੰਚਣ ਦੇ ਬਾਅਦ ਉਸਤੋਂ ਪੈਦਾ ਹੋਏ ਮਲ-ਪਦਾਰਥ ਨੂੰ ਸਰੀਰ ਤੋਂ ਬਾਹਰ ਕੱਢਣ ਦਾ ਕੰਮ ਕਰਦੇ ਹਨ।

Digestive tract ਤੋਂ ਬਣਿਆ ਹੁੰਦਾ ਹੈ ਇਹ 9 ਮੀਟਰ ਦਾ ਹੁੰਦਾ ਹੈ ਅਤੇ 6 ਭਾਗਾਂ ਤੋਂ ਮਿਲਕੇ ਬਣਿਆ ਹੁੰਦਾ ਹੈ।

Organs of Digestive System

1. Mouth
2. Pharynx
3. Oesophagus
4. Stomach
5. Small intestine
6. Large intensine
7. Rectum anus

Assessory Organs of Digestive System

1. Teeth
2. Tongue
3. Three pairs of salivary gland
4. Liver and biliary tract
5. Gallbladder and bile duct
6. Pancreas

MOUTH

Mouth digestive system ਦਾ main ਅਤੇ ਪਹਿਲਾ organ ਹੈ ਜੋ face ਤੇ ਆ ਕੇ ਖੁਲਦਾ ਹੈ। ਅਤੇ nasal cavity ਦੇ ਨਿਚੇ ਹੁੰਦਾ ਹੈ।

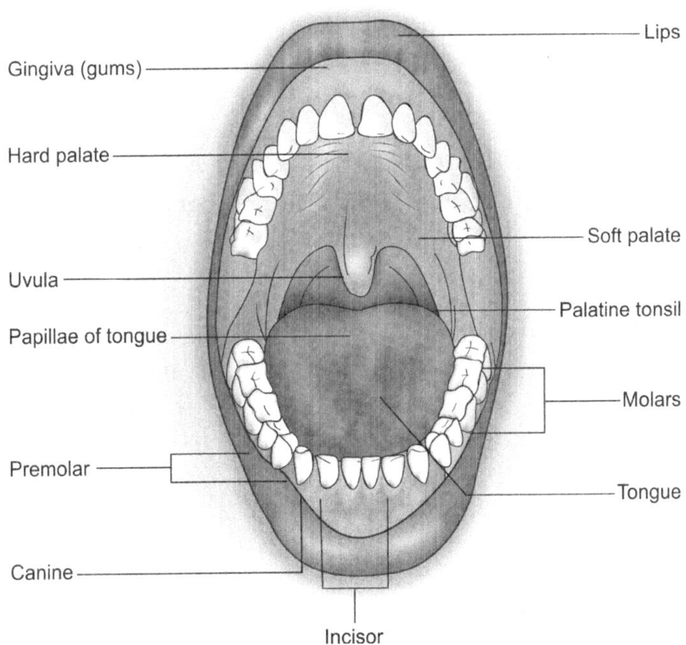

Fig. 5.19: Moral (Oral Cavity)

Structure Associated to the Mouth

Anteriorly — Lips
Laterally side — Muscles of checks
Superiorly — Hard palate, soft palate
Posteriorly — Oropharynx
Inferiorly — Tongue

Soft palate

Soft palate ਵਿੱਚ ਇੱਕ ਲਟਕਦੇ ਹੋਏ ਅਕਾਰ ਦਾ muscular part ਹੁੰਦਾ ਹੈ ਜਿਸਨੂੰ uvula ਕਹਿੰਦੇ ਹਨ। ਇਸ ਦੇ anteriorly ਅਤੇ laterally teeth ਪਾਏ ਜਾਂਦੇ ਹਨ।

Functions of Mouth

1. ਭੋਜਨ ਨੂੰ ਅੰਦਰ ਲੈ ਕੇ ਜਾਣਾ।
2. ਭੋਜਨ ਨੂੰ ਚਬਾਉਣਾ ।
3. ਭੋਜਨ ਨੂੰ ਨਿਗਲਣਾ।
4. Mouth ਬੋਲਣ ਵਿੱਚ ਸਾਡੀ help ਕਰਦਾ ਹੈ।
5. ਕੁੱਝ condition ਵਿੱਚ mouth ਸਾਹ ਲੈਣ ਵਿੱਚ ਵੀ help ਕਰਦਾ ਹੈ।

TEETH

Teeth ਸਾਡੇ digestive system ਦਾ ਸੱਹਤਵਪੂਰਨ part ਹੈ ਜੋ ਭੋਜਨ ਨੂੰ ਚਬਾਉਣ ਦਾ ਕੰਮ ਕਰਦੇ ਹਨ। Teeth ਉਪਰਵਲ ਅਤੇ ਨੀਵਾ ਵਲ bones ਵਿੱਚ teeth ਦੀ root (ਜੜ੍ਹ) maxilla ਅਤੇ ਨੀਵੇ ਵਾਲੇ mandible bones ਵਿੱਚ ਧੱਸੀਆਂ ਹੁੰਦੀਆ ਹਨ। ਹਰੇਕ ਵਿਅਕਤੀ ਦੇ ਜਿਵਨ ਚੱਕਰ ਵਿੱਚ ਦੋ ਪ੍ਰਕਾਰ ਦੇ teeth set ਹੁੰਦੇ ਹਨ। Temporary teeth/deciduous teeth, permanent teeth.

Temporary Teeth

Temporary teeth ਦੀ ਸੰਖਿਆ 20 ਹੁੰਦੀ ਹੈ। ਅਤੇ ਹਰੇਕ jaw ਵਿੱਚ 10 teeth ਹੁੰਦੇ ਹਨ। 6 ਮਹੀਨੇ ਦੀ ਉਮਰ ਵਿੱਚ children ਦੇ teeth erupt ਨਿਕਲਣੇ ਸ਼ੁਰੂ ਹੋ ਜਾਂਦੇ ਹਨ ਅਤੇ 2 years ਦੀ age ਤੱਕ ਸਾਰੇ temporary teeth erupt ਹੋ ਜਾਂਦੇ ਹਨ।

Permanent Teeth

6 years ਦੀ age ਦੇ ਬਾਅਦ temporary teeth ਦੀ ਥਾਂ permanent teeth erupt ਹੋਣੇ ਸ਼ੁਰੂ ਹੋ ਜਾਂਦੇ ਹਨ ਅਤੇ ਲਗਭਗ 24 years ਦੀ age ਤੱਕ complete permanent teeth erupt ਹੋ ਜਾਂਦੇ ਹਨ। Permanent teeth ਦੀ ਸੰਖਿਆ 32 ਹੁੰਦਾ ਹੈ।

Types of Teeth

1. Incisor
2. Canine
3. Premolar
4. Molar
   (a) Incisor - 8
   (b) Canine - 4

(c) Premolar - 8
(d) Molar

Structure of Teeth

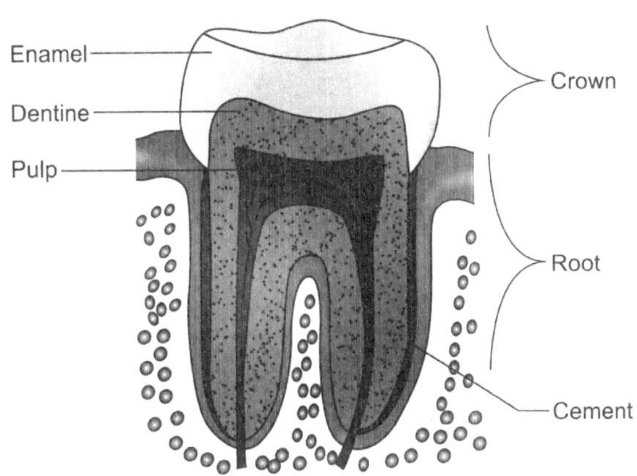

Fig. 5.20: Structure of teeth

Parts of Teeth

1. **Crown:** ਇਹ ਭਾਗ gums (ਮਸੂੜੇ) ਤੋਂ ਜੁੜਿਆ ਹੁੰਦਾ ਹੈ। ਅਤੇ ਬਾਹਰ ਦੇ ਵੱਲ ਦਿਖਾਈ ਦਿੰਦਾ ਹੈ।
2. **Root:** ਇਹ ਦੰਦ (teeth) ਦਾ ਉਹ part ਹੈ ਜੋ bone ਵਿੱਚ fix ਹੁੰਦਾ ਹੈ।
3. **Neck:** Crown and root ਦੇ ਵਿਚਕਾਰ part ਨੂੰ neck ਕਹਿੰਦੇ ਹਨ।

Tongue

Tongue ਇੱਕ voluntary muscular organ ਹੈ ਜੋ mouth ਦੇ floor ਨੂੰ ਘੇਰਦਾ ਹੈ। ਇਹ hyoid bone and mandible ਦੇ ਨਾਲ ਜੁੜਿਆ ਹੁੰਦਾ ਹੈ। ਜਿਸ ਦੇ ਉੱਪਰ ਬਹੁਤ ਸਾਰੇ taste buds ਹੁੰਦੇ ਹਨ ਜਿਨ੍ਹਾਂ ਵਿੱਚ nerve ending ਪਾਏ ਜਾਂਦੇ ਹਨ ਜਿਨ੍ਹਾਂ ਦੇ ਦੁਆਰਾ ਸਾਨੂੰ taste ਦਾ ਪਤਾ ਚਲਦਾ ਹੈ ਜਿਵੇਂ ਮਿੱਠਾ, ਨਮਕੀਨ, etc. ਇਨ੍ਹਾਂ taste buds ਨੂੰ papilla ਵੀ ਕਿਹਾ ਜਾਂਦਾ ਹੈ।

Functions of Tongue

Tongue ਦੇ ਦੁਆਰਾ ਸਾਨੂੰ ਅਲੱਗ-ਅਲੱਗ taste ਦਾ ਪਤਾ ਚਲਦਾ ਹੈ।

Tongue ਸਾਡੇ ਬੋਲਣ ਵਿੱਚ help ਕਰਦੀ ਹੈ।

Tongue ਭੋਜਨ ਨੂੰ ਨਿਗਲਣ (swallowing) ਵਿੱਚ help ਕਰਦੀ ਹੈ।

PHARYNX

Pharynx ਨੂੰ ਤਿੰਨ ਭਾਗਾਂ ਵਿੱਚ divide ਕਿਤਾ ਜਾਂਦਾ ਹੈ।

1. Nasopharynx respiratory system ਵਿੱਚ involve ਕੀਤਾ ਜਾਂਦਾ ਹੈ।

2. Oropharynx and laryngopharynx system ਦੋਵੇ digestive system and respiratory system ਦੋਨਾਂ ਵਿੱਚ involve ਹੁੰਦੇ ਹਨ।
3. ਜਦੋਂ ਭੋਜਨ teeth ਦੇ ਦੁਆਰਾ ਚੰਗੀ ਤਰ੍ਹਾਂ ਨਾਲ ਦਬਾ ਲਿਆ ਜਾਂਦਾ ਹੈ ਤਾਂ tongue ਇਸ ਨੂੰ oropharynx ਵਿੱਚ ਭੇਜ ਦਿੰਦੀ ਹੈ ਇੱਥੇ ਭੋਜਨ muscular movement ਦੇ ਦੁਆਰਾ oesophagus ਵਿੱਚ ਚਲਾ ਜਾਂਦਾ ਹੈ। Pharynx ਵਿੱਚ ਭੋਜਨ bolus (ਭੋਜਨ ਦਾ ਗੋਲਾ) ਦੇ ਰੂਪ ਵਿੱਚ ਹੁੰਦਾ ਹੈ।

OESOPHAGUS

Oesophagus ਇੱਕ digestive system ਦਾ organ ਹੈ ਜੋ trachea ਦੇ ਪਿੱਛੇ ਸਥਿਤ ਹੁੰਦੀ ਹੈ। ਜਿਸ ਨੂੰ food pipe ਵੀ ਕਿਹਾ ਜਾਂਦਾ ਹੈ। Oesophagus ਦੀ ਲੰਬਾਈ ਲਗਭਗ 25 cm and diameter ਲਗਭਗ 2 cm ਹੁੰਦੀ ਹੈ। ਇਹ ਉੱਪਰ ਦੀ ਤਰਫ pharynx ਦੇ stomach elastic fibres, tissue columnar epithelial tissue, stratified squamous tissue ਦੀ ਬਣੀ ਹੁੰਦੀ ਹੈ। ਜੋ ਭੋਜਨ ਨੂੰ mucus movement ਦੇ ਦੁਆਰਾ stomach ਵਿੱਚ ਭੇਜਦਾ ਹੈ।

STOMACH

ਇਹ alimentary tract ਦਾ "J' shaped portion ਹੈ। ਜੋ abdominal cavity ਵਿੱਚ present ਹੁੰਦਾ ਹੈ।

Organ Associated with the Stomach

1. Anterior - Abdominal wall
2. Posterior - Left kidney, abdominal aorta pancrea, spleen

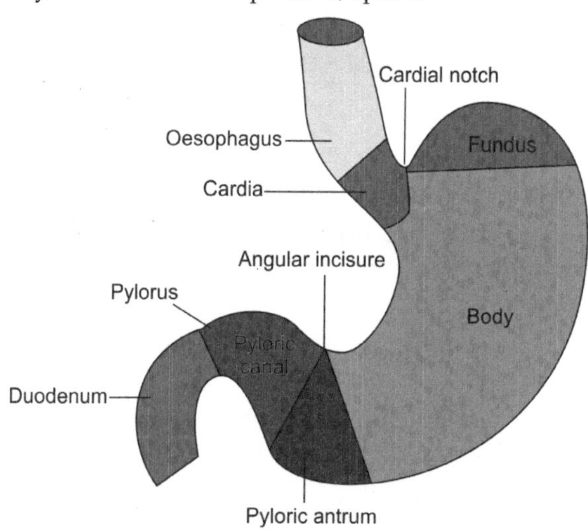

Fig. 5.21: Structure of stomach

3. Superiorly - Oesophagus, diaphragm (ਜੋ chest and oesophagus ਨੂੰ ਅਲਗ ਕਰਦਾ ਹੈ) left lobe of liver.
4. Inferiorly - Small intestine, transverse colon (large intestine).

5. Left side - Diaphragm and spleen
6. Right side - Liver and duodenum small intestine ਦਾ part.

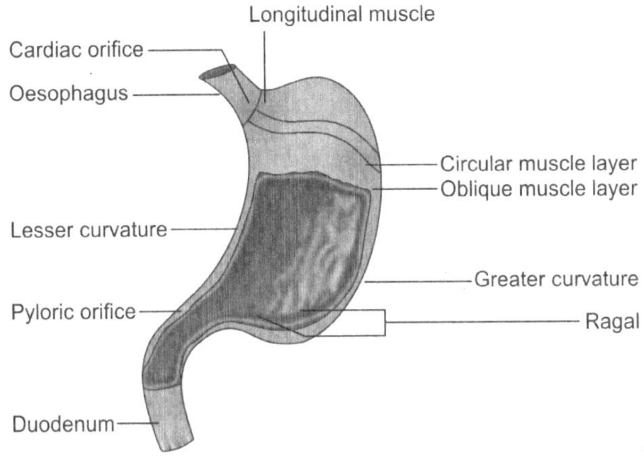

Fig. 5.22: Structure of stomach

Function of Stomach

1. Stomach ਵਿੱਚ gastric glands ਪਾਈ ਜਾਂਦੀ ਹੈ ਜੋ gastric juice secret ਕਰਦੀ ਹੈ।
2. Stomach ਦਾ main function food ਨੂੰ digest ਕਰਦਾ ਹੈ।
3. Stomach ਥੋੜ੍ਹੇ ਸਮੇਂ ਲਈ ਭੋਜਨ ਨੂੰ store ਕਰਕੇ ਰੱਖਦਾ ਹੈ।
4. ਇਹ water ਅਤੇ alcohol ਦੀ ਥੋੜ੍ਹੀ ਮਾਤਰਾ ਨੂੰ absorb ਕਰਨ ਦਾ ਕੰਮ ਕਰਦਾ ਹੈ।
5. Stomach ਅਪਣੀ muscle layer ਦੀ ਸਹਾਇਤਾ ਨਾਲ ਭੋਜਨ ਨੂੰ ਛੋਟੇ-ਛੋਟੇ ਕਣਾਂ ਤੋੜ੍ਹਦਾ ਹੈ ਅਤੇ ਉਸ ਨੂੰ gastric juice ਨਾਲ ਚੰਗੀ ਤਰ੍ਹਾਂ mix ਕਰਦਾ ਹੈ ਅਤੇ ਭੋਜਨ ਨੂੰ stomach ਤੋਂ duodenum ਵਿੱਚ ਭੇਜ਼ ਦਿੰਦਾ ਹੈ।

SMALL INTESTINE

ਛੋਟੀ ਆਂਤ ਇੱਕ tube structure ਹੈ ਜੋ stomach ਤੋਂ ਸ਼ੁਰੂ ਹੋ ਕੇ large intestine ਦੇ casual part ਵਿੱਚ ਜਾ ਕੇ ਖੁਲਦੀ ਹੈ। Small intestine large intestine ਦੇ ਦੁਆਰਾ ਘਿਰੀ ਹੁੰਦੀ ਹੈ। ਇਸਦੀ ਲੰਬਾਈ 6 m (20 foot) ਅਤੇ ਵਿਆਸ ਲਗਭਗ 2.50 cm ਹੁੰਦਾ ਹੈ।

1. **Duodenum:** ਇਸ ਦੀ ਲੰਬਾਈ ਲਗਭਗ 25 mm ਹੁੰਦੀ ਹੈ। ਇਸ ਦੀ shape "C" ਹੁੰਦੀ ਹੈ।
2. **Jejunum:** Jejunum ਦਾ ਉਪਰੀ ਸਿਰਾ duodenum ਨਾਲ ਜੁੜਿਆ ਹੁੰਦਾ ਹੈ। ਇਸ ਦੀ ਲੰਬਾਈ ਲਗਭਗ 2.5 m (8 foot) ਹੁੰਦੀ ਹੈ। ਇਸ ਸਥਾਨ ਤੇ tube ਅੱਗੇ ਅਤੇ ਨੀਚੇ ਦੇ ਵੱਲ ਸੁੜ੍ਹਦੀ ਹੈ।
3. **Ileum:** ਇਹ small intestine ਦਾ ਤੀਸਰਾ ਭਾਗ ਹੈ। ਇਸ ਦਾ ਉਪਰੀ ਸਿਰਾ jejunum ਨਾਲ ਜੁੜਿਆ ਹੁੰਦਾ ਹੈ ਅਤੇ ileocecal value ਦੇ ਦੁਆਰਾ ਖੁਲਦਾ ਹੈ। ਇਸ ਦੀ ਲੰਬਾਈ ਲਗਭਗ 3.5 m (12 foot) ਹੁੰਦੀ ਹੈ।

LARGE INTESTINE

ਇਸ ਦੀ ਲੰਬਾਈ ਲਗਭਗ 1.5 m ਹੁੰਦੀ ਹੈ। ਇਹ small intestine ਤੋਂ start ਹੋ ਕੇ rectum ਤੱਕ ਹੁੰਦੀ ਹੈ। ਇਸ ਦੇ ਨਿਮਨਲਿਖਿਤ ਭਾਗ ਹਨ :

1. **Caecum:** Large intestine ਦੇ ਪਹਿਲੇ ਭਾਗ ਨੂੰ caecum ਕਹਿੰਦੇ ਹਨ। ਇਸ ਦੀ ਲੰਬਾਈ 5–8 cm ਹੁੰਦੀ ਹੈ।
2. **Ascending colon:** Ascending colon large intestine ਦੇ caecum part ਤੋਂ start ਹੋ ਕੇ hepatic flexures ਤੱਕ ਹੁੰਦਾ ਹੈ। Ileococal ਅਤੇ ascending colon ਦੇ ਜੋੜ ਤੇ large intestine ਨਾਲ ਮਿਲਦਾ ਹੈ। Ileocecal value ਦੇ ਦੁਆਰਾ ਭੋਜਨ large intestine ਵਿੱਚ ਪਹੁੰਚਦਾ ਹੈ।
3. **Transverse colon:** Transverse colon liver stomach ਅਤੇ spleen ਦੇ ਨੀਵੇ ਤੋਂ ਗੁਜਰਦੀ ਹੈ। ਇਹ ਵੱਡੀ ਆਂਤ ਦਾ ਉਹ ਭਾਗ ਹੈ ਜੋ hepatic flexure ਤੋਂ spenic flexure ਤੱਕ ਫੈਲਿਆ ਹੁੰਦਾ ਹੈ।
4. **Descending colon:** ਇਹ stomach ਅਤੇ spleen ਦੇ ਨੀਚੇ ਤੋਂ ਸ਼ੁਰੂ iliac crest ਤੱਕ ਫੈਲੀ ਹੁੰਦੀ ਹੈ। Large intestine ਦੇ iliac crest ਦੇ ਨੀਚੇ ਆਉਣ ਵਾਲੇ ਭਾਗ ਨੂੰ sigmoid colon ਕਹਿੰਦੇ ਹਨ। ਕਿਉਂਕਿ ਇਹ "S" shape ਦਾ ਹੁੰਦਾ ਹੈ।
5. **Rectum:** ਇਸ ਦੀ ਲੰਬਾਈ ਲਗਭਗ 13 mm ਹੁੰਦੀ ਹੈ। ਇਹ sigmoid colon ਤੋਂ ਸ਼ੁਰੂ ਹੋ ਕੇ anal canal ਤੱਕ ਜਾਂਦਾ ਹੈ। ਇਹ coccyx ਦੇ ਸਾਹਮਣੇ ਸਥਿਤ ਹੁੰਦਾ ਹੈ।
6. **Anal canal:** ਇਹ ਇੱਕ passage ਹੈ ਜਿਸ ਦੇ ਦੁਆਰਾ stool ਨੂੰ body ਤੋਂ pass out ਕੀਤਾ ਜਾਂਦਾ ਹੈ। ਇਸ ਦੀ ਲੰਬਾਈ ਲਗਭਗ 3.8 cm ਹੁੰਦੀ ਹੈ।

Functions of Large Intestine

1. **Absorption:** ਇਹ ਕਈ ਪ੍ਰਕਾਰ ਦੇ vitamin ਅਤੇ drugs ਨੂੰ absorb ਕਰਦਾ ਹੈ।

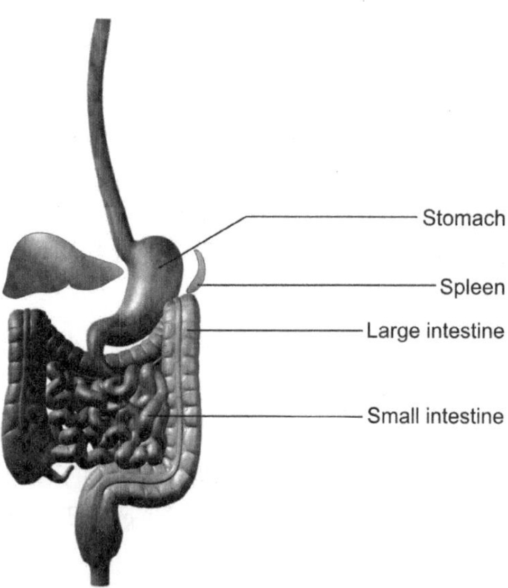

Fig. 5.23: Structure of intestine

2. Large intestine ਵਿੱਚ vitamin K ਅਤੇ folic acid ਬਣਦਾ ਹੈ।
3. **Defecation:** ਇਹ ਸਾਡੇ ਸਰੀਰ ਵਿੱਚ waste material ਨੂੰ ਬਾਹਰ ਨਿਕਾਲਦਾ ਹੈ।
4. **Large intestine:** ਦੀ muscles movement ਦੇ ਦੁਆਰਾ food ਨੂੰ forward force ਕੀਤਾ ਜਾਂਦਾ ਹੈ।

RESPIRATORY SYSTEM

Respiration

ਸਾਹ ਲੈਣ ਦੀ ਪ੍ਰਕਿਰਿਆਂ ਨੂੰ respiration ਕਹਿੰਦੇ ਹਨ। Inspiration ਵਿੱਚ ਅਸੀਂ oxygen ਨੂੰ ਅੰਦਰ ਲੈ ਕੇ ਜਾਂਦੇ ਹਾਂ ਤੇ expiration ਵਿੱਚ ਕਾਰਬਨ-ਡਾਈ ਆਕਸਾਈਡ gas ਨੂੰ ਸਰੀਰ ਤੋਂ ਬਾਹਰ ਕੱਢਦੇ ਹਾਂ।

Respiratory system ਵਿੱਚ ਉਹ ਸਾਰੇ organs ਆਉਦੇ ਹਨ ਜੋ ਸਾਹ ਲੈਣ ਵਿੱਚ help ਕਰਦੇ ਹਨ

ਬੱਚੇ ਦੇ birth ਦੇ ਸਮੇਂ ਤੋਂ ਹੀ ਸਾਹ ਲੈਣ ਦੀ ਪ੍ਰਕਿਰਿਆ ਸ਼ੁਰੂ ਹੋ ਜਾਂਦੀ ਹੈ।

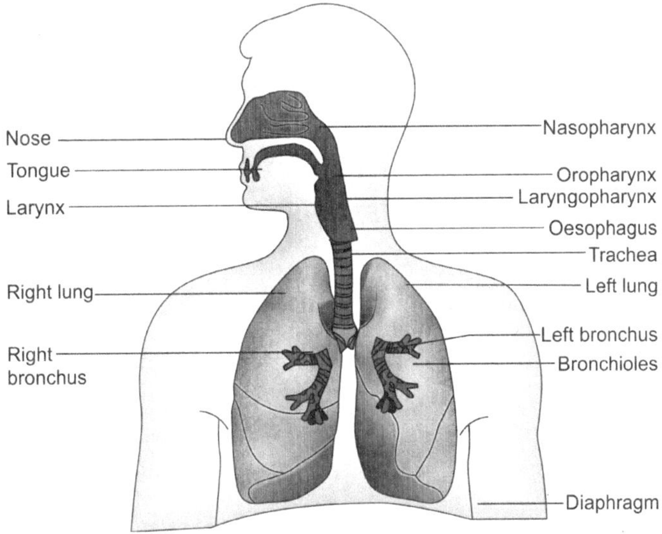

Fig. 5.24: Respiratory system

ORGANS OF RESPIRATORY SYSTEM

ਸਹਾਇਕ ਅੰਗ (Accessory Organs)

1. Diaphragm
2. Intercostal muscles

Nose

Nose ਸਾਹ ਪ੍ਰਣਾਲੀ ਦਾ ਪਹਿਲਾਂ organ ਹੈ। ਜਿਸ ਦੇ ਦੁਆਦਾ our ਬਾਹਰ ਤੋਂ ਅਪਣਾ ਸਰੀਰ ਦੇ ਅੰਦਰ ਜਾਂਦੀ ਹੈ ਤੇ ਬਾਹਰ ਨਿਕਲਦੀ ਹੈ।

Nasal Septum

Nasal septum nose ਨੂੰ ਦੋ ਭਾਗਾਂ ਵਿੱਚ ਵੰਡਦੀ ਹੈ। Septum ਦਾ ਵਿਚਲਾ ਭਾਗ bone ਦੇ ਦੁਆਰਾ ਬਣਾਇਆ ਹੁੰਦਾ ਹੈ (Ethmoid bone) ਅਤੇ ਅੱਗੇ ਵਾਲਾ ਭਾਗ hyaline cartilage ਦਾ ਬਣਿਆ ਹੁੰਦਾ ਹੈ। Nose ਦਾ floor hard and soft palate ਦਾ ਬਣਿਆ ਹੁੰਦਾ ਹੈ ਜੋ mouth ਵਿੱਚ roof ਦਾ ਨਿਰਮਾਣ ਕਰਦਾ ਹੈ। ਨੱਕ ਦੀ posterior wall pharynx ਦੁਆਰਾ ਬਣੀ ਹੁੰਦੀ ਹੈ।

Nasal Opening

Anterior nasal opening ਦੋ ਹੁੰਦੀ ਹੈ ਜੋ ਬਾਹਰ ਦੇ ਵੱਲ ਖੁਲਦੀ ਹੈ।

- Posterior nasal opening ਦੋ ਹੁੰਦੀ ਹੈ ਜੋ pharynx ਦੇ ਵਿੱਚ ਖੁਲਦੀ ਹੈ।

Sinuses

ਇਹ face ਦੀ bone ਵਿੱਚ present ਹੁੰਦੇ ਹਨ ਅਤੇ ਇਸ ਵਿੱਚ air ਹੁੰਦੀ ਹੈ। ਜਿਸ ਦੇ ਕਾਰਣ ਇਸਨੂੰ air sinuses ਵੀ ਕਿਹਾ ਜਾਂਦਾ ਹੈ।

Maxillary bone ਅਤੇ frontal bone ਵਿੱਚ sinus ਪਾਏ ਜਾਂਦੀ ਹੈ।

Functions of Nose

1. Nose ਦੇ ਦੁਆਰਾ ਹਵਾ ਸਾਡੀ body ਦੇ ਅੰਦਰ ਜਾਂਦੀ ਹੈ ਤੇ ਬਾਹਰ ਨਿਕਲਦੀ ਹੈ।
2. Nose air ਨੂੰ filter ਕਰਕੇ ਸਾਡੀ body ਵਿੱਚ ਪਹੁੰਚਾਉਦਾ ਹੈ।
3. None smell ਦੀ sensation ਪ੍ਰਦਾਨ ਕਰਦਾ ਹੈ।
4. ਜੇਕਰ nose mucus membrane ਉੱਤੇ ਕੋਈ irritant ਹੋਵੇ ਤਾਂ ਇਹ sneezing reflex ਦੇ ਦੁਆਰਾ ਬਾਹਰ ਨਿਕਲਦਾ ਹੈ।

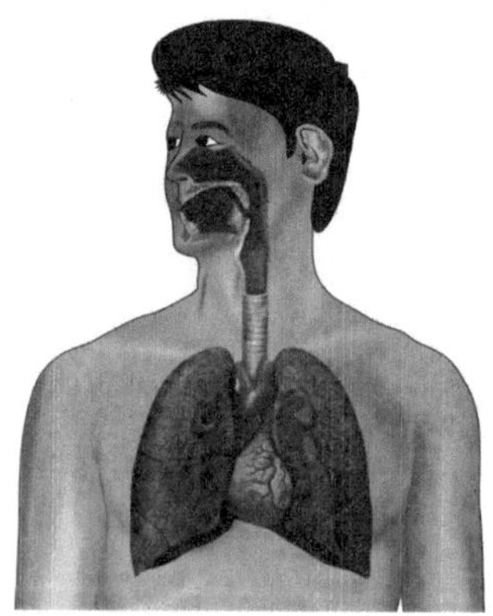

Fig. 5.25: Structure of respiratory system

Pharynx

Pharynx ਇੱਕ tube likes structure organ ਹੈ। ਜੋ 12–14 cm long ਹੁੰਦਾ ਹੈ। ਇਹ skull ਦੀ bones ਤੋਂ start ਹੋ ਕੇ 6th cervical vertebral ਤੱਕ ਹੁੰਦਾ ਹੈ ਇਹ nose ਅਤੇ mouth ਦੇ posterior ਵਿੱਚ ਹੁੰਦਾ ਹੈ।

Pharynx ਦੇ 3 ਭਾਗ ਹੁੰਦੇ ਹਨ :

1. **Nose pharynx:** Nose ਦੇ ਪਿੱਛੇ soft palate ਤੱਕ ਦੇ ਭਾਗ ਨੂੰ nose pharynx ਕਿਹਾ ਜਾਂਦਾ ਹੈ। Nose pharynx respiratory system ਦਾ part ਹੈ।
2. **Oropharynx:** Mouth ਦੇ ਪਿੱਛੇ ਦਾ ਭਾਗ ਜੋ soft palate ਤੋਂ start ਹੋ ਕੇ 3rd cervical vertebral ਤੱਕ ਜਾਂਦਾ ਹੈ ਉਸਨੂੰ oropharynx ਕਿਹਾ ਜਾਂਦਾ ਹੈ। ਇਹ digestive system ਦਾ part ਹੈ।
3. **Larynx pharynx:** Larynx ਦੇ ਪਿੱਛੇ ਵਾਲੇ ਅਤੇ oesophagus ਦੇ ਭਾਗ ਨੂੰ larngopharynx ਕਹਿੰਦੇ ਹਨ।

Function of Pharynx

1. Pharynx food ਅਤੇ ਹਵਾ ਨੂੰ ਰਸਤਾ ਪ੍ਰਦਾਨ ਕਰਦਾ ਹੈ।
2. Pharynx ਹਵਾ ਨੂੰ ਗਰਮੀ ਅਤੇ ਨਮੀ ਪ੍ਰਦਾਨ ਕਰਦਾ ਹੈ।
3. Pharynx ਵਿੱਚ sensory nerves ਹੁੰਦੀ ਹੈ ਜੋ taste ਦਾ ਪਤਾ ਲਗਾਉਣ ਵਿੱਚ help ਕਰਦੀ ਹੈ।
4. ਬੋਲਣ ਵਿੱਚ help ਕਰਦਾ ਹੈ।

Larynx

Larynx ਨੂੰ voice box ਵੀ ਕਿਹਾ ਜਾਂਦਾ ਹੈ ਇਹ tongue ਦੀ root ਤੋਂ start ਹੋ ਕੇ trachea ਵਿੱਚ ਜਾ ਕੇ ਅੱਗੇ continue ਹੁੰਦਾ ਹੈ। Puberty ਤੱਕ male ਅਤੇ female ਦੇ larynx ਵਿੱਚ ਕੋਈ difference ਨਹੀਂ ਹੁੰਦਾ। ਪਰੰਤੂ puberty ਦੇ ਬਾਅਦ male ਦਾ larynx size ਵਿੱਚ ਵੱਡਾ ਹੋ ਜਾਂਦਾ ਹੈ ਜਿਸ ਦੇ ਕਾਰਣ male ਦੀ ਆਵਾਜ ਭਾਰੀ ਹੋ ਜਾਂਦੀ ਹੈ।

Function of Larynx

1. Larynx sound ਨੂੰ ਪੈਦਾ ਕਰਦਾ ਹੈ।
2. Larynx ਬੋਲਣ ਵਿੱਚ help ਕਰਦਾ ਹੈ।
3. Larynx ਨਾਲ trachea ਵਿੱਚ ਜਾਂਦੀ ਹੈ ਭਾਵ ਇਹ air ਨੂੰ ਅੱਗੇ ਜਾਣ ਦਾ ਰਸਤਾ ਪ੍ਰਦਾਨ ਕਰਦਾ ਹੈ।
4. ਇਹ air ਨੂੰ ਗਰਮ ਨਮੀ ਯੁਕਤ ਅਤੇ filter ਕਰਦਾ ਹੈ।

Trachea

ਇਹ 10 cm ਲੰਬੀ pipe like structure ਹੁੰਦੀ ਹੈ ਜੋ larynx ਤੋਂ start ਹੋ ਕੇ 6th thoracic vertebral ਦੇ level ਤੱਕ ਜਾਂਦੀ ਹੈ ਅਤੇ ਅੱਗੇ bronchi ਵਿੱਚ divide ਹੋ ਜਾਂਦੀ ਹੈ। ਇਸ ਨੂੰ wind pipe ਵੀ ਕਿਹਾ ਜਾਂਦਾ ਹੈ। Tracher 16–20 "C" shaped ring hyline cartilage ਦਾ ਬਣਿਆ ਹੁੰਦਾ ਹੈ।

1. Trachea air ਨੂੰ fitter ਅਤੇ warm ਕਰਕੇ ਅੱਗੇ ਭੇਜਦਾ ਹੈ।
2. ਜੇਕਰ ਕੋਈ foreign material trachea ਵਿੱਚ ਚਲਾ ਜਾਂਦਾ ਹੈ ਤਾਂ ਇਹ coughing reflex ਦੇ ਦੁਆਰਾ ਇਸਨੂੰ ਬਾਹਰ ਨਿਕਾਲ ਦਿੰਦਾ ਹੈ।
3. Trachea ਦੀ ਸਰੰਚਨਾ ਇਸ ਪ੍ਰਕਾਰ ਦੀ ਬਣੀ ਹੁੰਦੀ ਹੈ ਕਿ ਜਦੋਂ head ਅਤੇ neck move ਕਰਦੇ ਹਾਂ ਤਾਂ ਇਸਦੀ ਸਰੰਚਨਾ ਦੇ ਕਾਰਨ airway ਵਿੱਚ ਕੋਈ ਰੁਕਾਵਟ ਨਹੀਂ ਆਉਦੀ ਹੈ।

BRONCHI AND BRONCHIOLES

Trachea ਦੋ ਸਾਹ ਨਲੀਆਂ ਵਿੱਚ divide ਹੋ ਜਾਂਦੀ ਹੈ :

1. **Right Bronchi:** ਇਹ left bronchi ਦੇ ਮੁਕਾਬਲੇ ਜਿਆਦਾ ਚੋੜੀ, ਛੋਟੀ ਅਤੇ ਅਧਿਕ ਸਿੱਧੀ ਹੁੰਦੀ ਹੈ। ਇਹ ਲਗਭਗ 2.5 cm ਲੰਬੀ ਹੁੰਦੀ ਹੈ। ਇਸ ਵਿੱਚ cartilage ਦੇ half ring ਹੁੰਦੇ ਹਨ। ਇਹ right lung ਵਿੱਚ enter ਕਰਨ ਦੇ ਬਾਅਦ ਤਿੰਨ parts ਵਿੱਚ divide ਹੋ ਜਾਂਦੀ ਹੈ। ਜੋ ਹਰੇਕ lobe ਵਿੱਚ ਪਹੁੰਚਦੇ ਹਨ।
2. **Left Bronchi:** ਇਹ 5 cm ਲੰਬੀ ਹੁੰਦੀ ਹੈ ਅਤੇ right bronchi ਦੇ ਮੁਕਾਬਲੇ narrow (ਪਤਲੀ ਹੁੰਦੀ ਹੈ। ਇਹ left lung ਵਿੱਚ ਜਾ ਕੇ ਦੋ ਭਾਗਾਂ ਵਿੱਚ divide ਹੋ ਜਾਂਦੀ ਹੈ ਤੇ ਹਰੇਕ lobe ਤੱਕ ਪਹੁੰਚਦੀ ਹੈ।

Functions of Respiratory Bronchioles and Alveoli

1. ਗੈਸਾਂ ਦਾ ਆਦਾਨ-ਪ੍ਰਦਾਨ **(Gas exchange):** ਵਾਯੂ ਕੋਸ਼ੀਕਾਵਾਂ ਵਿੱਚ (alveoli) ਵਿੱਚ capillaries ਦਾ ਜਾਲ ਹੁੰਦਾ ਹੈ ਜੋ alveoli ਅਤੇ blood ਦੇ ਵੀਚਕਾਰ ਗੈਸਾਂ ਦਾ ਆਦਾਨ-ਪ੍ਰਦਾਨ ਵਿੱਚ ਸਹਾਇਤਾ ਕਰਦਾ ਹੈ।
2. ਗਰਮ ਕਰਨਾ ਅਤੇ ਨਮ ਕਰਨਾ **(warming and humidifying):** Mucus layer humidifying (ਨਮ) ਹਵਾ ਪ੍ਰਦਾਨ ਕਰਦੀ ਹੈ। Capillary bed air ਨੂੰ warm (ਗਰਮ) ਕਰਦੀ ਹੈ।
3. ਧੂਲਕਣਾਂ ਨੂੰ ਦੂਰ ਕਰਨਾ **(Removal of dust):** ਇਸ ਵਿੱਚ mucus ਦੀ protective layer ਮੌਜੂਦ ਹੁੰਦੀ ਹੈ। Foreign bodies ਇਸ ਨਾਲ ਚੀਪਕ (stick) ਜਾਂਦੀ ਹੈ। ਇਸ ਨਾਲ mucus layer ਵਿੱਚ ਜਲਨ (irritation) ਪੈਦਾ ਹੋ ਜਾਂਦੀ ਹੈ। ਇਸ ਨਾਲ cough ਜਾਂ sneezing (ਛਿੱਕ) ਆਉਣ ਤੇ ਬਾਹਰੀ ਵਸਤੂ ਬਾਹਰ ਨਿਕਲ ਜਾਂਦੀ ਹੈ।
4. ਸ਼ੁਖਮ ਜੀਵਾਂ ਤੋਂ ਸੁਰਖਿੱਆ **(Defence against microbes):** Alveoli connective tissue ਤੋਂ ਬਣੀ ਹੁੰਦੀ ਹੈ। ਇਨ੍ਹਾਂ ਵਿੱਚ lymphocyte and plasma cells ਹੁੰਦੇ ਹਨ। ਇਹ cell antibodies ਦਾ synthesises (ਸੰਸਲੇਸਣ) ਅਤੇ secrete ਕਰਦੇ ਹਨ, ਜੋ ਬਾਹਰੀ ਵਸਤੂਆਂ ਤੋਂ ਸੁਰੱਖਿਆ ਕਰਦੇ ਹਨ।

Lungs

Lungs cone (ਤਿਕੋਣ) shape organ ਹੁੰਦੇ ਹਨ। ਸਾਡੀ body ਵਿੱਚ normally 2 lungs ਹੁੰਦੇ ਹਨ।

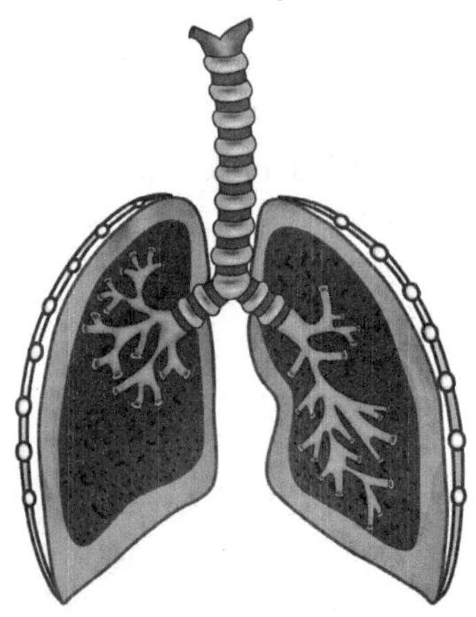

Fig. 5.26: Lungs

Lungs ਸਾਡੇ ਸਰੀਰ ਦੀ thoracic cavity ਵਿੱਚ ਸਥਿਤ ਹੁੰਦੇ ਹਨ। Lungs ਦਾ colour youngs ਵਿੱਚ brown or gray ਹੁੰਦਾ ਹੈ। Right lung ਦਾ weight 625 gm ਹੁੰਦਾ ਹੈ ਜਦੋਂ ਕਿ left lungs ਦਾ weight ਲਗਭਗ 575 gm ਹੁੰਦਾ ਹੈ। Lungs ਦੇ ਹੇਠਾ ਲਿਖੇ ਹੋਏ parts ਹੁੰਦੇ ਹਨ :

1. **Apex:** Lungs ਦੇ ਉਪਰ ਵਾਲੇ ਹਿੱਸੇ ਨੂੰ apex ਕਿਹਾ ਜਾਂਦਾ ਹੈ। ਇਹ ਪਹਿਲੀ ਪਸਲੀ (1st rib) ਦੇ level ਤੋਂ ਉਪਰ ਹੁੰਦਾ ਹੈ।
2. **Base:** Lungs ਦੇ ਨੀਚੇ ਵਾਲੇ ਹਿੱਸੇ ਨੂੰ base ਕਿਹਾ ਜਾਂਦਾ ਹੈ।
3. **Costal:** Lungs ਦਾ ਉਹ ਭਾਗ ਜੋ castal cartilage (soft bone ਜੋ movement ਕਰ ਸਕਦੀ ਹੈ) ਦੇ ਨਜ਼ਦੀਕ ਹੁੰਦਾ ਹੈ। ਉਸਨੂੰ costal surface ਕਿਹਾ ਜਾਂਦਾ ਹੈ।
4. **Medial surface:** ਜੋ surface midline ਦੇ ਨਜ਼ਦੀਕ ਹੁੰਦਾ ਹੈ ਉਸਨੂੰ medial surface ਕਿਹਾ ਜਾਂਦਾ ਹੈ। ਇਹ triangular shape ਦਾ ਹੁੰਦਾ ਹੈ। ਜਿਸਨੂੰ hilum ਕਿਹਾ ਜਾਂਦਾ ਹੈ।

Right lung ਦੇ ਤਿੰਨ lobe ਹੁੰਦੇ ਹਨ :

1. Superior lobe
2. Middle lobe
3. Inferior lobe

Left lung ਦੇ ਦੋ lobe ਹੁੰਦੇ ਹਨ :

1. Superior lobe
2. Inferior lobe

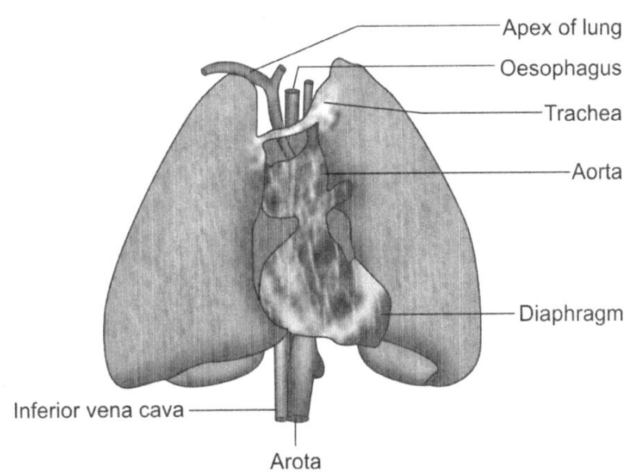

Fig. 5.27: Lungs

Pleura

Lungs ਨੂੰ cover ਕਰਨ ਵਾਲੀ outer covering oblique membrane ਨੂੰ pleura ਕਿਹਾ ਜਾਂਦਾ ਹੈ। Pleura ਦੀ ਦੋ layers ਹੁੰਦੀਆ ਹਨ :

1. Visceral pleura
2. Parietal pleura

ਇਨ੍ਹਾਂ ਦੋਨਾਂ layers ਦੇ ਵਿਚਕਾਰ ਇਕ cavity ਹੁੰਦੀ ਹੈ ਜਿਸਨੂੰ pleural cavity ਕਿਹਾ ਜਾਂਦਾ ਹੈ। Pleural cavity ਵਿੱਚ fluid ਪਾਇਆ ਜਾਂਦਾ ਹੈ ਜਿਸਨੂੰ pleural fluid ਕਿਹਾ ਜਾਂਦਾ ਹੈ।

Lungs ਵਿੱਚ pulmonary arteries enter ਕਰਦੀਆਂ ਹਨ ਅਤੇ pulmonary veins lungs ਤੋਂ ਬਾਹਰ ਨਿਕਲ-ਦੀਆਂ ਹਨ।

Diaphragm and Intercostal

Lungs ਦੇ ਨੀਚੇ diaphragm ਅਤੇ intercostal muscles ਸਾਹ ਲੈਣ ਵਿੱਚ ਸਾਡੀ help ਕਰਦੇ ਹਨ ਕਿਉਂਕਿ ਇਹ ਦੋਵੇਂ lungs ਦੇ ਫੈਲਣ ਤੇ ਸੁੰਗੜਨ ਵਿੱਚ help ਕਰਦੇ ਹਨ।

Respiration

ਸਾਹ ਲੈਣ ਦੀ ਪ੍ਰਕਿਰਿਆਂ respiration ਕਿਹਾ ਜਾਂਦਾ ਹੈ। ਇਸਨੂੰ ਦੋ ਭਾਗਾਂ ਵਿੱਚ ਵੰਡਿਆ ਗਿਆ ਹੈ।

(i) **Inspiration:** ਸਾਹ ਅੰਦਰ ਲੈ ਜਾਣ ਦੀ ਪ੍ਰਕਿਰਿਆ ਨੂੰ inspiration ਕਿਹਾ ਜਾਂਦਾ ਹੈ। ਇਸ ਦੇ ਦੁਆਰਾ ਮੱਨੁਖ oxygen gas ਨੂੰ ਅੰਦਰ ਲੈ ਕੇ ਜਾਂਦਾ ਹੈ।

(ii) **Expiration:** ਸਾਹ ਬਾਹਰ ਕੱਢਣ ਦੀ ਪ੍ਰਕਿਰਿਆ ਨੂੰ expiration ਕਿਹਾ ਜਾਂਦਾ ਹੈ। ਇਸ ਦੇ ਦੁਆਰਾ ਮੱਨੁਖ ਕਾਰਬਨਡਾਈਆਕਸਾਈਡ gas ਨੂੰ ਬਾਹਰ ਨਿਕਲਦਾ ਹੈ।

SPECIAL SENSE ORGANS

ਸਾਡੇ ਸਰੀਰ ਵਿੱਚ 5 ਗਿਆਨ ਇੰਦਰੀਆਂ ਪਾਈਆ ਜਾਂਦੀਆ ਹਨ।

1. **Eyes:** ਦੇਖਣ ਦਾ ਕੰਮ।
2. **Ears:** ਸੁਣਨ ਦਾ ਕੰਮ ਕਰਦੇ ਹਨ।
3. **Nose:** ਸੁੰਘਣ ਦਾ ਕੰਮ ਕਰਦਾ ਹੈ।
4. **Tongue:** Taste ਦਾ ਕੰਮ ਕਰਦੀ ਹੈ।
5. **Skin:** Touch ਦੀ sensation ਕਰਵਾਉਂਦੀ ਹੈ।

EYE

ਇਹ ਇੱਕ ਮੱਹਤਵਪੂਰਨ sense organ ਹੈ ਜੋ ਦੇਖਣ ਦਾ ਕੰਮ ਕਰਦਾ ਹੈ। Eye ਨੂੰ OPHC nerve supply ਕਰਦੀ ਹੈ। Eye optical cavity ਵਿੱਚ present ਹੁੰਦੀ ਹੈ। ਇਹ ਗੋਲ shape ਦੀ ਹੁੰਦੀ ਹੈ। ਇਸਦਾ diameter (ਘੇਰਾ) 2.5 cm ਹੁੰਦਾ ਹੈ। ਦੋਵੇਂ eyes ਦੀ ਬਣਾਵਟ ਇੱਕ ਸਮਾਨ ਹੁੰਦੀ ਹੈ।

Structure of the eye

Eye ਨੂੰ ਤਿੰਨ ਭਾਗਾਂ ਵਿੱਚ ਵੰਡਿਆ ਗਿਆ ਹੈ।

1. Sclera and cornea
2. Ciliary body and iris
3. Retina

ਇਸਦੇ ਇਲਾਵਾ eye ਵਿੱਚ lens ਅਤੇ vitreous body ਵੀ ਹੁੰਦੇ ਹਨ।

Sclera and Cornea: Eye ਦੇ ਗੋਲ wall ਦਾ ਥੋੜ੍ਹਾ ਭਾਗ ਬਾਹਰ ਨੂੰ ਉਭਰਿਆ ਹੁੰਦਾ ਹੈ। ਇਸ ਲਈ ਇਸਦੀ ਮੋਟਾਈ ਜਿਆਦਾ ਹੁੰਦੀ ਹੈ। ਇਸ ਲਈ ਇਸ ਉਭਰੇ ਭਾਗ ਨੂੰ cornea ਕਹਿੰਦੇ ਹਨ। Cornea transparent ਹੁੰਦਾ ਹੈ।

Sclera eye ਦਾ ਉਹ ਭਾਗ ਹੈ ਜੋ eye ਦੀ ਸੁਰੀਖੱਆ ਕਰਦਾ ਹੈ। ਇਹ fibrous membrane ਤੋਂ ਬਣਿਆ ਹੁੰਦਾ ਹੈ। ਜੋ ਕਿ eye ਦੀ shape ਨੂੰ maintain ਕਰਦਾ ਹੈ।

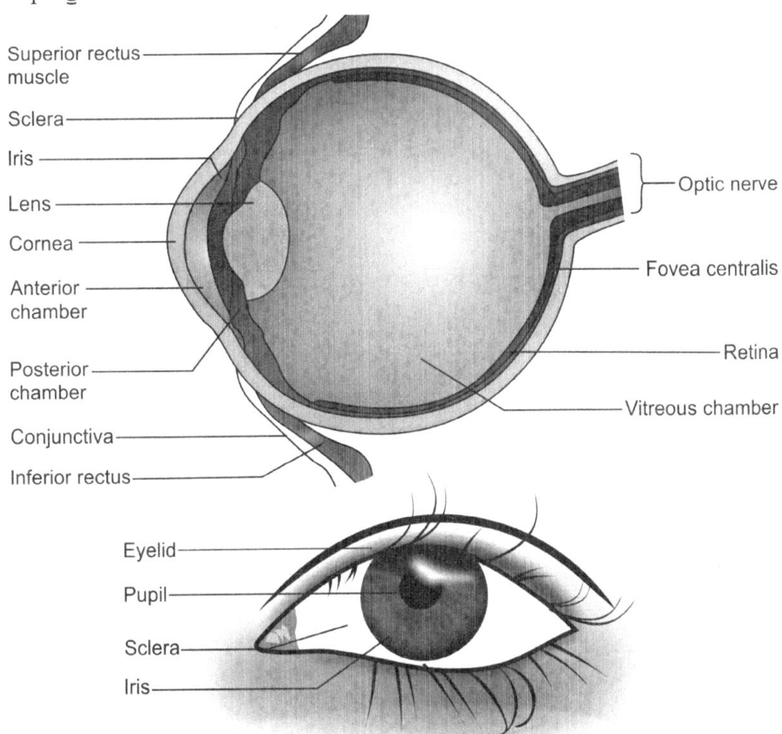

Fig. 5.28: Eye

Choroid: ਇਹ eye ਦੀ middle layer ਹੁੰਦੀ ਹੈ ਤੇ ਇਸਦਾ colour ਚੋਕਲੇਟ brown ਹੁੰਦਾ ਹੈ। ਪ੍ਰਕਾਸ pupil ਦੇ ਮਾਧਿਅਮ ਤੋਂ eye ਵਿੱਚ enter ਕਰਦਾ ਹੈ ਅਤੇ ਇਹ nerves ਨੂੰ stimulate ਕਰਦੀ ਹੈ। ਅਤੇ choroid ਪ੍ਰਕਾਸ ਦੀਆਂ ਕਿਰਵਾਂ ਨੂੰ ਸੋਖ ਲੈਂਦਾ ਹੈ। ਇਸ ਵਿੱਚ blood vessels ਬਹੁਤ ਜਿਆਦਾ ਹੁੰਦੀਆ ਹਨ।

Ciliary body: ਇਹ choroid ਦੇ ਨਾਲ ਜੁੜ੍ਹੀ ਹੁੰਦੀ ਹੈ ਜੋ stratified epithelial tissue ਤੋਂ ਬਣੀ ਹੁੰਦੀ ਹੈ। ਇਸ ਵਿੱਚ ciliary muscles ਹੁੰਦੇ ਹਨ ਇਸੇ ਕਾਰਨ ciliary body ਦੇ ਸੁਗੜਨ ਅਤੇ ਫੈਲਣ ਤੇ lens ਦੇ size ਤੇ ਫਰਕ ਪੈਂਦਾ ਹੈ। ਜਿਸ ਦੇ ਕਾਰਣ lens ਤੇ ਪੈਣ ਵਾਲੀ ਪ੍ਰਕਾਸ ਦੀਆਂ ਕਿਰਣਾਂ retina ਤੇ ਪੈਂਦੀ ਹੈ। Eyes ਦੇ lens ਦੇ ਪਿੱਛੇ ਵਾਲੇ ਭਾਗ ਅਤੇ retina ਦੇ ਅੱਗੇ ਵਾਲੇ ਭਾਗ ਵਿੱਚ ਖਾਲੀ ਥਾਂ ਹੁੰਦੀ ਹੈ। ਜਿਸ ਵਿੱਚ fluid ਭਰਿਆ ਹੁੰਦਾ ਹੈ। ਜਿਸ ਨੂੰ ਅਸੀ vitreous body ਕਹਿੰਦੇ ਹਾਂ।

Iris: Choroid layer ਦੇ ਅੱਗੇ ਵਾਲੇ ਭਾਗ ਨੂੰ iris ਕਹਿੰਦੇ ਹਨ। ਜੋ ਕਿ cornea ਦੇ ਪਿੱਛੇ ਅਤੇ lens ਦੇ ਅੱਗੇ ਹੁੰਦੇ ਹਨ। ਇਹ eye ਦਾ colourful ਭਾਗ ਹੁੰਦਾ ਹੈ ਇਸਦਾ colour black ਹੁੰਦਾ ਹੈ ਪਰੰਤੂ blue, brown, light green colour ਦਾ ਵੀ ਹੋ ਸਕਦਾ ਹੈ ਇਹ pigment cells ਤੋਂ ਬਣਿਆਂ ਹੁੰਦਾ ਹੈ। ਇਨ੍ਹਾਂ cells ਦੇ ਆਧਾਰ ਤੇ ਹੀ iris ਦਾ colour ਨਿਰਧਾਰਤ ਹੁੰਦਾ ਹੈ।

Lens: ਇਹ ਗੋਲ ਅਕਾਰ ਦਾ ਹੁੰਦਾ ਹੈ। ਇਸਦੇ ਦੋਵੇ ਤਲ ਉਭਰੇ ਹੁੰਦਾ ਹਨ। ਪਿਛਲੇ ਵਾਲੇ ਤਲ ਦਾ ਉਭਾਰ ਅੱਗੇ ਵਾਲੇ ਤੋਂ ਜਿਆਦਾ ਹੁੰਦਾ ਹੈ। Lens capsule ਦੇ ਦੁਆਰਾ cover ਹੁੰਦਾ ਹੈ capsule ਤੇ lens ਦੋਵੇ ਬਹੁਤ ਲਚਕੀਲਾ ਹੁੰਦੇ ਹਨ। Ciliary body lens ਦੇ size ਨੂੰ control ਕਰਦੀ ਹੈ। Lens ਅਤੇ eyes ਦੇ ਅੱਗੇ ਵਾਲੇ chambers ਨੂੰ anterior chamber ਕਿਹਾ ਜਾਂਦਾ ਹੈ ਅਤੇ lens ਅਤੇ retina ਦੇ ਪਿੱਛੇ ਵਾਲੇ chamber ਨੂੰ posterior chamber ਕਿਹਾ ਜਾਂਦਾ ਹੈ।

Retina: Eye ਦੀ ਸੱਭ ਤੋਂ ਅੰਦਰ ਵਾਲੀ layer ਨੂੰ retina ਕਿਹਾ ਜਾਂਦਾ ਹੈ। ਇਹ ਬਹੁਤ ਜਿਆਦਾ soft layer ਹੁੰਦੀ ਹੈ ਇਹ layer nerve cells ਦੀ ਬਣੀ ਹੁੰਦੀ ਹੈ। Retina ਦੇ ਉਪਰ optical disc ਹੁੰਦੀ ਹੈ। ਇਸਦੇ ਦੁਆਰਾ veins ਅਤੇ arteries ਅੰਦਰ ਤੇ ਬਾਹਰ ਨਿਕਲਦੀ ਹੈ।

Eye ਦੀ protection ਕਰਨ ਵਾਲੇ organs structure:

- **Position of the eye:** Eye orbital cavity ਵਿੱਚ present ਹੁੰਦੀ ਹੈ ਅਤੇ ਇਸਦੀ 4 bones ਹੁੰਦੀਆਂ ਹਨ ਜੋ eye ਨੂੰ ਬਣਾਉਦੀ ਹੈ।
- **Eyebrows:** ਇਹ ਅਰਧ-ਚਾਪ ਵਾਲੇ 2 ਕਿਨਾਰੇ ਹੁੰਦੇ ਹਨ ਜੋ ਕਿ supraorbital and parental bone ਦੇ ਕਿਨਾਰੇ ਤੱਕ ਜਾਂਦੇ ਹਨ। ਇਸਦੇ ਤੁਪਰ ਛੋਟੇ-ਛੋਟੇ hair ਹੁੰਦੇ ਹਨ ਜੋ eye ਨੂੰ ਤੇਜ ਤੋਂ ਬਚਾਉਦੇ ਹਨ।
- **Eyelashes:** ਇਨ੍ਹਾਂ ਨੂੰ eyes ਵੀ layer ਵੀ ਕਿਹਾ ਜਾਂਦਾ ਹੈ ਇਹ eye ਨੂੰ ਬੰਦ ਕਰਣ ਵਿੱਚ help ਕਰਦੇ ਹਨ।

EARS

ਕੰਨ ਦੇ 3 parts ਹੁੰਦੇ ਹਨ।

1. **External ear:** ਇਸ ਦੇ ਤਿੰਨ ਭਾਗ ਹੁੰਦੇ ਹਨ।

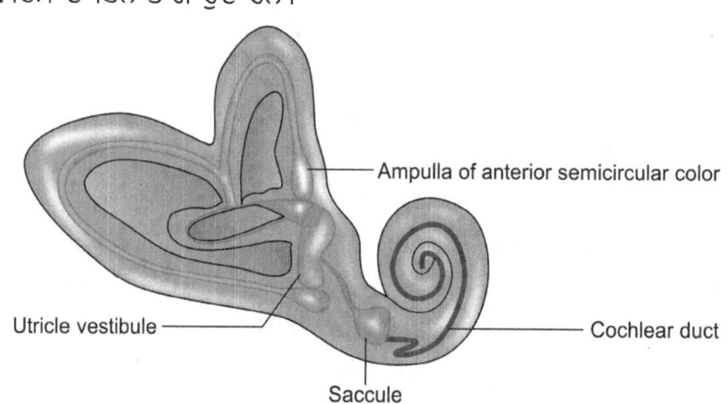

Fig. 5.29: Ear

(a) **Pinna or auricle:** ਇਹ ਕੰਨ ਦਾ ਫੈਲਿਆ ਹੋਇਆ ਭਾਗ ਹੁੰਦਾ ਹੈ ਜੋ head ਦੀ ਦੋਨੋਂ sides ਤੋਂ ਬਾਹਰ ਨਿਕੀ-ਲਿਆ ਹੁੰਦਾ ਹੈ। ਇਹ fibre cartilage ਦਾ ਬਣਿਆ ਹੁੰਦਾ ਹੈ। ਇਹ skin ਨਾਲ cover ਹੁੰਦਾ ਹੈ ਅਤੇ skin ਦੇ ਉੱਪਰ ਛੋਟੇ-ਛੋਟੇ hair ਹੁੰਦੇ ਹਨ ਜਿੰਨਾ ਦਾ ਕੰਮ sound waves ਨੂੰ ਸਮਾਨ ਕਰਕੇ ਅੰਦਰ ਭੇਜਣਾ ਹੈ।

(b) **Auditory canal (ਕੰਨ ਦੀ ਨਲੀ):** ਇਹ pinna ਤੋਂ ਲੈ ਕੇ ਕੰਨ ਦੇ ਪਰਦੇ ਤੱਕ ਜਾਂਦੀ ਹੈ। ਇਸ ਦਾ 2/3 ਭਾਗ bone ਦਾ ਬਣਿਆ ਹੁੰਦਾ ਹੈ। Auditory canal "S" shape ਦੀ ਹੁੰਦੀ ਹੈ। ਇਸ ਦੀ ਲੰਬਾਈ 2.5 cm ਹੁੰਦੀ ਹੈ। Auditory canal ਦੇ ਬਾਹਰ ਵਾਲੇ ਭਾਗ ਵਿੱਚ wax gland ਪਾਈ ਜਾਂਦੀ ਹੈ ਜਿਸ ਦਾ ਕੰਮ ਕੰਨ ਨੂੰ lubricate ਕਰਨਾ ਹੁੰਦਾ ਹੈ।

(c) **Tympanic membrane:** ਇਹ auditory canal ਅਤੇ middle ear ਨੂੰ ਇਕ ਦੂਜੇ ਤੋਂ ਅਲੱਗ ਕਰਦੀ ਹੈ। Tympanic membrane ਅੰਡਾਕਾਰ shape ਦੀ ਹੁੰਦੀ ਹੈ।

2. **Middle Ear:** ਇਹ ਭਾਗ ear drum ਤੋਂ ਸ਼ੁਰੂ ਹੁੰਦਾ ਹੈ ਅਤੇ tympanic cavity ਵਿੱਚ ear bone ਤੱਕ ਹੁੰਦਾ ਹੈ। Tympanic cavity ਵਿੱਚ ਹਵਾ ਭਰੀ ਹੁੰਦੀ ਹੈ। Middle ear ਵਿੱਚ 3 bones ਹੁੰਦੀਆਂ ਹਨ।

   (a) Malleus (ਇਹ ਹਥੋੜੇ ਦੀ shape ਦਾ ਹੁੰਦਾ ਹੈ)

   (b) Incus

   (c) Stapes (ਇਸਹ ਘੋੜ੍ਹੇ ਦੀ ਨਾਲ ਦੀ shape ਦਾ ਹੁੰਦਾ ਹੈ।)

   Middle ear sound waves ਨੂੰ internal ear ਵਿੱਚ ਭੇਜਦਾ ਹੈ।

3. **Internal ear:** Internal ear ਸੁਣਨ ਦਾ ਕੰਮ ਕਰਦਾ ਹੈ। ਇਹ ਦੋ ਭਾਗਾਂ ਮਿਲਕੇ ਬਣਦਾ ਹੈ।

   (a) Bony labyrinth

   (b) Membrane labyrinth

   (a) **Bony labyrinth:** ਇਸ ਦੇ 3 parts ਹੁੰਦੇ ਹਨ।

      (i) Vestibule -1

      (ii) Cochlea -1

      (iii) Semicircular canal - 3

   Inner ear ਦਾ ਕੰਮ ਸੁਣਨ ਵਿੱਚ help ਕਰਨਾ ਅਤੇ ਸਾਡੇ ਸਰੀਰ ਦਾ balance ਬਣਾਉਣਾ ਹੈ।

Physiology of Ear

Sound wave
↓
External ear
↓
Auditory canal
↓
Ear drum
↓
Middle ear
↓
Internal ear

Internal nerves brain ਨੂੰ message ਪਹੁੰਚਾਉਦੀ ਹੈ ਜਿਸ ਦੇ ਦੁਆਰਾ ਸਾਨੂੰ ਸੁਣਾਈ ਦਿੰਦਾ ਹੈ ਅਤੇ ਇਹ ਸਾਡੇ ਸਰੀਰ ਦਾ balance ਬਣਾਉਣ ਵਿੱਚ help ਕਰਦੀ ਹੈ।

Functions of Ear

1. Ear ਸੁਣਨ ਦਾ ਕੰਮ ਕਰਦੇ ਹਨ।
2. Ears ਸਰੀਰ ਦਾ balance ਬਨਾਵਣ ਵਿੱਚ help ਕਰਦੇ ਹਨ।

NOSE

1. Nose ਸਾਹ ਪ੍ਰਣਾਲੀ ਦਾ ਪਹਿਲਾ ਅੰਗ ਹੈ ਜਿਸਦੇ ਦੁਆਰਾ air ਸਾਡੀ body ਵਿੱਚ enter ਕਰਦੀ ਹੈ ਅਤੇ ਬਾਹਰ ਨਿਕਲਦੀ ਹੈ।
2. Nasal cavity septum ਦੇ ਦੁਆਰਾ ਦੋ ਭਾਗਾਂ ਵਿੱਚ ਵੰਡੀ ਜਾਂਦੀ ਹੈ। Septum ਦਾ ਅਗੇ ਵਾਲਾ ਹਿੱਸਾ cartilage ਤੋਂ ਬਣਿਆ ਹੁੰਦਾ ਹੈ ਤੇ ਪਿੱਛੇ ਵਾਲਾ ਹਿੱਸਾ bone ਤੋਂ ਬਣਿਆ ਹੁੰਦਾ ਹੈ।

Nasal Opening

1. **Anterior nasal opening:** ਇਹ ਬਾਹਰ ਤੋਂ nasal cavity ਵਿੱਚ ਖੁਲਦੀ ਹੈ।
2. **Posterior nasal opening:** ਇਹ nose ਤੋਂ pharynx ਵਿੱਚ ਖੁੱਲਦੀ ਹੈ।

Sinuses: ਇਹ face ਦੀ bone ਵਿੱਚ present ਹੁੰਦੀ ਹੈ ਇਸ ਵਿੱਚ air ਹੁੰਦੀ ਹੈ ਇਸ ਲਈ ਇਸਨੂੰ air sinuses ਕਿਹਾ ਜਾਂਦਾ ਹੈ maxillary (ਦਬਾਉਣ ਵਾਲੀ bone) ਅਤੇ frontal bone ਸਾਰਿਆਂ ਵਿੱਚ sinuses ਪਾਏ ਜਾਂਦੇ ਹਨ। ਜਿੰਨਾ ਦੀ opening nasal bone ਵਿੱਚ ਹੁੰਦੀ ਹੈ।

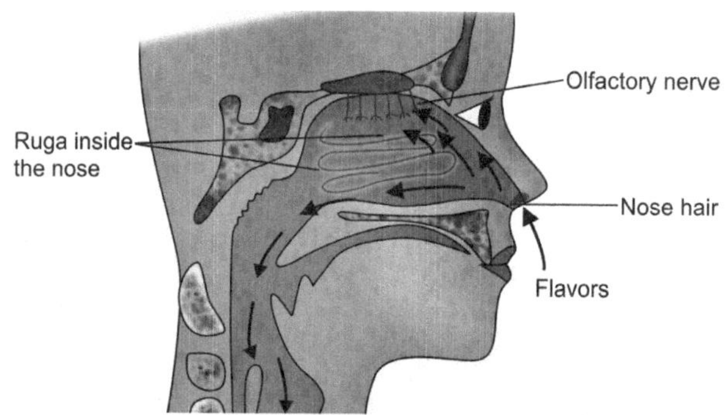

Fig. 5.30: Nasal opening

Functions of Nose

1. Nose ਦੇ ਦੁਆਰਾ air ਸਾਡੀ body ਵਿੱਚ enter ਕਰਦੀ ਹੈ।
2. Nose air ਨੂੰ filter ਕਰਕੇ ਸਾਡੀ body ਵਿੱਚ ਪਹੁੰਚਾਉਦਾ ਹੈ।
3. Nose smell ਦੀ feeling ਪ੍ਰਦਾਨ ਕਰਦਾ ਹੈ।
4. ਜੇਕਰ nose ਦੀ mucus membrane ਵਿੱਚ ਕੋਈ ਵੀ irritation ਹੋਵੇ ਤਾਂ ਇਹ sneezing refer ਦੇ ਦੁਆਰਾ ਉਸ irritant ਨੂੰ ਬਾਹਰ ਨਿਕਾਲਦਾ ਹੈ।
5. Nose ਹਵਾ ਨੂੰ ਨਮੀ ਪ੍ਰਦਾਨ ਕਰਦਾ ਹੈ।

REPRODUCTIVE SYSTEM

Reproduction system ਅਜਿਹਾ system ਹੈ। ਜਿਸ ਵਿੱਚ male ਅਤੇ female ਆਪਸ ਵਿੱਚ ਮਿਲ-ਮਿਲ ਕੇ ਅਪਣੀ ਜਿਹੀ ਸੰਤਾਨ ਪੈਦਾ ਕਰਦੇ ਹਨ।

Reproductive Organ: ਉਹ organ ਜੋ reproduction ਵਿੱਚ ਸਹਾਇਕ ਹੁੰਦੇ ਹਨ ਜਾਂ ਕੰਮ ਆਉਦੇ ਹਨ ਉਸ ਨੂੰ reproduction organ ਕਹਿੰਦੇ ਹਨ।

Female Reproductive System

Female reproductive system ਦੇ ਤਿੰਨ-ਤਿੰਨ ਭਾਗ ਹੁੰਦੇ ਹਨ :

1. **External genital organ**
   (a) Mons pubis
   (b) Labia Majora
   (c) Labia minora
   (d) Clitoris
   (e) Vestibule
   (f) Hymen
2. **Internal genital organ**
   (a) Vagina
   (b) Uterus
   (c) Uterine tube or fallopian tube
   (d) Ovaries
3. **Accessory organ**
   Breast

External Genital Organ

Mons pubis: ਇਹ ਗੱਦੇਦਾਰ structure ਹੁੰਦੀ ਹੈ। ਇਹ subcutaneous adipose connective tissue ਤੋਂ ਬਣੀ ਹੁੰਦੀ ਹੈ। Adult female ਵਿੱਚ mons pubis hair ਹੁੰਦੇ ਹਨ। ਉਨ੍ਹਾਂ hairs ਨੂੰ pubis hair ਕਹਿੰਦੇ ਹਨ।

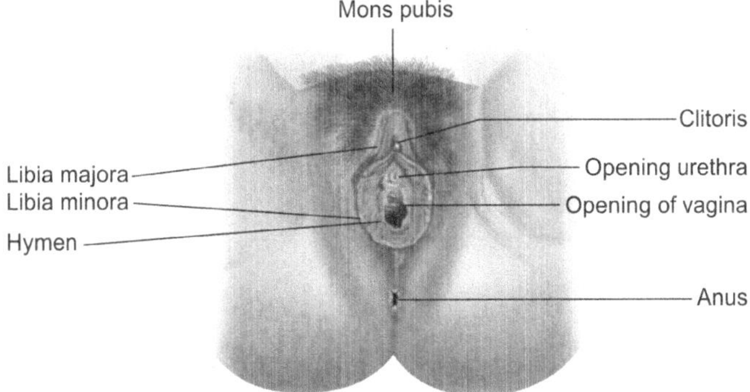

Fig. 5.31: External genitalia

Labia majora: ਇਹ valve ਦੇ ਦੋਨੇ ਪਾਸੇ ਬਣੀ ਹੁੰਦੀ ਹੈ। ਇਸ ਵਿੱਚ skin ਦੇ fold ਹੁੰਦੇ ਹਨ। ਇਹ lip shape ਦੇ ਹੁੰਦੇ ਹਨ ਅਤੇ fibrous tissue ਤੋਂ ਬਣੇ ਹੁੰਦੇ ਹਨ। ਇਨ੍ਹਾਂ ਵਿੱਚ ਬਹੁਤ ਸਾਰੀ sebaceous gland ਹੁੰਦੀ ਹੈ। ਇਸ ਦੇ internal side ਵਿੱਚ hair present ਨਹੀਂ ਹੁੰਦੇ। Squamous tissue ਨਾਲ cover.

Labia minora: ਇਹ ਦੋ ਪਤਲੀ skin layer ਦਾ ਬਣਿਆ ਹੁੰਦਾ ਹੈ ਜੋ labia majora ਵਿੱਚ ਪਾਇਆ ਜਾਂਦਾ ਹੈ। Labia majora ਦੀ sides ਆਪਸ ਵਿੱਚ ਨੀਚੇ ਦੇ ਵੱਲ ਜੁੜੀ ਹੁੰਦੀ ਹੈ। ਇਸ ਵਿੱਚ ਬਹੁਤ ਸਾਰੀ blood vessels ਹੁੰਦੇ ਹਨ ਤੇ nerve supply ਹੁੰਦਾ ਹੈ।

Clitoris: Male ਦੀ ਤਰ੍ਹਾਂ female ਵਿੱਚ ਵੀ clitoris part ਪਾਇਆ ਜਾਂਦਾ ਹੈ ਜੋ ਕੰਮ ਨਾ ਆਉਣ ਦੇ ਕਾਰਨ ਛੋਟਾ ਰਹਿ ਜਾਂਦਾ ਹੈ। ਇਹ ਬਹੁਤ ਜਾਂਦਾ sensitive ਹੁੰਦਾ ਹੈ। ਕਿਉਂਕਿ ਇਸ ਵਿੱਚ blood supply ਜਿਆਦਾ ਹੁੰਦਾ ਹੈ।

Vestibule: Labia minora ਜਿਸ area ਨੂੰ ਘੇਰਦਾ ਹੈ ਉਸ ਨੂੰ vestibule ਕਹਿੰਦੇ ਹਨ। ਇਸ ਨਾਲ urethral ਅਤੇ vaginal ਦੀ opening ਪਾਈ ਜਾਂਦੀ ਹੈ। Bartholin opening.

Urethral orifice: Vestibule ਵਿੱਚ urine pass ਕਰਨ ਲਈ ਜੋ opening ਪਾਈ ਜਾਂਦੀ ਹੈ ਉਸਨੂੰ urethral orifice ਕਿਹਾ ਜਾਂਦਾ ਹੈ।

Vaginal orifice: Urethral orifice ਦੇ ਨੀਚੇ vaginal orifice ਪਾਇਆ ਜਾਂਦਾ ਹੈ ਜਿਸ ਨਾਲ hymen membrane attach ਹੁੰਦੀ ਹੈ।

Bartholin glands: ਇਹ ਦੋ ਛੋਟੀ-ਛੋਟੀ glands ਹੁੰਦੀਆਂ ਹਨ ਜੋ vagina ਨੂੰ moist ਰੱਖਦੀਆਂ ਹਨ।

Internal Genital Organ

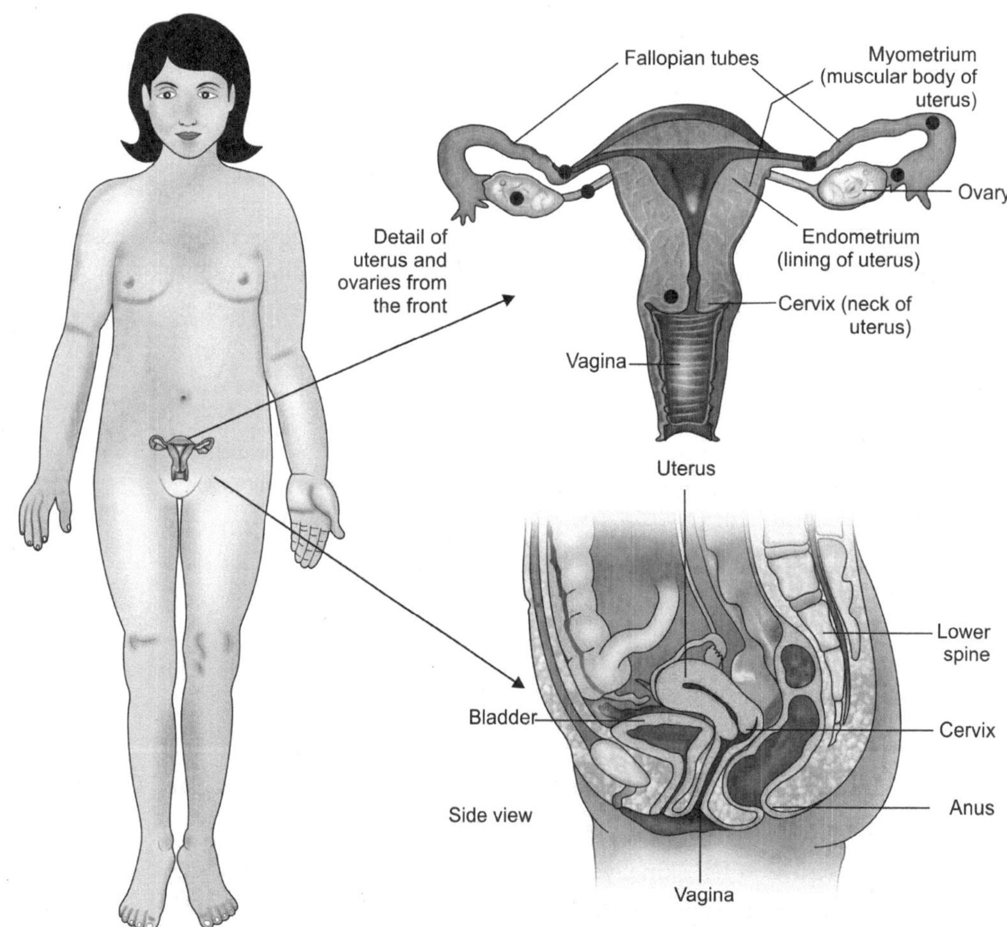

Fig. 5.32: Female reproductive organ

Vagina

ਇਹ tube ਦੀ ਤਰ੍ਹਾਂ ਹੁੰਦੀ ਹੈ। ਜੋ vestibule ਤੋਂ start ਹੋ ਕੇ ਸਰਵੀਕਸ (cervix) ਤੱਕ ਜਾਂਦੀ ਹੈ। Vaginal orifice ਨਾਲ ਬਾਹਰ ਤੋਂ attach ਹੁੰਦਾ ਹੈ।

Function of Vagina

ਇਹ intercourse ਦੇ time ਤੇ penis ਨੂੰ receive ਕਰਦੀ ਹੈ ਅਤੇ foetus ਦੇ birth ਦੇ time ਤੇ ਉਸਨੂੰ ਬਾਹਰ ਨਿਕਾਲਣ ਦੇ ਲਈ space provide ਕਰਵਾਉਈ ਹੈ।

Uterus

1. Uterus pregnancy ਦੇ time ਤੇ foetus ਨੂੰ ਰਹਿਣ ਦੇ ਲਈ space provide ਕਰਵਾਉਦੀ ਹੈ ਅਤੇ ਬਾਹਰ ਨਿਕ-ਾਲਣ ਵਿੱਚ help ਕਰਦੀ ਹੈ।
2. Puberty ਤੋ ਲੈ ਕੇ menopause ਤੱਕ menstruation ਦੇ ਲਈ uterus ਤਿਆਰ ਕਰਦਾ ਹੈ।
3. Ovum ਪੈਦਾ ਹੋਣ ਦੇ ਬਾਅਦ fallopian tube ਦੇ ਦੁਆਰਾ uterus ਵਿੱਚ ਚਲਾ ਜਾਂਦਾ ਹੈ।

Puberty

1. Male ਜਾਂ female ਵਿੱਚ secondary sexual characteristic ਦਾ occur ਹੋਣਾ puberty ਕਹਾਉਦਾ ਹੈ।
2. ਇਹ 12–13 ਸਾਲ ਤੱਕ ਦੀ age ਵਿੱਚ ਹੁੰਦੀ ਹੈ।
3. Changing in female during puberty.
   (a) Breast growth
   (b) Axillary hairs ਉੱਗ ਜਾਣਾ।
   (c) Female ਦੇ external genital organ ਤੇ hair ਆਉਣ ਲੱਗਦੇ ਹਨ ਜਿਸ ਨਾਲ puberty hair ਕਹਿੰਦੇ ਹਨ।

Changing in male

(a) ਦਾੜ੍ਹੀ ਮੁੱਛ ਦਾ ਆਉਣਾ
(b) ਆਵਾਜ ਦਾ ਭਾਰੀ ਹੋਣਾ
(c) External genital organ ਤੇ hair ਆ ਜਾਣਾ
(d) Axillary hair ਆਉਣਾ।

Puberty hair: Male ਜਾਂ female ਵਿੱਚ puberty ਦੇ ਸਮੇਂ ਜੋ hair ਆਉਦੇ ਹਨ ਉਨ੍ਹਾਂ ਨੂੰ puberty hair ਕਹਿੰਦੇ ਹਨ।

Position: Uterus pelvic cavity ਵਿੱਚ ਹੁੰਦਾ ਹੈ ਇਸ ਦੇ ਅੱਗੇ urinary bladder ਅਤੇ ਪਿੱਛੇ rectum ਪਾਇਆ ਜਾਂਦਾ ਹੈ।

Structure of Uterus

Uterus ਦਾ size pear shape ਦਾ ਹੁੰਦਾ ਹੈ ਇਸ ਦੀ ਲੰਬਾਈ 75 ਚੌੜਾਈ 5 ਅਤੇ ਮੋਟਾਈ 0.5 cm ਹੁੰਦੀ ਹੈ। Normal uterus ਦਾ weight 60 gm ਹੁੰਦਾ ਹੈ ਅਤੇ pregnancy ਦੇ time ਤੇ ਇਹ 1000 gm ਹੋ ਜਾਂਦਾ ਹੈ।

Parts of Uterus

1. **Fundus:** ਇਹ dom (ਉਭਰਿਆ ਹੋਇਆ ਪਰ ਖਾਲੀ) shape ਦਾ part ਹੁੰਦਾ ਹੈ।

2. **Uterine cavity:** ਇਹ uterus ਦਾ ਅਜਿਹਾ ਭਾਗ ਹੁੰਦਾ ਹੈ ਜਿਸ ਵਿੱਚ pregnancy time ਤੇ foetus ਰਹਿੰਦਾ ਹੈ।
3. **Uterine body:** ਇਹ uterus ਦਾ main part ਹੁੰਦਾ ਹੈ। ਇਹ part ਨੀਚੇ ਦੀ ਵੱਲ narrow ਜਾਂ ਸਕਰਾਂ ਹੋ ਕੇ internal OS ਤੱਕ ਹੁੰਦਾ ਹੈ।
4. **Cervix:** ਇਹ uterus ਦਾ ਸੱਭ ਤੋਂ ਨੀਚੇ ਵਾਲਾ part ਹੁੰਦਾ ਹੈ। Cervix uterus ਨਾਲ ਜਿਥੇ attach ਹੁੰਦੀ ਹੈ। Cervix ਦੇ ਉਸ part ਨੂੰ internal OS ਕਹਿੰਦੇ ਹਨ ਅਤੇ cervix ਦਾ ਜੋ ਭਾਗ vagina ਨਾਲ attach ਹੁੰਦਾ ਹੈ ਉਸਨੂੰ external OS ਦੇ ਵੀਚਕਾਰ ਦੀ ਦੂਰੀ ਨੂੰ cervical canal ਕਹਿੰਦੇ ਹਨ।

Layer of Uterus

1 **Perimetrium:** ਇਹ ਬਾਹਰ ਵਾਲੀ layer ਹੁੰਦੀ ਹੈ ਜੋ muscles ਦੇ ਦੁਆਰਾ ਬਣੀ ਹੁੰਦੀ ਹੈ।
2. **Myometrium:** ਇਹ middle layer ਹੁੰਦੀ ਹੈ ਅਤੇ muscle ਦੇ ਦੁਆਰਾ ਹੁੰਦੀ ਹੈ।
3. **Endometrium:** ਇਹ inner layer ਹੁੰਦੀ ਹੈ ਜੋ ਦੋ layer ਤੋਂ ਮਿਲਕੇ ਬਣੀ ਹੁੰਦੀ ਹੈ।
   (a) **Basal layer:** ਇਹ menstruation ਦੇ ਬਾਅਦ functional layer ਨੂੰ ਬਣਾਉਣ ਵਿੱਚ help ਕਰਦੀ ਹੈ।
   (b) **Functional layer:** ਇਹ menstruation ਦੇ ਦੌਰਾਨ out ਹੋ ਜਾਂਦੀ ਹੈ।

Functions of Uterus

1. ਇਹ menstruation cycle ਵਿੱਚ help ਕਰਦੀ ਹੈ।
2. To month menstruation cycle ਦੇ ਦੌਰਾਨ endometrium layer out ਹੋ ਜਾਂਦੀ ਹੈ।
3. Pregnancy ਦੇ ਦੌਰਾਨ ਇਹ foetus ਨੂੰ ਰਹਿਣ ਲਈ space provide ਕਰਵਾਉਦੀ ਹੈ।

Fallopian Tubes

ਇਹ 10 cm ਲੰਬੀ ਹੁੰਦੀ ਹੈ ਅਤੇ uterus ਤੋਂ ਨਿਕਲਦੀ ਹੈ। Uterine tube ovary ਅਤੇ uterus ਨੂੰ ovary ਤੋਂ ovum ਨੂੰ uterus ਵਿੱਚ ਪਹੁੰਚਾਉਦੀ ਹੈ।

Parts of Fallopian Tube

1. Ampulla
2. Isthmus
3. Infundibulum
4. Fimbria

Function of Fallopian Tube

1. Fertilization fallopian tube ਵਿੱਚ ਹੁੰਦਾ ਹੈ।
2. Ovum ਨੂੰ ovary ਤੋਂ uterus ਵਿੱਚ fallopian tube ਹੀ ਭੇਜਦੀ ਹੈ।
3. ਇਹ mucus secret (ਬਣਾਉਣਾ) ਕਰਦੀ ਹੈ ਜੋ ovum ਅਤੇ sperm ਨੂੰ move ਕਰਨ ਵਿੱਚ help ਕਰਦਾ ਹੈ।

Ovaries

ਇਸ ਦੀ ਲੰਬਾਈ 2.5 ਤੋਂ 3.5 cm ਅਤੇ ਚੋੜ੍ਹਾਈ 2 cm ਅਤੇ ਮੋਟਾਈ 1 cm ਹੁੰਦੀ ਹੈ। ਇਸ ਵਿੱਚ vessels ਅਤੇ nerves ਹੁੰਦੀਆਂ ਹਨ।

Ovary ਦੇ ਦੋ part ਹੁੰਦੇ ਹਨ :

1. Cortex ovaries in female-2
2. Medulla

Function of Ovary

Ovaries ovum ਨੂੰ ਬਣਾਉਣ ਦਾ ਕੰਮ ਕਰਦੀਆਂ ਹਨ।

MALE REPRODUCTIVE SYSTEM

ਇਸਦੇ ਨਿਮਨਲਿਖਿਤ ਭਾਗ ਹਨ :

1. **Scrotum:** ਇਹ ਇੱਕ deeply pigmented ਥੈਲੀ ਵਰਗਾ ਹੁੰਦਾ ਹੈ ਜੋ fibrous connective tissue ਅਤੇ smooth muscles ਤੋਂ ਮਿਲਕੇ ਬਣਿਆ ਹੁੰਦਾ ਹੈ। ਇਸਦੇ 2 parts ਹੁੰਦੇ ਹਨ ਜਿਸ ਵਿੱਚ testes ਪਾਏ ਜਾਂਦੇ ਹਨ ਇਹ symphysis pubis ਦੇ ਥੱਲੇ upper thigh ਦੇ ਅੱਗੇ ਅਤੇ penis ਦੇ ਪਿੱਛੇ ਪਾਇਆ ਜਾਂਦਾ ਹੈ।
2. **Testes:** Testes male ਦੇ reproductive organ ਹੁੰਦੇ ਹਨ। ਇਹ 4.5 cm ਲੰਬਾ ਅਤੇ 2.5 cm ਚੌੜਾ ਅਤੇ 1 cm ਮੋਟਾ ਹੁੰਦਾ ਹੈ। ਇਹ scrotum ਵਿੱਚ ਪਾਇਆ ਜਾਂਦਾ ਹੈ। Testes in male - 2.

   Function of Testes

   (a) Testes ਵਿੱਚ sperms ਬਣਦੇ ਹਨ ਅਤੇ mature ਹੁੰਦੇ ਹਨ।

   (b) Sperms ਬਣਨ ਦੀ ਕਿਰਿਆ 3°C ਦੇ ਨੀਚੇ ਦੇ temperatures ਤੇ ਹੁੰਦੀ ਹੈ। ਇਸ ਲਈ testes abdominal cavity ਦੇ ਥੱਲੇ ਪਾਏ ਜਾਂਦੇ ਹਨ ਅਤੇ secretion ਨਾਲ ਘਿਰੀ ਹੁੰਦੀ ਹੈ ਜੋ ਕਿ ਇਸਦਾ temperature ਘੱਟ ਰੱਖਣ ਵਿੱਚ help ਕਰਦੀ ਹੈ।

   (c) **Seminal vessel:** ਇਹ ਛੋਟੀਆਂ-ਛੋਟੀਆਂ ਥੈਲੀਆਂ ਹੁੰਦੀਆਂ ਹਨ ਜੋ fibre muscular layer ਦੀ ਬਣੀ ਹੁੰਦੀ ਹੈ। ਇਹ bladder ਦੀ sides ਤੇ ਪਾਈ ਜਾਂਦੀ ਹੈ। Seminal vesicle ਇੱਕ duct ਵਿੱਚ ਜਾ ਕੇ ਖੁਲਦੀ ਹੈ ਜਿਸਦੇ ਨਾਲ ejaculatory ducts ਹੁੰਦੇ ਹਨ।

   Functional of Seminal Vesicle

3. **Seminal vesicles:** ਅਪਣੇ ਅੰਦਰ seminal fluid ਜਿਸਨੂੰ seminal fluid ਕਹਿੰਦੇ ਹਨ ਉਸਨੂੰ ਬਾਹਰ ਕੱਢਦੀ ਹੈ ਜੋ sperms ਨੂੰ nutrients ਪ੍ਰਦਾਨ ਕਰਦੀ ਹੈ। ਜਿਸਦੀ ਕਾਰਣ ਉਹ female reproductive system ਤੱਕ ਪਹੁੰਚਦਾ ਹੈ। Conception semen female accept ਕਰਦੀ ਹੈ।
4. **Ejaculatory duct:** ਇਹ 2 cm tubes ਹੁੰਦੀ ਹੈ ਜੋ 2cm ਲੰਬੀ ਹੁੰਦੀ ਹੈ। ਇਹ seminal vesical ਅਤੇ different duct ਤੋਂ ਮਿਲਕੇ ਬਣੀ ਹੁੰਦੀ ਹੈ। ਇਹ prostate gland ਤੋਂ ਹੁੰਦੀ ਹੋਈ urethra ਤੱਕ ਜਾਂਦੀ ਹੈ ਅਤੇ spermatozoa eminal fluid ਨੂੰ ਇੱਥੋ ਤੱਕ ਪਹੁੰਚਾਉਦੀ ਹੈ।
5. **Prostate gland:** ਇਹ pelvic cavity ਵਿੱਚ present ਹੁੰਦੀ ਹੈ ਅਤੇ urethra ਦੇ ਪਹਿਲੇ ਭਾਗ ਨੂੰ cover ਕਰਦੀ ਹੈ।

   Functions of Prostate Gland

   (a) Prostate gland ਪਤਲਾ milky fluid ਬਣਾਉਦੀ ਹੈ ਜੋ semen ਦਾ 30% ਹਿੱਸਾ ਹੁੰਦਾ ਹੈ ਅਤੇ ਉਸਨੂੰ milky appearance ਦਿੰਦਾ ਹੈ।

(b) ਇਸ ਵਿੱਚ clotting enzymes ਹੁੰਦੇ ਹਨ ਜੋ semen ਨੂੰ vagina ਦੇ ਅੰਦਰ thick ਕਰ ਦਿੰਦਾ ਹੈ ਤਾਂਕਿ ਉਹ ਬਾਹਰ ਨਾ ਆ ਸਕੇ।

Urethra and Penis

1. **Urethra:** Male urethra urine ਦੇ flow ਦੇ ਲਈ ਅਤੇ semen ਦੇ ਲਈ common ਰਸਤਾ ਪ੍ਰਦਾਨ ਕਰਦੀ ਹੈ ਇਹ 19–20 ਲੰਬਾ ਹੁੰਦਾ ਹੈ ਅਤੇ ਇਸ ਦੇ 3 ਭਾਗ ਹੁੰਦੇ ਹਨ।
   - ਇਸ ਦੇ ਪਹਿਲੇ ਭਾਗ ਨੂੰ prosthetic urethra ਕਹਿੰਦੇ ਹਨ ਜੋ bladder ਦੇ urethral orifice ਤੋ ਬਣਦੀ ਹੈ ਅਤੇ prostate gland ਨੂੰ pass ਕਰਦੀ ਹੈ।
   - ਇਸਦੇ ਦੂਸਰੇ ਭਾਗ ਨੂੰ membranous urethra ਕਹਿੰਦੇ ਹਨ ਜੋ ਸੱਭ ਤੋਂ ਛੋਟਾ ਅਤੇ ਤੰਗ ਭਾਗ ਹੈ।
   - ਇਸਦੇ ਤੀਸਰੇ ਭਾਗ ਨੂੰ spongious or penile urethra ਕਹਿੰਦੇ ਹਨ। ਇਸ ਭਾਗ ਵਿੱਚ penis ਹੁੰਦੇ ਹਨ।
2. **Penis:** Penis ਦੇ ਦੋ ਭਾਗ ਹੁੰਦੇ ਹਨ root body root perineum ਵਿੱਚ ਹੁੰਦਾ ਹੈ ਅਤੇ body urethra ਨੂੰ cover ਕਰਦੀ ਹੈ।

   ਇਹ erectile tissue ਅਤੇ smooth muscles ਦਾ ਬਣਿਆ ਹੁੰਦਾ ਹੈ। ਇਸ ਵਿੱਚ blood supply ਜਿਆਦਾ ਹੁੰਦੀ ਹੈ। ਇਸਦੀ tip ਨੂੰ gland penis cover ਕਰਦੀ ਹੈ ਜਿਸਨੂੰ fold ਕੀਤਾ ਜਾ ਸਕਦਾ ਹੈ। ਇਸ foreskin ਜਾਂ pre-puce ਕਹਿੰਦੇ ਹਨ। Penis ਵਿੱਚ arteries, veins nerves and nerves ਹੁੰਦੀ ਹੈ।

Deferent Duct in Spermatic Card

ਇਹ ਲੰਬੀ pipe ਹੁੰਦੀ ਹੈ ਜੋ testes ਤੋਂ sperm ਨੂੰ ਲੈ ਕੇ ਜਾਂਦੀ ਹੈ ਅਤੇ seminal vesicle ਤੱਕ ਪਹੁੰਚਦੀ ਹੈ ਅਤੇ seminal vesicles sperm ਨੂੰ nutrition ਮਿਲਦਾ ਹੈ।

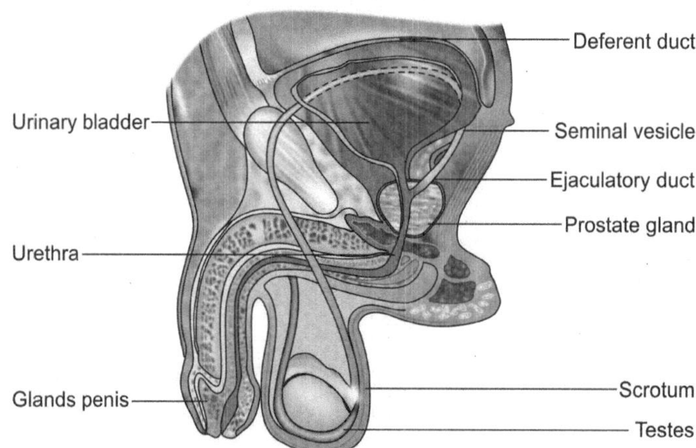

Fig. 5.33: Male reproductive organ

BREAST OR MAMMARY GLANDS

Breast reproductive system ਦਾ accessory organ ਹੁੰਦੀ ਹੈ ਇਹ male ਅਤੇ female ਦੋਵਾਂ ਵਿੱਚ ਪਾਈ ਵਿੱਚ ਪਾਈ ਜਾਂਦੀ ਹੈ। Breast 2nd rib ਤੋਂ ਲੈਕੇ 6 ribs ਤੱਕ ਹੁੰਦੀ ਹੈ। Female ਵਿੱਚ puberty ਤੋਂ ਪਹਿਲਾਂ ਇਸਦਾ size ਛੋਟਾ

ਹੁੰਦਾ ਹੈ ਅਤੇ puberty ਤੋਂ ਬਾਅਦ ਇਹ ਵੱਧ ਜਾਂਦਾ ਹੈ ਅਤੇ old age ਵਿੱਚ ਫਿਰ ਇਹ ਛੋਟਾ ਹੋਣਾ start ਹੋ ਜਾਂਦਾ ਹੈ। ਇਸ ਵਿੱਚ 3 ਪ੍ਰਕਾਰ ਦੇ tissue ਦੀ layer ਜਾਂ ਪਰਤਾਂ ਹੁੰਦੀਆ ਹਨ :

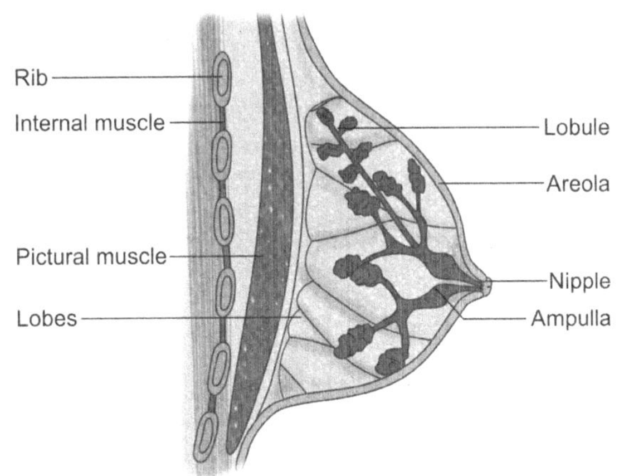

Fig. 5.34: Breast

Glandular Tissue

ਹਰ breast ਵਿੱਚ ਲਗਭਗ 20 lobes ਹੁੰਦੀਆ ਹਨ। ਹਰ ਇੱਕ lobe ਅੱਗੇ lobules ਵਿੱਚ divide ਹੁੰਦਾ ਹੈ। ਅਤੇ ਹਰ cube ਛੋਟੀ duct ਵਿੱਚ ਖੁਲਦਾ ਹੈ। ਅਤੇ ਇਹ ਛੋਟੀ duct ਆਪਸ ਵਿੱਚ ਮਿਲਕੇ ਵੱਡੀ duct ਦਾ ਨਿਰਮਾਣ ਕਰਦੀ ਹੈ। ਇਹ duct breast ਦੇ central ਵਿੱਚ ਖੁਲਦੀਆਂ ਹਨ ਜਿਥੇ ਕੁੱਝ ਚੋੜੀ ਹੋ ਜਾਂਦੀਆਂ ਹੈ ਉਸ ਥਾਂ ਨੂੰ emulate ਕਹਿੰਦੇ ਹਨ। ਇਹ emulate ਅੱਗੇ ਬਰੀਕ lactiferous duct ਦੁਆਰਾ nipple ਵਿੱਚ ਖੁਲਦੀ ਹੈ।

Fibrous Tissue

ਇਹ tissue glandular tissue ਵਿੱਚ ਪਾਇਆ ਜਾਂਦਾ ਹੈ ਇਹ ਆਪਸ ਵਿੱਚ ਜੋੜਨ ਦਾ ਕੰਮ ਕਰਦਾ ਹੈ।

Fatty Tissue

ਇਹ ਵੀ glandular tissue ਵਿੱਚ ਪਾਇਆ ਜਾਂਦਾ ਹੈ ਇਸਦੀ amiant ਤੇ breast ਦਾ size depend ਕਰਦਾ ਹੈ। Breast ਦੇ central ਵਿੱਚ nipple ਹੁੰਦੀ ਹੈ ਤੇ ਇਸਦੇ ਇਰਦ-ਗਿਰਦ ਵਾਲੇ ਦਾਣੇਦਾਰ ਭਾਗ hearken ਇਸ ਦਾ ਰੰਗ ਹਰ female ਵਿੱਚ ਅਲੱਗ-ਅੱਲਗ ਹੁੰਦਾ ਹੈ। Areola ਦਾ surface ਤੇ ਕਾਫੀ sebaceous glands ਹੁੰਦੀਆਂ ਹਨ। ਜਿਨ੍ਹਾਂ ਨੂੰ montgomery tubes ਕਹਿੰਦੇ ਹਨ। ਇਹ sebum ਪੈਦਾ ਕਰਦੀ ਹੈ ਜੋ pregnancy ਵਿੱਚ breast ਨੂੰ ਗੀਲ੍ਹਾ ਰੱਖਦਾ ਹੈ।

Functions

1. Ovary ਦੁਆਰਾ ਛੱਡੇ ਗਏ oestrogen ਅਤੇ progesterone hormone ਨੂੰ control ਕਰਦੇ ਹਨ।
2. Baby ਦੇ birth ਦੇ ਬਾਅਦ milk secret ਹੁੰਦਾ ਹੈ ਅਜਿਹਾ anterior pituitary ਦੇ stimulation producting hormone ਪੈਦਾ ਹੋਣ ਦੇ ਕਾਰਣ ਹੁੰਦਾ ਹੈ। Pituitary gland ਦਾ posterior lobe oxytocin hormone secret ਕਰਦਾ ਹੈ ਜਿਸ ਨਾਲ milk production ਹੁੰਦਾ ਹੈ।

URINARY SYSTEM

ਇਹ system ਉਹ ਹੈ ਜੋ ਉਨ੍ਹਾਂ ਸਾਰੇ organs ਤੋਂ ਮਿਲਕੇ ਬਣਦਾ ਹੈ ਜੋ urine ਬਣਾਉਦਾ ਹਨ ਉਨ੍ਹਾਂ ਨੂੰ ਸਟੋਰ ਕਰਦੇ ਹਨ ਅਤੇ ਉਸਨੂੰ ਬਾਹਰ ਨਿਕਾਲਣ ਦਾ ਕੰਮ ਕਰਦੇ ਹਨ।

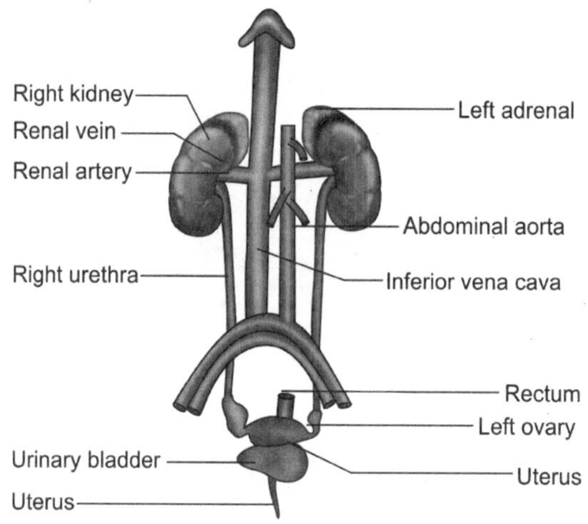

Fig. 5.35: Urinary system

Organs of Urinary System

1. Kidney -2
2. Ureter -2
3. Bladder -1
4. Urethra -1

STRUCTURE OF KIDNEY (EXTERNAL STRUCTURE)

ਜਦੋਂ ਅਸੀ kidney ਨੂੰ anterior ਤੋ ਦੇਖਦੇ ਹਾਂ ਤਾਂ ਕਈ important part ਦਿਖਾਈ ਦਿੰਦੇ ਹਨ। Kidney ਦੇ ਚਾਰੇ ਪਾਸੇ ਇੱਕ membrane ਦਿਖਾਈ ਦਿੰਦੀ ਹੈ ਜਿਸਨੂੰ ਕੇਪਸੂਲ (capsule) ਕਿਹਾ ਜਾਂਦਾ ਹੈ। ਇਹ ਗਹਿਰੇ ਭੂਰੇ ਰੰਗ ਦੀ ਹੁੰਦੀ ਹੈ ਅਤੇ ਜੋ skin kidney ਦੇ ਨੀਚੇ ਵਾਲੇ ਭਾਗ ਵਿੱਚ ਦਿਖਾਈ ਦਿੰਦਾ ਹੈ ਉਸਨੂੰ carter ਕਿਹਾ ਜਾਂਦਾ ਹੈ। Medulla kidney ਦੀ ਸੱਭ ਤੋਂ ਅੰਦਰ ਵਾਲੀ layer ਹੈ ਜਿਸ ਵਿੱਚ pyramids ਦਿਖਾਈ ਦਿੰਦੇ ਹਨ। Kidney ਦੇ ਅੰਦਰ ਦੀ ਵੱਲ ਧੱਸਿਆ ਹੋਇਆ ਰਸਤਾ hileum ਕਹਾਉਂਦਾ ਹੈ। ਇਹ concave shape ਦਾ ਹੁੰਦਾ ਹੈ ਜਿਸ ਵਿੱਚ renal artery kidney ਵਿੱਚ enter ਕਰਦੀ ਹੈ ਅਤੇ renal vein kidney ਤੋਂ ਬਾਹਰ ਆਉਂਦੀ ਹੈ। Kidney ਤੋਂ ureter ਵੀ ਬਾਹਰ ਨਿਕਲਦੇ ਹਨ।

Kidney Abdomen **ਵਿੱਚ** *Stomach* **ਦੇ ਨੀਚੇ**

Spinal cord ਦੇ ਦੋਵੇ ਪਾਸੇ ਹੁੰਦੀ ਹੈ। Kidney ਦੀ ਲੰਬਾਈ 10 cm, ਚੌੜਾਈ 6 cm ਅਤੇ ਮੋਟਾਈ 3 cm ਹੁੰਦੀ ਹੈ। Right kidney left kidney ਤੋਂ ਥੋੜੀ ਨੀਚੇ ਹੁੰਦੀ ਹੈ ਕਿਉਂਕਿ right kidney ਦੇ ਉੱਤੇ (200 km) liver ਹੁੰਦਾ ਹੈ। Kidney ਦਾ

weight 150 gm ਦਾ ਹੁੰਦਾ ਹੈ ਅਤੇ kidney ਦਾ ਰੰਗ dark brown colour ਹੁੰਦਾ ਹੈ। Kidney ਦੀ shape ਰਾਜਮਾ ਦੇ ਦਾਣੇ ਜਿਹੀ ਹੁੰਦੀ ਹੈ ਅਤੇ ਹਰ kidney ਦੇ ਉੱਪਰ adrenal gland ਹੁੰਦੀ ਹੈ।

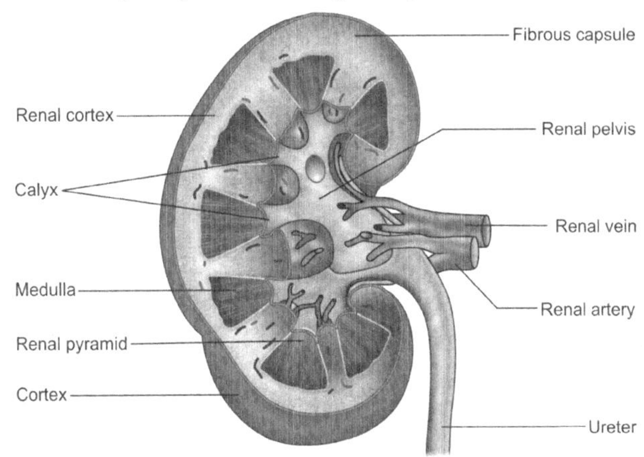

Fig. 5.36: Internal view of kidney

Microscopic Structure of Kidney

Kidney nephron ਤੋਂ ਮਿਲਕੇ ਬਣੀ ਹੁੰਦੀ ਹੈ ਜਿਸਨੂੰ kidney ਦਾ structural ਤੇ functional unit ਵੀ ਕਿਹਾ ਜਾਂਦਾ ਹੈ।

Nephron

Urinary system ਦੇ functions ਅਤੇ structural unit ਨੂੰ nephron ਕਿਹਾ ਜਾਂਦਾ ਹੈ। Nephron ਦਾ ਉੱਪਰ ਵਾਲਾ ਹਿੱਸਾ ਪਿਆਲੇ (bowel) ਦੀ shape ਦਾ ਹੁੰਦਾ ਹੈ। ਜਿਸ ਨੂੰ glomerular capsule ਕਹਿੰਦੇ ਹਨ ਅਤੇ ਇਹ collecting tube ਵਿੱਚ ਜਾ ਕੇ ਖੁਲਦਾ ਹੈ। Glomerular capsule ਵਿੱਚ blood ਦੀ ਛੋਟੀ-ਛੋਟੀ vessels ਹੁੰਦੀਆਂ ਹਨ। Nephron ਨੂੰ 5 ਭਾਗਾਂ ਵਿੱਚ ਵੰਡੀਦੀਆਂ ਜਾ ਸਕਦਾ ਹੈ।

1. Bowman's capsule
2. Proximal convoluted tubule
3. Loop of henley
4. Distal convoluted tubal
5. Collecting duct

Formation of Urine

Urine kidney ਵਿੱਚ nephron ਤੋਂ ਬਣਦਾ ਹੈ। ਇਹ 3 steps ਦੇ ਦੁਆਰਾ ਬਣਦਾ ਹੈ।

1. **Simple Infilteration:** Glomerular capsule semipermeable membrane (ਅਰਧ ਪਾਰਦਰਸ਼ੀ) ਦੁਆਰਾ blood ਨੂੰ ਛਾਣ ਕੇ ਬਾਹਰ ਕੱਢਿਆ ਜਾਂਦਾ ਹੈ। ਇਸ ਵਿੱਚੇ large molecules (ਵੱਡੇ ਅਣੂ) ਉੱਪਰ ਰਹਿ ਜਾਂਦੇ ਹਨ ਅਤੇ ਬਾਰੀਕ ਵਸਤੂ ਛਣ ਕੇ ਬਾਹਰ ਆ ਜਾਂਦੀ ਹੈ ਅਤੇ blood cells and protein ਨੂੰ ਛੱਡ ਕੇ ਬਾਕੀ ਸਾਰੇ ਭਾਗ ਨੂੰ ਛਾਣ ਲਿਆ ਜਾਂਦਾ ਹੈ।

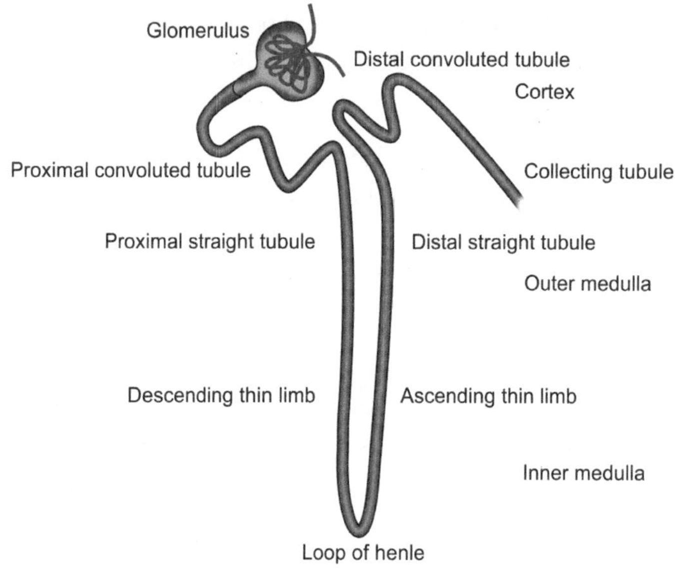

Fig. 5.37: Microscopic structure of kidney

2. **Selective Reabsorption:** Glomerular capsule ਦੇ ਦੁਆਰਾ ਛਾਣਿਆ ਗਿਆ ਤਰਲ ਪਦਾਰਥ convoluted tubule ਅਤੇ loop of henley ਵਿਚੋਂ ਗੁਜਰਦਾ ਹੈ ਤਾਂ ਕੁੱਝ ਪਦਾਰਥ ਗੁਲੋਕੋਜ਼, amino acid ਅਤੇ vitamin ਆਦਿ ਵਾਪਿਸ ਸੋਖ ਲਏ ਜਾਂਦੇ ਹਨ ਕਿਉਂਕਿ ਇਹ ਸਾਡੇ ਸਰੀਰ ਲਈ ਜਰੂਰੀ ਹੈ।
3. **Secretion:** Convoluted tubule ਦੇ ਦੁਆਰਾ ਛਾਣਿਆ ਗਿਆ waste material urine ਦੇ ਰੂਪ ਵਿੱਚ ਸਾਡੇ ਸਰੀਰ ਤੋਂ ਬਾਹਰ ਨਿਕਲ ਜਾਂਦਾ ਹੈ।

Composition of Urine

Water - 96%

Urea – 2%

Uric acid – 2%

Creatinine, sulphate, chloride, sodium, phosphorus, water balance and urine output water food pipe ਦੇ ਦੁਆਰਾ ਸਾਡੀ body ਵਿਚੋਂ ਜਾਂਦਾ ਹੈ। Water ਬਹੁਤ ਘੱਟ ਮਾਤਰਾ ਵਿੱਚ food ਦੀ metabolism ਦੇ ਦੁਆਰਾ ਨਿਕਲਦਾ ਹੈ। Body ਵਿੱਚ water sweating stool and urine ਦੇ ਰੂਪ ਵਿੱਚ ਬਾਹਰ ਨਿਕਲਦਾ ਹੈ। ਇਕ normal person 1 ਹਜਾਰ ਤੋਂ 1500 ml urine ਹਰ ਰੋਜ਼ ਬਾਹਰ ਨਿਕਲਦਾ ਹੈ। Urine ਨੂੰ ਬਾਹਰ ਨਿਕਲਣ ਲਈ ADH (Anti diuretic Hormone) control ਕਰਦਾ ਹੈ। ਇਹ ADH ਸਾਡੇ ਸਰੀਰ ਵਿੱਚ water ਦਾ balance ਬਣਾਉਣ ਵਿੱਚ help ਕਰਦਾ ਹੈ। ਜਦੋਂ ਸਾਡੀ body ਵਿੱਚ blood volume and water volume ਘੱਟ ਹੁੰਦਾ ਹੈ ਤਾਂ posterior pituitary gland ADH secret ਕਰਦੀ ਹੈ। ਜਿਸ ਦੇ ਦੁਆਰਾ ਸਾਡੀ body ਵਿੱਚ water ਨੂੰ observe ਕੀਤਾ ਜਾਂਦਾ ਹੈ ਅਤੇ water ਦਾ balance ਬਣਿਆ ਰਹਿੰਦਾ ਹੈ।

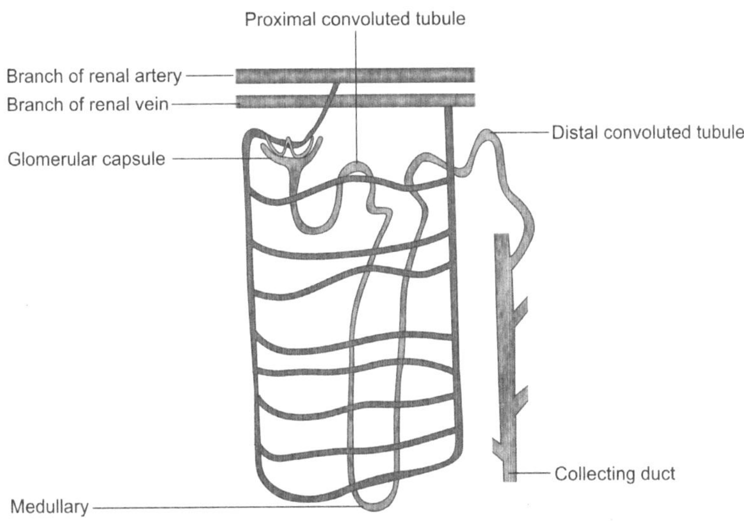

Fig. 5.38: Structure of nephron

Functions of Kidney

1. Kidney urine ਨੂੰ ਬਣਾਉਂਦੀ ਹੈ।
2. Kidney ਸਾਡੀ skin ਵਿੱਚੋਂ waste product ਨੂੰ ਬਾਹਰ ਕੱਢਣ ਵਿੱਚ help ਕਰਦੀ ਹੈ।
3. Kidney indirect way ਵਿੱਚ ਸਾਡੀ BP ਨੂੰ control ਕਰਦੀ ਹੈ।
4. Kidney ਸਾਡੀ body ਵਿੱਚ electrolyte balance ਬਣਾਏ ਰੱਖਦੀ ਹੈ।
5. Kidney water input and output ਦਾ balance ਬਣਾਈ ਰੱਖਦੀ ਹੈ।

Ureter

ਇਹ ਸੰਖਿਆ ਵਿੱਚ ਦੋ ਹੁੰਦੀ ਹੈ ਜੋ kidney ਤੋਂ urine ਨੂੰ urinary bladder ਤੱਕ ਲੈ ਕੇ ਜਾਂਦੀ ਹੈ। Ureter ਦੀ ਲੰਬਾਈ 25–30 cm ਹੁੰਦੀ ਹੈ। Diameter 3 cm ਹੁੰਦਾ ਹੈ।

Urinary bladder

ਇਹ ਇੱਕ ਪ੍ਰਕਾਰ ਦੀ ਥੈਲੀ ਹੁੰਦੀ ਹੈ ਜਿਸ ਵਿੱਚ urine ਇੱਕਠਾ ਹੁੰਦਾ ਹੈ। ਇਹ pelvic cavity ਵਿੱਚ ਸਥਿਤ ਹੁੰਦੀ ਹੈ। Urinary bladder ਦੀ size urine ਦੀ ਮਾਤਰਾ ਦੇ ਅਨੁਸਾਰ ਅਲੱਗ-ਅਲੱਗ ਹੋ ਸਕਦਾ ਹੈ। ਜਦੋਂ urine ਭਰ ਜਾਂਦਾ ਹੈ ਤਾਂ ਇਹ abdomen cavity ਦਾ ਹਿੱਸਾ ਬਣਿਆ ਹੁੰਦਾ ਹੈ। Urinary bladder ਵਿੱਚ ureter ਆ ਕੇ ਖੁਲੱਦਾ ਹੈ। Urinary bladder ਕੇ ਥੱਲੇ ਬਣਿਆ ਹਿੱਸਾ ਜਿਹਾ ਖੁਲਦਾ ਹੈ ਉਸਨੂੰ urethra ਕਹਿੰਦੇ ਹਨ।

Urethra

ਇਹ ਇੱਕ ਪ੍ਰਕਾਰ ਦੀ tube ਹੁੰਦੀ ਹੈ ਜੋ urinary bladder ਤੋਂ ਬਾਹਰ ਨਿਕਲਦੀ ਹੈ ਅਤੇ urine ਨੂੰ ਬਾਹਰ ਲੈ ਕੇ ਜਾਂਦੀ ਹੈ। ਇਸ ਦੀ ਲੰਬਾਈ male and female ਵਿੱਚ ਦੋਨਾਂ ਵਿੱਚ ਅਲੱਗ-ਅਲੱਗ ਹੁੰਦੀ ਹੈ। Female ਵਿੱਚ urethra ਦੀ ਲੰਬਾਈ 4 cm ਹੁੰਦੀ ਹੈ। ਜਦੋਂ ਕਿ male ਵਿੱਚ ਇਹ 16–20 cm ਹੁੰਦੀ ਹੈ। Urethra ਦੇ sphincter ਹੁੰਦੇ ਹਨ।

- External sphincter
- Internal sphincter
- External sphincter ਤੇ ਸਾਡਾ control ਹੁੰਦਾ ਹੈ ਜਦੋਂ ਕਿ internal sphincter ਤੇ ਸਾਡਾ control ਨਹੀਂ ਹੁੰਦਾ।

Kidney abdomen cavity ਵਿੱਚ ਹੁੰਦੀ ਹੈ।

Bladder pelvic ਵਿੱਚ ਹੁੰਦਾ ਹੈ ਪਰ ਜਦੋਂ ਇਸ ਵਿੱਚ urine ਦੀ ਮਾਤਰਾ ਵੱਧ ਜਾਂਦਾ ਹੈ ਤਾਂ abdomen cavity ਵਿੱਚ ਹੁੰਦਾ ਹੈ।

Endocrine System

Endocrine system ਮੁੱਖ ਰੂਪ ਤੋਂ ductless gland ਦੇ ਤਾਲ-ਮੇਲ ਤੋਂ ਬਣਦਾ ਹੈ ਅਤੇ ਇਹ ਇੱਕ ਦੂਸਰੇ ਦੇ ਸੰਪਰਕ ਵਿੱਚ ਵੀ ਹੋ ਸਕਦੇ ਹਨ ਅਤੇ ਦੂਰ ਵੀ ਹੋ ਸਕਦੇ ਹਨ। ਇਸ ਵਿੱਚ direct anatomical contact ਨਹੀਂ ਹੁੰਦਾ। ਇਸ ਲਈ ਇਸਨੂੰ ductless gland ਕਿਹਾ ਜਾਂਦਾ ਹੈ। Gland ਦੋ type ਦੀਆਂ ਹੁੰਦੀਆਂ ਹਨ।

1. **Exocrine gland:** ਜੋ gland ਕਿਸੇ organ ਦੇ epithelium ਨਾਲ ਬਣੀ surface ਤੇ ਅਪਣਾ secretion direct ਰੂਪ ਤੋਂ ਕਿਸੇ tube ਦੁਆਰਾ ਛੱਡਦੀ ਹੈ ਉਨ੍ਹਾਂ ਨੂੰ exocrine gland ਕਹਿੰਦੇ ਹਨ।
2. **Endocrine gland:** ਇਸ ਪ੍ਰਕਾਰ ਦੀ gland lymph ਜਾਂ blood ਵਿੱਚ ਅਪਣੇ secretion ਕਰਦੀ ਹੈ। ਇਹ secrete ਹੁੰਦੀ ਹੈ।

Gland ਦੀ ਸੰਖਿਆ

ਸਾਡੀ body ਵਿੱਚ ਨਿਮਨਲਿਖਿਤ gland ਪਾਈਆ ਜਾਂਦੀਆਂ ਹਨ :

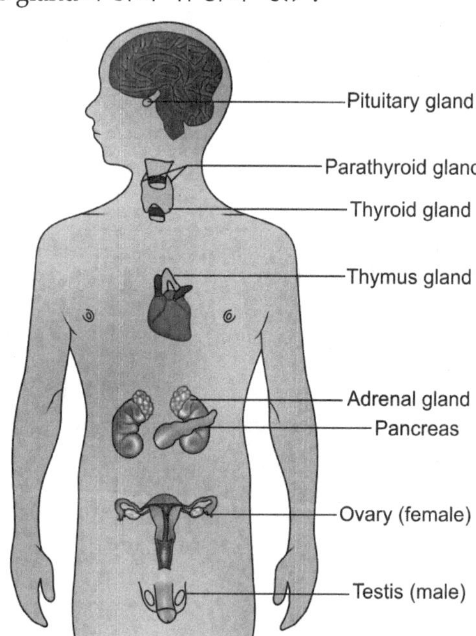

Fig. 5.39: Endocrine system

1. Pituitary gland – 1
2. Thyroid gland – 1
3. Parathyroid gland – 4
4. Adrenal gland – 2 (kidneys ਦੇ ਉੱਪਰ ਪਾਈਆਂ ਜਾਂਦੀਆਂ ਹਨ।)
5. Ovaries in female - 2
6. Testis in male - 2

Pituitary gland

ਇਸ gland ਦਾ colour redish gray (Redish brown) ਹੁੰਦਾ ਹੈ। Pituitary gland ਦੀ ਲੰਬਾਈ 15 mm ਚੋੜਾਈ 5 mm ਹੁੰਦੀ ਹੈ। ਇਸ ਦਾ ਭਾਰ 0.52 gm ਹੁੰਦਾ ਹੈ। Pituitary gland ਨੂੰ hypophysis ਵੀ ਕਹਿੰਦੇ ਹਨ। Pituitary gland 2 lobe ਹੁੰਦੇ ਹਨ।

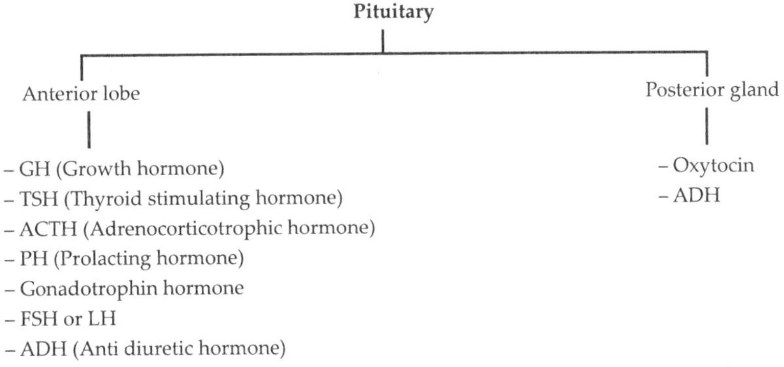

1. **Growth hormone**
   (a) ਇਹ hormone ਮਨੁੱਖ ਦੀ body ਦੇ ਵਿਕਾਸ ਤੇ ਪ੍ਰਭਾਵ ਪਾਉਂਦਾ ਹੈ।
   (b) Growth hormone ਮਨੁੱਖ ਦੀ skeleton bone, muscles ਅਤੇ tissues ਦੀ growth ਵਿੱਚ helpful ਹੁੰਦਾ ਹੈ।
   (c) ਜੇਕਰ ਇਸ hormone ਦਾ ਪ੍ਰਭਾਵ ਵੱਧ ਜਾਂਦਾ ਹੈ ਤਾਂ ਵਿਅਕਤੀ ਜਿਆਦਾ ਲੰਬਾ ਹੋ ਜਾਂਦਾ ਹੈ ਅਤੇ ਜੇਕਰ ਇਸਦਾ ਪ੍ਰਭਾਵ ਘੱਟ ਹੋ ਜਾਂਦਾ ਹੈ ਤਾਂ ਵਿਅਕਤੀ ਬੋਣਾ ਰਹਿ ਜਾਂਦਾ ਹੈ।
2. **TGH (Thyroid stimulating hormone):** ਇਹ hormone thyroid gland ਦੇ development ਅਤੇ ਉਸਦੇ functions ਨੂੰ control ਕਰਦਾ ਹੈ। ਇਹ hormone thyroid gland ਦੇ ਦੁਆਰਾ iodine ਦੀ ਕਮੀ ਹੋਣ ਤੇ thyroxin hormone ਬਣਾਉਂਦਾ ਹੈ ਅਤੇ ਇਸਨੂੰ blood circulation ਵਿੱਚ ਭੇਜਦਾ ਹੈ।
3. **ACTH (Adreno cartico trophic hormone):** ਇਹ hormone adrenal gland ਦੇ ਦੁਆਰਾ secrete ਹੋਣ ਵਾਲੇ hormone ਨੂੰ effect ਕਰਦਾ ਹੈ।
4. **PH prolactin hormone (Lactogen hormone):** ਇਹ hormone pituitary gland ਦੁਆਰਾ secrete ਕੀਤਾ ਜਾਂਦਾ ਹੈ, ਅਤੇ ਇਹ gland ਦੁਆਰਾ milk ਦੇ secretion ਨੂੰ ਸ਼ੁਰੂ ਕਰਕੇ ਉਸਨੂੰ control ਕਰਦਾ ਹੈ। Oxytocin hormone milk ਦੇ production ਨੂੰ ਵਧਾਉਂਦਾ ਹੈ। (ਇਸ ਦਾ ਅਸਰ breast ਤੇ ਹੁੰਦਾ ਹੈ)

Gonadotrophin: ਇਸ hormone ਨੂੰ sex hormone ਵੀ ਕਿਹਾ ਜਾਂਦਾ ਹੈ। ਇਸ ਦੀ ਸੰਖਿਆ 2 ਹੈ ਇਨ੍ਹਾਂ ਦਾ secretion pituitary gland ਦੇ anterior lobe ਦੁਆਰਾ ਹੀ ਹੁੰਦਾ ਹੈ। Gonadotrophin hormone ਵਿੱਚ ਦੋ hormone ਕੀਤੇ ਜਾਂਦੇ ਹਨ।

1. **LH:** ਇਹ ovulation ਵਿੱਚ help ਕਰਦਾ ਹੈ।
2. **FSH:** ਇਹ ovary ਵਿੱਚ graafian follicle ਨੂੰ mature ਕਰਨ ਵਿੱਚ helpfull ਹੁੰਦਾ ਹੈ ਅਤੇ ovary ਦੇ harmones ਨੂੰ control ਕਰਦਾ ਹੈ।

Posterior Pitutary Gland

Oxytocin: ਇਹ uterus ਦੀ muscles ਨੂੰ ਮਜਬੂਤ ਕਰਦਾ ਹੈ ਅਤੇ breast ਦੇ lacteal cell ਨੂੰ contract ਕਰ ਕੇ milk ਨੂੰ nipple ਦੁਆਰਾ ਬਾਹਰ ਕੱਢਣ ਵਿੱਚ help ਕਰਦਾ ਹੈ। Delivery ਦੇ time ਇਹ hormone uterus ਨੂੰ control ਕਰਦਾ ਹੈ ਅਤੇ ਬੱਚੇ ਦੇ ਜਨਮ ਵਿੱਚ help ਕਰਦਾ ਹੈ।

ADH (Anti Diuretic hormone): ਇਹ hormone kidney ਦੇ nephron ਨੂੰ effect ਕਰਦਾ ਹੈ। ਇਹ hormone ਉਦੋਂ secrete ਹੁੰਦਾ ਹੈ ਜਦੋਂ ਸਾਡੀ body ਵਿੱਚ fluid volume ਘੱਟ ਹੁੰਦਾ ਹੈ ਉਦੋਂ ਇਹ hormone ਸਾਡੀ body ਨੂੰ water absorb ਕਰਨ ਵਿੱਚ help ਕਰਦਾ ਹੈ।

Thyroid Gland

ਇਹ neck ਤੋਂ 5th, 6th, 7th cervical ਅਤੇ first thoracic vertebra ਤੱਕ ਫੈਲੀ ਹੁੰਦੀ ਹੈ। ਇਸ ਦਾ colour dark brown ਹੁੰਦਾ ਹੈ। ਇਹ triangular shape ਦੀ ਹੁੰਦੀ ਹੈ। ਇਸ ਦੀ ਲੰਬਾਈ 5 cm ਚੌੜਾਈ 3 cm ਹੁੰਦੀ ਹੈ।

Functions of thyroid gland

ਇਹ gland blood ਤੋਂ iodine ਲੈਂਦੀ ਹੈ ਅਤੇ 2 hormone T_3 ਅਤੇ T_4 ਬਣਾਉਦੀ ਹੈ। T_3 ਨੂੰ thyroxin ਅਤੇ T_4 ਨੂੰ triode thyroxin ਕਿਹਾ ਜਾਂਦਾ ਹੈ।

Functions of T_3 and T_4

ਇਹ physical ਅਤੇ mental development ਦੇ ਲਈ ਜਰੂਰੀ ਹੈ। ਇਹ skin ਅਤੇ hair ਦੇ ਵਿਕਾਸ ਦੇ ਜਰੂਰੀ ਹੈ। ਇਹ ਸਾਡੇ nerves system ਨੂੰ control ਕਰਦਾ ਹੈ। ਇਹ food ਦੇ ਟੁੱਟਣ ਦੇ ਨਾਲ heat ਨੂੰ control ਕਰਦਾ ਹੈ।

Function of calcitoxin

ਇਹ hormone ਸਾਡੀ body ਵਿੱਚ calcium ਦੇ level ਨੂੰ maintain ਕਰਦਾ ਹੈ। ਜਦੋਂ ਸਾਡੀ body ਵਿੱਚ fat level ਵੱਧ ਜਾਂਦਾ ਹੈ ਉਦੋਂ ਇਹ hormone ਸਾਡੀ bone ਨੂੰ message ਦਿੰਦੀ ਹੈ ਅਤੇ bones blood ਦੇ ਦੁਆਰਾ fat ਨੂੰ ਸੋਖ ਲੈਂਦੀਆਂ ਹਨ।

ਇਹ ਸਾਡੀ body ਵਿੱਚ fat ਦਾ level ਘੱਟ ਕਰਨ ਵਿੱਚ helpful ਹੁੰਦਾ ਹੈ।

Parathyroid Gland

ਇਹ ਸਾਡੀ body ਵਿੱਚ thyroid gland ਦੇ ਚਾਰੇ ਪਾਸੇ ਪਾਈ ਜਾਣ ਵਾਲੀ glands ਹੁੰਦੀਆਂ ਹਨ। ਇਸ ਦਾ colour yellow brownish ਹੁੰਦਾ ਹੈ। ਇਹ glands thyroid hormone secrete ਕਰਦੀਆਂ ਹਨ।

Functions of parathyroid gland

ਇਹ ਸਾਡੀ body ਵਿੱਚ fat ਦੇ level ਨੂੰ ਘੱਟ ਹੋਣ ਤੇ ਇੱਕ hormone ਪੈਦਾ ਕਰਦੀ ਹੈ ਜੋ ਸਾਡੀ bones ਵਿੱਚੋਂ fat ਨੂੰ ਨਿਕਾਲ ਕੇ blood ਤੱਕ ਪਹੁੰਚਾਉਂਦਾ ਹੈ। ਅਤੇ ਇਸ ਪ੍ਰਕਾਰ fat ਦਾ level normal ਕਰਨ ਵਿੱਚ help ਕਰਦਾ ਹੈ।

Adrenal Gland

Adrenal gland ਦੋ ਹੁੰਦੀਆਂ ਹਨ ਜੋ ਸਾਡੀ kidney ਦੇ ਉੱਪਰ ਵਾਲੀ side ਤੇ ਪਾਈ ਜਾਂਦੀ ਹੈ ਜਿਸਨੂੰ supra renal gland ਕਹਿੰਦੇ ਹਨ। ਇਹ gland light yellow brown colour ਦੀ ਹੁੰਦੀ ਹੈ। ਇਸ ਦੀ ਲੰਬਾਈ 4 cm ਹੁੰਦੀ ਹੈ ਅਤੇ ਇਸ ਦੀ ਮੋਟਾਈ 3 cm ਹੁੰਦੀ ਹੈ ਇਸਦੇ ਦੋ ਭਾਗ ਹੁੰਦੇ ਹਨ। ਬਾਹਰ ਵਾਲੇ ਭਾਗ ਨੂੰ adrenal cortex ਤੇ ਅੰਦਰ ਵਾਲੇ ਭਾਗ ਨੂੰ adrenal medulla ਕਹਿੰਦੇ ਹਨ। Adrenal cortex ਨਿਮਨ hormone secrete ਕਰਦਾ ਹੈ :

1. **Glucocorticoid:** ਇਹ ਦੋ ਪ੍ਰਕਾਰ ਦੇ ਹੁੰਦੇ ਹਨ :
   (a) Hydrocortisone
   (b) Cortistrone

   ਇਹ ਦੋਵੇ hormones insulin hormone ਦੇ ਵਿਰੁੱਧ ਕੰਮ ਕਰਦੇ ਹਨ। ਸਾਡੇ ਸਰੀਰ ਵਿੱਚ blood ਅਤੇ ਗੁਲੁਕੋਜ਼ ਦਾ level ਬਣਾਉਂਦੇ ਹਨ ਅਤੇ protein ਨੂੰ glucose ਵਿੱਚ ਬਦਲਣ ਦਾ ਕੰਮ ਕਰਦੇ ਹਨ।
2. **Mineral cerficoid:** Aldosterone ਇੱਕ main hormone ਹੁੰਦਾ ਹੈ। ਜੋ ਸਾਡੀ body ਵਿੱਚ electrolyte balance, sodium ਅਤੇ potassium ਦੇ balance ਨੂੰ maintain ਕਰਦਾ ਹੈ।
3. **Sex hormone:** Adrenal cortex ਦੁਆਰਾ secrete ਹੁੰਦਾ ਹੈ ਜੋ ਕਿ androgens hormone ਹੈ। (adrenal, medulla secret ਕਰਦਾ ਹੈ) ਇਹ 2 hormone secret ਕਰਦਾ ਹੈ।

Adrenal Medulla

ਇਹ hormone secret ਕਰਦਾ ਹੈ।

1. Adrenaline
2. Non-Adrenaline

Functions of Adrenaline and Non-adrenaline

1. ਇਹ coronary artery ਨੂੰ dilate ਕਰਦੀ ਹੈ ਅਤੇ heart ਦੀ blood supply ਨੂੰ increase ਕਰਦੀ ਹੈ।
2. ਇਹ respiratory capillaries ਨੂੰ dilate ਕਰਦੀ ਹੈ। ਜਿਸ ਨਾਲ lungs ਵਿੱਚ ਵਾਪਿਸ ਜਾਣ ਵਾਲੀ air ਦੀ ਮਾਤਰਾ ਵੱਧ ਜਾਂਦੀ ਹੈ।
3. ਇਹ ਸਾਡੇ BP ਵਧਾਉਂਦੀ ਹੈ।
4. ਇਹ saliva ਨੂੰ ਘੱਟ ਕਰਦੀ ਹੈ।

Pineal gland: ਇਹ ਇੱਕ ਛੋਟੀ ਜਿਹੀ gland ਹੁੰਦੀ ਹੈ ਇਸ ਦੀ shaped pine ਦੀ ਤਰ੍ਹਾਂ ਹੁੰਦੀ ਹੈ। ਇਹ 10 cm ਲੰਬੀ ਹੁੰਦੀ ਹੈ। ਇਹ brown colour ਦੀ ਹੁੰਦੀ ਹੈ। ਇਹ ਇੱਕ hormone secrete ਕਰਦੀ ਹੈ ਜਿਸਨੂੰ malathion ਕਹਿੰਦੇ ਹਨ।

Melation: Melation ਦਾ secretion dark light cycle ਤੇ ਨਿਰਭਰ ਕਰਦਾ ਹੈ। ਧੁੱਪ ਵਿੱਚ melation ਦਾ secretion ਰੁੱਕ ਜਾਂਦਾ ਹੈ। ਇਹ sex hormone ਦੀ ਵਿਧੀ ਅਤੇ ਵਿਕਾਸ ਨੂੰ ਰੋਕਦਾ ਹੈ।

Pancrease: Pancreas exocrine and endocrine glands 12-15 cm ਹੁੰਦੀ ਹੈ। Small intestine ਇਸ ਦਾ ਉਪਰੀ ਭਾਗ small intestine ਦੇ "C" shape ਦੇ ਆਕਾਰ ਵਾਲੇ starting ਭਾਗ ਵਿੱਚ ਸਥਿਤ ਹੁੰਦਾ ਹੈ। ਇਸ ਦਾ

weight 100 gm ਹੁੰਦਾ ਹੈ। Pancreas ਵਿੱਚ cell ਦੇ ਗੁੱਛੇ ਹੁੰਦੇ ਹਨ ਜਿਨ੍ਹਾਂ ਨੂੰ acini ਕਹਿੰਦੇ ਹਨ। Pancrease ਜਿਸ ਵਿੱਚ 3 ਪ੍ਰਕਾਰ ਦੇ cell ਹੁੰਦੇ ਹਨ :

1. **Alpha cell (α):** Alpha cell glucagone ਨੂੰ secrete ਕਰਦਾ ਹੈ।
2. **Beta cell** (β): Beta cell insulin ਨੂੰ secret ਕਰਦੀ ਹੈ।
3. **Delta cell** (Δ): Delta cell somatostatin ਨੂੰ secret ਕਰਦੀ ਹੈ।

(a) **Insulin:** ਇਹ ਇੱਕ enzyme ਹੈ। ਇਹ pancrease ਵਿੱਚ beta cells ਦੁਆਰਾ ਪੈਦਾ ਕੀਤਾ ਜਾਂਦਾ ਹੈ। ਇਹ ਸਾਡੇ ਸਰੀਰ ਵਿੱਚ glucose ਦਾ level ਘੱਟ ਕਰਦੀ ਹੈ।

(b) **Glucogon:** ਇਸ ਦਾ secretion pancreatic alpha cell ਦੁਆਰਾ ਹੁੰਦਾ ਹੈ। ਇਹ glucose ਦੇ level ਨੂੰ ਵਧਾਉਂਦਾ ਹੈ। ਇਸ ਲਈ ਇਹ hypoglycaemia ਨੂੰ ਰੋਕਦਾ ਹੈ। ਇਹ insulin ਦੇ ਵਿਰੁੱਧ ਕੰਮ ਕਰਦਾ ਹੈ।

Somatostatin

ਇਹ insulin ਅਤੇ glucose ਦੇ secretion ਨੂੰ ਰੋਕਣਾ ਹੈ।

Local hormone: ਸਰੀਰ ਦੇ ਅੰਦਰ ਦੇ tissue ਹਨ ਜਿਨਾਂ ਦਾ ਆਮਤੌਰ ਤੇ endocrine gland ਦੇ ਰੂਪ ਵਿੱਚ ਵਰਟਨ ਨਹੀਂ ਕੀਤਾ ਜਾਂਦਾ।

SKIN SENSORY ORGAN

Definition: Skin ਸਾਡੀ body ਵਿੱਚ ਸਥਿਤ organs ਨੂੰ cover ਕਰਦੀ ਹੈ। ਅਤੇ ਉਨ੍ਹਾਂ ਨੂੰ protection ਦਿੰਦੀ ਹੈ। ਇਹ ਸਾਡੇ ਸਰੀਰ ਦਾ main organ ਹੈ। ਇਹ ਸਾਡੇ ਸਰੀਰ ਦੇ temperature ਨੂੰ maintain ਰੱਖਦੀ ਹੈ। ਇਹ ਸਾਡੀ body ਦਾ 1.5 to 2 m^2 (meter) area ਨੂੰ cover ਕਰਦੀ ਹੈ।

Structure of Skin

Skin ਦੋ ਭਾਗਾਂ ਤੋਂ ਬਣੀ ਹੁੰਦੀ ਹੈ।

Skin ਅਤੇ under lying structure ਦੇ ਵਿਚਕਾਰ ਇੱਕ layer ਹੁੰਦੀ ਹੈ ਜਿਸਨੂੰ subcutaneous fat ਕਿਹਾ ਜਾਂਦਾ ਹੈ।

1. **Epidermis:** ਇਹ ਸੱਭ ਤੋਂ ਉੱਪਰ ਦੀ layer ਹੁੰਦੀ ਹੈ। ਜੋ ਕਿ stratified to keratinised squamous epithetical ਤੋਂ ਬਣੀ ਹੁੰਦੀ ਹੈ। ਅਤੇ ਇਸਦੀ ਮੋਟਾਈ ਸਰੀਰ ਦੇ ਅਲੱਗ-ਅਲੱਗ ਭਾਗਾਂ ਵਿੱਚ ਅਲੱਗ-ਅਲੱਗ ਹੁੰਦੀ ਹੈ। ਇਸ ਵਿੱਚ ਕੋਈ blood vessels ਸਹੀ ਹੁੰਦੀਆਂ ਹਨ। ਇਹ ਇੱਕ non-vascular layer ਹੈ। ਇਸਦੀ deeper layers ਵਿੱਚ interstitial fluid ਭਰਿਆ ਹੁੰਦਾ ਹੈ ਜੋ ਕਿ skin ਨੂੰ oxygen ਅਤੇ nutrient provide ਕਰਦਾ ਹੈ। Skin ਦਾ ਕਲਰ melanin pigment ਤੇ ਆਧਾਰਿਤ ਹੁੰਦਾ ਹੈ।
2. **Dermis:** ਇਹ skin ਦੀ ਨਿਚੇ ਵਾਲੀ layer ਹੁੰਦੀ tissue ਅਤੇ organ ਨੂੰ cover ਕਰਦੀ ਹੈ। ਇਹ tough ਅਤੇ elastic ਹੁੰਦੀ ਹੈ (ਅਤੇ connective tissue, collagen fibres, elastic fibre ਤੋਂ ਬਣਿਆ ਹੁੰਦਾ ਹੈ। ਜਦੋਂ elastic fibres ਦੀ rapture ਹੁੰਦੀ ਹੈ ਅਤੇ skin over-stretch ਹੋ ਜਾਂਦੀ ਹੈ ਜਿਸ ਨਾਲ stretch-mast ਪੈ ਜਾਂਦੇ ਹਨ। ਇਸ ਵਿੱਚ ਕੋਈ nerve endings present ਹੁੰਦੀ ਹੈ।

Skin Includes

Skin ਵਿੱਚ ਪਾਈ ਜਾਣ ਵਾਲੀਆਂ ਚੀਜਾ structures ਇਸ ਪ੍ਰਕਾਰ ਹਨ।

1. **Blood vessels:** Skin ਨੂੰ blood supply blood vessels ਦੇ ਦੁਆਰਾ ਮਿਲਦੀ ਹੈ।
2. **Sweat glands:** Skin ਵਿੱਚ ਕੁੱਝ sweat gland ਪਾਏ ਜਾਂਦੇ ਹਨ ਜਿਨਾਂ ਦਾ ਕੰਮ sweat ਨੂੰ ਪੈਦਾ ਕਰਨਾ ਹੈ। Sweat glands ਦੇ ਦੁਆਰਾ ਸਾਡੇ ਸਰੀਰ ਦਾ temperature maintain ਹੁੰਦਾ ਹੈ। 24 hrs. ਵਿੱਚ ਮਨੁੱਖ ਦੇ ਸਰੀਰ ਵਿੱਚ 500–600 sweat ਤੱਕ sweat glands ਬਾਹਰ ਨਿਕਲਦਾ ਹੈ। Sweat glands ਸਾਡੇ ਸਰੀਰ ਦੇ ਹਰ ਭਾਗ ਵਿੱਚ ਪਾਏ ਜਾਂਦੇ ਹਨ।
3. **Hairs:** Hairs epithetical tissue ਦੇ ਬਣੇ ਹੁੰਦੇ ਹਨ। Hairs ਦਾ colour melanin ਦੀ ਮਾਤਰਾ ਤੇ ਨਿਰਧਾਰਤ ਕਰਦਾ ਹੈ।
4. **Nails:** Nails fingers tip ਸਾਡੀ cover ਕਰਦੇ ਹਨ। Nails ਦੀ root epidermis ਵਿੱਚ ਹੁੰਦੀ ਹੈ ਅਤੇ ਇਹ ਹਮੇਸ਼ਾ ਵਧਦੇ ਰਹਿੰਦੇ ਹਨ। ਇਹ fingers ਦੀ tip ਅਤੇ toes ਨੂੰ proved ਕਰਦੇ ਹਨ।
5. **Sebaceous gland:** Sebaceous glands ਸਾਡੀ body ਵਿੱਚ ਛੋਟੇ glands ਹੁੰਦੇ ਹਨ ਜੋ ਕਿ sebum ਨੂੰ produce ਕਰਦੇ ਹਨ। (ਚਿਪ-ਚਿਪਾ ਪਦਾਰਥ) sebum ਦੇ ਦੁਆਰਾ bacteria ਤੇ dust ਸਾਡੀ body ਦੇ ਨਾਲ ਚਿਪਕੇ ਹੁੰਦੇ ਹਨ। Sebum ਸਾਡੀ skin ਅਤੇ hairs ਨੂੰ lubricate ਕਰਦੇ ਹਨ। ਅਤੇ dust bacteria ਨੂੰ ਖਤਮ ਕਰਨ ਲਈ daily both ਲੈਣਾ ਚਾਹੀਦਾ ਹੈ। ਇਹ glands scalp (ਸਿਰ ਦੀ ਚਮੜੀ), face, aniline ਅਤੇ groin ਵਿੱਚ ਬਹੁਤ ਜਿਆਦਾ ਹੁੰਦੀਆਂ ਹਨ।

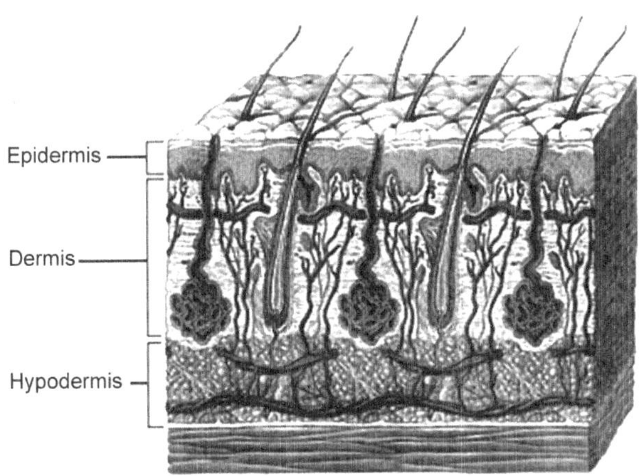

Fig. 5.40: Skin

Functions of Skin

1. **Protection:** Skin ਸਾਡੀ body ਤੇ ਇੱਕ waterproof layer ਬਣਾਉਦੀ ਹੈ ਜੋ ਗਹਰੀ ਅਤੇ ਕੋਮਲ structure ਨੂੰ protect ਕਰਦੀ ਹੈ। ਅਤੇ ਇਹ ਇਨ੍ਹਾਂ ਦੇ ਖਿਲਾਫ ਬਚਾਅ ਦਾ ਕੰਮ ਕਰਦੀ ਹੈ।
   (a) Microbes ਨੂੰ body ਵਿੱਚ enter ਕਰਨ ਤੋਂ ਰੋਕਦੀ ਹੈ।
   (b) Chemicals ਤੋਂ ਬਚਾਉਦੀ ਹੈ।
   (c) Physical agents ਜਿਵੇਂ ਕਿ trauma (ਚੋਟ ਲਗਣਾ)
   (d) Dehydration

2. Body temperature ਨੂੰ regulate ਕਰਦੀ ਹੈ : Skin evaporation, conduction convection, radiation ਦੇ ਦੁਆਰਾ body temperature ਨੂੰ regulate ਕਰਦੀ ਹੈ।
3. Vitamin D ਬਣਾਉਦੀ ਹੈ : Skin ਵਿੱਚ ਇੱਕ substance ਹੁੰਦਾ ਹੈ (7-Dehydrocholic lasterd) ਇਹ substance ਸੁਰਜ ਦੀ ultraviolet rays ਦੇ ਦੁਆਰਾ vitamin D ਵਿੱਚ convert ਹੋ ਜਾਂਦਾ ਹੈ ਅਤੇ ਇਹ vitamin D bone ਦੀ formation ਅਤੇ maintenance ਵਿੱਚ help ਕਰਦਾ ਹੈ।
4. **Sensation:** Dermis layer ਵਿੱਚ nerve ending ਹੁੰਦੀਆਂ ਜੋ touch pressure, temperature ਅਤੇ pain ਦੇ ਪ੍ਰਤੀ sensitive ਹੁੰਦੀਆਂ ਹਨ।
5. **Absorption:** Skin ਕੁੱਝ drugs ਅਤੇ chemicals ਨੂੰ ਸੋਖਣ ਦਾ ਕੰਮ ਕਰਦੀ ਹੈ। For example, Mercury.
6. **Excretion:**
   (a) ਇਹ sweat ਵਿੱਚ sodium chloride ਨੂੰ excrete ਕਰਦੀ ਹੈ।
   (b) Urea ਨੂੰ kidney ਦੇ through excrete ਕਰਦੀ ਹੈ ਜਦੋਂ kidney ਅਪਣਾ ਕੰਮ properly ਨਹੀਂ ਕਰ ਪਾਉਦੀ।

NERVOUS SYSTEM

Introduction: Nervous system ਅਜਿਹੇ organs ਦੇ group ਤੋਂ ਬਣਿਆ ਹੁੰਦਾ ਹੈ ਜੋ ਸਾਡੀ body ਦੇ ਕਿਸੇ ਵੀ part ਦੀ activities ਨੂੰ internals and external environment ਦੇ change ਹੋਣ ਤੇ control ਅਤੇ (coordinates) ਕਰਦਾ ਹੈ।

The receptors information ਨੂੰ receive ਕਰਦਾ ਹੈ ਅਤੇ nervous system ਨੂੰ message ਭੇਜਦਾ ਹੈ। Throesis-chest area.

Parts of Nervous System

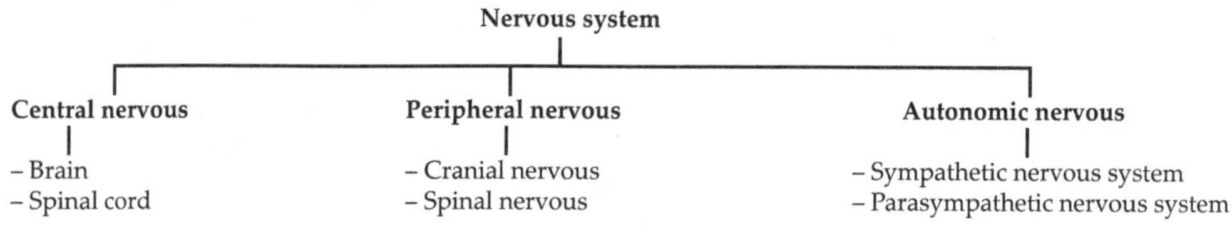

Central Nervous System

Brain

Definition: Brain ਇੱਕ fully-developed large organ ਹੈ ਜੋ ਕਿ cranial cavity ਵਿੱਚ present ਹੁੰਦਾ ਹੈ। ਇਸ ਦਾ ਭਾਰ ਲਗਭਗ 1220 ਤੋਂ 1400 gm ਹੁੰਦਾ ਹੈ। ਅਤੇ ਇਸ ਵਿੱਚ 100 billions cells (neurons) present ਹੁੰਦੇ ਹਨ।

Covering and meanings of brain: Brain ਅਤੇ spinal cord 3 layers ਦੇ ਨਾਲ cover ਹੁੰਦੀ ਹੈ ਜਿਨਾਂ meninges ਕਿਹਾ ਜਾਂਦਾ ਹੈ।

1. **Dura mater:** ਇਹ brain ਦੀ ਸਭ ਤੋਂ ਬਾਹਰ ਵਾਲੀ layer ਹੈ। ਇਹ skull bone ਦੇ ਅੰਦਰ surface ਦੇ ਨਾਲ ਜੁੜੀ ਹੁੰਦੀ ਹੈ।

2. **Arachnoid mater:** ਇਹ fibres tissue ਦੀ ਬਣੀ ਹੁੰਦੀ ਹੈ। ਇਹ dura mater and pia mater ਦੇ ਵਿਚਕਾਰ ਪਾਈ ਜਾਂਦੀ ਹੈ। Arachnoid mater ਅਤੇ dura mater ਦੇ ਵਿਚਕਾਰ ਇੱਕ space ਹੁੰਦਾ ਹੈ ਜਿਸਨੂੰ subdural space ਕਹਿੰਦੇ ਹਨ।

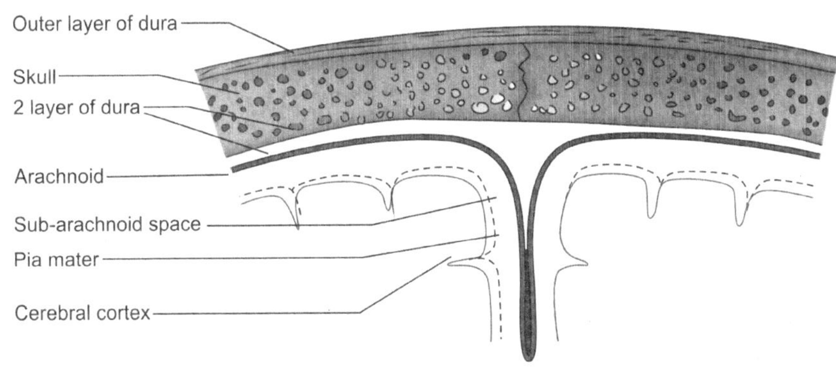

Fig. 5.41: Layers of brain

3. **Pia mater:** ਇਹ ਸੱਭ ਤੋਂ ਅੰਦਰ ਵਾਲੀ layer ਹੁੰਦੀ ਹੈ ਜੋ brain ਨਾਲ ਜੁੜੀ ਹੁੰਦੀ ਹੈ। ਇਸ ਵਿੱਚ ਛੋਟੀ-ਛੋਟੀ blood vessels ਹੁੰਦੀਆਂ ਹਨ। Diameter ਅਤੇ arachnoid mater ਦੇ ਵਿਚਕਾਰ ਜੋ space ਹੁੰਦਾ ਹੈ ਉਸਨੂੰ sub-arachnoid space ਕਹਿੰਦੇ ਹਨ।

Parts of Brain

Brain ਵਿੱਚ ਨਿਮਨਲਿਖਿਤ parts ਹੁੰਦੇ ਹਨ ਜਿਨਾਂ ਨੂੰ ਅਸੀਂ brainstem ਕਹਿੰਦੇ ਹਾਂ।

1. **Cerebrum:** ਇਹ ਸਾਡੇ brain ਦਾ ਸੱਭ ਤੋਂ ਵੱਡਾ ਭਾਗ ਹੁੰਦਾ ਹੈ। ਇਸ ਵਿੱਚ 2 hemisphere ਹੁੰਦੇ ਹਨ :

   (a) Right cerebral hemisphere

   (b) Left cerebral hemisphere

   ਇਹ hemisphere brain ਵਿੱਚ white matter ਦੇ ਨਾਲ ਜੁੜੇ ਹੁੰਦੇ ਹਨ। ਇਨ੍ਹਾਂ ਨੂੰ corpus callosum ਕਿਹਾ ਜਾਂਦਾ ਹੈ। ਇਸਦੇ ਉੱਪਰ ਵਾਲਾ ਭਾਗ nerves cell bodies (gray matter) ਦੇ ਨਾਲ ਬਣਿਆ ਹੁੰਦਾ ਹੈ। ਜਿਸਨੂੰ cerebral cortex ਕਿਹਾ ਜਾਂਦਾ ਹੈ।

   Functions of Cerebrum

   (a) ਇਹ mental activities ਨੂੰ control ਕਰਦਾ ਹੈ। For example, mammary, intelligence, thinking, learnings.

   (b) ਇਹ ਸਾਡੇ sense organs ਨੂੰ control ਕਰਦਾ ਹੈ ਅਤੇ ਸਾਨੂੰ sensory feeling ਕਰਵਾਉਣਾ ਹੈ। For example, pain, temperature, touch, hearing, taste smell, etc.

   (c) ਇਹ ਸਾਡੇ skeletal muscles ਦੀ contraction ਵਿੱਚ help ਕਰਦਾ ਹੈ।

2. **Midbrain or (Mesencephalon also called):** Midbrain ਉਹ area ਹੈ ਜੋ cerebrum ਅਤੇ pons ਦੇ ਵਿਚਕਾਰ ਪਾਇਆ ਜਾਂਦਾ ਹੈ। ਇਸ ਵਿੱਚ neurosensory nerve fibres ਹੁੰਦੇ ਹਨ ਜੋ cerebrum brain ਦੇ ਨੀਚੇ ਦੇ ਭਾਗਾਂ ਅਤੇ spinal cord ਦੇ ਨਾਲ ਜੋੜਦੀ ਹੈ। ਇਹ ਲਗਭਗ 2.5 cm long ਹੁੰਦਾ ਹੈ।

3. **Pons:** ਇਹ cerebellum ਦੇ ਸਾਹਮਣੇ, midbrain ਦੇ ਨੀਚੇ ਅਤੇ medulla oblongata ਦੇ ਉਪਰ ਪਾਇਆ ਜਾਂਦਾ ਹੈ। ਇਸ ਵਿੱਚ nerve fibres ਹੁੰਦੇ ਹਨ। ਜੋ ਕਿ ਇੱਕ bridge ਬਣਾਉਦੇ ਹਨ। ਜਿਸਨੂੰ pons-bridge ਕਿਹਾ ਜਾਂਦਾ ਹੈ। ਇਹ white matter ਤੇ gray matter ਨੂੰ contain ਕਰਦਾ ਹੈ।

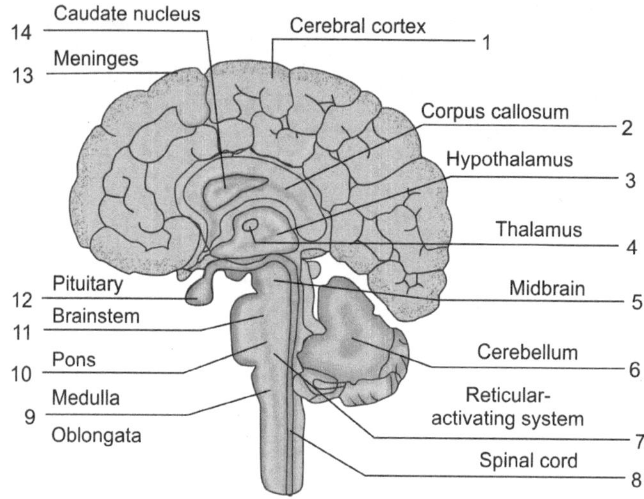

Fig. 5.42: Parts of brain

4. **Medulla oblongata:** ਇਹ pons ਤੋਂ start ਹੋ ਕੇ spinal cord ਤੱਕ ਜੁੜਿਆ ਹੁੰਦਾ ਹੈ। ਇਸਦੀ ਲੰਬਾਈ 2.5 cm ਹੁੰਦੀ ਹੈ ਅਤੇ ਇਸ ਇਹ skull ਦੇ base ਦੇ ਉੱਪਰ lie ਕਰਦਾ ਹੈ ਅਤੇ cerebellum ਕੇਮਰਮਣੇ ਹੁੰਦਾ ਹੈ। ਦੀ shape pyramid ਜਿਹੀ ਹੁੰਦੀ ਹੈ। ਇਹ ਸਾਡੀ body ਵਿੱਚ ਨਿਮਨਲਿਖਿਤ functions ਨੂੰ control ਕਰਦਾ ਹੈ।
   (a) Cardiovascular function
   (b) Respiratory function
   (c) Reflex centre of vomiting
   (d) Cough, sneezing and swallowing
5. **Cerebellum:** ਇਹ pons ਦੇ ਪਿੱਛੇ ਪਾਇਆ ਜਾਂਦਾ ਹੈ ਅਤੇ ਨੀਚੇ ਸਥਿਤ ਹੁੰਦਾ ਹੈ। ਇਸ ਵਿੱਚ 2 hemisphere ਹੁੰਦੇ ਹੈ। Gray matter ਇਸਦੇ ਉਪਰ ਦਾ ਹਿੱਸਾ ਬਣਾਉਦਾ ਹੈ ਅਤੇ white matter ਇਸ ਦੇ ਨੀਚੇ ਦਾ ਹਿਸਾਂ ਬਣਾਉਦਾ ਹੈ।

Functions of cerebellum

ਇਹ ਸਾਡੇ voluntary muscular movement, posture and balance ਨੂੰ control ਕਰਦਾ ਹੈ।

Ventricles of brain

Brain ਵਿੱਚ 4 irregular cavities ਪਾਈਆ ਜਾਂਦੀਆ ਹਨ ਜਿਸ ਵਿੱਚ cerebrospinal fluid ਹੁੰਦਾ ਹੈ। ਇਨ੍ਹਾਂ ਨੂੰ ventricles ਕਿਹਾ ਜਾਂਦਾ ਹੈ ਜੋ ਕਿ ਨੀਮਨ ਹਨ :

1. Right lateral ventricles
2. Left lateral ventricle

3. IIIrd ventricle
4. IVth ventricle

Cerebrospinal Fluid (CSF)

Cerebrospinal fluid brain ਦੇ ਹਰੇਕ ventricle ਵਿੱਚ choroid plexus ਦੇ ਦੁਆਰਾ secrete ਕੀਤਾ ਜਾਂਦਾ ਹੈ। ਇੱਕ ਦਿਨ ਵਿੱਚ 7 ml CSF Secrete ਹੁੰਦਾ ਹੈ। CSF clear alkaline fluid ਹੁੰਦਾ ਹੈ ਅਤੇ ਇਹ ਨਿਮਨਲਿਖਿਤ ਤੋਂ ਬਣਿਆ ਹੁੰਦਾ ਹੈ।

1. Water
2. Minerals salt
3. Glucose
4. Plasma proteins
5. Creatinine urea
6. A few leukocytes.

Functions of CSF

1. ਇਹ brain ਅਤੇ spinal cord ਨੂੰ support ਅਤੇ protection provide ਕਰਦਾ ਹੈ।
2. ਇਹ ਕੋਮਲ structure ਦੇ ਇਰਦ-ਗਿਰਦ pressure maintain ਰੱਖਦਾ ਹੈ।
3. ਇਹ brain ਅਤੇ cranial bones ਦੇ ਵਿਚਕਾਰ cushion ਦਾ ਕੰਮ ਕਰਦਾ ਹੈ ਅਤੇ ਹਰ ਪ੍ਰਕਾਰ ਦੇ shock ਨੂੰ ਅਪਣੇ ਅੰਦਰ ਸੋਖ ਲੈਂਦਾ ਹੈ।
4. ਇਹ brain ਅਤੇ spinal cord ਨੂੰ ਨਮੀ ਪ੍ਰਦਾਨ ਕਰਦਾ ਹੈ।

Neurons

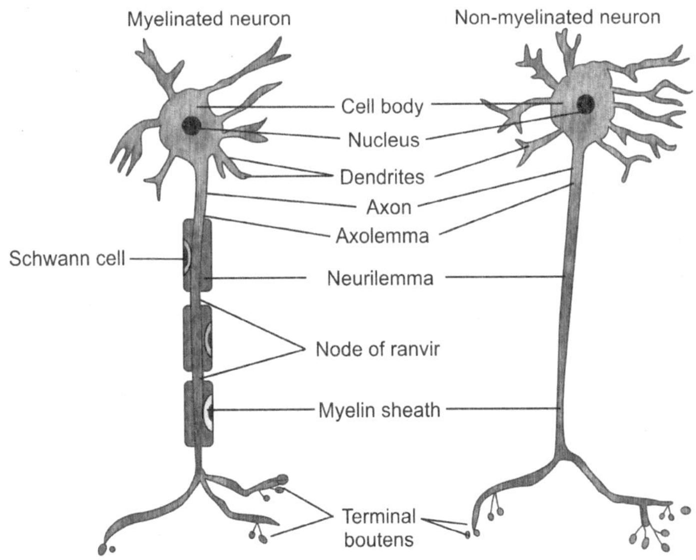

Fig. 5.43: Neurons

Definition

Nerves system ਵਿੱਚ ਬਹੁਤ ਜਿਆਦਾ ਮਾਤਰਾ ਵਿੱਚ cells ਪਾਏ ਜਾਂਦੇ ਹਨ ਜਿਸਨੂੰ neurons ਕਿਹਾ ਜਾਂਦਾ ਹੈ। ਇਹ ਇੱਕ ਪ੍ਰਕਾਰ ਦੇ ਲੰਬੇ cells ਹੁੰਦੇ ਹਨ ਜੋ spinal ਦੇ ਪ੍ਰਤੀ sensitive ਹੁੰਦੇ ਹਨ। ਅਤੇ ਇਹ ਇੱਕ ਖਾਸ ਕਿਸਮ ਦੇ connective tissue ਦੇ ਦੁਆਰਾ support ਕੀਤੇ ਜਾਂਦੇ ਹਨ ਜਿਸਨੂੰ neuroglia ਕਿਹਾ ਜਾਂਦਾ ਹੈ। ਇਹ nervous system ਦੇ structural ਅਤੇ functions units ਹੁੰਦੇ ਹਨ।

Structure of neuron

Neurons 3 ਪ੍ਰਕਾਰ ਦੇ structures ਤੋਂ ਬਣਿਆ ਹੁੰਦਾ ਹੈ :

1. Cell body
2. Axon
3. Dendrites

Types of neurons

Neurons 2 ਪ੍ਰਕਾਰ ਦੇ ਹੁੰਦੇ ਹਨ :

1. Myelinated
2. Non-myelinated

Myelinated	Non-myelinated
1. ਇਸ ਵਿੱਚ axon fat layer ਨਾਲ cover ਹੁੰਦਾ ਹੈ।	ਇਸ ਵਿੱਚ Axom fat layer ਨਾਲ cover ਨਹੀਂ ਹੁੰਦਾ।
2. ਇਹ nerves impulses ਦੀ speed ਨੂੰ ਵਧਾਉਦਾ ਹੈ।	ਇਹ nerve impulses ਦੀ speed ਨੂੰ ਘੱਟ ਕਰਦਾ ਹੈ।

Characteristics/Properties of neurons

1. **Irritability:** ਜਦੋਂ ਵੀ neurons ਤੋਂ ਬਾਹਰ ਕੋਈ stimulus, e.g. Tough light, nerve impulses ਬਣਾਉਦਾ ਹੈ। ਜਦੋਂ body ਦੇ ਅੰਦਰ ਕੋਈ changes ਆਉਦਾ ਹੈ ਤਾਂ ਵੀ ਇਹ ਸਾਡੀ body ਦੀਆਂ ਕਿਰਿਆਵਾ ਤੇ ਪ੍ਰਭਾਵ ਪਾਉਦਾ ਹੈ। Oxygen ਦੀ ਮਾਤਰਾ blood ਵਿੱਚ ਘੱਟ ਹੋਣ ਤੇ respiration ਤੇ ਪ੍ਰਭਾਵ ਪਾਉਦਾ ਹੈ।
2. **Conductivity:** ਇਸ ਦਾ ਅਰਧ nerve impulse ਨੂੰ ਅੱਗੇ transfer ਕਰਨਾ ਹੈ।

Functions of Neurons

Mulus ਨੂੰ change ਕਰਨਾ

↓

Nerve impulse ਬਣਾਉਣਾ

↓

ਇਸਨੂੰ ਦੂਸਰੇ neurons, gland, muscles, etc. ਨੂੰ transfer ਕਰਨਾ।

SPINAL CORD

Definition

Spinal cord ਇੱਕ cylindrical part ਹੁੰਦਾ ਹੈ ਅਤੇ ਇਹ vertebral canal ਵਿੱਚ ਪਾਇਆ ਜਾਂਦਾ ਹੈ। ਇਹ meanings ਅਤੇ CSF ਨਾਲ ਘਿਰਿਆ ਹੁੰਦਾ ਹੈ। ਇਹ medulla obligate ਤੋਂ start ਹੋ ਕੇ 1st lumber vertebra ਤੱਕ ਹੁੰਦਾ ਹੈ।

ਇਸਦੀ ਲੰਬਾਈ 45 cm ਹੁੰਦੀ ਹੈ ਅਤੇ ਚੌੜਾਈ little finger ਜਿੰਨੀ ਹੁੰਦੀ ਹੈ। ਇਸ ਵਿੱਚ white matter ਅਤੇ gray matter ਹੁੰਦਾ ਹੈ।

Gray matter

Spinal cord ਵਿੱਚ gray matter ਦਾ arrangement letter 'H' ਜਿਹਾ ਹੁੰਦਾ ਹੈ। ਅਤੇ ਇਸ ਵਿੱਚ nerve cell bodies ਨਿਮਨਲਿਖਿਤ ਪ੍ਰਕਾਰ ਦੀ ਹੋ ਸਕਦੀ ਹੈ।

1. **Sensory neurons:** ਇਹ stimulus ਨੂੰ receive ਕਰਦੇ ਹਨ।
2. **Lower nater neurons:** ਇਹ impulses ਨੂੰ skeletal muscles ਤੱਕ ਪਹੁੰਚਾਉਦੇ ਹਨ।
3. **Connector neuron:** ਇਹ ਸਾਡੇ sensory ਅਤੇ motor neurons ਵਿੱਚ link ਬਣਾਉਦੇ ਹਨ।

White matter: Spinal cord ਵਿੱਚ white matter 3 columns ਵਿੱਚ ਪਾਇਆ ਜਾਂਦਾ ਹੈ।

1. Anterior
2. Posterior
3. Lateral

ਇਹ columns sensory nerve fibres (ਜੋ brain ਤੱਕ ਜਾਂਦੀਆਂ ਹਨ), motor nerve fibres (ਜੋ brain ਤੋਂ ਆਉਦੇ ਹਨ) ਅਤੇ connector neurons ਤੋਂ ਬਣਿਆ ਹੁੰਦਾ ਹੈ।

Functions of Spinal Cord

1. ਇਹ ਸਾਡੀ skin ਦੇ sensory part ਨੂੰ control ਕਰਦਾ ਹੈ। ਇਹ ਸਾਡੇ muscles, joint ਦੇ stimulus ਨੂੰ receive ਕਰਦਾ ਹੈ। Spinal cord ਦੇ ਦੁਆਰਾ।
2. Spinal cord ਦੇ ਦੁਆਰਾ stimuli brain ਤੋਂ ਆਉਣ ਤੇ ਜਾਂਦਾ ਹੈ।
3. ਇਹ spinal reflex action ਦਾ center ਹੈ।
4. ਇਹ ਸਾਡੀ voluntary ਤੇ involuntary muscles movement ਕਰਵਾਉਦਾ ਹੈ।

Peripheral nerves: Nerves ਦੇ ਇੱਕ ਭਾਗ ਵਿੱਚ ਨਿਮਨਲਿਖਿਤ nerves ਆਉਂਦੇ ਹਨ।

- 31 pair of spinal nerves
- 12 pairs of cranial nerves

ਹਰ ਇੱਕ nerves ਕਾਫੀ ਸਾਰੇ fibers ਤੋਂ ਮਿਲਦੇ ਬਣੀ ਹੁੰਦੀ ਹੈ। ਜੋ ਕਿ bundle ਦੇ ਰੂਪ ਵਿੱਚ ਪਾਈ ਜਾਂਦੀ ਹੈ। ਹਰ ਇੱਕ bundle ਦੀ covering tissue ਦੀ ਕਾਫੀ ਸਾਰੀ layers ਤੋਂ ਬਣੀ ਹੁੰਦੀ ਹੈ।

Covering

1. **Endoneurium:** ਇਹ ਇੱਕ fibre ਨੂੰ cover ਕਰਦੀ ਹੈ।
2. **Perineurium:** ਇਹ layer nerve fibres ਦੇ bundles ਨੂੰ cover ਕਰਦੀ ਹੈ।
3. **Epineurium:** ਇਹ fibres tissue ਦੀ ਬਣੀ ਹੁੰਦੀ ਹੈ। ਅਤੇ nerve fibre ਦੇ ਕਾਫੀ ਸਾਰੇ bundle ਨੂੰ cover ਕਰਦੀ ਹੈ।

Spinal Nerves

ਸਾਡੇ ਸਰੀਰ ਵਿੱਚ 31 pairs of spinal nerves ਹੁੰਦੀਆਂ ਹਨ। ਜੋ ਕਿ inter vertebral forming ਤੋਂ pass ਹੁੰਦੀ ਹੈ। ਇਨ੍ਹਾਂ ਦੇ ਨਾਂ ਤੇ group vertebrae ਦੇ ਅਨੁਸਾਰ ਲਏ ਜਾਂਦੇ ਹਨ। ਜੋ ਕਿ ਨਿਮਨਲਿਖਿਤ ਹਨ :

1. 8 cervical nerves
2. 12 pairs of thoracic nerves
3. 5 pairs of lumbar nerves
4. 1 pair of coccygeal nerves

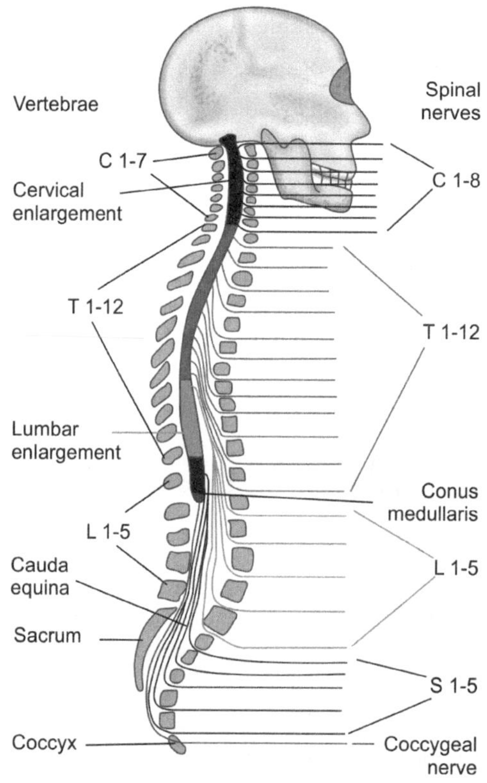

Fig. 5.44: Spinal cord

Thoracic nerves ਨੂੰ ਛੱਡ ਕੇ ਬਾਕੀ ਸਾਰੇ nerves ਇੱਕ ਦੂਜੇ ਦੇ ends ਨਾਲ ਜੁੜ ਕੇ nerves ਦਾ ਇੱਕ ਬਹੁਤ ਵੱਡਾ mass ਬਣਾਉਦੇ ਹਨ ਜਿੰਨ੍ਹਾਂ ਨੂੰ plexuses ਕਿਹਾ ਜਾਂਦਾ ਹੈ। ਇਸ ਦੇ ਨਾਂ ਇਸ ਪ੍ਰਕਾਰ ਹਨ :

1. Cervical plexuses
2. Bracheal plexuses
3. Lumbar plexuses
4. Sacral plexuses
5. Coccygeal plexuses

Thoracic nerves

Thoracic nerves plexuses ਨਹੀਂ ਬਣਾਉਂਦੀ ਹੈ ਇਨ੍ਹਾਂ ਦੇ ਵਿੱਚ 12 pair ਹੁੰਦੇ ਹਨ। ਪਹਿਲੇ 11 pair ਨੂੰ intercostal nerves ਕਿਹਾ ਜਾਂਦਾ ਹੈ। ਜੋ ਕਿ ribs ਵਿਚੋਂ ਦੀ ਗੁਜਰਦੀ ਹੈ। ਜੋ 12 pair ਹੈ ਉਨ੍ਹਾਂ ਨੂੰ sub-costal nerves ਕਿਹਾ ਜਾਂਦਾ ਹੈ। ਜੋ ਕਿ muscles ਤੋਂ abdominal valves ਦੀ skin ਨੂੰ supply ਕਰਦੇ ਹਨ।

Cranial Nerves

ਇਸਦੇ 12 pair ਹੁੰਦੇ ਹਨ ਜੋ ਕਿ brain ਦੇ inferior surface ਵਿਚੋਂ nuclei ਤੋਂ ਪੈਦਾ ਹੁੰਦੀ ਹੈ। ਇਸ ਵਿੱਚੋਂ ਕੁੱਝ nerves sensory, motor ਅਤੇ ਕੁੱਝ mixed ਹੁੰਦੇ ਹਨ। ਇਨ੍ਹਾਂ ਦੇ ਨਾਂ ਤੇ numbers ਇਸ ਪ੍ਰਕਾਰ ਹਨ :

Name	Number	Function
Olfactory	I	Sensory
Optic	II	Sensory
Oculomotor	III	Motor
Thoclear	IV	Motor
Trigeminal	V	Mixed
Abducens	VI	Motor
Facial	VII	Mixed
Vestibulocochlear	VIII	Sensory
Glossopharyngeal	IX	Mixed
Vagus	X	Mixed
Spinal accessory	XI	Motor
Hypoglosal	XII	Motor

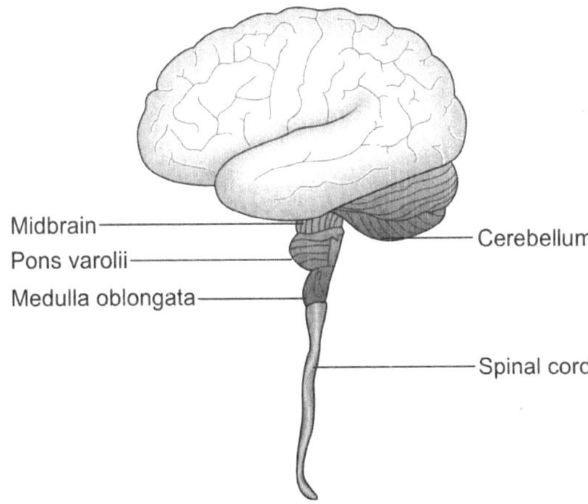

Fig. 5.45: Brain

- **Olfactory nerves:** ਇਹ nerves sense and smell ਵਿੱਚ help ਕਰਦੀ ਹੈ।
- **Optic nerve:** ਇਹ nerve sense of sight ਵਿੱਚ help ਕਰਦੀ ਹੈ।
- **Oculomotor nevre:** ਇਹ eye ਦੀ muscles ਨੂੰ supply ਕਰਦੀ ਹੈ।

- **Trochlear:** ਇਹ eye ਦੀ ਉੱਪਰ ਵਾਲੀ muscles ਨੂੰ supply ਕਰਦੀ ਹੈ।
- **Trigeminal nerves:** ਇਹ ਸਾਡੇ face ਅਤੇ head ਨੂੰ supply ਕਰਦੀ ਹੈ ਅਤੇ pain, temperature, touch ਦੀ sensations ਵਿੱਚ help ਕਰਦੀ ਹੈ।
- **Abducens nerve:** ਇਹ eye ball ਦੀ muscles ਨੂੰ supply ਕਰਦੀ ਹੈ।
- **Facial nerves:** ਇਹ ਸਾਡੇ face ਨੂੰ supply ਕਰਦੀ ਹੈ।
- **Vestibulocochlear nerves:** ਇਹ ਸਾਡੇ tonner ear ਵਿੱਚ ਜਾਂਦੀ ਹੈ ਅਤੇ ਸਾਡੀ power and balance ਨੂੰ maintain ਕਰਨ ਵਿੱਚ help ਕਰਦੀ ਹੈ।
- **Glossopharangeal:** ਇਹ nerves ਸਾਡੀ tongue, pharynx and salivary gland ਦੀ muscles ਨੂੰ supply ਕਰਦੀ ਹੈ।
- **Vagus nerves:** ਇਹ ਸਾਡੀ thorax and abdomen ਨੂੰ supply ਕਰਦੀ ਹੈ।
- **Accessory nerve:** ਇਹ ਸਾਡੀ pharynx and larynx ਦੀ muscles ਨੂੰ supply ਕਰਦੀ ਹੈ।
- **Hypoglossal nerve:** ਇਹ ਸਾਡੀ tongue ਦੀ muscle ਨੂੰ supply ਕਰਦੀ ਹੈ ਅਤੇ ਸਾਨੂੰ swallowing and speech help ਕਰਦੀ ਹੈ।

Autonomic Nervous Systems

Definition: Autonomic ਸਾਡੇ nervous system ਦਾ involuntary part ਹੈ ਜੋ ਸਾਡੀ body ਦੇ autonomic functions ਨੂੰ control ਕਰਦਾ ਹੈ। Automatic activities ਵਿੱਚ ਨਿਮਨਲਿਖਿਤ organs ਆਉਂਦੇ ਹਨ :

1. Smooth muscles, e.g. airway and blood vessels ਦੇ diameter ਨੂੰ change ਕਰਨਾ।
2. Cardiac muscles, e.g. heart beat ਦੇ rate ਨੂੰ change ਕਰਨਾ।
3. Glands, e.g. gastric system ਵਿੱਚ secretions ਨੂੰ ਜਿਆਦਾ ਅਤੇ ਘੱਟ ਕਰਨਾ।

Parts of Autonomic Nervous System

1. **Sympathetic Nervous System**
   (a) ਇਸ system ਵਿੱਚ neuron ਅਪਣੇ origin ਦੇ place epithalamus medulla oblongata ਤੋਂ impulses ਨੂੰ organs and tissues ਤੱਕ ਲੈਕੇ ਜਾਂਦੇ ਹਨ।
   (b) ਪਹਿਲੇ neuron ਵਿੱਚ cell body brain ਵਿੱਚ ਹੁੰਦੀ ਹੈ ਅਤੇ ਇਹ ਅਪਣੀ fibres ਨੂੰ spinal cord ਤੱਕ ਪਹੁੰਚਾਉਂਦੀ ਹੈ।
   (c) ਇਸ ਵਿੱਚ noradrenaline neurotransmitter ਹੁੰਦਾ ਹੈ।
2. **Parasympathetic nervous system:** Parasympathetic, nervous system ਵਿੱਚ 2 neuron (pregonglionic and pastganglionic) ਹੁੰਦੇ ਹਨ। ਜੋ impulses ਨੂੰ organs ਤੱਕ ਲੈ ਕੇ ਜਾਂਦੇ ਹਨ ਅਤੇ ਇਸ ਵਿੱਚ acetylcholine neurotransmitter ਹੁੰਦਾ ਹੈ।

Functions of Autonomic Nervous System

Cardiovascular System

1. Sympathetic nervous system:
   (a) ਇਹ ਸਾਡੀ heart rate ਨੂੰ increase ਕਰਦਾ ਹੈ।

(b) ਇਹ coronary artery ਨੂੰ dilate ਕਰਦਾ ਹੈ।

Parasympathetic nervous

(a) ਇਹ heart rate ਨੂੰ decrease ਕਰਦਾ ਹੈ।

(b) ਇਹ Coronary arteries ਨੂੰ constrict ਕਰਦਾ ਹੈ।

2. **Respiratory system**
   (a) **Sympathetic nervous system:** ਇਹ ਸਾਡੇ smooth muscles ਨੂੰ relax ਕਰਦਾ ਹੈ। ਅਤੇ ਸਾਡੇ airway ਨੂੰ dilate ਕਰਦਾ ਹੈ।
   (b) **Parasympathetic nervous system:** ਇਹ ਸਾਡੇ smooth muscles ਨੂੰ constrict ਕਰਦਾ ਹੈ ਅਤੇ ਸਾਡੇ airway ਨੂੰ ਵੀ constrict ਕਰਦਾ ਹੈ।
3. **Eye**
   (a) **Sympathetic nervous system:** ਇਹ ਸਾਡੇ pupil ਨੂੰ dilate ਕਰਦਾ ਹੈ।
   (b) **Parasympathetic nervous system:** ਇਹ ਸਾਡੇ pupil ਨੂੰ constrict ਕਰਦਾ ਹੈ।
4. **Skin**
   (a) **Sympathetic nervous system:** ਇਹ ਸਾਡੇ goose flesh ਵਿੱਚ help ਕਰਦਾ ਹੈ।
   (b) **Parasympathetic nervous system:** ਸਾਡੀ skin ਵਿੱਚ parasympathetic nerve supply ਨਹੀਂ ਹੁਦੀ।
5. **Digestive system**
   (a) Sympathetic nervous system:
      (i) ਇਹ peristalsis movement ਨੂੰ slow ਕਰਦਾ ਹੈ।
      (ii) ਇਹ gastric activity ਨੂੰ decrease ਕਰਦਾ ਹੈ।
   (b) Parasympathetic nervous system:
      (i) ਇਹ peristaltic movement ਨੂੰ speed provide ਕਰਦਾ ਹੈ।
      (ii) ਇਹ gastric activity ਨੂੰ increase ਕਰਦਾ ਹੈ।

Peristaltic movement: Stool pass ਕਰਦੇ ਸਮੇਂ abdomen pain ਹੋਣਾ ਜਿਸ ਵਿੱਚ abdomen muscles hard stool ਨੂੰ rectum ਤੱਕ pass ਕਰਦੀ ਹੈ।

MUSCULAR SYSTEM

Definition

Muscular system ਵਿੱਚ ਸਰੀਰ ਵਿੱਚ ਪਾਏ ਜਾਣ ਵਾਲੇ ਸਾਰੇ muscles involve ਹੁੰਦੇ ਹਨ। ਜੋ ਕਿ ਸਾਡੀ body ਵਿੱਚ ਅਲੱਗ-ਅਲੱਗ ਪ੍ਰਕਾਰ ਦੀ movement ਕਰਨ ਵਿੱਚ help ਕਰਦੀ ਹੈ।

Functions of Muscular Tissue

1. ਇਹ ਸਾਡੀ body ਵਿੱਚ movement provide ਕਰਦੇ ਹਨ ਜਿਵੇਂ ਕਿ ਚਲਣਾ, ਫਿਰਨਾ, other movement ਜਿਵੇਂ pencil ਨੂੰ ਪਕੜਨਾ ਇਹ ਸਾਰੇ movement bone joints muscles ਦੇ ਸਹਿਯੋਗ ਨਾਲ ਹੁੰਦਾ ਹੈ।

2. Muscles tissue skeletal muscles ਨੂੰ contract ਕਰਵਾਉਦੇ ਹਨ ਅਤੇ ਸਾਡੀ body ਦੇ posture ਨੂੰ maintain ਕਰਦੇ ਹਨ। ਕੁੱਜ ਕਈ ਪ੍ਰਕਾਰ ਦੀ movement ਜੋ ਸਾਡੇ notice ਵਿੱਚ ਘੱਟ ਆਉਦੀ ਹੈ ਜਿਵੇਂ ਕਿ heart beating, stomach ਵਿੱਚ food ਪੱਚਣਾ।
3. Muscles tissue heat produce ਕਰਦੇ ਹਨ।
4. Skeletal muscles ਜਦੋਂ contract ਹੁੰਦੀ ਹੈ ਤਾਂ heat produce ਹੁੰਦੀ ਹੈ। ਜੋ ਕਿ normal body temperature ਨੂੰ maintain ਕਰਨ ਵਿੱਚ ਸਹਾਇਕ ਹੁੰਦੀ ਹੈ।

Muscles

1. **Muscles of face and neck:** Occipitalis ਇਹ head ਨੂੰ ਇੱਕ side ਤੋਂ side turn ਕਰਨ ਵਿੱਚ help ਕਰਦਾ ਹੈ।
2. **Trapezium muscles:** ਇਹ head ਨੂੰ ਪਿੱਛੇ ਦੀ side ਲੈ ਜਾਂਦੀ ਹੈ। ਇਹ shoulders ਦੀ movement ਨੂੰ control ਕਰਦੇ ਹਨ।

Muscles of Abdominal wall

1. Rectus abdomens
2. External oblique
3. Internal oblique
4. Transverse abdomens
5. Psoas
6. Quadrants abdomens

Muscles of Pelvic Floor

1. **Levatorani:** ਇਹ muscles pelvic organ ਨੂੰ support ਕਰਦੀ ਹੈ।
2. **Coccygeal muscles:** ਇਹ pelvic floor ਦੀ ਬਣਾਵਟ ਨੂੰ complete ਕਰਦਾ ਹੈ।

Muscles of Back

Quadratus lumborum muscles: ਇਹ ਦੋ muscles ਆਪਸ ਵਿੱਚ ਮਿਲ ਕੇ respiration ਦੇ ਦੌਰਾਨ ਨੀਚੇ ribs ਨੂੰ fix ਕਰਦੀ ਹੈ।

Sacropinalis erector spinal: ਇਸਦੀ contraction ਦੇ ਕਾਰਣ vertebral column ਦੀ extension ਹੁੰਦੀ ਹੈ।

Tares major: ਇਹ arm ਨੂੰ extended adduction ਅਤੇ rotate ਕਰਨ ਵਿੱਚ help ਕਰਦਾ ਹੈ।

Latissimusdorsi: Some as the tares MM

Psoas muscles: ਇਹ help joints ਦੀ flexion ਵਿੱਚ help ਕਰਦਾ ਹੈ।

Characteristics of Muscles

1. **Shape of the muscles:** Trapezium muscles trapezium ਜਿਹੀ ਹੁੰਦੀ ਹੈ।
2. ਜਿਸ ਦਿਸ਼ਾ ਵਿੱਚ muscles fibres move ਕਰਦੇ ਹਨ : Abdominal wall ਦੀ oblique muscles.
3. **Position of muscles:** Leg ਵਿੱਚ tibialis muscles tibia ਦੇ ਨਾਲ related ਹਨ।

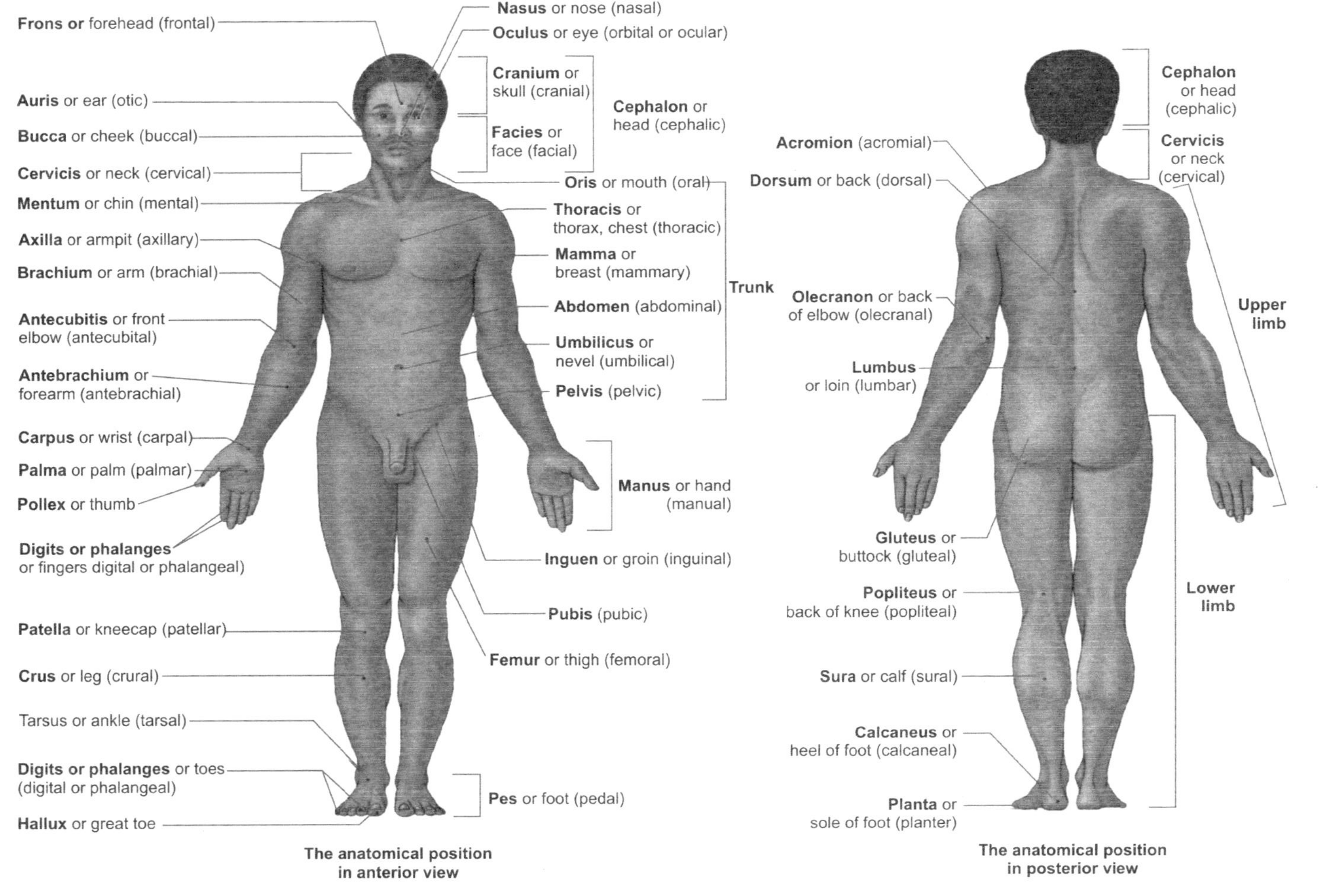

(A) Anterior view of human body

(B) Posterior view of human body

Fig 5.46A and B: Human body

4. Muscles ਦੀ contraction ਦੇ ਦੁਆਰਾ ਪੈਦਾ ਹੋਣ ਵਾਲੇ movement **Extension, adduction flexion**
5. Bones ਦੇ ਨਾਲ muscles ਦੀ attachment: Corpiratdialis muscles ਸਾਡੇ wrist ਦੇ carpus banes and forearm, radius bones ਦੇ ਨਾਲ attach ਹੁੰਦੀ ਹੈ। Wrist ਦੇ ਪਾਸ ਦੋ bones ਹੁੰਦੀਆਂ ਹਨ।

Muscles of Face

1. **Masseter:** ਇਹ muscles lower gum (ਹੇਠਲੇ ਜਬੜੇ) ਨੂੰ ਉਪਰ ਉਠਾਉਣ ਵਿੱਚ help ਕਰਦੀ ਹੈ ਜਿਵੇਂ : ਮੂੰਹ ਬੰਦ ਕਰਦੇ ਸਮੇਂ।
2. **Buccinator:** ਇਹ ਸਾਡੇ cheek (ਗਾਲ) ਨੂੰ ਅੰਦਰ ਵੱਲ ਦਬਾਉਣ ਵਿੱਚ help ਕਰਦੀ ਹੈ ਜਿਵੇਂ ਮੂੰਹ ਤੋਂ ਹਵਾ ਬਾਹਰ ਕੱਢਣ ਅਤੇ ਚੁਸਣ ਦੀ (sucking) ਕਿਰਿਆ।
3. **Orbicularis Oculi:** ਇਸ muscle ਦੀ ਸਹਾਇਤਾ ਨਾਲ ਅੱਖਾਂ ਬੰਦ ਹੁੰਦੀਆਂ ਹਨ।
4. **Orbicularis Oris:** ਇਸ ਇੱਕ ਗੋਲਾਕਾਰ ਸਥਾਨ ਤੱਕ ਫੈਲੀ ਹੁੰਦੀ ਹੈ। ਇਨ੍ਹਾਂ ਦੀ ਸਹਾਇਤਾ ਨਾਲ ਅੱਖਾਂ ਬੰਦ ਹੁੰਦੀਆਂ ਹਨ। ਇਹ lips ਦੀ movement ਵਿੱਚ help ਕਰਦੀ ਹੈ।

The Skeletal System

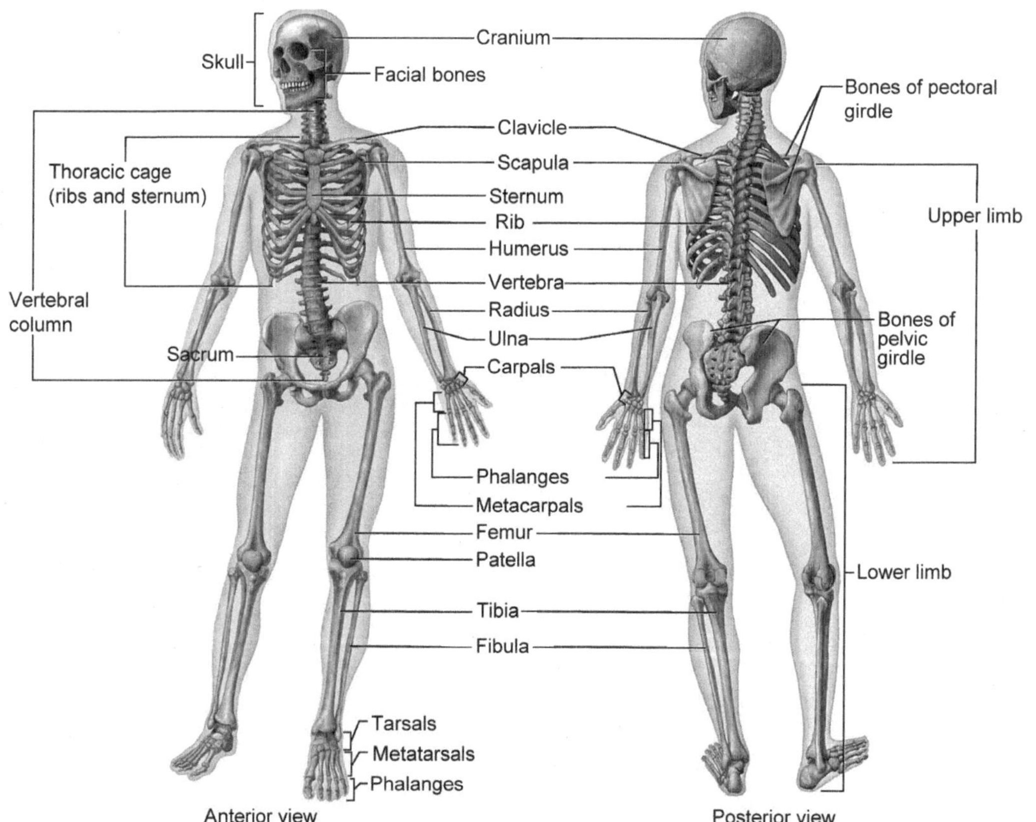

Fig. 5.47: Skeletan system

- **Bone system:** ਇਹ ਉਹ tissue ਹੈ ਜੋ ਕਿ ਸਾਡੇ skeletal ਨੂੰ ਬਣਾਉਂਦਾ ਹੈ ਅਤੇ ਉਸਨੂੰ support ਕਰਦਾ ਹੈ ਤੇ ਸੁਰਖਿਆ ਪ੍ਰਦਾਨ ਕਰਦਾ ਹੈ ਇਹ ਸਾਨੂੰ move ਕਰਨ ਵਿੱਚ help ਕਰਦਾ ਹੈ।
- **Bone:** Bone ਇੱਕ connective tissue ਹੈ ਜੋ ਕਿ strong ਅਤੇ ਟਿਕਾਊ ਹੁੰਦਾ ਹੈ। ਇਹ water, organic material, inorganic material ਤੋਂ ਮਿਲ ਕੇ ਬਣਿਆ ਹੁੰਦਾ ਹੈ।

Structural of Bone

Skeletal system cartilage, periosteum (ਜੋ ਕਿ bone ਨੂੰ cover ਕਰਨ ਵਾਲੀ membrane ਹੁੰਦੀ ਹੈ) ਤੋਂ ਮਿਲਕੇ ਬਣਿਆ ਹੁੰਦਾ ਹੈ। Long bone ਨਿਮਨਲਿਖਿਤ ਭਾਗਾ ਤੋਂ ਮਿਲਕੇ ਬਣੀ ਹੁੰਦੀ ਹੈ।

1. **Diaphysis:** ਇਹ bone ਦਾ main ਭਾਗ ਹੁੰਦਾ ਹੈ। ਜੋ ਕਿ ਲੰਬਾ ਹੁੰਦਾ ਹੈ ਇਸ ਨੂੰ shaft ਵੀ ਕਿਹਾ ਜਾਂਦਾ ਹੈ।
2. **Epiphysis:** Bone ਦੇ ਕਿਨਾਰਿਆਂ ਨੂੰ epiphysis ਕਿਹਾ ਜਾਂਦਾ ਹੈ।
3. **Metaphysis:** ਇਹ mature bone ਦਾ ਉਹ ਭਾਗ ਹੈ ਜਿਥੇ diaphysis and epiphysis ਮਿਲਦੇ ਹਨ।
4. **Articular cartilage:** ਇਹ ਇੱਕ ਪਤਲੀ layer ਹੁੰਦੀ ਹੈ ਜੋ ਕਿ epiphysis ਨੂੰ cover ਕਰਦੀ ਹੈ ਜਿੱਥੇ ਇੱਕ bone ਦੂਸਰੀ bone ਦੇ ਨਾਲ ਮਿਲਕੇ joint ਬਣਾਉਦੀ ਹੈ।
5. **Periosteum:** ਇਹ bone ਦੇ surface ਨੂੰ cover ਕਰਨ ਵਾਲੀ ਇੱਕ membrane ਹੁੰਦੀ ਹੈ ਜੋ articular cartilage ਨਾਲ cover ਨਹੀਂ ਕੀਤੀ ਜਾਂਦੀ ਹੈ। Periosteum bone ਦੀ growth ਦੇ ਲਈ ਬਹੁਤ ਜਰੂਰੀ ਹੈ ਇਹ ਉਸਦੀ repairs ਅਤੇ nutrition ਪ੍ਰਦਾਨ ਕਰਨ ਵਿੱਚ help ਕਰਦੀ ਹੈ। (ਸਿਰਫ diaphysis ਤੇ ਹੁੰਦੀ ਹੈ)
6. **Medullary marrow cavity:** ਇਹ diaphysis ਦੀ ਅੰਦਰ ਦੀ space ਹੁੰਦੀ ਹੈ ਜਿਸ ਵਿੱਚ fatty yellow marrow ਹੁੰਦੀ ਹੈ।
7. **Endosteum:** Medullary cavity ਦੀ lining ਨੂੰ endosteum ਕਿਹਾ ਜਾਂਦਾ ਹੈ।

MICROSCOPIC STRUCTURE OF BONE

Bone ਇੱਕ ਮਜਬੂਤ ਅਤੇ ਟਿਕਾਊ tissue ਹੈ ਅਤੇ ਇਸ ਵਿੱਚ ਕਾਫੀ ਮਾਤਰਾ ਵਿੱਚ matrix ਹੁੰਦਾ ਹੈ। Bone ਦੀ microscopic structure ਨਿਮਨਲਿਖਿਤ ਪ੍ਰਕਾਰ ਦੀ ਹੈ।

1. **Osteoprogentior cells:** ਇਹ unspecialize cell ਹੁੰਦੇ ਹਨ ਜੋ ਕਿ mesenchyme ਵਿੱਚ ਬਣਦੇ ਹਨ। ਇਹ mitosis (divide) ਕਰਦੇ ਹਨ ਅਤੇ osteoblast ਬਣ ਜਾਂਦੇ ਹੈ।
2. **Osteoblast:** ਇਹ bone ਨੂੰ ਬਣਾਉਣ ਵਾਲੇ cells ਹੁੰਦੇ ਹਨ। ਇਹ mitosis ਕਰਨ ਦੀ ability ਨੂੰ ਖੋ ਦਿੰਦੇ ਹਨ। ਇਹ collagen tissues ਨੂੰ ਅਤੇ bone ਨੂੰ ਬਣਾਉਣ ਵਾਲੇ ਦੂਸਰੇ ਤੱਤਾਂ ਨੂੰ produce ਕਰਦੇ ਹਨ।
3. **Osteocyte:** ਇਹ mature cells ਹੁੰਦੇ ਹਨ। ਜੋ ਕਿ osteoplast ਦੁਆਰਾ ਬਣਾਏ ਜਾਂਦੇ ਹਨ। ਇਹ bone tissue ਦੇ main cells ਹੁੰਦੇ ਹਨ ਜੋ ਕਿ bone ਦੀ surface ਤੇ ਪਾਏ ਜਾਂਦੇ ਹਨ। ਅਤੇ ਇਹ bone tissue ਦੀ activity ਨੂੰ maintain ਕਰਦੇ ਹਨ। ਇਨ੍ਹਾਂ cells ਨੂੰ tissue fluid ਦੇ ਦੁਆਰਾ nourishment ਮਿਲਦਾ ਹੈ ਅਤੇ ਇਨ੍ਹਾਂ ਦਾ ਮੁੱਖ ਕੰਮ bones and blood ਦੇ ਵਿਚਕਾਰ calcium ਦੀ movement ਕਰਨਾ ਹੈ।
4. **Osteoclast:** ਇਹ osculating monocytes ਦੇ ਦੁਆਰਾ ਬਣਾਏ ਜਾਂਦੇ ਹਨ। ਇਨ੍ਹਾਂ ਦਾ ਮੁੱਖ ਕਮ bone ਦੀ shape ਨੂੰ maintain ਕਰਨਾ, bone, repair ਵਿੱਚ help fracture ਦੀ healing ਹੋਣ ਤੇ excessive cells (extra bone) ਬਣ ਜਾਂਦੇ cells ਹਨ ਤਾਂ ਇਹ cells ਉਸਨੂੰ remove ਕਰਦੇ ਹਨ।

Types of bones

Bone ਪੂਰੀ ਤਰ੍ਹਾਂ ਨਾਲ solid ਨਹੀਂ ਹੁੰਦੀ ਹੈ ਇਸ ਵਿੱਚ ਛੋਟੀਆਂ-ਛੋਟੀਆਂ spaces ਹੁੰਦੀਆਂ ਹਨ ਜਿਨ੍ਹਾਂ ਵਿੱਚ blood vessels ਹੁੰਦੀਆਂ ਹਨ ਜੋ ਕਿ ਸਾਡੀ bone ਦੇ cells ਨੂੰ nutrition ਪ੍ਰਦਾਨ ਕਰਦੀ ਹੈ। ਇਹ spaces ਸਾਡੀ bone ਨੂੰ ਹਲਕਾ ਬਣਾਉਦੀ ਹੈ।

1. Spaces ਦੇ size ਦੇ ਆਧਾਰ ਤੇ bone ਨੂੰ ਦੋ ਭਾਗਾਂ ਵਿੱਚ ਵੰਡਿਆ ਗਿਆ ਹੈ।
   (a) **Compact bone:** Compact bone tissue ਵਿੱਚ spaces ਬਹੁਤ ਥੋੜੇ ਹੁੰਦੇ ਹਨ। ਅਤੇ compact bone tissue ਨਾਲ ਸਾਰੀ bones ਦੀ ਬਾਹਰੀ layer ਦਾ ਨਿਰਮਾਣ ਹੁੰਦਾ ਹੈ। ਇਹ ਸਾਡੀ bodies ਦੀ ਸਾਰੀ bones ਦੀ ਬਾਹਰ ਵਾਲੀ layer ਨੂੰ ਬਣਾਉਦਾ ਹੈ ਅਤੇ long bone diaphysis ਨੂੰ ਬਣਾਉਣ ਵਿੱਚ help ਕਰਦਾ ਹੈ।

   Function of compact bone: ਇਹ ਸਾਨੂੰ ਸੁੱਰਖਿਆ ਅਤੇ support ਪ੍ਰਦਾਨ ਕਰਦਾ ਹੈ ਜੋ ਕਿ long bones ਨੂੰ ਕਾਫੀ weight ਉਠਾਉਣ ਵਿੱਚ help ਕਰਦੇ ਹਨ।

   (b) **Spongy bones:** Spongy bone ਵਿੱਚ ਕਾਫੀ ਸਾਰੀ spaces ਹੁੰਦੀਆਂ ਹਨ ਜੋ ਕਿ bones irregular thin plates ਵਿੱਚ ਪਾਈ ਜਾਂਦੀ ਹੈ।

   Functions of spongy bones

   ਇਹ sponge red bone marrow ਤੋਂ ਭਰੀ ਹੁੰਦੀ ਹੈ। ਜੋ ਕਿ blood cells ਨੂੰ ਬਣਾਉਦੀ ਹੈ।

   Spongy bone ਨਿਮਨਲਿਖਿਤ parts ਵਿੱਚ ਪਾਈ ਜਾਂਦੀ ਹੈ :
   (a) Hip bone
   (b) Breast bone
   (c) Ribs
   (d) Back bone
   (e) Skull

   Spongy bone ਸਾਡੇ ਚਪਟੀ irregular (flat) bones ਨੂੰ ਬਣਾਉਦੀ ਹੈ ਅਤੇ long bones ਦੀ epiphysis ਨੂੰ ਬਣਾਉਦੀ ਹੈ।

2. ਬਣਾਵਟ ਦੇ ਆਧਾਰ ਤੇ bones ਨੂੰ ਨਿਮਨਲਿਖਿਤ ਭਾਗਾਂ ਵਿੱਚ ਵੰਡਿਆ ਗਿਆ ਹੈ।
   - **Long bones:** ਇਸ ਦੀ ਲੰਬਾਈ ਜਿਆਦਾ ਹੁੰਦੀ ਹੈ। ਇਸ ਥੋੜੀ ਜਿਹੀਂ ਮੁੜੀ ਹੁੰਦੀ ਹੈ ਜਿਸ ਨਾਲ ਇਹ weight ਨੂੰ ਸਹਿਣ ਕਰ ਸਕਦੀ ਹੈ। ਇਸ ਵਿੱਚ compact bone and spongy bone ਦੋਵਾਂ ਦੇ ਭਾਗ ਹੁੰਦੇ ਹਨ। For example, femur, tibia, ਪੈਰਾ ਦੀਆਂ ਉਗਲੀਆਂ, humorous, etc.
   - **Short bones:** ਇਹ cube ਦੀ ਆਕਾਰ ਦੀਆਂ ਹੁੰਦੀਆਂ ਹਨ। ਇਨ੍ਹਾਂ ਦੀ ਲੰਬਾਈ ਚੌੜਾਈ ਲਗਭਗ same ਹੁੰਦੀ ਹੈ। ਇਸ ਵਿੱਚ ਜਿਆਦਾ ਭਾਗ spongy bone ਦਾ ਹੁੰਦਾ ਹੈ ਤੇ ਥੋੜਾ ਭਾਗ compact bone ਦਾ ਹੁੰਦਾ ਹੈ। For example, carpal bone, tarsals bone, etc.
   - **Irregular bones:** ਇਸਦੀ ਰਚਨਾ ਜਟਿਲ ਹੁੰਦੀ ਹੈ। ਇਹ spongy ਅਤੇ compact bone ਦੋਵਾਂ ਤੋਂ ਮਿਲ ਕੇ ਬਣੀ ਹੁੰਦੀ ਹੈ। For example, vertebral facial bones.
   - **Flat bones:** ਇਹ ਪਤਲੀ bone ਹੁੰਦੀ ਹੈ। ਇਹ muscles ਨੂੰ ਜੋੜਨ ਵਿੱਚ ਸਹਾਇਕ ਹੈ। For example, scapula, chest bone and rib, etc.
   - **Sesamoid bone:** ਇਹ ਛੋਟੀ ਹੱਡੀ ਹੈ। ਅਤੇ ਇਸਦੀ ਸੰਖਿਆ ਬਦਲਦੀ ਰਹਿੰਦੀ ਹੈ। For example, patella bone.

Joint Articulation

(ਜਿਥੇ joint movement ਕਰਦਾ ਹੈ)

1. Joint ਉਹ point ਹੈ ਜਿਥੇ 2 bones, cartilage ਆ ਕੇ ਮਿਲਦੇ ਹਨ।
2. Joint ਤੋਂ ਸਾਨੂੰ ਪਤਾ ਚਲਦਾ ਹੈ ਕਿ ਇਹ ਕਿਵੇਂ ਕੰਮ ਕਰਦਾ ਹੈ।
3. Joint ਜਿੰਨੀ ਵੀ ਨਜ਼ਦੀਕ ਜੁੜੀ ਹੋਵੇਗੀ ਉਨ੍ਹਾਂ ਹੀ strong ਹੋਵੇਗਾ।
4. Joint movement ਨੂੰ ਵਧਾਉਂਦੇ ਹਨ। Muscles ਦੀ position movement ਤੇ effect ਪਾਉਂਦੀ ਹੈ।

Classification

Structure ਦੇ ਆਧਾਰ ਤੇ :

ਇਹ spaces ਦੇ ਹੋਣ ਜਾਂ ਨਾ ਹੋਣ ਤੇ based ਹੈ। ਅਤੇ types of connective tissue ਜੋ bone ਨੂੰ ਨਜ਼ਦੀਕ ਲੈ ਕੇ ਆਉਂਦਾ ਹੈ ਉਸਤੇ depend ਕਰਦਾ ਹੈ। Joint 3 ਪ੍ਰਕਾਰ ਦੇ ਹੁੰਦੇ ਹਨ।

1. **Fibrous joint and fix joints:** ਇਹ joint movement ਨਹੀਂ ਕਰਦੇ ਅਤੇ bones ਦੇ ਵਿਚਕਾਰ fibrous tissue ਪਾਇਆਂ ਜਾਂਦਾ ਹੈ ਜੋ bones ਨੂੰ ਜੋੜਦਾ ਹੈ। For example, skull ਦੀ bones ਵਿੱਚ joints.
2. **Cartilaginous joints:** (ਥੋੜਾ move ਹੋਣ ਵਾਲੇ joints) Bones cartilage ਦੇ ਦੁਆਰਾ ਇੱਕ ਦੁਸਰੇ ਨਾਲ ਜੁੜੀ ਹੁੰਦੀ ਹੈ। ਜਿਸ ਦੇ ਕਾਰਣ joint ਵਿੱਚ ਥੋੜੀ movement ਹੁੰਦੀ ਹੈ। For example, joint between the vertebra bodies.
3. **Synovial joint:** (ਪੂਰੀ ਤਰ੍ਹਾਂ move ਹੋਣ ਵਾਲੇ joint) ਇਨ੍ਹਾਂ joints ਵਿੱਚ cavity ਹੁੰਦੀ ਹੈ ਤੇ bone ਇੱਕ capsule ਦੇ ਦੁਆਰਾ ਘਿਰੀ ਹੁੰਦੀ ਹੈ ਤੇ ਇਹ joint wide range of movement ਕਰਦੇ ਹਨ।

Types of Synovial Joint

Synovial joint 5 ਤਰ੍ਹਾਂ ਦੇ ਹੁੰਦੇ ਹਨ :

1. **Ball and socket joint:** ਇਸ joint ਵਿੱਚ ਇੱਕ bone ਦਾ head and ball ਦੂਸਰੀ bone ਦੇ socket (ਛੇਦ) fit ਹੋ ਜਾਂਦਾ ਹੈ। For example, shoulder and hip joint.
2. **Hinge joint:** ਇਸ joint ਵਿੱਚ bone ਦਾ ਉਭਰਿਆਂ ਹੋਇਆਂ ਭਾਗ ਦੂਸਰੀ bone ਦੇ ਖੋਖਲੇ ਭਾਗ ਵਿੱਚ fit ਹੋ ਜਾਂਦਾ ਹੈ ਜਿਸ ਨਾਲ ਮੁੜਨ ਤੇ ਫੈਲਣ ਜਿਹੀ ਕਿਰਿਆਵਾ ਹੁੰਦੀਆ ਹਨ। For example, knee joint, phalanges.
3. **Gliding joint (ਫਿਸਲਣ ਵਾਲੇ Joint):** ਇਸ joint ਵਿੱਚ ਹੋ ਪ੍ਰਕਾਰ ਦੀ movement ਹੁੰਦੀ ਹੈ ਜਿਵੇਂ ਇੱਧਰ-ਉਧਰ ਅਤੇ ਪਿੱਛੇ ਤੋਂ ਸਾਹਮਣੇ। ਇਨ੍ਹਾਂ joints ਵਿੱਚ ਦੋ surface ਇੱਕ ਦੁਸਰੇ ਤੇ glide ਕਰਦੇ ਹਨ। For example, corbel bone of wriest, tercel bones of fact.
4. **Pivot joint:** ਇਨ੍ਹਾਂ joint ਦੀ movement ਇੱਕ ਹੀ axis ਦੇ around ਹੁੰਦੀ ਹੈ। ਅਤੇ ਇਨ੍ਹਾਂ ਦਾ ਮੁੱਖ ਕੰਮ rotation ਕਰਨਾ ਹੁੰਦਾ ਹੈ। For example, ਗੰਡ੍ਹ ਦੀ bone ਦਾ ਸੱਭ ਤੋਂ ਉਪਰਲਾ ਭਾਗ।
5. **Condyloid and saddle joint:** ਇਸ joint ਇੱਚ ਵਿੱਕ bone ਦੇ ਅੰਡਾਕਾਰ ਖੋਖਲੇ ਭਾਗ ਵਿੱਚ ਦੁਸਰਾ ਭਾਗ ਸਥਿਤ ਹੋ ਜਾਂਦਾ ਹੈ ਅਤੇ ਇਸ joint ਦੇ ਦੁਆਰਾ flexion, extension and adduction, abduction and condyloid ਦੀ movement ਹੁੰਦੀ ਹੈ। For example, wrist, phalangeal joints.

Main synovial joint are:

1. Shoulder joint

2. Elbow joint
3. Hip joint
4. Knee joint

1. **Synovial fluid:** Synovial membrane ਇੱਕ fluid secrete ਕਰਦੀ ਹੈ ਜਿਸਨੂੰ synovial fluid ਕਿਹਾ ਜਾਂਦਾ ਹੈ ਜੋ ਕਿ synovial cavity ਵਿੱਚ present ਹੁੰਦਾ ਹੈ।

   ਇਹ fluid ਇੱਕ ਪ੍ਰਕਾਰ ਦਾ thick, white ਚਿਪਚਿਪਾ ਹੁੰਦਾ ਹੈ ਜੋ ਕਿ egg ਦੇ white ਭਾਗ ਦੀ ਤਰ੍ਹਾਂ ਹੁੰਦਾ ਹੈ। ਅਤੇ ਇਹ synovial cavity ਵਿੱਚ synovial membrane ਦੁਆਰਾ secrete ਕੀਤਾ ਜਾਂਦਾ ਹੈ।

Functions of synovial fluid: ਇਹ joint ਦੀ ਅੰਦਰ ਦੀ structure ਨੂੰ nutrition ਪ੍ਰਦਾਨ ਕਰਦਾ ਹੈ। Synovial fluid ਵਿੱਚ phagocytosis ਹੁੰਦੇ ਹਨ ਜੋ ਕਿ microorganisms ਅਤੇ cells ਦੇ west material ਨੂੰ remove ਕਰਦੇ ਹਨ। ਇਸ ਕ੍ਰਿਆਂ ਨੂੰ phagocytosis ਕਿਹਾ ਜਾਂਦਾ ਹੈ। ਇਹ joint ਨੂੰ lubricate ਕਰਦਾ ਹੈ।

ਇਸ bones ਦੇ ਕਿਨਾਰਿਆਂ ਨੂੰ stable ਹੋਣ ਤੋਂ ਬਣਾਉਂਦਾ ਹੈ।

BONES OF SKELETAL SYSTEM

ਸਾਡੇ skeletal system ਵਿੱਚ ਕੁਲ 206 bones ਹੁੰਦੀਆਂ ਹਨ ਇਨ੍ਹਾਂ ਦੇ ਮੁੱਖ ਭਾਗਾਂ ਵਿੱਚ ਵੰਡਿਆ ਗਿਆ ਹੈ।

Axial Skeletal

ਇਸ ਭਾਗ ਵਿੱਚ 80 bones ਹੁੰਦੀਆਂ ਹਨ ਜੋ ਕਿ ਇਸ ਪ੍ਰਕਾਰ ਹਨ।

1. **Skull bones:** Skull bone ਦੀ ਕੁਲ ਸੰਖਿਆ 22 ਹੁੰਦੀ ਹੈ। ਅਤੇ ਇਹ skull bones ਦੇ ਦੋ ਭਾਗ ਹੁੰਦੇ ਹਨ।

   Cranium bones

   (i) Frontal bone – 1
   - Parietal bone – 2
   - Temporal bone – 2
   - Occipital bone – 1
   - Sphenoid bone – 1
   - Ethmoid bone – 1

   (ii) Facial bone (14)
   - Zygomatic bone – 2
   - Maxilla bone – 2
   - Nasal bone – 2
   - Lacrimal bone – 2
   - Vomer bone – 2
   - Palatine bone – 2
   - Mandible bone – 1
   - Inferior chonchae – 2

2. **Hydroid bone (1)**
3. **Auditory occicals bone**
4. **Vertebral column – 26**

   (ਇਹ separated bone ਹੁੰਦੀਆਂ ਹਨ, e.g. lumber, thoracic)

Separated bone (24) + 1 sacrum + 1 coccyx

- Cervical bone – 7
- Thoracic – 12
- Lumber – 5
- Sacrum – 1
- Coccyx – 1

5. **Thorax – 25**
   - Skernum – 1

   Ribs – 24

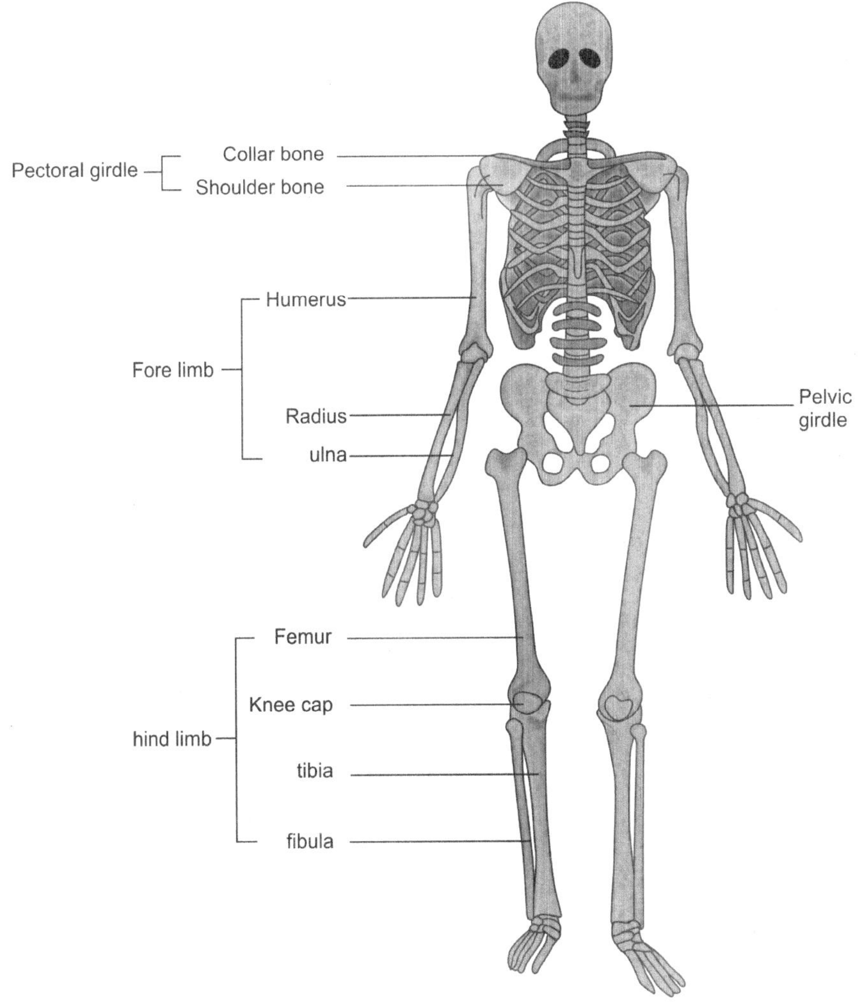

Fig. 5.48: Skeletan

Appendicular Skeletal

ਇਸ ਭਾਗ ਵਿੱਚ 126 bones ਹੁੰਦੀਆਂ ਹਨ।

1. **Shoulder Circle**
   - Clavicle – 2
   - Scapula – 2
2. **Upper Extremities**
   - Humerus – 2
   - Ulna – 2
   - Radius – 2
   - Carpals – 16
   - Metacarpals – 10
   - Phalanges – 28
3. **Pelvic (Hip) Curdle**
   - 2 Innominate bones (Hip)
   - 1 Sacrum
4. **Lower extremities or lower limbs**
   - Femur bone – 1
   - Tibia bone – 1
   - Fibula bone – 1
   - Patella bone – 2
   - Tarsals bone – 14
   - Metatarsals – 10
   - Phalanges bone – 28

Functions of Skull

1. Cranium ਸਾਡੇ soft tissue ਅਤੇ brain ਨੂੰ ਸੁਰਖਿਆ ਪ੍ਰਦਾਨ ਕਰਦਾ ਹੈ। ਇਹ bones socket ਬਣਾਉਂਦੇ ਹਨ ਜੋ ਸਾਡੀ eye ਨੂੰ ਸੁਰਖਿਆ ਪ੍ਰਦਾਨ ਕਰਦੇ ਹਨ।
2. Temporal bone ਸਾਡੇ ear ਦੀ ਸੁਰਖਿਆ ਕਰਦੀ ਹੈ।
3. ਸਾਡੇ face ਦੀ bones nasal cavity ਬਣਾਉਂਦੀ ਹੈ। ਜੋ ਸਾਡੀ ਸਾਹ ਲੈਣ ਵਿਚ help ਕਰਦੀ ਹੈ।
4. Mandible bone lower jaw ਨੂੰ move ਕਰਨ ਵਿੱਚ help ਕਰਦੀ ਹੈ। ਅਤੇ ਸਾਡੇ food ਨੂੰ ਚਬਾਉਣ ਵਿੱਚ help ਕਰਦੀ ਹੈ।

Functions of vertebral column

1. ਇਹ ਸਾਡੀ body ਨੂੰ move ਕਰਨ ਵਿੱਚ help ਕਰਦੀ ਹੈ।
2. ਇਸ ਵਿੱਚ ਕਈ ਛੇਦ ਹੁੰਦੇ ਹਨ ਜਿਨ੍ਹਾਂ ਵਿਚੋਂ nerves ਅਤੇ blood vessels ਗੁਰਜਦੀ ਹੈ।
3. ਇਹ ਸਾਡੀ skull ਨੂੰ support ਦਿੰਦੀ ਹੈ।
4. ਇਹ ਸਾਡੀ spinal cord ਨੂੰ ਸੁਰਖਿਆ ਕੱਵਚ ਪ੍ਰਦਾਨ ਕਰਦੇ ਹਨ।
5. ਇਹ trunk ਨੂੰ axis ਪ੍ਰਦਾਨ ਕਰਦੀ ਹੈ। ਇਹ ribs, shoulder girdle, ਉਪਰੀ ਅੰਗਾਂ ਨੂੰ ਜੋੜਦੀ ਹੈ।

Functions of Bones

1. **Support:** Bone ਸਾਡੀ body ਨੂੰ framework ਪ੍ਰਦਾਨ ਕਰਦੀ ਹੈ। ਜੋ ਕੀ ਸਾਰੇ soft tissues ਨੂੰ support ਪ੍ਰਦਾਨ ਕਰਦੇ ਹਨ। ਇਹ ਸਰੀਰ ਦੇ ਸਾਰੇ skeletal tissue muscles ਨੂੰ ਜੋੜਨ ਵਿੱਚ ਸਹਾਰਾ ਦਿੰਦਾ ਹੈ।

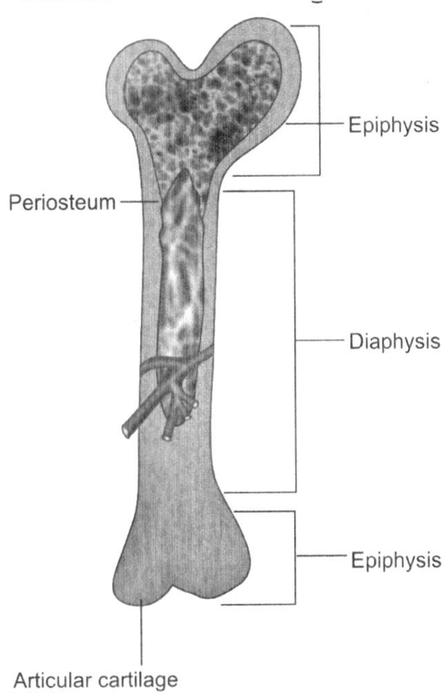

Fig. 5.49: Structure of bone

2. **Assist in movement:** Skeletal muscles ਅਤੇ bones ਦੇ ਨਾਲ ਜੁੜਿਆ ਹੂੰਦਾ ਹੈ। ਜਦੋਂ muscles contract ਹੁੰਦੀ ਹੈ ਤਾਂ ਉਹ bones ਨੂੰ ਖਿੱਚਦੀਆਂ ਹਨ ਅਤੇ ਇਸ ਪ੍ਰਕਾਰ ਗਤੀ ਪੈਦਾ ਹੁੰਦੀ ਹੈ।
3. **Protection:** Bone ਦਾਡੇ internal organs ਨੂੰ injury ਤੋਂ ਬਚਾਉਂਦਾ ਹੈ। For example, cranial bone ਸਾਡੇ brain ਨੂੰ ਸੁਰਖਿਆ ਪ੍ਰਦਾਨ ਕਰਦਾ ਹੈ ਅਤੇ hip bones pelvic organs ਨੂੰ ਚੋਟ ਲਗਣ ਤੋਂ ਬਚਾਉਦੇ ਹਨ।
4. **Universal ਦਾ balance** ਬਣਾ ਕੇ ਰੱਖਣਾ**:** Bone tissue calcium ਅਤੇ phosphorus ਨੂੰ store ਕਰਕੇ ਰੱਖਦਾ ਹੈ। ਜੋ ਕਿ muscles, contraction or nerve activity ਵਿੱਚ help ਕਰਦਾ ਹੈ। ਇਨ੍ਹਾਂ minerals ਦੀ help ਨਾਲ bone ਸਾਡੇ ਸਰੀਰ ਦੇ ਅੰਦਰ Balance ਬਣਾ ਕੇ ਰੱਖਦੀ ਹੈ।
5. **Site of Blood cell production:** Bone ਦੇ ਕੁੱਝ part ਵਿੱਚ ਪਾਇਆ ਜਾਣ ਵਾਲਾ bone marrow red blood cells ਦੀ production ਵਿੱਚ help ਕਰਦਾ ਹੈ। ਇਸ ਪ੍ਰਕਿਰਿਆਂ ਨੂੰ haemopoiesis (ਖੁਨ ਬਣਨਾ) ਕਿਹਾ ਜਾਂਦਾ ਹੈ।
6. **Storage of energy:** Bone ਵਿੱਚ ਦੁਸਰੇ ਪ੍ਰਕਾਰ ਦਾ bone marrow ਹੁੰਦਾ ਹੈ। ਜਿਸਨੂੰ yellow bone marrow ਕਿਹਾ ਜਾਂਦਾ ਹੈ। ਇਸ ਵਿੱਚ fats storage ਕੀਤੇ ਜਾਂਦੇ ਹਨ ਜੋ ਕਿ ਸਾਡੀ energy ਦਾ source ਹੈ।

UNIT 6

ਆਪਣੀ ਖੁੱਦ ਦੀ ਸਫਾਈ
(Personal Hygiene)

HYGIENE

ਇਹ ਸ਼ਬਦ Greek ਤਾਸ਼ਾ ਤੋਂ ਲਿਆ ਗਿਆ ਹੈ। Hygiene Health ਦਾ ਪ੍ਰਿਖਣ ਅਤੇ ਪ੍ਰੋਤਸਾਨ ਦੀ ਪ੍ਰਤੀਕਿਰਿਆ ਹੁੰਦੀ ਹੈ। ਇਹ ਦੋ ਪ੍ਰਕਾਰ ਦੀ ਹੁੰਦੀ ਹੈ।

I. **Personal Hygiene:** ਸਹੀਹ ਦੀ ਸਾਫ-ਸਫਾਈ।

II. **Environment Hygiene:** ਵਾਤਾਵਰਨ ਦੀ ਸਾਫ-ਸਫਾਈ।

Personal Hygiene

Personal Hygiene ਵਿੱਚ ਹੇਠ ਲਿਖੀਆ ਨਿਸਨਲਿਭ organs (ਅੰਗਾਂ) ਦੀ (ਦੇਖਭਾਲ) care ਆਉਂਦੀ ਹੈ।

1. **Care of skin:** Skin ਸਾਡੀ body ਦੇ important (ਮਹੈਭਵ-ਧੂਹਨ) ਅੰਗ (organ) ਹੈ। ਇਸ ਨੇ ਸਾਡੀ ਪੂਹੀ body ਨੂੰ cover ਕੀਤਾ ਹੋਇਆ ਹੈ। ਸਕਡੀ skin ਦਾ ਸੰਪਰਕ (contact) ਬਾਹਹੀ ਵਾਤਾਵਰਣ ਨਾਲ ਹੁੰਦਾ ਹੈ। ਇਸ ਲਈ skin ਦੇ ਉੱਪਹ ਮੇਲ ਜਮ੍ਹ ਜਾਂਦੀ ਹੈ। ਪਸੀਨੇ ਦੇ ਕੁੱਝ ਬੱਚੇ ਹੋਏ ਠੋਸ ਕਣ (solid) ਮਰੇ ਹੋਏ ਕਣ dead epithelial skin ਦੇ pores (ਛੇਕ) ਨੂੰ ਬੰਦ ਕਰ ਦਿੰਦੇ ਹਨ। ਜੇਕਰ ਇਹਨਾਂ ਨੂੰ ਹਟਾਇਆ ਨਾ ਜਾਵੇ ਤਾਂ ਕਈ ਪ੍ਰਕਾਰ ਦੀ skin infection ਹੋ ਜਾਂਦੀ ਹੈ। ਇਸ ਲਈ ਸਾਨੂੰ ਹਰ ਰੋਜ soap and water ਨਾਲ bath ਕਰਨਾ ਚਾਹੀਦਾ ਹੈ। ਇਸ ਲਈ skin ਦੀ ਮੇਲ ਵੀ ਦੂਰ ਹੁੰਦੀ ਹੈ ਤੇ (bad odour) ਗੰਦੀ smell ਵੀ ਨਹੀਂ ਆਉਂਦੀ। ਸਰੀਰ ਦੇ ਕੁੱਝ ਅੰਗਾਂ ਤੇ ਵਿਸ਼ੇਸ ਕਰ ਪਸੀਨਾ ਜਿਆਦਾ ਆਉਂਦਾ ਹੈ। ਜਿਵੇਂ : Axilla, groin genitalia and back of neck ਦੇ ਉੱਪਰ ਲਗਾਉਣਾ ਚਾਹੀਦਾ ਹੈ। Bath ਦੇ ਬਾਅਦ ਸਾਫ towel ਦੇ ਨਾਲ body ਨੂੰ ਚੰਗੀ ਤਰ੍ਹਾਂ ਸੁਕਾਉਣਾ ਚਾਹੀਦਾ ਹੈ। ਦਿਨ ਵਿੱਚ ਇੱਕ ਵਾਰ ਜਰੂਰ under clothes change ਕਰਨੇ ਚਾਹੀਦੇ ਹਨ।

2. **Care of hair:** ਸਾਡੇ ਵਾਲਾਂ ਦੀ condition ਕੁੱਝ ਹਕ ਤੱਕ ਸਾਡੇ ਪੋਸ਼ਣ ਤੱਤ (nutritional status) ਅਤੇ body ਦੀ general health ਉੱਤੇ ਆਧਾਰਿਤ (based) ਹੈ। Hair ਦੀ ਸਾਫ-ਸਫਾਈ ਬਹੁਤ ਜਰੂਰੀ ਹੈ। Female ਨੂੰ ਹਫਤੇ ਵਿੱਚ ਦੋ ਵਾਰ hair wash ਕਰਨੇ ਚਾਹੀਦੇ ਹਨ। ਬਾਲਾਂ ਦੀ ਮਾਲਿਸ਼ ਕਰਨਾ ਬਹੁਤ ਹੀ ਫਾਇਦੇਮੰਦ ਹੁੰਦਾ ਹੈ। ਬਾਲਾਂ ਦੀ ਮਾਲਿਸ਼ ਕਰਨ ਨਾਲ blood flow (ਖੂਨ ਦਾ ਦੌਰਾ) ਆ ਜਾਂਦਾ ਹੈ ਅਤੇ ਨੂੰ ਚੰਗਾ ਪੋਸ਼ਣ ਮਿਲਦਾ ਹੈ। ਮਾਲਿਸ਼ ਦੇ ਲਈ Almond and coconut oil ਸਭ ਤੋਂ ਵਧੀਆ ਹੁੰਦਾ ਹੈ। ਬਾਲਾਂ ਦੀ ਸਾਫ-ਸਫਾਈ ਰੱਖਣ ਦੇ ਨਾਲ ਕਈ ਪ੍ਰਕਾਰ ਦੀ infection ਤੋਂ ਬਚਿਆ ਜਾ ਸਕਦਾ ਹੈ। ਜਿਵੇਂ : Scabies, dandruff, hair falling, etc.

3. **Care of teeth:** ਦੰਦਾਂ ਦੀ ਦੇਖਭਾਲ ਕਰਨਾ ਸਾਡੀ body ਦੀ ਚੰਗੀ ਸਿਹਤ ਦੇ ਲਈ ਬਹੁਤ ਜਰੂਰੀ ਹੈ। Good oral hygiene ਤੋਂ ਸਾਡੇ (ਮਸੂੜੇ) gums healthy ਰਹਿੰਦੇ ਹਨ। ਮੂੰਹ ਵਿਚੋਂ bad odour ਵੀ ਨਹੀਂ ਆਉਂਦੀ ਅਤੇ ਕਈ ਪ੍ਰਕਾਰ ਦੀ infection ਤੋਂ ਬਚਿਆ ਜਾ ਸਕਦਾ ਹੈ। ਜਿਵੇਂ :

   Dental caries – Gums ਵਿੱਚ breading ਹੋਣਾ ਤੇ ਦੰਦਾਂ ਦਾ ਟੁੱਟਣਾ

   Pyrrhics – ਦੰਦਾਂ ਵਿੱਚ pus (ਰੇਸ਼ਾ) and inflammation

   Halitosis – ਮੂੰਹ ਵਿੱਚੋਂ foul smelling ਆਉਣਾ

   Sinusitis – Sinus part ਦੀ inflammation ਹੋ ਜਾਣਾ

   Tonsillitis – Tonsils ਦੀ inflammation ਹੋਣਾ

   ਦੰਦਾਂ ਦੀ ਦਿਨ ਵਿੱਚ ਦੋ ਵਾਰ ਸਫਾਈ ਕਰਨੀ ਚਾਹੀਦੀ ਹੈ। Toothbrush ਦੇ bristles ਜਿਆਦਾ ਤੀਖੇ ਜਾਂ ਸਖਤ ਨਹੀਂ ਹੋਣੇ ਚਾਹੀਦੇ। Brushing ਹਮੇਸ਼ਾ vertical and circular ਤਰੀਕੇ ਨਾਲ ਕਰਨੀ ਚਾਹੀਦੀ ਹੈ। ਦੰਦਾਂ ਲਈ ਫਲੋ-ਰਾਈਡ ਬਹੁਤ ਜਰੂਰੀ ਹੈ ਇਸ ਲਈ ਹਮੇਸ਼ਾ ਫਲੋ-ਰਾਰੀਡ ਵਾਲੀ ਟੂਥ-ਪੇਸਟ ਕਰਨੀ ਚਾਹੀਦੀ ਹੈ। ਸਾਲ ਵਿੱਚ ਦੋ ਵਾਰ ਦੰਦਾਂ ਦਾ ਚੈਕਅੱਪ ਕਰਵਾਉਣਾ ਚਾਹੀਦਾ ਹੈ।

4. **Care of hand:** Hand ਸਾਰਾ ਦਿਨ ਅਨੇਕ ਵਸਤੂਆ ਜਾਂ ਚੀਜ਼ਾਂ ਦੇ ਸੰਪਰਕ ਵਿੱਚ ਆਉਂਦੇ ਹਨ। ਇਸ ਲਈ ਇਹਨਾਂ ਨੂੰ dirt (ਧੂਲ-ਮਿੱਟੀ) ਤੇ bacteria ਆਦਿ ਆਸਾਨੀ ਨਾਲ ਲੱਗ ਜਾਂਦੇ ਹਨ। ਹੱਥਾਂ ਦੀ ਸਾਫ-ਸਫਾਈ ਕਰਨਾ ਬਹੁਤ ਹੀ ਜਰੂਰੀ ਹੈ ਵਿਸ਼ੇਸ ਤੌਰ ਤੇ ਖਾਣਾ ਖਾਣ ਤੋਂ ਪਹਿਲਾ ਅਤੇ defecation ਦੇ ਬਾਅਦ soap and water ਨਾਲ ਸਾਫ ਕਰਨਾ ਚਾਹੀਦਾ ਹੈ। Nails ਨੂੰ ਹਮੇਸ਼ਾ ਕਟ ਕੇ ਰੱਖਣਾ ਚਾਹੀਦਾ ਹੈ। ਅਤੇ soft brush ਦੇ ਨਾਲ nail ਸਾਫ ਕਰਨੇ ਚਾਹੀਦੇ ਹਨ।

5. **Care of eyes:** Eyes ਸਾਡੀ body ਦਾ ਸਭ ਤੋਂ ਨਾਜੁਕ ਅੰਗ ਹੈ। Good eye-sight ਸਾਡੇ ਪੂਰਨ ਵਿਕਾਸ (Proper development) ਲਈ ਬਹੁਤ ਜਿਆਦਾ ਜਰੂਰੀ ਹੈ। ਕਦੇ ਵੀ eyes ਵਿੱਚ ਕੋਈ discharge (ਪਾਣੀ ਦਾ ਵਗਣਾ), redness (ਸੁਜਨ ਹੋਣਾ), swelling or pain ਹੁੰਦੀ ਹੈ ਤਾਂ ਉਸ ਨੂੰ ਗੰਭੀਰ ਰੂਪ ਵਿੱਚ ਲੈਣਾ ਚਾਹੀਦਾ ਹੈ। Eyes ਨੂੰ ਹਮੇਸ਼ਾ inner canthus to outer canthus ਸਾਫ ਕਰਨਾ ਚਾਹੀਦਾ ਹੈ। Eyes ਨੂੰ ਕਦੇ ਵੀ infected towel, cloth ਨਾਲ ਸਾਫ ਨਹੀਂ ਕਰਨਾ ਚਾਹੀਦਾ। ਕਦੇ ਵੀ ਦੂਸਰਿਆ ਦੀਆਂ ਚੀਜ਼ਾਂ ਜਿਵੇਂ : Towel, surma sticks use ਨਹੀਂ ਕਰਨੀਆ ਚਾਹੀਦੀਆ। ਇਸ ਨਾਲ ਅੱਖਾਂ ਦੀ infection ਜਲਦੀ ਇੱਕ-ਦੂਜੇ ਤੱਕ ਫੈਲਦੀ ਹੈ। Eyes ਨੂੰ ਹਮੇਸ਼ਾ purewater ਨਾਲ ਸਾਫ ਕਰਨਾ ਚਾਹੀਦਾ ਹੈ। Morning time ਵਿੱਚ eyes ਦੀ 10 mint ਲਈ blinking exercise ਕਰਨੀ ਚਾਹੀਦੀ ਹੈ। ਅਤੇ ਭੋਜਨ ਵਿੱਚ vitamin A ਲੈਣੀ ਚਾਹੀਦੀ ਹੈ ਜੋ ਕਿ eyes ਦੇ ਲਈ ਫਾਇਦੇਮੰਦ ਹੈ।

6. **Care of ear:** Ear ਸਾਡੀ body ਦਾ important sense organ ਹੈ। ਇਹ ਇਕੱਠਾ hearing (ਸੁਣਨ) ਦਾ ਕੰਮ ਨਹੀਂ ਕਰਦਾ ਸਗੋਂ body ਦੇ ਸੰਤੁਲਨ ਨੂੰ ਵੀ ਬਣਾ ਕੇ ਰੱਖਦਾ ਹੈ। Ear ਹਮੇਸ਼ਾ clean ਹਮੇਸ਼ਾ ਚਾਹੀਦੇ ਹਨ। Excessive wax ਨੂੰ (ਕੰਨਾਂ ਦੀ ਮੇਲ) ਨੂੰ ਸਾਵਧਾਨੀ ਨਾਲ remove ਕਰਨਾ ਚਾਹੀਦਾ ਹੈ। Bath ਕਰਦੇ ਸਮੇਂ ear ਵਿੱਚ water enter ਹੋਣ ਤੋਂ ਰੋਕਣਾ ਚਾਹੀਦਾ ਹੈ। ਉੱਚੀਆ ਅਵਾਜ਼ਾ ਤੋਂ ear ਨੂੰ ਬਚਾਉਣਾ ਚਾਹੀਦਾ ਹੈ। Children adults ਨੂੰ ear ਵਿੱਚ pencil, matchsticks ਨਹੀਂ ਪਾਉਣੀ ਚਾਹੀਦੀ।

7. **Care of feet:** Feet ਦੀ care ਕਰਨਾ ਬਹੁਤ ਜਰੂਰੀ ਹੈ। ਕਿਉਂਕਿ ਇਹ ਸਾਡੀ ਪੂਰੀ body ਦਾ ਭਾਰ ਉਠਾਉਂਦੇ ਹਨ। ਸਾਨੂੰ foot wears ਲੈਣ ਸਮੇਂ ਵਿਸ਼ੇਸ ਗੱਲਾਂ ਦਾ ਧਿਆਨ ਰੱਖਣਾ ਚਾਹੀਦਾ ਹੈ। Feet ware ਹਮੇਸ਼ਾ ਮੌਸ਼ਮ ਦੇ ਅਨੁਸਾਰ ਹੋਣੇ ਚਾਹੀਦੇ ਹਨ। Foot wears ਹਮੇਸ਼ਾ size ਦੇ ਅਨੁਸਾਰ ਹੋਣੇ ਚਾਹੀਦੇ ਹਨ। ਸਰਦੀਆ ਵਿੱਚ soles and heels ਉੱਪਰ ਜਿਆਦਾ ਧਿਆਨ ਦੇਣਾ ਚਾਹੀਦਾ ਹੈ। ਕਿਉਂਕਿ ਸਰਦੀਆ ਵਿੱਚ heals ਉੱਤੇ cracks ਪੈ

ਜਾਂਦੀਆ ਹਨ। ਇਸ ਲਈ ਪੈਰਾਂ ਨੂੰ ਸਰਦੀਆਂ ਵਿੱਚ lake water ਵਿੱਚ dip ਕਰਨਾ ਚਾਹੀਦਾ ਹੈ। Dip ਕਰਨ ਤੋਂ ਬਾਅਦ dry ਕਰਦੇ ਸਮੇਂ crack cream ਲਗਾਉਣੀ ਚਾਹੀਦੀ ਹੈ। ਪੈਰਾਂ ਦੇ nails ਕੱਟ ਕੇ ਰੱਖਣੇ ਚਾਹੀਦੇ ਹਨ। ਅਤੇ ਕਦੇ ਵੀ ਨੰਗੇ ਪੈਰ ਨਹੀਂ ਚੱਲਣਾ ਚਾਹੀਦਾ ਹੈ।

Menstrual Hygiene

Puberty: ਇਹ ਇੱਕ ਇਸ ਤਰ੍ਹਾਂ ਦੀ age ਹੁੰਦੀ ਹੈ ਜਿਸ ਵਿੱਚ male and female ਵਿੱਚ 10–14 secondary sexual characteristics change and mature (ਦੂਜੀ ਵਾਰਯੋਨ ਸੰਬੰਧੀ ਵਿਸ਼ੇਸ਼ਤਾਵਾਂ ਵਿੱਚ ਬਦਲਾਵ ਆਉਂਦਾ ਹੈ ਅਤੇ ਪੂਰਨ ਰੂਪ ਵਿੱਚ ਵਿਕਾਸ ਹੁੰਦਾ ਹੈ।

Menarche: ਪਹਿਲੀ ਵਾਰ ਮਾਸ਼ਿਕ ਧਰਮ ਦਾ ਆਉਣਾ monarch ਕਹਾਉਂਦਾ ਹੈ।

Menstrual cycle: ਇਹ ਇੱਕ ਇਸ ਤਰ੍ਹਾਂ ਦੀ ਘਟਨਾਵਾਂ ਦੀ series ਹੈ ਜੋ ਕਿ female ਵਿੱਚ regular 26–30 ਦਿਨ ਦੇ ਬਾਅਦ ਹੁੰਦੀ ਹੈ। ਇਹ process 40–45 ਸਾਲ ਤੱਕ ਚਲਦਾ ਹੈ ਅਤੇ ਇਹ 4–5 ਦਿਨ ਦਾ ਹੁੰਦਾ ਹੈ।

Menstrual ਦੇ ਦਿਨਾਂ ਵਿੱਚ ਨਿਮਨਲਿਖਿਤ ਗੱਲਾਂ ਦਾ ਧਿਆਨ ਰੱਖਣਾ ਚਾਹੀਦਾ ਹੈ :

1. ਹਰ ਰੋਜ਼ bath ਕਰਨਾ ਚਾਹੀਦਾ ਹੈ।
2. Daily bath ਕਰਦੇ ਸਮੇਂ vaginal care ਕਰਨੀ ਚਾਹੀਦੀ ਹੈ।
3. Hairs remove ਕਰਨੇ ਚਾਹੀਦੇ ਹਨ।
4. Sterile pad use ਕਰਨੇ ਚਾਹੀਦੇ ਹਨ।
5. Menstrual ਦੇ ਦੌਰਾਨ ਗੰਦੇ ਕੱਪੜੇ ਦਾ used ਨਹੀਂ ਕਰਨਾ ਚਾਹੀਦਾ ਜੇਕਰ ਕੋਈ ਕੱਪੜਾ use ਕਰਦਾ ਹੈ ਤਾਂ ਉਸਨੂੰ ਚੰਗੀ ਤਰ੍ਹਾਂ ਧੋ ਕੇ use ਕਰਨਾ ਚਾਹੀਦਾ ਹੈ।
6. Time to time pad change ਕਰਨਾ ਚਾਹੀਦਾ ਹੈ।
7. Menstrual ਦੇ ਸਮੇਂ clean undergarments use ਕਰਨੇ ਚਾਹੀਦੇ ਹਨ।
8. Menstrual ਦੇ ਸਮੇਂ ਚੰਗੀ diet ਲੈਣੀ ਚਾਹੀਦੀ ਹੈ। ਤੇ ਜਿਆਦਾ ਪਾਣੀ ਪੀਣਾ ਚਾਹੀਦਾ ਹੈ।
9. ਜੇਕਰ ਕਿਸੇ ਨੂੰ backache ਜਿਆਦਾ ਹੈ ਤਾਂ proper rest ਲੈਣੀ ਚਾਹੀਦੀ ਹੈ।
10. ਜਿਆਦਾ problems ਹੋਣ ਤੇ doctor ਨੂੰ ਮਿਲਣਾ ਚਾਹੀਦਾ ਹੈ।

Sexual Hygiene

Sexual organ puberty age ਦੇ ਦੌਰਾਨ mature ਹੋ ਜਾਂਦੇ ਹਨ। ਇਸ ਲਈ personal hygiene maintain ਕਰਨ ਦੇ ਨਾਲ sexual hygiene ਹੀ maintain ਕਰਨੀ ਚਾਹੀਦੀ ਹੈ।

Sexual hygiene ਦੇ ਹੇਠ point ਹਨ :

1. *To maintain hygiene of sexual part*
   (a) Daily bath ਲੈਂਦੇ ਸਮੇਂ sexual part ਦੀ ਚੰਗੀ ਤਰ੍ਹਾਂ ਸਫਾਈ ਕਰਨੀ ਚਾਹੀਦੀ ਹੈ।
   (b) Time to time hairs remove ਕਰਨੇ ਚਾਹੀਦੇ ਹਨ।
   (c) Undergarments neat and clean ਪਾਉਣੇ ਚਾਹੀਦੇ ਹਨ।
   (d) Urine ਕਰਨ ਦੇ ਬਾਅਦ vulva area ਨੂੰ ਚੰਗੀ ਤਰ੍ਹਾਂ ਸਾਫ ਕਰਨਾ ਚਾਹੀਦਾ ਹੈ।

(e) Vulva area ਨੂੰ ਹਮੇਸ਼ਾ (ਉੱਪਰ ਤੋਂ ਨੀਚੇਂ ਵੱਲ) upward-downward ਸਾਫ ਕਰਨਾ ਚਾਹੀਦਾ ਹੈ।

(f) Vulva area ਨੂੰ ਸਾਫ ਕਰਨ ਲਈ soap and water ਦਾ use ਕਰਨਾ ਚਾਹੀਦਾ ਹੈ।

2. *Hygiene before and after the sex*

(a) Sex ਦੇ ਪਹਿਲੇ ਜਾਂ ਬਾਅਦ ਵਿੱਚ water ਨਾਲ vulva area ਨੂੰ ਜਰੂਰ ਸਾਫ ਕਰਨਾ ਚਾਹੀਦਾ ਹੈ।

(b) Sex ਦੇ ਬਾਅਦ water ਵਿੱਚ dettol or savlon mix ਕਰਕੇ vulva area ਨੂੰ ਸਾਫ ਕਰਨਾ ਚਾਹੀਦਾ ਹੈ।

(c) Vulva area ਤੇ ਕਦੇ ਵੀ spray, powder ਜਾਂ oil ਆਦਿ use ਨਹੀਂ ਕਰਨਾ ਚਾਹੀਦਾ।

3. *Prevention of STD:* Sexual transmitted *disease, e.g. AIDs*

(a) ਇਸ ਉੱਤੇ ਸਾਨੂੰ ਬਹੁਤ ਜਿਆਦਾ ਧਿਆਨ ਦੇਣ ਦੀ ਜਰੂਰਤ ਹੁੰਦੀ ਕਿਉਂਕਿ sexual disease ਇੱਕ person ਤੋਂ ਦੂਸਰੇ ਨੂੰ ਫੈਲ ਸਕਦੀ ਹੈ।

(b) Sexual relationship ਇੱਕ ਹੀ person ਦੇ ਨਾਲ ਹੋਣਾ ਚਾਹੀਦਾ ਹੈ।

(c) Multiple partner ਨੂੰ avoid ਕਰਨਾ ਚਾਹੀਦਾ ਹੈ।

(d) Sex ਕਰਦੇ ਸਮੇਂ STD ਨੂੰ ਰੋਕਣ ਲਈ males ਨੂੰ condom use ਕਰਨਾ ਚਾਹੀਦਾ ਹੈ।

(e) ਜੇਕਰ male ਜਾਂ female ਦੋਨਾਂ ਵਿਚੋਂ ਇੱਕ ਨੂੰ sexual disease ਹੈ ਤਾਂ sex ਨੂੰ avoid ਕਰਨਾ ਚਾਹੀਦਾ ਹੈ। ਤੇ ਜਲਦੀ ਤੋਂ ਜਲਦੀ doctor ਤੋਂ treatment ਲੈਣੀ ਚਾਹੀਦੀ ਹੈ।

4. *Hygiene during pregnancy*

(a) Pregnancy ਦੇ ਦੌਰਾਨ sex ਨੂੰ avoid ਕਰਨਾ ਚਾਹੀਦਾ ਹੈ। ਕਿਉਂਕਿ ਪਹਿਲੇ 3 ਮਹੀਨਿਆਂ ਵਿੱਚ infection and abortion ਦੇ chances ਹੁੰਦੇ ਹਨ। ਤੇ last 3 months ਵਿੱਚ baby ਦੀ ਮੌਤ ਹੋ ਸਕਦੀ ਹੈ।

(b) ਜੇਕਰ ਕਿਸੇ ਨੂੰ sex ਦੇ ਨਾਲ related problem ਹੈ ਤਾਂ ਉਸੇ parents, teachers, friends or doctors ਨਾਲ discuss ਕਰਨੀ ਚਾਹੀਦੀ ਹੈ।

5. *Hygiene during menstrual period*

(a) Daily bath ਕਰਨਾ ਚਾਹੀਦਾ ਹੈ।

(b) Daily bath ਕਰਦੇ ਸਮੇਂ vaginal care ਕਰਨੀ ਚਾਹੀਦੀ ਹੈ।

(c) Hairs remove ਕਰਨੇ ਚਾਹੀਦੇ ਹਨ।

(d) Sterile pad use ਕਰਨੇ ਚਾਹੀਦੇ ਹਨ।

(e) Menstrual ਦੇ ਦੌਰਾਨ personal hygiene maintain ਰੱਖਣੀ ਚਾਹੀਦੀ ਹੈ।

(f) Time to time pad change ਕਰਨਾ ਚਾਹੀਦਾ ਹੈ।

(g) Menstrual ਦੇ ਦੌਰਾਨ neat ਤੇ clean undergarments use ਕਰਨੇ ਚਾਹੀਦੇ ਹਨ।

(h) Menstrual ਦੇ ਦੌਰਾਨ ਚੰਗੀ diet ਲੈਣੀ ਚਾਹੀਦੀ ਹੈ ਤੇ ਜਿਆਦਾ ਪਾਣੀ ਪੀਣਾ ਚਾਹੀਦਾ ਹੈ।

(i) Menstrual ਦੇ ਦੌਰਾਨ ਗੰਦੇ ਕੱਪੜੇ ਦਾ use ਨਹੀਂ ਕਰਨਾ ਚਾਹੀਦਾ।

UNIT 7

ਸ਼ਰੀਰ ਦਾ ਸਭ ਤੋਂ ਚੰਗਾ ਕੰਮ ਕਰਨਾ (Optimal Functioning of the Body)

BASIC HUMAN NEEDS

(ਇੱਕ ਵਿਅਕਤੀ ਦੀਆਂ ਮੂਲ ਜਰੂਰਤਾਂ)

Person ਨੂੰ ਆਪਣਾ ਜੀਵਨ ਸਹੀ ਢੰਗ ਨਾਲ ਜੀਣ ਦੇ ਲਈ ਕਈ ਪ੍ਰਕਾਰ ਦੀਆ ਜਰੂਰਤਾਂ ਹੁੰਦੀਆ ਹਨ। ਜੇਕਰ ਇਹ ਨਾ ਮਿਲੇ ਤਾਂ person ਦਾ behaviour change ਹੋ ਜਾਂਦਾ ਹੈ।

Basic human needs ਨਿਮਨਲਿਖਿਤ ਹਨ :

1. **Physical needs:** Food, shelter, clothing, safe physical environment (Safe water supply and waste disposal)
2. **Psychosocial needs:**
   (a) A happy home
   (b) Freedom from poverty
   (c) Adequate medical care
   (d) Care of special groups like mothers and handicapped
3. **Biological needs:**
   (a) Freedom from communicable disease
   (b) Control of insects, vectors and rodents
4. **Spiritual need:**
   (a) Love
   (b) Respect
   (c) Trust

REST AND SLEEP

Health ਨੂੰ maintain ਕਰਨ ਦੇ ਲਈ rest and sleep ਬਹੁਤ ਜਰੂਰੀ ਹੈ।

- **Rest:** ਇਹ ਇਸ ਤਰ੍ਹਾਂ ਦੀ condition ਹੈ ਜਿਸ ਵਿੱਚ physically ਤੇ mentally ਤੌਰ ਤੇ ਆਰਾਮ ਮਿਲਦਾ ਹੈ।
- **Sleep:** ਇਹ ਇੱਕ personal need ਹੈ ਜਾਂ ਵਿਅਕਤੀਗਤ ਜਰੂਰਤ ਹੈ ਜੋ person ਨੂੰ rest and relaxation feeling provide ਕਰਦੀ ਹੈ।

Advantage/Merits/Purpose

1. Improvement in health (ਸਿਹਤ ਵਿੱਚ ਸੁਧਾਰ ਹੁੰਦਾ ਹੈ।)
2. Overcoming fatigue (ਥਕਾਵਟ ਦੂਰ ਹੁੰਦੀ ਹੈ)
3. Assist in (Growth) physical growth and development ਸਰੀਰਕ ਵਾਧੇ ਅਤੇ ਵਿਕਾਸ ਵਿੱਚ ਸਹਾਇਤਾ ਹੁੰਦਾ ਹੈ।
4. Feeling of freshness (ਤਾਜ਼ਾਪਣ ਮਹਿਸੂਸ ਹੁੰਦਾ ਹੈ।)
5. Increase working capacity (ਕੰਮ ਕਰਨ ਦੀ ਸ਼ਕਤੀ ਵਧਦੀ ਹੈ)
6. Facilitation health and peace of mind (ਦਿਮਾਗ ਸ਼ਾਂਤ ਰਹਿੰਦਾ ਹੈ)
7. Enhance Facility and happiness (ਖੁਸੀ ਤੇ ਉਥਸਾਹ ਵਧਦਾ ਹੈ)
8. Enhance ability to take decision (ਫੈਸਲਾ ਲੈਣ ਦੀ ਯੋਗਤਾ ਵਧਦੀ ਹੈ।)
9. Relieve pain (ਦਰਦ ਤੋਂ ਰਾਹਤ ਮਿਲਦੀ ਹੈ)

ਅੰਤਰਾਲ

Rest and sleep ਦੀ need person ਦੇ age, sex, vocation, mental level ਉੱਤੇ ਨਿਰਭਰ ਕਰਦੀ ਹੈ।

Infant (0–1 year)	–	20–22 hrs.
Child (1–5 years)	–	12–14 hrs.
Student (5–10 years)	–	9–10 hrs.
Adolescence (12–18 years)	–	8–10 hrs.
Adults (18–24 years)	–	7–9 hrs.

Point to Remembers

1. Rest and sleep ਦੁਆਰਾ ਸਥਾਨ noise and free ਹੋਣਾ ਚਾਹੀਦਾ ਹੈ।
2. Room ventilated ਹੋਣਾ ਚਾਹੀਦਾ ਹੈ।
3. Bed clothing neat, clean and creases ਤੋਂ free ਹੋਣੇ ਚਾਹੀਦਾ ਹਨ।
4. Sleep time room ਵਿੱਚ ਹਨੇਰਾ ਹੋਣਾ ਚਾਹੀਦਾ ਹੈ। ਕਿਉਂਕਿ ਹਨੇਰੇ ਵਿੱਚ ਚੰਗੀ ਨੀਂਦ ਆਉਂਦੀ ਹੈ।
5. ਨਿਮਿਤ ਰੂਪ ਨਾਲ ਸੌਣ ਦੀ habit ਜਰੂਰ ਹੋਣੀ ਚਾਹੀਦੀ ਹੈ।
6. ਜਲਦੀ ਸੋਣਾ ਤੇ ਜਲਦੀ ਉਠਣਾ good health ਦੇ ਲਈ necessary ਹੈ।
7. ਸੌਣ ਤੋਂ ਪਹਿਲਾਂ mental worries, anxiety, emotional disturbance ਨੂੰ ਦੂਰ ਕਰਨਾ ਚਾਹੀਦਾ ਹੈ।
8. ਸੌਚ ਤੋਂ ਪਹਿਲਾਂ light head massage ਕਰਨੀ ਚਾਹੀਦੀ ਹੈ ਜਾਂ warm water ਨਾਲ bath ਲੈਣਾ ਚਾਹੀਦਾ ਹੈ। ਇਸ ਨਾਲ ਨੀਂਦ ਚੰਗੀ ਆਉਂਦੀ ਹੈ।
9. ਰਾਤ ਨੂੰ ਕਦੇ ਵੀ ਭਾਰੀ ਖਾਣਾ ਨਹੀਂ ਖਾਣਾ ਚਾਹੀਦਾ ਹੈ।
10. ਸੌਣ ਵਾਲੀ dress loose and soft ਹੋਣੀ ਚਾਹੀਦੀ ਹੈ।
11. ਸੋਣ ਤੋਂ ਪਹਿਲਾਂ ਹਲਕਾ music ਸੁਨਣਾ, exercise ਕਰਨਾ ਤੇ book read ਕਰਨ ਨਾਲ ਵੀ ਚੰਗੀ ਨੀਂਦ ਆਉਂਦੀ ਹੈ।

12. Yoga ਕਰਨ ਨਾਲ ਵੀ ਚੰਗੀ ਨੀਂਦ ਆਉਂਦੀ ਹੈ।
13. ਸੌਣ ਵੇਲੇ mosquito nets use ਕਰਨੀ ਚਾਹੀਦੀ ਹੈ।
14. ਸੌਣ ਵੇਲੇ ਕਦੇ ਵੀ face ਨੂੰ cover ਨਹੀਂ ਕਰਨਾ ਚਾਹੀਦਾ ਜਿਸ ਨਾਲ ਸਾਹ ਲੈਣ ਵਿੱਚ ਕੋਈ problems ਨਾ ਹੋਵੇ।
15. ਕਦੇ ਵੀ doctor ਤੋਂ ਬਿਨਾਂ ਪੁਛੇ sleeping pills ਨਹੀਂ ਲੈਣੀ ਚਾਹੀਦੀ।
16. ਜੇਕਰ ਇਹਨਾਂ ਸਾਰੇ ਸੁਝਾਵਾਂ ਦੇ ਬਾਅਦ ਨੀਂਦ ਨਹੀਂ ਆਉਂਦੀ ਤਾਂ doctor ਨਾਲ contact ਕਰਨਾ ਚਾਹੀਦਾ ਹੈ।

EXERCISE

Health ਨੂੰ improve ਕਰਨ ਦੇ ਲਈ ਸਰੀਰਕ ਕਮੀ ਨੂੰ ਸਹੀ ਕਰਨ ਦੇ ਲਈ ਜੋ physical exertion ਦਿੱਤੀ ਜਾਂਦੀ ਹੈ ਉਸਨੂੰ exercise ਕਹਿੰਦੇ ਹਨ।

Types of Exercise

1. **Active exercise:** ਜੋ exercise ਆਪਣੇ ਆਪ ਕੀਤੀ ਜਾਂਦੀ ਹੈ ਉਸਨੂੰ active exercise. For example, walking, running.
2. **Passive exercise:** ਜੋ exercise ਦੂਜੇ person ਦੀ help ਨਾਲ ਕੀਤੀ ਜਾਂਦੀ ਹੈ ਉਸਨੂੰ passive exercise ਕਹਿੰਦੇ ਹਨ। For example, body massage.

Points of Remember

1. Exercise physical condition, age, sex ਦੇ according ਹੋਣੀ ਚਾਹੀਦੀ ਹੈ।
2. Exercise ਦੇ ਲਈ early morning time ਬਹੁਤ ਚੰਗਾ ਹੁੰਦਾ ਹੈ।
3. Exercise ਕਰਨ ਵਾਲਾ place (ਸਥਾਨ) ਸਾਂਤ ਤੇ ventilation ਹੋਣਾ ਚਾਹੀਦਾ ਹੈ।
4. Exercise ਕਰਦੇ ਸਮੇਂ loose cloth ਪਾਉਣੇ ਚਾਹੀਦੇ ਹਨ।
5. Exercise ਦਾ ਸਮਾਂ ਅੰਤਰਾਲ ਹੌਲੀ-ਹੌਲੀ ਵਧਾਉਣਾ ਚਾਹੀਦਾ ਹੈ।
6. Fatique ਨੂੰ ਦੂਰ ਕਰਨਾ ਚਾਹੀਦਾ ਹੈ।
7. Exercise indoor and outdoor ਵੀ ਹੋ ਸਕਦੀ ਹੈ।

Importance/Advantage of Exercise

1. Exercise ਨਾਲ blood circulation improve ਹੁੰਦਾ ਹੈ।
2. ਫੇਫੜੇ ਦਾ ਚੰਗਾ ventilation ਹੁੰਦਾ ਹੈ।
3. Waste product ਬਾਹਰ ਨਿਕਲਣ ਵਿੱਚ help ਮਿਲਦੀ ਹੈ।
4. ਮੋਟਾਪਾ ਘੱਟ ਹੁੰਦਾ ਹੈ।
5. Body temperature maintain ਰਹਿੰਦਾ ਹੈ।
6. Appetite and digestion improve ਹੁੰਦੀ ਹੈ।
7. Constipation prevent ਹੁੰਦੀ ਹੈ।
8. Mental tension ਦੂਰ ਹੁੰਦੀ ਹੈ।

9. Beauty and enhance ਹੁੰਦੀ ਹੈ।
10. Renal stones ਦੀ formation prevent ਹੁੰਦੀ ਹੈ।
11. Joints ਦੀ movement ਬਣੀ ਰਹਿੰਦੀ ਹੈ।
12. Muscles tone maintain ਰਹਿੰਦੀ ਹੈ।
13. Freshness ਮਹਿਸੂਸ ਹੁੰਦਾ ਹੈ।
14. ਕੁੱਝ disease ਦੇ ਨਾਲ ਲੜਨ ਦੀ power ਮਿਲਦੀ ਹੈ।

POSTURE

Posture ਦੀ meaning ਹੈ Position ਅਤੇ bearing a body (ਸਰੀਰ ਦਾ ਸਹੀ ਸੰਤੁਲਨ ਬਣਾਉਣਾ ਹੀ posture ਕਹਲਾਉਂਦਾ ਹੈ।)

Advantages of Posture

1. ਜੇਕਰ body ਦਾ posture ਚੰਗਾ ਹੈ ਤਾਂ body ਦੀ ਸੁੰਦਰਤਾ ਬਣੀ ਰੁਹਿੰਦੀ ਹੈ।
2. Good body posture ਸਰੀਰ ਦਾ ਸਹੀ ਸੰਤੁਲਨ ਬਣਾਈ ਰੱਖਦੀ ਹੈ।
3. Good body posture ਨਾਲ fatique ਨਹੀਂ ਹੁੰਦੀ।
4. Good body posture deformity ਨੂੰ prevent ਕਰਦਾ ਹੈ।
5. Good body posture body ਦੀ activity ਨੂੰ promote ਕਰਦਾ ਹੈ। ਜਿਵੇਂ : Blood flow, digestion (ਪਾਚਣ ਕਿਰਿਆ)

Disadvantages of Incorrect Posture

1. ਜੇਕਰ body ਦਾ posture ਸਹੀ ਨਹੀਂ ਤਾਂ ਥਕਾਵਟ ਜਿਆਦਾ ਹੁੰਦੀ ਹੈ।
2. Joints, muscles and nerves ਉੱਪਰ ਬੁਰਾ ਪ੍ਰਭਾਵ ਪੈਂਦਾ ਹੈ।

Methods of Maintain Good Posture

1. ਵਧੀਆ ਸਰੀਰਕ ਸਵਾਸਥ ਹੋਣਾ ਚਾਹੀਦਾ ਹੈ।
2. ਜਦੋਂ ਕਦੇ ਵੀ weakness physical deformity and disease ਹੋਵੇ ਤਾਂ doctor ਨੂੰ ਮਿਲਣਾ ਚਾਹੀਦਾ ਹੈ।
3. ਹਮੇਸ਼ਾ ਕੰਮ ਦੇ ਅਨੁਸਾਰ furniture ਹੋਣਾ ਚਾਹੀਦਾ ਹੈ।
4. ਹਮੇਸ਼ਾ ਸਹੀ posture ਵਿੱਚ ਖੜ੍ਹਾ ਹੋਣਾ ਚਾਹੀਦਾ ਹੈ।
5. ਬਚਪਨ ਤੋਂ ਹੀ ਵਧੀਆ posture ਦੀ habit ਹੋਣੀ ਚਾਹੀਦੀ ਹੈ।
6. ਹਮੇਸ਼ਾ ਸਹੀ ਢੰਗ ਦੇ ਕੱਪੜੇ ਤੇ shoes ਹੋਣੇ ਚਾਹੀਦੇ ਹਨ।

Correct Alignment in different Position

1. **Position while standing:**
   (a) ਖੜ੍ਹੇ ਹੁੰਦੇ ਸਮੇਂ head ਦਾ balance shoulders, hips and ankles ਉੱਤੇ ਹੋਣਾ ਚਾਹੀਦਾ ਹੈ।

(b) Chest ਨੂੰ ਉੱਚਾ ਰੱਖਣਾ ਚਾਹੀਦਾ ਹੈ ਅਤੇ ਪੇਟ flat ਹੋਣਾ ਚਾਹੀਦਾ ਹੈ।

(c) ਦੋਵੇਂ ਪੈਰ ਬਰਾਬਰ ਹੋਣੇ ਚਾਹੀਦੇ ਹਨ ਅਤੇ ਦੋਵਾਂ ਦੇ ਵਿਚਕਾਰ 3 inch ਦਾ ਫਾਸਲਾ ਹੋਣਾ ਚਾਹੀਦਾ ਹੈ।

2. **Position while sitting**

(a) Head ਅਤੇ trunk same position ਵਿੱਚ ਹੋਣੇ ਚਾਹੀਦੇ ਹਨ।

(b) Hips chair ਦੀ back ਨੂੰ touch ਕਰਨੇ ਚਾਹੀਦੇ ਹਨ।

(c) Knees ਨੀਚੇਂ ਵੱਲ bend ਹੋਣੇ ਚਾਹੀਦੇ ਹਨ।

(d) Feet floor ਉੱਤੇ flat and floor and parallel ਹੋਣੇ ਚਾਹੀਦੇ।

3. **Position while bending**

(a) ਜਦੋਂ ਅਸੀਂ bend (ਉਠਦੇ ਜਾਂ ਬੈਠਦੇ) ਕਰਦੇ ਹਾਂ ਤਾਂ ਇੱਕ ਪੈਰ ਥੋੜ੍ਹਾ ਜਿਹਾ ਪਿੱਛਾ ਰੱਖਣਾ ਚਾਹੀਦਾ ਹੈ। ਤੇ ਇੱਕ side ਦੇ knee and hip ਨੂੰ bend ਕਰਨਾ ਚਾਹੀਦਾ ਹੈ।

(b) ਜਦੋਂ ਅਸੀਂ ਕੋਈ ਚੀਜ ਉਠਾਉਂਦੇ ਹਾਂ ਤਾਂ knee ਨੂੰ bend ਕਰਨਾ ਚਾਹੀਦਾ ਹੈ।

4. **Position while sleeping**

(a) Bed hard, smooth and flat ਹੋਣਾ ਚਾਹੀਦਾ ਹੈ।

(b) Bed ਵਿਚਕਾਰੋ sag ਨਹੀਂ ਹੋਣਾ ਚਾਹੀਦਾ।

(c) Pillow ਬਹੁਤ ਜਿਆਦਾ high ਨਹੀਂ ਹੋਣੇ ਚਾਹੀਦੇ ਹਨ।

(d) ਇੱਕ pillow knees ਦੇ ਨੀਚੇਂ ਰੱਖਣਾ ਚਾਹੀਦਾ ਹੈ।

Deformity by Defective Posture

1. **Khyphosis:** Lumber spine ਦਾ ਪਿਛੇ ਵੱਲ ਮੁੜ ਜਾਣਾ।
2. **Lordosis:** Lumber spine ਦਾ ਅੱਗੇ ਵੱਲ ਮੁੜ ਜਾਣਾ।
3. **Socolosis:** Lumber spine ਦਾ ਇੱਕ ਪਾਸੇ ਮੁੜ ਜਾਣਾ।
4. Pot belly
5. Flat chest
6. Stiff neck
7. Stoop shoulders

Causes of Defective Posture

1. **Malnutrition:** ਜੋ ਖਾਣਾ body ਨੂੰ proper nutrition ਨਾ ਮਿਲਣਾ।
2. **Chronic infection:** ਬਹੁਤ ਲੰਬੇ ਸਮੇਂ ਤੋਂ ਬਿਮਾਰੀ ਹੈ ਜਿਸ ਕਾਰਨ posture ਠੀਕ ਨਹੀਂ ਹੈ।
3. **Defective bones:**
4. **Emotional maladjustment:**
5. **Improper furniture:** Furniture ਦਾ ਠੀਕ ਨਾ ਹੋਣਾ।
6. **Tight clothes:**
7. **Disease like polio:**
8. **Weak muscles posture:** ਮਾਸਪੇਸੀਆ ਦਾ ਕਮਜੋਰ ਹੋਣਾ ਜਿਸ ਕਾਰਨ posture ਠੀਕ ਨਹੀਂ ਹੁੰਦਾ।
9. **Shoes with defective heels:**

FOOD, EATING AND DRINKING HABITS

ਇਹ habit person ਦੀ age, metabolic changing, socioeconomic status ਦੇ ਉਹ ਨਿਰਭਰ ਕਰਦੀ ਹੈ ਇਹ ਸਾਰੇ ਨਿਮਨਲਿਖਿਤ ਹਨ।

1. ਅਸੀਂ ਜੋ ਵੀ ਭੋਜਨ ਖਾਂਦੇ ਹਾਂ ਉਸ ਵਿੱਚ ਪ੍ਰਾਪਤ ਮਾਤਰਾ ਵਿੱਚ ਪੋਸ਼ਕ ਤੱਤ ਹੋਣੇ ਚਾਹੀਦੇ ਹਨ।
2. ਸਾਨੂੰ ਖਾਣ ਵਿੱਚ ਜਿਆਦਾ ਹਰੀਆ ਪੱਤੇਦਾਰ ਸਬਜੀਆ ਖਾਈਆ ਚਾਹੀਦੀਆ ਹਨ।
3. ਖਾਣਾ ਖਾਣ ਤੋਂ ਪਹਿਲਾ ਸਾਨੂੰ handwashing ਜਰੂਰ ਕਰਨੀ ਚਾਹੀਦੀ ਹੈ।
4. ਖਾਣਾ ਖਾਣ ਦੇ ਬਾਅਦ ਸਾਨੂੰ ਦੁਬਾਰਾ ਤੋਂ handwash and mouth rinse (ਕੁਰਲੀ) ਕਰਨੀ ਚਾਹੀਦੀ ਹੈ।
5. ਖਾਣਾ ਖਾਣ ਤੋਂ ਬਾਅਦ ਸਾਨੂੰ ਥੋੜੀ ਦੇਰ ਚਲਣਾ ਚਾਹੀਦਾ ਹੈ ਤਾਂ ਜੋ ਖਾਣਾ ਚੰਗੀ ਤਰ੍ਹਾਂ ਹਜ਼ਮ ਹੋ ਜਾਵੇ।
6. ਸਾਨੂੰ stale food ਨਹੀਂ ਖਾਣਾ ਚਾਹੀਦਾ।
7. ਸਾਨੂੰ spicy and fatty food ਨੂੰ avoid ਕਰਨਾ ਚਾਹੀਦਾ ਹੈ।
8. ਸਾਨੂੰ ਆਪਣੇ daily routine ਵਿੱਚ sugar ਘੱਟ ਲੈਣੀ ਚਾਹੀਦੀ ਹੈ।
9. ਸਾਨੂੰ ਖਾਣਾ ਹਮੇਸ਼ਾ ਚੰਗੀ ਤਰ੍ਹਾਂ ਚਬਾ ਕੇ ਖਾਣਾ ਚਾਹੀਦਾ ਹੈ।
10. ਸਾਨੂੰ ਖਾਣੇ ਵਿੱਚ ਫਲਾਂ ਦਾ ਸੇਵਨ ਕਰਨਾ ਚਾਹੀਦਾ ਹੈ।
11. ਫਲ ਅਤੇ ਸਬਜੀਆਂ ਹਮੇਸ਼ਾ ਧੋ ਕੇ ਖਾਣੀਆਂ ਚਾਹੀਦੀਆ ਹਨ।
12. Nail ਨੂੰ ਹਮੇਸ਼ਾ ਕੱਟ ਕੇ ਰੱਖਣਾ ਚਾਹੀਦਾ ਹੈ।
13. ਸਾਨੂੰ ਸਹੀ ਸਮੇਂ ਅੰਤਰਾਲ ਵਿੱਚ ਖਾਣਾ ਖਾਣਾ ਚਾਹੀਦਾ ਹੈ।
14. ਰਾਤ ਨੂੰ ਜਿਆਦਾ ਭਾਰੀ ਖਾਣਾ ਨਹੀਂ ਖਾਣਾ ਚਾਹੀਦਾ।
15. ਘੱਟ ਤੋਂ ਘੱਟ ਸੋਣ ਤੋਂ ਪਹਿਲਾਂ 1 ਘੰਟਾ ਪਹਿਲਾਂ ਖਾਣਾ ਖਾਣਾ ਚਾਹੀਦਾ ਹੈ।
16. ਸਾਨੂੰ daily 8–10 glass ਪਾਣੀ ਪੀਣਾ ਚਾਹੀਦਾ ਹੈ ਇਸ ਨਾਲ ਸਾਡੀ ਪਾਚਣ ਕਿਰਿਆ ਸਹੀ ਰਹਿੰਦੀ ਹੈ।
17. ਸਾਨੂੰ ਹਮੇਸ਼ਾ ਫਿਲਟਰ ਕੀਤਾ ਹੋਇਆ ਜਾ ਉਬਾਲ ਕੇ ਪਾਣੀ ਪੀਣਾ ਚਾਹੀਦਾ ਹੈ।
18. ਸਾਨੂੰ ਰੋਜ਼ ਇੱਕ ਗਿਲਾਸ ਦੁੱਧ ਜਾਂ ਜੂਸ ਪੀਣਾ ਚਾਹੀਦਾ ਹੈ।
19. ਖਾਣ-ਪੀਣ ਦੀਆ ਆਦਤਾਂ ਨਿਸਚਿਤ ਹੋਈਆ ਚਾਹੀਦੀਆ ਹਨ।
20. ਖਾਣਾ ਵਾਰ-ਵਾਰ ਨਹੀਂ ਖਾਣਾ ਚਾਹੀਦਾ ਇਸ ਨਾਲ ਪਾਚਣ ਕਿਰਿਆ ਖਰਾਬ ਹੁੰਦੀ ਹੈ।
21. ਬਿਮਾਰ ਵਿਅਕਤੀਆਂ ਨੂੰ ਘੱਟ ਭੋਜਨ ਕਰਨਾ ਚਾਹੀਦਾ ਹੈ।
22. ਬਿਮਾਰ ਵਿਅਕਤੀਆਂ ਨੂੰ ਖਾਣਾ ਘੱਟ ਮਾਤਰਾ ਵਿੱਚ ਪਰ ਜਲਦੀ-ਜਲਦੀ ਦੇਣਾ ਚਾਹੀਦਾ ਹੈ।
23. ਖਾਣਾ ਹਮੇਸ਼ਾ ਚਬਾ ਕੇ ਖਾਣਾ ਚਾਹੀਦਾ ਹੈ।
24. ਗਰਮੀਆਂ ਵਿੱਚ ਘੱਟ ਤੋਂ ਘੱਟ 3 ਲੀਟਰ ਪਾਣੀ ਪੀਣਾ ਚਾਹੀਦਾ ਹੈ।
25. ਬੱਚਿਆ ਨੂੰ ਵੀ ਸਮੇਂ ਅਨੁਸਾਰ ਭੋਜਨ ਦੇਣਾ ਚਾਹੀਦਾ ਹੈ।

SELF-ACTUALIZATION AND SPIRITUAL NEED

ਇੱਕ ਵਿਅਕਤੀ ਦੀ ਆਪਣੀ ਆਤਮਿਕ ਸਮਤਾ ਨੂੰ ਪ੍ਰਾਪਤ ਕਰਨ ਦਾ ਗੁਣ self-actualization ਕਹਾਉਂਦਾ ਹੈ।

Spiritual Needs

ਅਲੱਗ-ਅਲੱਗ ਧਰਮ ਦੇ ਵਿਅਕਤੀਆ ਦੀ ਅਲੱਗ-ਅਲੱਗ spiritual needs ਹੁੰਦੀ ਹੈ। ਜਿਸ ਦੀ ਪੂਰਤੀ ਕਰਨਾ ਬਹੁਤ ਜਰੂਰੀ ਹੈ। ਇਹਨਾਂ ਜਰੂਰਤਾਂ ਨੂੰ ਪੂਰਾ ਕਰਨ ਤੇ patient ਦੀਆਂ ਭਾਵਨਾਵਾਂ ਨੂੰ ਆਸਾਨੀ ਨਾਲ ਸਮਝਿਆ ਜਾ ਸਕਦਾ ਹੈ ਅਤੇ ਇਹਨਾਂ ਦੀ ਪੂਰਤੀ ਹੋਣ ਤੇ patient ਦੇ treatment ਵਿੱਚ ਕਾਫੀ help ਮਿਲਦੀ ਹੈ। ਅਤੇ patient ਦੀ ਕਈ recovery ਜਲਦੀ ਹੁੰਦੀ ਹੈ। Hospital ਵਿੱਚ admit patient ਦੀ ਕਈ ਪ੍ਰਕਾਰ ਦੀ spiritual need ਹੁੰਦੀ ਹੈ। ਜੋ ਕਿ ਸਾਨੂੰ ਪੂਰੀ ਕਰਨੀ ਚਾਹੀਦੀ ਹੈ।

1. Patient ਨੂੰ ward ਵਿੱਚ daily prayer ਦੇ ਲਈ ਉਤਸਾਹਿਤ ਕਰਨਾ ਚਾਹੀਦਾ ਹੈ।
2. Word ਵਿੱਚ patient ਦੀ ਸੁਵਿਧਾ ਦੇ ਲਈ ਕਿਸੇ ਇੱਕ corner ਜਾਂ place ਵਿੱਚ ਮੰਦਿਰ ਬਣਵਾਉਣਾ ਚਾਹੀਦਾ ਹੈ। ਤਾਂ ਕਿ patient ਤੇ ਉਸਦੇ ਰਿਸ਼ਤੇਦਾਰ spiritual needs ਨੂੰ ਪੂਰਾ ਕਰ ਸਕੇ।
3. Patient ਨੂੰ ਆਪਣੇ ਧਰਮ ਨਾਲ ਸੰਬੰਧਿਤ ਕੰਮ ਕਰਨ ਵਿੱਚ ਪੂਰੀ help ਕਰਨੀ ਚਾਹੀਦੀ ਹੈ।
4. Patient ਦੇ ਨਾਲ ਉਸਦੇ culture ਦੇ ਅਨੁਸਾਰ ਧਾਰਮਿਕ ਕਾਰਜ celebrate ਕਰਨੇ ਚਾਹੀਦੇ ਹਨ। For example, Diwali, ਕ੍ਰਿਸਮਿਸ।
5. ਜੇਕਰ ਇੱਕ patient ਦੂਜੇ patient ਦੇ ਧਾਰਮਿਕ ਕਾਰਜ ਵਿੱਚ ਭਾਗ ਨਹੀਂ ਲੈਣਾ ਚਾਹੁੰਦਾ ਤਾਂ ਉਸਨੂੰ ਜਬਰਦਸਤੀ force ਨਹੀਂ ਕਰਨਾ ਚਾਹੀਦਾ।
6. ਜੇਕਰ patient medicine, operation ਆਦਿ ਤੋਂ ਪਹਿਲਾਂ ਪੂਜਾ-ਪਾਠ ਕਰਨਾ ਚਾਹੁੰਦਾ ਹੈ ਤਾਂ ਉਸਨੂੰ allow ਕਰਨਾ ਚਾਹੀਦਾ ਹੈ।
7. Patient ਦੇ living pattern ਵਿੱਚ freedom provide ਕਰਨੀ ਚਾਹੀਦੀ ਹੈ। ਇਸ ਨਾਲ patient ਦੀ recovery ਵਿੱਚ help ਮਿਲਦੀ ਹੈ।
8. Patients ਨੂੰ hospital ਵਿੱਚ ਕਿਸੇ ਵੀ religious activity ਵਿੱਚ ਭਾਗ ਲੈਣ ਲਈ motivate ਕਰਨਾ ਚਾਹੀਦਾ ਹੈ।
9. Patient hospitalization ਦੇ ਦੌਰਾਨ ਜੇਕਰ ਕਿਸੇ ਤਰ੍ਹਾਂ ਦਾ ਦਾਨ ਜਾਂ ਪੁੰਨ ਕਰਨਾ ਚਾਹੁੰਦਾ ਹੈ ਤਾਂ ਉਸਨੂੰ ਰੋਕਣਾ ਨਹੀਂ ਚਾਹੀਦਾ।

Selt-Actualization

ਕਈ ਵਾਰ ਰੋਗੀ health problems ਤੋਂ ਪ੍ਰੇਸਾਨ ਹੋ ਕੇ ਜੀਵਨ ਦੇ ਪ੍ਰਤੀ negative ਸੋਚ ਬਣਾ ਲੈਂਦਾ ਹੈ। ਇਸ ਲਈ nurses ਨੂੰ patient ਦੇ ਪ੍ਰਤੀ positive ਸੋਚ ਰੱਖਣੀ ਚਾਹੀਦੀ ਹੈ। ਅਤੇ ਉਸਦੀ ਹਿਮਤ ਵਧਾਉਣੀ ਚਾਹੀਦੀ ਹੈ। ਕਈ ਮਰੀਜ ਬੀਮਾਰੀ ਤੋਂ ਤੰਗ ਹੋ ਕੇ ਇਹ ਸੋਚਦੇ ਹਨ ਕਿ ਈਸ਼ਵਰ ਨੇ ਉਸੇ ਇੰਨਾ ਕਸ਼ਟ ਦਿੱਤਾ ਹੈ ਤੇ ਉਹ ਈਸ਼ਵਰ ਨੂੰ ਆਪਣੇ ਤੋਂ ਦੂਰ ਸਮਝਣ ਲੱਗਦੇ ਹਨ :

ਉਹਨਾਂ ਨੂੰ ਸਮਝਾਉਣਾ ਚਾਹੀਦਾ ਹੈ ਕਿ ਈਸ਼ਵਰ ਦੇ ਨਾਲ ਜੁੜੇ ਰਹਿਣਾ ਚਾਹੀਦਾ ਹੈ। ਇਹ ਸਭ ਕੁੱਝ ਨਿਮਨਲਿਖਿਤ ਲਿਖੇ ਗਏ points ਦੇ ਦੁਆਰਾ ਮਰੀਜ ਨੂੰ ਈਸ਼ਵਰ ਨਾਲ ਜੋੜ ਸਕਦੇ ਹਾਂ-

Life Style and Healthy Habits

Person ਦੀ ਸਾਰੀ activity ਉਸਦੇ health ਤੇ effect ਪਾਉਂਦੀ ਹੈ ਜਿਸ ਨਾਲ ਵਿਅਕਤੀ ਆਪਣੀ ਜੀਵਨ ਦਾ ਸਤਰ ਬਣਾਈ ਰੱਖਦਾ ਹੈ ਹਰ ਵਿਅਕਤੀ ਨੂੰ ਇਹ ਪਤਾ ਹੁੰਦਾ ਹੈ ਕਿ 'ਮੌਤ ਨਿਸਚਿਤ ਹੈ। ਪਰ ਫਿਰ ਵੀ ਉਹ ਅਧਿਕ ਜੀਣ ਦੀ ਇੱਛਾ ਰੱਖਦਾ ਹੈ ਤੇ ਆਪਣੀ ਸਿਹਤ ਦੀ ਦੇਖਭਾਲ ਬਾਹਤਰ ਤਰੀਕੇ ਨਾਲ ਕਰਦਾ ਹੈ। ਜਿਸ ਨਾਲ ਅਸੀਂ ਆਪਣੀ ਜਿੰਦਗੀ ਜਰੂਰਤਾਂ ਜਿਵੇਂ : Rest, nutrition, sleep ਅਤੇ exercise, etc. ਹਨ।

ਚੰਗੀਆ ਆਦਤਾਂ ਦਾ ਨਿਰਮਾਣ ਵਿਅਕਤੀ ਵਿੱਚ ਜਨਮ-ਜਾਤ ਹੀ ਹੁੰਦਾ ਹੈ। ਆਦਤਾਂ ਚੰਗੀ ਤੇ ਬੁਰੀ ਦੋਵਾਂ ਤਰ੍ਹਾਂ ਦੀ ਹੁੰਦੀ ਹੈ ਜਿਵੇਂ ਸਮੇਂ ਸੋਣਾ ਤੇ ਉਠਣਾ, ਸਮੇਂ ਤੇ stool ਜਾਣਾ, exercise, etc. ਚੰਗੀਆ ਆਦਤਾਂ ਹਨ ਜਦੋਂ ਕਿ ਸਰਾਬ ਪੀਣਾ smoking, ਝੁਠ ਬੋਲਣਾ, ਹਾਲਤ ਸਬਦਾ ਦਾ ਪ੍ਰਯੋਗ ਕਰਨਾ, ਵੱਡਿਆ ਦਾ ਆਦਰ ਨਾ ਕਰਨਾ, etc. ਬੁਰੀਆ ਆਦਤਾਂ ਹਨ।

Advantage of Good Habits

ਚੰਗੀਆਂ ਆਦਤਾਂ ਦੇ ਲਾਭ ਨਿਮਨਲਿਖਿਤ ਹਨ :

1. ਸਮਾਜਿਕ ਸੁਰੱਖਿਆ ਮਿਲਦੀ ਹੈ।
2. Disease ਤੋਂ ਠੀਕ ਹੋਣ ਵਿੱਚ help ਮਿਲਦੀ ਹੈ।
3. ਚੰਗੇ ਵਿਅਕਤੀਗਤ ਦਾ ਨਿਰਮਾਣ ਹੁੰਦਾ ਹੈ।
4. ਸਮੇਂ ਦੀ ਬਚਤ ਹੁੰਦੀ ਹੈ।
5. ਸਿਹਤ ਚੰਗੀ ਰਹਿੰਦੀ ਹੈ।
6. ਮਾਨ-ਸਨਮਾਨ ਮਿਲਦਾ ਹੈ।
7. ਕਾਰਜ ਤੇ ਜੀਵਨ ਵਿੱਚ ਸਫਲਤਾ ਮਿਲਦੀ ਹੈ।

PARTICIPATION IN SOCIAL ACTIVITY

ਸਮਾਜਿਕ ਕਿਰਿਆਵਾਂ ਸਮਾਜ ਦੀਆ ਅੰਦਰਲੀਆ ਕਿਰਿਆਵਾਂ ਹੁੰਦੀਆ ਹਨ। ਇਸ ਨਾਲ ਸਮਾਜ ਵਿੱਚ ਸੁਧਾਰ ਜਾ ਅਸੁਧਾਰ ਹੋ ਸਕਦਾ ਹੈ। ਸਮਾਜਿਕ ਕਿਰਿਆਵਾਂ ਨਿਮਨਲਿਖਿਤ ਹਨ :

1. **Cooperation:** ਸਾਨੂੰ society ਵਿੱਚ ਇਕ ਦੂਜੇ ਨਾਲ cooperation ਕਰਨਾ ਚਾਹੀਦਾ ਹੈ। For example, ਆਸ-ਪੜੋਸ ਵਿੱਚ ਕਿਸੇ ਨੂੰ ਕੋਈ problem ਹੈ ਤਾਂ ਉਸਦੀ problem ਨੂੰ solve ਕਰਨ ਲਈ help ਕਰਨੀ ਚਾਹੀਦੀ ਹੈ ਅਤੇ ਹਰ ਇੱਕ ਦੇ ਦੁੱਖ-ਸੁੱਖ ਵਿੱਚ ਸਾਮਲ ਹੋਣਾ ਚਾਹੀਦਾ ਹੈ।
2. **Competition:** Society ਵਿੱਚ ਸਾਨੂੰ ਦੂਸਰੇ ਲੋਕਾਂ ਨਾਲ ਮਿਲ ਕੇ ਹਰ ਇੱਕ ਪ੍ਰਕਾਰ ਦੇ age group ਦੇ ਲਈ competition ਰੱਖਣੇ ਚਾਹੀਦੇ ਹਨ ਜਿਵੇਂ : ਛੋਟੇ ਬੱਚਿਆ ਲਈ ਕੋਈ ਵੀ games, like rase, ਔਰਤਾਂ ਲਈ ਮਹਿੰਦੀ competition ਜਾਂ ਸਲਾਈ-ਕਢਾਈ।

   Adults ਦੇ ਲਈ quiz-competition and olders ਦੇ ਲਈ playing cards, etc. ਇਸ ਨਾਲ ਸਮਾਜ ਵਿੱਚ ਇੱਕ ਨਵਾਂ change ਆਵੇਗਾ। ਅਤੇ adults ਜਿਵੇਂ ਅੱਜ-ਕੱਲ ਗਲਤ ਤਰੀਕੇ ਤੇ ਚੱਲਣ ਲੱਗਦੇ ਹਨ ਜਾਂ ਨਸ਼ਾ ਕਰਨ ਲੱਗਦੇ ਹਨ ਤਾਂ ਉਹਨਾਂ ਦਾ ਧਿਆਨ competition ਵੱਲ ਕਰ ਕੇ ਉਹਨਾਂ ਨੂੰ ਦੂਰ ਕੀਤਾ ਜਾ ਸਕਦਾ ਹੈ ਤਾਂ ਉਹਨਾਂ ਨੂੰ ਗਲਤ ਤਰੀਕੇ ਵੱਲ ਚੱਲਣ ਤੋਂ ਰੋਕਿਆ ਜਾ ਸਕਦਾ ਹੈ।
3. **Coordination:** ਸਾਨੂੰ ਆਪਣੇ ਘਰ ਵਿੱਚ ਅਤੇ society ਵਿੱਚ ਵੀ coordination ਨਾਲ ਰਹਿਣਾ ਚਾਹੀਦਾ ਹੈ ਇਸ ਨਾਲ ਇੱਕ ਦੂਜੇ ਵਿੱਚ ਪਿਆਰ ਤੇ ਵਿਸ਼ਵਾਸ ਹੋਰ ਗਹਿਰੇ ਹੁੰਦੇ ਹਨ। ਇਸ ਨਾਲ ਅੱਜਕੱਲ੍ਹ ਹੋਣ ਵਾਲੇ ਦੰਗੇ ਫਸਾਦ ਵਿੱਚ ਕਮੀ ਆਵੇਗੀ।
4. **Self-assimilation:** Self-assimilation ਦਾ ਮਤਲਬ ਹੈ ਕਿ ਆਪਣੀ ਪੂਰੀ ਉਰਜਾ ਨੂੰ ਇੱਕ ਉਦੇਸ਼ ਨੂੰ ਪਾਉਣ ਲਈ ਇੱਕਠਾ ਕਰਨਾ ਜੇਕਰ society ਵਿੱਚ ਹਰ ਕੋਈ ਵਿਅਕਤੀ ਦੂਰ ਕਰਨ ਲਈ self-administration ਕਰਨ ਤਾਂ ਇਹ ਬਹੁਤ ਜਿਆਦਾ ਸਮਾਜ ਲਈ ਫਾਇਦੇਮੰਦ ਹੋ ਸਕਦਾ ਹੈ। ਜੇਕਰ ਸਾਰੇ ਲੋਕਾਂ ਦਾ ਉਦੇਸ਼ ਇੱਕ ਹੀ ਹੋਵੇ ਤਾਂ ਉਹ ਸਮਾਜ ਵਿਚੋਂ ਬੁਰਾਈਆ ਨੂੰ ਦੂਰ ਕਰ ਸਕਦੇ ਹਨ।

5. **Against:** ਜੇਕਰ ਦੋਈ ਸਮਾਜ ਲਈ ਕਿਸੇ ਨੂੰ ਵੀ ਕੋਈ ਗਲਤ ਫੈਸਲਾ ਲੱਗਦਾ ਹੈ ਤਾਂ ਉਸਦਾ ਸਾਨੂੰ ਵਿਰੋਧ ਕਰਨਾ ਚਾਹੀਦਾ ਹੈ। ਇਹਨਾਂ ਸਾਰੇ ਤਰੀਕਿਆਂ ਨਾਲ ਅਸੀਂ ਸਮਾਜ ਨੂੰ ਉੱਚਾ ਉੱਠਾ ਸਕਦੇ ਹਾਂ।

INTERPERSONAL AND HUMAN RELATIONSHIP

ਕਿਸੇ ਵੀ ਕੰਮ ਨੂੰ ਕਰਨ ਲਈ good relationship ਹੋਣਾ ਬਹੁਤ ਜਰੂਰੀ ਹੈ। Good relationship ਦਾ ਮਤਲਬ ਮਿ-ਲਜੁਲ ਕੇ ਰਹਿਣਾ ਤੇ ਇੱਕ ਦੂਜੇ ਦੀ ਗੱਲ ਨੂੰ ਸਮਝਣਾ ਅਤੇ ਇੱਕ ਦੂਜੇ ਨਾਲ ਚੰਗੇ ਸੰਬੰਧ ਹੋਣਾ ਇਸਨੂੰ interpersonal relationship ਕਹਿੰਦੇ ਹਨ।

Good IPR ਨਾਲ ਅਸੀਂ ਆਪਣਾ Goal ਜਾਂ target ਆਸਾਨੀ ਨਾਲ ਪ੍ਰਾਪਤ ਕਰ ਸਕਦੇ ਹਾਂ :

1. *Relationship of nurse other members of health team*
   (a) Nurse ਨੂੰ other members ਦੇ ਨਾਲ ਜਿਵੇਂ doctor, and co-workers ਦੇ ਨਾਲ ਚੰਗੇ IPR ਬਣਾਕੇ ਰੱਖਣੇ ਚਾਹੀਦੇ ਹਨ।
   (b) Nurse ਨੂੰ doctor ਦੇ ਪ੍ਰਤੀ ਇਮਾਨਦਾਰ ਹੋਣਾ ਚਾਹੀਦਾ ਹੈ ਡਾਕਟਰ nurse ਨੂੰ ਜੋ ਵੀ patient ਦੇ ਲਈ order ਦਿੰਦਾ ਹੈ ਉਸਨੂੰ ਚੰਗੀ ਤਰ੍ਹਾਂ ਪੂਰਾ ਕਰਨਾ ਚਾਹੀਦਾ ਹੈ।
   (c) Nurse ਨੂੰ senior and junior staff ਦੋਵਾਂ ਦੀ ਪੂਰੀ respect ਕਰਨੀ ਚਾਹੀਦੀ ਹੈ ਤੇ ਉਹਨਾਂ ਨੂੰ ਪੂਰਾ ਸਹਿਯੋਗ ਦੇਣਾ ਚਾਹੀਦਾ ਹੈ।
   (d) Nurse ਨੂੰ ਆਪਣੇ ਸਟਾਫ ਮੈਂਬਰ ਦੇ ਨਾਲ team spirit ਵਿੱਚ ਕੰਮ ਕਰਨਾ ਚਾਹੀਦਾ ਹੈ।
2. *Relationship of Nurse and Patient*

   Nurse and patient ਦਾ ਇੱਕ ਇਸ ਤਰ੍ਹਾਂ ਦਾ relationship ਹੈ :
   (a) ਜਿਸ ਵਿੱਚ patient ਨੂੰ nurse ਦੇ ਉੱਤੇ ਪੂਰਾ ਵਿਸ਼ਵਾਸ ਹੋਣਾ ਚਾਹੀਦਾ ਹੈ। ਜੇਕਰ ਇਹ relationship ਚੰਗਾ ਹੈ ਤਾਂ patient nurse ਨੂੰ ਆਪਣੀ ਹਰ ਇੱਕ problems ਦੱਸਦਾ ਹੈ। ਅਤੇ nurse ਉਸਨੂੰ ਠੀਕ ਕਰਨ ਲਈ ਨਵੇਂ-ਨਵੇਂ ਤਰੀਕੇ ਅਪਨਾ ਸਕਦੀ ਹੈ।
   (b) Patient hospital ਦਾ ਸਭ ਤੋਂ important person ਹੁੰਦਾ ਹੈ। Hospitalization ਦੇ ਦੌਰਾਨ patient ਨੂੰ ਕਈ ਪ੍ਰਕਾਰ ਦੀ physical and mental problem ਨੂੰ face ਕਰਨਾ ਪੈਂਦਾ ਹੈ। ਇਹ nurse ਦੀ responsible ਹੈ ਕਿ ਉਹ patient ਨੂੰ ਚੰਗੀ ਤਰ੍ਹਾਂ ਸਮਝੇ ਤੇ ਉਸਨੂੰ ਉਹਨਾਂ problem ਤੋਂ ਬਾਹਰ ਕੱਢੇ।
   (c) Nurse patient ਦੇ ਕਾਰਨ ਹੀ patient ਜਲਦੀ recover ਕਰਦਾ ਹੈ।
   (d) ਇਹ ਇੱਕ good administration ਦੀ ਨਿਸ਼ਾਨੀ ਹੈ।

MENSTRUAL CYCLE

Puberty age ਵਿੱਚ menstruation start ਹੋ ਜਾਂਦਾ ਹੈ ਇਹ pregnancy ਵਿੱਚ ਕੁੱਝ time ਦੇ ਲਈ stop ਤੋਂ ਜਾਂਦੇ ਹਨ। ਇਹ regular menopause ਤੱਕ ਚਲਦਾ ਹੈ।

Menstrual cycle 28 ਦਿਨ ਦੇ ਬਾਅਦ ਹੁੰਦਾ ਹੈ। ਜਿਸ ਵਿੱਚ uterine cavity or ovary ਵਿੱਚ ਕੋਈ ਬਦਲਾਵ ਆਉਂਦੇ ਹਨ ਇਹ 4–5 ਦਿਨ ਦਾ ਹੁੰਦਾ ਹੈ ਇਹ 40–45 ਸਾਲ ਦੀ ਉਮਰ ਤੱਕ ਚਲਦਾ ਹੈ ਜਦੋਂ uterine cavity ਵਿੱਚ change ਆਉਂਦੇ ਹਨ ਤਾਂ ਉਸਦੇ ਦੌਰਾਨ endometrium ਅਪਣੇ ਆਪ ਨੂੰ fertilized ovum ਨੂੰ receive ਕਰਨ ਦੇ ਲਈ ਤਿਆਰ ਕਰਦੀ ਹੈ ਜੇਕਰ ovum fertilized ਨਹੀਂ ਹੋਇਆ ਤਾਂ endometrium shutout ਹੋ ਜਾਂਦੀ ਹੈ। ਅਤੇ bleeding ਹੋਣ ਲੱਗਦੀ ਹੈ ਜਿਸਨੂੰ menstrual ਕਹਿੰਦੇ ਹਨ।

ਇਸ cycle ਦੇ ਚਾਰ phases ਹਨ :

1. **Proliferative phase:** Pituitary gland ਦੇ anterior lobe ਤੋਂ ਇੱਕ hormone secret ਹੁੰਦਾ ਹੈ ਜਿਸਨੂੰ FSH (Follicle stimulating hormone ਕਹਿੰਦੇ ਹਨ। ਇਸ hormone ਦਾ ਕੰਮ ovary ਵਿੱਚ griffin follicles ਨੂੰ ਬਣਾਉਣ ਵਿੱਚ ਮਦਦ ਕਰਦਾ ਹੈ ਜਿਵੇਂ-ਜਿਵੇਂ ਇਹ follicles ਵਧਦੇ ਹਨ ਉਵੇਂ ਹੀ blood ਵਿੱਚ estrogen ਦਾ level ਵਧਦਾ ਜਾਂਦਾ ਹੈ।

   ਜਦੋਂ blood ਵਿੱਚ estrogen ਦੀ ਮਾਤਰਾ ਵਧ ਜਾਂਦੀ ਹੈ ਤਾਂ pituitary gland ਆਪਣਾ FSH ਭੇਜਣਾ ਬੰਦ ਕਰ ਦਿੰਦੀ ਹੈ ਜਿਸ ਨਾਲ follicles rupture ਜੋ ਜਾਂਦੇ ਹਨ। Follicles ਦੇ rupture ਹੋਣ ਤੇ ovum expel ਹੁੰਦਾ ਹੈ ਜਿਸਨੂੰ ovulation ਕਹਿੰਦੇ ਹਨ। ਇਹ ovulation menstruation ਦੇ ਬਾਅਦ ਚੌਦਵੇਂ ਦਿਨ ਹੁੰਦਾ ਹੈ।

   Griffin follicles blood ਵਿੱਚ oestrogening ਦੀ ਮਾਤਰਾ ਨੂੰ ਵਧਾਉਂਦੇ ਹਨ।

2. **Secretory phase:** ਇਹ stage 10 ਦਿਨ ਦੀ ਹੁੰਦੀ ਹੈ। Follicles ovary ਦੀ lair ਉੱਤੇ ਜਖਮ ਬਣ ਜਾਂਦਾ ਹੈ। ਇਹ ਅੱਗੇ ਚੱਲ ਕੇ corpus luteum ਬਣਾਉਂਦਾ ਹੈ ਇਸ stage ਵਿੱਚ corpus luteum progesterone ਨੂੰ ਵਧਾਉਂਦਾ ਹੈ ਇਹ hormone endometrium ਨੂੰ ਵਧਾਉਂਦਾ ਹੈ। ਇਹ capillaries ਵਿੱਚ ਖ਼ੂਨ ਭਰ ਦਿੰਦਾ ਹੈ। ਇਹ ਸਭ ਕੁੱਝ interior pituitary ਵਿਚੋਂ LH (Luteinising) ਦੀ ਵਜ੍ਹਾ ਨਾਲ ਹੁੰਦਾ ਹੈ। ਜਦੋਂ blood ਵਿੱਚ progesterone ਵੱਧ ਜਾਂਦਾ ਹੈ ਤਾਂ LH ਨੂੰ ਭੇਜਨਾ ਬੰਦ ਕਰ ਦਿੰਦਾ ਹੈ। ਜਿਸ ਨਾਲ endometrium ਟੁੱਟਣੀ ਸ਼ੁਰੂ ਹੋ ਜਾਂਦੀ ਹੈ।

3. **Premenstrual phase:** ਇਹ stage ਕੁੱਝ ਹੀ ਘੰਟਿਆਂ ਦਾ ਹੁੰਦਾ ਹੈ। ਇਸ ਵਿੱਚ estrogen and progesterone ਦੋਵਾਂ ਦਾ level down ਹੋ ਜਾਂਦਾ ਹੈ।

4. **Menstrual phase:** ਇਸ ਵਿੱਚ menstrual flow start ਹੋ ਜਾਂਦਾ ਹੈ ਅਤੇ flow ਵਿੱਚ capillaries ਵਿੱਚ blood, endometrium ovum ਆਦਿ ਬਾਹਰ ਨਿਕਲਦੇ ਹਨ ਇਹ stage 4-5 ਦਿਨ ਦੀ ਹੁੰਦੀ ਹੈ।

   (a) **PMS (Premenstrual Syndrome):** Menses ਤੋਂ ਪਹਿਲਾਂ progesterone ਦਾ level high ਛੋਟੇ ਤੇ ਅਤੇ corpus luscious ਦੀ activity ਹੋਣ ਤੇ female ਨੂੰ backache, abdominal pain, breast tenderness constipation ਇਸਨੂੰ PMS ਕਹਿੰਦੇ ਹਨ।

   (b) **Dysmenorrhoea:** Painful menstruation (menses ਦੇ ਦਿਨਾਂ ਵਿੱਚ pain ਹੋਣਾ)

   (c) **Menorrhagia:** Heavy bleeding ਹੋਣਾ।

   (d) **A menorrhoea:** Absence of menses (menses ਬੰਦ ਹੋਣਾ)।

Bedsore

Bedsore/oecubitus ulcer/Pressure Sore/Decubiti

ਲੰਬੇ ਸਮੇਂ ਤੱਕ ਬਿਸਤਰ ਤੇ ਪਏ ਰਹਿਣ ਨਾਲ ਜਾਂ ਕੁਰਸੀ ਤੇ ਬੈਠਣ ਨਾਲ ਜਦੋਂ pressure point ਤੇ ਲਗਾਤਾਰ pressure ਪੈਂਦਾ ਰਹਿੰਦਾ ਹੈ ਤਾਂ ਉਥੋਂ ਦੇ blood supply ਵਿੱਚ ਕਮੀ ਆ ਜਾਂਦੀ ਹੈ ਤੇ ਅੰਤ ਵਿੱਚ pressure point ਤੇ tissue necrosis (dead) ਹੋ ਜਾਂਦੇ ਹਨ।

Pressure Point

Common sites: Pressure point ਸਰੀਰ ਦੇ ਉਹ ਸਥਾਨ ਹਨ ਜੋ weight bear ਕਰਦੇ ਹਨ ਤੇ ਉਹਨਾਂ ਦੀ ਤਵਚਾ ਤੇ pressure ਪੈਂਦਾ ਰਹਿੰਦਾ ਹੈ ਇਹ ਜਿਆਦਾਤਰ bony prominence ਤੇ ਹੁੰਦੇ ਹਨ। ਜਿੱਥੇ skin ਦੀ ਇੱਕ ਪਤਲੀ lair ਹੁੰਦੀ ਹੈ ਅਤੇ blood supply ਅਤੇ nutrient ਜਿਆਦਾ ਨਹੀਂ ਹੁੰਦਾ।

Common Sites: Common sites patient ਦੀ position ਤੇ depend ਕਰਦੀ ਹੈ।

In supine Position

1. Occiput–[back of head]
2. Scapula
3. Sacral region
4. Elbow and heels

Inside Lying Position

1. Ear
2. Acromion process of the shoulder
3. Ribs
4. Greater trochanter of hip
5. Media and lateral [cendly] Condyles of knee
6. Ankles joint

In Prone Position

1. Ear
2. Cheek
3. Breast in female
4. Genitalia [male]
5. Knees and toes

Causes of bedsore

Immediate/Direct Cause

(a) **Pressure:** Pressure bedsore ਹੋਣ ਦਾ ਸਭ ਤੋਂ ਪਹਿਲਾਂ (primary) ਹੈ। Sick person ਜਦੋਂ ਲਗਾਤਾਰ mattress ਦੇ ਉੱਪਰ rest ਕਰਦਾ ਹੈ ਤਾਂ tissue ਤੇ pressure ਦੇ ਕਾਰਨ circulation false ਹੋ ਜਾਂਦਾ ਹੈ ਜਿਸ ਦੇ ਕਾਰਨ tissue dead ਹੋ ਜਾਂਦੇ ਹਨ। ਇਸ area ਦੇ ਉੱਪਰ ਨਿਮਨ condition ਵਿੱਚ pressure ਵੱਧ ਜਾਂਦਾ ਹੈ।

(i) ਜਦੋਂ bed ਤੇ ਕੋਈ lumps and creases ਹੋਣ

(ii) Incorrect positioning of the body

(iii) Infrequent change of position

(b) **Friction:** ਇਹ skin ਦਾ ਕਿਸੇ hard ਸਤ੍ਹਾ ਦੇ ਨਾਲ ਰਗੜ ਖਾਣਾ ਵੀ tissue damage ਦਾ ਕਾਰਨ ਬਣ ਸਕਦਾ ਹੈ।

ਨਿਮਲਲਿਖਿਤ ਕਾਰਨਾਂ ਨਾਲ friction ਦੇ chances ਹੋਰ ਵੀ ਵੱਧ ਜਾਂਦੇ ਹਨ।

(i) Contact with rough

(ii) Wrinkles on the bed
(iii) Hard surface of plaster caste and splint
(iv) Presence of foreign body on bed
For example, bread crumbs, orange pill
(v) Careless handling of bedpan
(vi) Pulling the seat under the patient
ਮਰੀਜ ਦੇ ਹੇਠੋ ਚਾਦਰ ਨੂੰ ਜ਼ੋਰ ਨਾਲ ਖਿੱਚਣਾ
(vii) Prolonged massage without lubricant
ਬਿਨਾਂ ਤੇਲ ਦੇ ਲੰਬੇ ਸਮੇਂ ਤੱਕ ਕੀਤੀ ਗਈ ਮਾਲਿਸ਼

(c) **Moisture:** ਲੰਬੇ ਸਮੇਂ ਤੱਕ ਨਮੀ ਕੇ ਸੰਪਰਕ ਵਿੱਚ ਰਹਿਣ ਨਾਲ skin ਦਾ maceration [dead] ਹੋ ਜਾਂਦਾ ਹੈ। ਜਿਨ੍ਹਾਂ patients ਨੂੰ incontinence of urine or stool and profuse sweating ਦੀ problem ਹੈ ਉਹਨਾਂ ਵਿੱਚ bedsore ਦੇ chances ਹੋਰ ਵੀ ਵੱਧ ਜਾਂਦੇ ਹਨ।

(d) **Presence of pathogenic organism:** ਨਿਯਮਿਤ ਰੂਪ ਨਾਲ ਸਫਾਈ ਨਾ ਹੋਣ ਕਾਰਨ body ਤੇ ਕਈ microorganism growth ਕਰਨ ਲੱਗਦੇ ਹਨ ਤੇ infection ਦਾ ਕਾਰਨ ਬਣਦੇ ਹਨ।

Predisposing Cause

1. Impaired circulation
2. Obesity [ਮੋਟਾਪਾ]
3. Lowered vitality
4. Edema [ਸੋਜ, swelling]
5. Emaciation [weak person]

Patient Susceptible to Pressure Sore

1. **Acute ill patient:** ਜਿਨ੍ਹਾਂ ਦੀ general condition ਬਹੁਤ ਜਲਦੀ
2. **Elderly bedridden patient:** ਜਿਨ੍ਹਾਂ ਦੀ bed ਦੇ ਉੱਪਰ ਬਹੁਤ ਘੱਟ movement ਹੁੰਦੀ ਹੈ।
3. **Obese patient**
4. **Very thin and emaciated patient:** ਜਿੰਨ੍ਹਾਂ ਦੀ bony prominence ਦੇ ਉੱਪਰ ਬਹੁਤ ਘੱਟ subcutaneous tissue ਹੈ।
5. **Sedated patient:** ਜੋ patient spinal cored injury ਤੋਂ ਸਫਰ ਕਰ ਰਹੇ ਹੋਣ।
   - Paraplegia
   - Hemiplegia
   - Quadriplegia
6. **Neurological patient:** ਜੋ patient skin ਦੇ ਉੱਪਰ ਕੋਈ erritation feel ਨਹੀਂ ਕਰ ਸਕਦੇ।
7. **Edematous patient:** Edematous patient specially sacrum and buttocks ਹੁੰਦੇ ਹਨ।
8. **Malnourished clients:** ਜਿਨ੍ਹਾਂ patients ਵਿੱਚ protein, vitamins ਦੀ ਕਮੀ ਹੋਵੇ।

9. **Agitated patient:** ਜਿੰਨ੍ਹਾਂ patients ਨੂੰ and restraint ਕਰਕੇ ਰੱਖਿਆ ਹੈ।
10. ਜਿੰਨ੍ਹਾਂ patients ਨੂੰ complete bedrest ਤੇ ਰੱਖਿਆ ਜਾਂਦਾ ਹੈ।
11. **Surgical client:** ਇਸ ਤਰ੍ਹਾਂ ਦੇ patient ਦੀ movement ਬਹੁਤ।

PATIENT WITH HYPERPYREXIA

ਜਿਸ patient ਨੂੰ incontinues urine and stool ਦੀ problems ਹੈ। ਜਿਸ ਵਿੱਚ ਬਹੁਤ ਜਿਆਦਾ body lie discharge ਹੋ ਰਿਹਾ ਹੈ patient ਜਿਸ ਵਿੱਚ।

Diabetic Clint

Sign/Symptom of Bedsore

1. Redness
2. Tenderness
3. Discomfort
4. Area become cold
5. Local edema
6. Area blue, purple and mottled
7. Arculation cut off
8. Gengrence develops
9. Affected area is sloughed off

Prevention of bedsore

1. ਉਹਨਾਂ patients ਦੀ ਪਹਿਚਾਣ ਕਰਨਾ ਜਿਨ੍ਹਾਂ patients ਵਿੱਚ pressure ਜਿਆਦਾ ਰਹਿੰਦਾ ਹੈ।
2. Daily patients ਦੀ deco bedsore ਦੁਆਰਾ sign/symptom.
3. Patients ਨੂੰ clean/dry ਰੱਖਣਾ ਚਾਹੀਦਾ ਹੈ।
4. Patient ਦੀ position ਹਰ 2 ਘੰਟੇ ਤੱਕ ਬਦਲੇ ਤਾਂ ਕਿ pressure point ਤੇ pressure ਨਾ ਪਵੇ।
5. Patient ਦੇ ਉੱਪਰ ਦੇ ਕੱਪੜੇ ਨੂੰ ਹਟਾਉਣ ਲਈ bed cradle ਦਾ use ਕਰੇ ਤਾਂ ਕਿ patient ਹਿਲਜੁਲ ਸਕੇ।
6. Powder ਲਗਾ ਕੇ patient ਦੀ skin ਨੂੰ lubricate ਕਰੋ ਤਾ ਕਿ skin ਫਟ ਨਾ ਸਕੇ।
7. Damaged skin ਨੂੰ protect ਕਰੋ।
8. Patient ਨੂੰ ਸਹੀ ਮਾਤਰਾ ਵਿੱਚ fluid and diet ਦੇਣੀ ਚਾਹੀਦੀ ਹੈ। Diet, protein and vitamin ਭਰਪੂਰ ਹੋਣੀ ਚਾਹੀਦੀ ਹੈ।
9. Circulation ਨੂੰ stimulate ਕਰਨ ਲਈ pressure point ਤੇ ਜਿਆਦਾ ਧਿਆਨ ਦੇਵੋ। ਜਿਸ patient ਵਿੱਚ bedsore ਹੋਣ ਦੇ ਜਿਆਦਾ chances ਤੇ ਹਰ ਦੋ ਘੰਟੇ ਬਾਅਦ ਉਸਦੀ back care ਕਰੋ। Back ਨੂੰ soap and water ਨਾਲ clean ਕਰਕੇ dry ਕਰਨ ਦੇ ਬਾਅਦ powder ਨਾਲ massage ਕਰਨੀ ਚਾਹੀਦੀ ਹੈ। Back ਦੀ massage ਦੇ ਲਈ spirit ਦਾ use ਕਰੋ ਕਿਉਂਕਿ ਇਹ skin ਨੂੰ dry ਕਰਦਾ ਹੈ ਤੇ tissue ਨੂੰ damage ਕਰਦਾ ਹੈ। ਖਾਲੀ ਪੇਟ ਹੀ back ਦੀ care ਕਰਨਾ ਠੀਕ ਨਹੀਂ ਹੈ ਜਿਸ ਦੇ ਨਾਲ ਹੋਰ pressure point ਜਿਵੇਂ Ankles, elbow, heels, etc. ਦੀ care ਕਰਨਾ ਵੀ ਜਰੂਰੀ ਹੈ।

10. Help ਲਈ ਕਿਸੇ ਨੂੰ ਬੁਲਾਣਾ ਚਾਹੀਦਾ ਹੈ ਤੇ bedban ਨੂੰ ਰੱਖਣ ਜਾਂ ਕੱਢਣ ਲਈ [bedpan] patient ਨੂੰ ਉੱਪਰ ਚੁੱਕੋ। ਜੇਕਰ bedpan ਦੀ ਕੋਈ ਪਰਤ ਉਤੀ ਹੈ ਤਾਂ ਧਿਆਨ ਰੱਖੋ ਕੀ bedpan ਰੱਖਣ ਤੋਂ ਪਹਿਲਾ ਉਸ ਤੇ ਬੰਦ ਦੇਵੋ ਤਾਕਿ friction ਨਾ ਹੋਵੇ।
11. Patient ਨੂੰ smooth, form and wrink free ਬਿਸਤਰ।
12. ਸਰੀਰ ਦੇ ਹਿੱਸੇ ਤੋਂ pressure ਘੱਟ ਕਰਨ ਲਈ specially mattress ਦਾ use ਕਰੇ ਜਿਵੇਂ : Air mattress, bottle.
13. Patient ਦੇ nails cut ਕਰਨੇ ਚਾਹੀਦੇ ਹਨ ਤਾਂ ਕਿ patient skin ਨੂੰ scratching ਨਾ ਕਰ ਸਕੇ।
14. Friction ਨੂੰ prevent ਕਰਨ ਲਈ plaster caste ਤੇ splint ਦੇ ਹੇਠਾ cotton ਲਗਾ ਕੇ ਰੱਖੋ।
15. Pressure point ਤੋਂ pressure ਨੂੰ ਘੱਟ ਕਰਨ ਲਈ comfort device use ਕਰਨੇ ਚਾਹੀਦੇ ਹਨ ਜਿਵੇਂ : Back-rest, air mattress, pillow ਰਬੜ rings ਦਾ use ਨਾ ਕਰੋ ਕਿਉਂਕਿ ਇਹਨਾਂ ਨਾਲ skin ਦਬ ਸਕਦੀ ਹੈ ਤੇ blood supply ਵਿੱਚ ਕਮੀ ਹੋ ਸਕਦੀ ਹੈ।
16. Patient ਨੂੰ bed ਤੇ ਜਿਆਦਾ ਹਿਲਣਜੁਲਣ ਲਈ motivate ਕਰਨਾ ਚਾਹੀਦਾ ਹੈ।
17. Linen ਜਿਵੇਂ ਹੀ wet ਹੋਵੇ ਤੁਰੰਤ ਬਦਲ ਦੇਣੀ ਚਾਹੀਦੀ ਹੈ। ਹਰ ਇੱਕ urination defecation ਦੇ ਬਾਅਦ back care ਜਰੂਰ ਕਰੇ ਤੇ buttocks ਨੂੰ wash, dry and powder ਨਾਲ rough ਕਰੋ।
18. Patient ਤੇ ਉਸਦੇ ਰਿਸਤੇਦਾਰਾਂ ਨੂੰ skin ਦੀ hygiene maintain ਕਰਨ ਲਈ teach ਕਰੋ।

Treatment of Bedsore

1. Sister incharge ਨੂੰ report ਕਰਾਂਗੇ ਤਾਂ ਕਿ further damage ਹੋਣ ਤੋਂ ਰੋਕਿਆ ਜਾ ਸਕੇ।
2. ਜਦੋਂ ਵੀ possible ਹੋਵੇ patient ਨੂੰ pillow and form cushion ਦਾ ਸਹਾਰਾ ਦੇ ਕੇ ਉਸਦੀ position change ਕਰਨੀ ਚਾਹੀਦੀ ਹੈ।
3. Ulcerated area ਨੂੰ ਹੋਰ infected ਹੋਣ ਤੋਂ prevent ਕਰੋ। Infection ਨੂੰ ਘੱਟ ਕਰਨ ਲਈ aseptic technique ਦਾ use ਕਰੋ।
4. Operated area ਨੂੰ normal sline ਨਾਲ clean ਕਰੋ।
5. Wound ਨੂੰ heal ਕਰਨ ਲਈ ਨਿਮਨਲਿਖਿਤ ਉਪਾਅ ਕਰੋ।
   (a) 100 watt ਦੇ bulb ਨਾਲ heat provide ਕਰੋ ਇਹ bulb 45-60 cm ਦੂਰ ਰੱਖੋ ਤੇ ਇਹ 10 mint. ਲਈ ਕਰਨਾ ਚਾਹੀਦਾ ਹੈ।
   (b) In ਦੀਆ ਬੂੰਦਾਂ ਨੂੰ syring ਦੇ ਦੁਆਰਾ wound ਤੇ ਪਾਉਣਾ ਚਾਹੀਦਾ ਹੈ ਤੇ ਉਸਦੇ ਬਾਅਦ wound ਤੇ ਪਾਉਣਾ ਚਾਹੀਦਾ ਹੈ ਤੇ ਉਸਦੇ ਬਾਅਦ wound ਨੂੰ ਹਵਾ ਵਿੱਚ ਸੁੱਖਣ ਲਈ ਖੁੱਲਾ ਰੱਖਣਾ ਚਾਹੀਦਾ ਹੈ।
   (c) Ulcer cavity ਨੂੰ granulated sugar, vitamin A and B ointment ਨਾਲ ਭਰ ਦੇਵੋ ਇਸ ਨਾਲ wound ਨੂੰ ਭਰਨ ਵਿੱਚ help ਮਿਲਦੀ ਹੈ।
6. Damage skin ਤੇ waterproof ointment (zinc oxide) ਲਗਾਉਣੀ ਚਾਹੀਦੀ ਹੈ।
7. ਜੇਕਰ slough present ਹੈ ਤਾਂ ਉਸ area ਨੂੰ ਦਿਨ ਵਿੱਚ ਦੋ ਵਾਰ hydrogen ਨਾਲ clean ਕਰੋ ਜੇਕਰ slough loose ਹੈ। ਤਾਂ doctor ਉਸਨੂੰ ਕਢਕੇ ਕੱਢ ਸਕਦਾ ਹੈ। ਜੇਕਰ wound heal ਹੋਣ ਵਿੱਚ ਜਿਆਦਾ time ਲਗ ਰਿਹਾ ਹੈ ਤਾਂ doctor skin grafting ਵੀ ਕਰ ਸਕਦਾ ਹੈ।
8. ਜੇਕਰ infection ਹੋਰ ਵੀ ਪ੍ਰਭਾਵਸ਼ਾਲੀ ਹੋ ਜਾਵੇ ਤਾਂ doctor ਦੇ order ਦੇ according antibiotic ਸ਼ੁਰੂ ਕਰ ਦੇਣੀ ਚਾਹੀਦੀ ਹੈ।

Part C: Environmental Sanitation

Unit 8: ਵਾਤਾਵਰਨ ਦੀ ਸਫਾਈ (Environment and Ecology for Healthy Living)
Unit 9: ਸੁਰਿੱਖਤ ਜਲ (Safe Water)
Unit 10: ਵਾਧੂ ਪਦਾਰਥਾਂ ਤੇ ਮਲ-ਮੂਤਰ ਨੂੰ ਸੁੱਟਣ ਦੀ ਵਿਵਸਥਾ (Disposal of Excrets and Waste)
Unit 11: ਪਿੰਡ ਦਾ ਭਾਗ ਲੈਣਾ (Community Participation)

UNIT 8

ਵਾਤਾਵਰਨ ਦੀ ਸਫਾਈ
(Environment and Ecology for Healthy Living)

Better health ਦੇ ਲਈ ਸਾਨੂੰ ਹਮੇਸ਼ਾ environment ਲਈ ਸਤਰਕ ਰਹਿਣਾ ਚਾਹੀਦਾ ਹੈ ਤੇ environment ਨਾਲ ਹੋਣ ਵਾਲੇ ਖਤਰਿਆ ਦੇ ਬਾਰੇ ਜਾਣਕਾਰੀ ਹੋਣੀ ਚਾਹੀਦੀ ਹੈ। Basic sanitation need ਨੂੰ two parts ਵਿੱਚ ਵੰਡਿਆ ਗਿਆ ਹੈ।

1. *Individual and Family Level*
   (a) ਘਰੇਲੂ ਸਾਫ-ਸਫਾਈ
   (b) ਸ਼ੁੱਧ ਹਵਾ ਅਤੇ ਸਹੀ ਮਾਤਰਾ ਵਿੱਚ ਰੋਸ਼ਨੀ ਅਤੇ ਹਵਾ ਦਾ ਆਦਾਨ-ਪ੍ਰਦਾਨ
   (c) Waste material ਨੂੰ dispose ਕਰਨ ਦੀ ਉਚਿੱਤ ਵਿਵਸਥਾ
   (d) ਭੋਜਨ ਪਦਾਰਥਾਂ ਨੂੰ ਸਾਫ-ਸੁਥਰਾ ਸਟੋਰ ਕਰਨਾ
   (e) ਕੀੜੇ-ਮਕੌੜੇ ਤੇ ਚੂਹਿਆਂ ਤੋਂ ਨਿਰੰਤਰਣ ਹੋਣਾ।
2. *At Community Level*
   (a) ਜਲ-ਪੂਰਤੀ
   (b) ਮਾਨਵ
   (c) ਕੀੜਿਆਂ ਦਾ ਨਿਰੰਤਰਣ
   (d) ਘਰੇਲੂ ਅਵਸਥਾ
   (e) ਠੋਸ ਤੇ ਦ੍ਰਵ ਪਦਾਰਥਾਂ ਨੂੰ ਸੁੱਟਣ ਦੀ ਵਿਵਸਥਾ
   (f) ਭੋਜਨ ਪਦਾਰਥਾਂ ਦੀ ਵਿਵਸਥਾ

ਇਹ ਸਾਰੇ ਕੰਮ ਕਿਸੇ ਵੀ ਸਮੁਦਾਇ ਦੇ ਪੰਚਾਇਤ, ਨਗਰਪਾਲਿਕਾ ਦੁਆਰਾ ਪੂਰੇ ਕੀਤੇ ਜਾਂਦੇ ਹਨ। Community ਵਿੱਚ ਲੋਕਾਂ ਨੂੰ environment sanitation ਦੇ ਬਾਰੇ educate ਕਰਨਾ ਤਾਂ ਕਿ ਗਲਤ ਆਦਤਾਂ, ਪੁਰਾਣੇ ਰੀਤੀ-ਰਿਵਾਜ, ਰਹਿਣ-ਸਹਿਣ ਤੇ ਅੰਧ-ਵਿਸ਼ਵਾਸਾਂ ਨੂੰ ਸੁਧਾਰ ਸਕੇ। ਉਹਨਾਂ ਨੂੰ environment services ਦੇ ਬਾਰੇ ਦੱਸਣਾ ਚਾਹੀਦਾ ਹੈ। ਜਿਵੇਂ : ਜਲ-ਪੂਰਤੀ, ਸੁਲਭ-ਸੁਚਾਲਿਆ, ਕੂੜਾਕਰਕਟ ਆਦਿ। ਲੋਕਾਂ ਦੇ ਸਮੇਂ ਦੇ ਦੁਆਰਾ ਵਾਤਾਵਰਣ ਨਾਲ ਸੰਬੰਧਿਤ ਸਮੱਸਿਆਵਾਂ ਦੇ ਬਾਰੇ motivate ਕਰਨਾ ਚਾਹੀਦਾ ਹੈ।

AIR, SUNLIGHT, VENTILATION

Air

Air ਇੱਕ odourless, tasteless, gases ਦਾ mixture ਹੈ।

- Nitrogen – 78%
- (O_2) Oxygen – 21%
- (CO_2) Carbondioxide – 0.3%

Function of Air

1. ਸਰੀਰ ਦਾ ਤਾਪਮਾਨ ਨਿਰੰਤਰਣ ਰੱਖਦੀ ਹੈ।
2. ਖੂਨ ਨੂੰ ਸਾਫ ਕਰਦੀ ਹੈ।
3. ਸਰੀਰ ਨੂੰ ਠੰਡਕ ਪ੍ਰਦਾਨ ਕਰਦੀ ਹੈ।
4. Communication ਵਿੱਚ help ਕਰਦੀ ਹੈ।

Sunlight

ਆਪਣੀ eye sides ਤੇ ਅੱਖਾਂ ਦੀ ਰੋਸ਼ਨੀ ਲਈ ਬਹੁਤ ਜਿਆਦਾ ਮਹੱਤਵਪੂਰਨ ਹੈ। ਇਹ ਦੋ ਪ੍ਰਕਾਰ ਦੀ ਹੁੰਦੀ ਹੈ।

1. **Natural light:** ਸੁਰਜ ਤੋਂ ਸਾਨੂੰ ਰੋਸ਼ਨੀ ਮਿਲਦੀ ਹੈ ਇਸ ਦੀ ਮਾਤਰਾ, ਦਿਨ ਤੇ time ਤੇ ਮੌਸਮ ਤੇ ਨਿਰਧਾਰਿਤ ਕਰਦੀ ਹੈ। Natural light ਦੀ ਪ੍ਰਾਪਤੀ ਘਰ ਦੀ ਸਫਾਈ, ਆਉਣ-ਜਾਣ ਦਾ ਰਸਤਾ, ਦਰਵਾਜੇ, ਖਿੜਕੀਆਂ ਦੀ ਸੰਖਿਆ, ਦਰਵਾਜਿਆ ਦੇ ਪਰਦਿਆ ਆਦਿ ਤੇ ਨਿਰਭਰ ਕਰਦੀ ਹੈ।
2. **Artificial light:** Nature light ਹੋਣ ਦੇ ਬਾਵਜੂਦ ਸਾਨੂੰ artificial light ਦਾ ਸਹਾਰਾ ਲੈਣਾ ਪੈਂਦਾ ਹੈ ਕਿਉਂਕਿ ਕਈ ਵਾਰ ਉੱਚੀਆਂ ਇਮਾਰਤਾਂ, ਸਹਿਰੀ ਹਾਲੀਆ, ਵੱਡੇ storeroom, ਦੋਸ਼-ਪੂਰਨ ਨਕਸ਼ੇ ਆਦਿ ਕਾਰਨ natural light ਵਿੱਚ ਰੁਕਾਵਟ ਆਉਂਦੀ ਹੈ। ਇਸ ਤਰ੍ਹਾਂ ਦੀ ਸਾਰੀਆਂ ਜਗ੍ਹਾ ਤੇ ਦਿਨ ਦੇ ਸਮੇਂ ਘੱਟ ਰੋਸ਼ਨੀ ਹੁੰਦੀ ਹੈ ਤੇ ਰਾਤ ਨੂੰ ਹਨੇਰਾ ਦੂਰ ਕਰਨ ਲਈ artificial light ਦਾ ਸਹਾਰਾ ਲਿਆ ਜਾਂਦਾ ਹੈ।

   Artificial light two types ਦੀ ਹੁੰਦੀ ਹੈ।

   (a) **Electric:** Tube, light, bulb, etc.

   (b) **Petroleum:** ਮੋਮਬਤੀਆਂ, ਘਿਓ ਦੀ ਸਦਦ ਨਾਲ ਚੱਲਣ ਵਾਲੇ ਦੀਵੇ, ਡੀਜਲ ਨਾਲ ਚੱਲਣ ਵਾਲੇ ਜਰਨੇਟਰ, ਗੋਬਰ ਗੈਸ ਨਾਲ ਚੱਲਣ ਵਾਲੇ ਯੰਤਰ।

Measurement of Light: Light ਨੂੰ foot-candle ਵਿੱਚ ਮਾਪਿਆ ਜਾਂਦਾ ਹੈ। ਨਿਮਨਲਿਖਿਤ area ਵਿੱਚ ਜਿੰਨੀ light ਦੀ ਜਰੂਰਤ ਹੈ ਉਹ ਇਸ ਪ੍ਰਕਾਰ ਹੈ :

Area	Amount of light
Living room	7 foot-candle
Bedroom	7–6
Study room	10–15
Operation theater	75
Stairs	2–4

ਅੱਜ ਦੇ ਸਮੇਂ ਵਿੱਚ light ਦੀ speed ਨੂੰ ਮਾਪਣ ਲਈ lux ਦਾ use ਕੀਤਾ ਜਾਂਦਾ ਹੈ। ਬਾਰੀਕੀ ਦਾ ਕੰਮ ਕਰਨ ਲਈ 900 lux ਦੀ ਜਰੂਰਤ ਹੁੰਦੀ ਹੈ। ਦਿਨ ਦੀ light ਨੂੰ ਮਾਪਣ ਲਈ ਜੋ factor use ਕੀਤਾ ਜਾਂਦਾ ਹੈ ਉਸਨੂੰ day of factor ਕਹਿੰਦੇ ਹੈ।

1. Good light ਵਿੱਚ ਕੰਮ ਕਰਨ ਦੀ ਸਮਤਾ ਵੱਧ ਜਾਂਦੀ ਹੈ।
2. Good light ਵਿੱਚ ਅੱਖਾਂ ਨੂੰ ਤਣਾਵ, ਥਕਾਵਟ ਤੇ ਅੱਖਾਂ ਦੇ ਨਾਲ ਸੰਬੰਧਿਤ ਬਿਮਾਰੀਆ ਨਹੀਂ ਹੁੰਦੀਆ।
3. Good light ਵਿੱਚ accident ਘੱਟ ਹੁੰਦੇ ਹਨ।
4. Headache ਤੇ force ਘੱਟ ਹੁੰਦੀ ਹੈ।
5. Hotel, school, hospital ਦੀ ਕਾਰਜ ਪ੍ਰਣਾਲੀ ਠੀਕ ਚੱਲਦੀ ਹੈ।
6. Natural light ਸਾਡੇ ਲਈ ਬਹੁਤ ਜਰੂਰੀ ਹੈ ਕਿਉਂਕਿ ਇਸ ਨਾਲ ਸਾਨੂੰ vitamin D ਮਿਲਦਾ ਹੈ। ਤੇ Vitamin D ਸਾਰੀਆ ਹੱਡੀਆ ਨੂੰ ਮਜ਼ਬੂਤ ਕਰਦਾ ਹੈ।

Points to Remember

1. Light ਦੀ amount proper ਹੋਣੀ ਚਾਹੀਦੀ ਹੈ ਤਾਂ ਕਿ ਕੋਈ ਵੀ ਕੰਮ ਕਰਦੇ ਸਮੇਂ problem ਨਾ ਆਵੇ।
2. ਕੰਮ ਕਰਨ ਵਾਲੇ area ਵਿੱਚ light ਦਾ distribute
3. ਬਹੁਤ ਜਿਆਦਾ ਤੇਜ light ਨਹੀਂ ਹੋਣੀ ਚਾਹੀਦਾ ਕਿਉਂਕਿ ਇਸ ਨਾਲ vision ਕਮਜੋਰ ਹੋ ਜਾਂਦੀ ਹੈ।
4. Light ਵਿੱਚ ਕਿਸੇ ਪ੍ਰਕਾਰ ਦੀ ਪ੍ਰਭਾਈ ਨਹੀਂ ਹੋਈ ਚਾਹੀਦੀ।
5. Light 27 source fix ਹੋਣਾ ਚਾਹੀਦਾ ਹੈ।
6. ਮਾਨਵ-ਜੀਵਨ ਲਈ ਜਿੰਨੀ ਜਰੂਰਤ air, water ਦੀ ਹੈ ਉੱਨੀ ਹੀ ਜਰੂਰਤ good light ਦੀ ਹੈ।

Ventilation

ਹਵਾ ਦੇ ਆਦਾਨ-ਪ੍ਰਦਾਨ ਨੂੰ ventilation ਕਹਿੰਦੇ ਹਨ।

Uses of ventilation

1. ਵਧੇ ਹੋਏ ਤਾਪਮਾਨ ਨੂੰ ਰੋਕਣ ਵਿੱਚ help ਕਰਦਾ ਹੈ।
2. ਹਵਾ ਦੀ ਨਮੀ ਨੂੰ ਘੱਟ ਕਰਦਾ ਹੈ।
3. ਹਵਾ ਦੀ ਗਤੀ ਨੂੰ ਤੇਜ ਕਰਨ ਵਿੱਚ help ਕਰਦਾ ਹੈ।
4. Body smell ਨੂੰ prevent
5. Bacteria ਤੇ virus ਨੂੰ ਘੱਟ ਕਰਦਾ ਹੈ।

Method/Types of Ventilation

Ventilation two Types

1. **Natural ventilation:** ਇਹ ventilation ਦਾ ਸਭ ਤੋਂ simple ਤੇ natural method ਹੈ। ਜਿਸ ਨਾਲ ਕਈ ਛੋ-ਟੀਆਂ building ਜਿਵੇਂ : School, office, etc. ਵਿੱਚ use ਕੀਤਾ ਜਾਂਦਾ ਹੈ। ਇਸ ਲਈ ਜਦੋਂ ਵੀ ਕੋਈ ਬਿਲਡਿੰਗ ਬਣਾਉਂਦੇ ਹਾਂ ਤਾਂ ਉਸ ਵਿੱਚ ਸਹੀ ਤਰ੍ਹਾਂ ਨਾਲ ਖਿੜਕੀਆ, ਦਰਵਾਜੇ ਬਣਾਉਂਣੇ ਚਾਹੀਦੇ ਹਨ ਤਾਂ ਕਿ cross ventilation ਨੂੰ maintain ਕੀਤਾ ਜਾ ਸਕੇ।

Natural ventilation ਦੇ ਨਿਮਨਲਿਖਿਤ ਸਾਧਨ ਹਨ :

(a) **Air:** Natural ventilation ਵਿੱਚ ਜਦੋਂ ਹਵਾ ਇੱਕ force ਦੇ ਨਾਲ ਦੂਜੇ ਸਥਾਨ ਤੇ remove ਕਰਦੀ ਹੈ ਤਾਂ ਆਪਣੇ ਨਾਲ ਕਈ ਪ੍ਰਕਾਰ ਦੀਆਂ ਅਸ਼ੁੱਧੀਆ ਉਡਾ ਲਿਜਾਂਦੀ ਹੈ।

(b) **Diffusion:** ਇਹ natural ventilation ਦਾ ਹੌਲੀ ਚੱਲਣ ਵਾਲਾ process ਹੈ। ਜਿਸਦੇ ਅੰਦਰ ਕਈ ਗੈਮਾਂ ਦਾ mixture ਹੁੰਦਾ ਹੈ। ਇਸ process ਵਿੱਚ ਹਵਾ ਛੋਟੇ-ਛੋਟੇ ਹਿੱਸਿਆਂ ਵਿੱਚ defuse ਹੋ ਜਾਂਦੀ ਹੈ ਜਿਸਨੂੰ defusion ਕਹਿੰਦੇ ਹਨ। ਇਸ ਪ੍ਰਕਾਰ ਦੀ ventilation ਭੀੜ ਵਾਲੇ area ਵਿੱਚ ਫਾਇਦੇਮੰਦ ਹੈ।

(c) **Temperature maintenance:** Outdoor ਤੇ indoor ਵਿੱਚ ਬਹੁਤ ਜਿਆਦਾ (ਹਵਾ) deference ਹੁੰਦਾ ਹੈ। Indoor ਘੱਟ temperature ਹੋਣ ਦੇ ਕਾਰਨ ਹਵਾ throat area ਤੋਂ fold area ਵਿੱਚ ਚਲੀ ਜਾਂਦੀ ਹੈ।

(d) **Entrance and exit:** Ventilation ਨੂੰ ਬਣਾਈ ਰੱਖਣ ਲਈ ਹਵਾ ਦਾ enter ਤੇ exit ਹੋਣਾ ਇੱਕ normal method ਹੈ। Pure air enter point ਤੋਂ room ਵਿੱਚ enter ਕਰਦੀ ਹੈ। Impure air exit point ਤੋਂ ਬਾਹਰ ਨਿਕਲਦੀ ਹੈ।

2. **Artificial ventilation:** Artificial ventilation ਕਈ ਪ੍ਰਕਾਰ ਦਾ ਹੁੰਦਾ ਹੈ।

(a) **Exhaust ventilation:** ਇਸ ਵਿੱਚ impure air ਨੂੰ special fans ਦੇ ਦੁਆਰਾ ਬਾਹਰ ਕੱਢਿਆ ਜਾਂਦਾ ਹੈ। ਇਹ fan walls (ਕੰਧਾਂ) ਕਾਫੀ ਉਚਾਈ ਤੇ ਲਗਾਏ ਜਾਂਦੇ ਹਨ। ਇਸ ਪ੍ਰਕਾਰ ਦਾ ventilation ਜਿਆਦਾਤਰ ਘਰਾਂ ਦੇ ਛੋਟੇ ਮਤਰਾਂ ਤੇ use ਕੀਤਾ ਜਾਂਦਾ ਹੈ। ਜੋ fans ਇਸ ventilation ਵਿੱਚ use ਕੀਤੇ ਜਾਂਦੇ ਹਨ ਉਹਨਾਂ ਨੂੰ exhaust ਕਹਿੰਦੇ ਹਨ।

(b) **Plenum:** ਇਹ ventilation exhaust fan ਦੇਹ ਉਲਟ ਕੰਮ ਕਰਦਾ ਹੈ। ਇਸ ਵਿੱਚ air ਨੂੰ force ਦੇ ਦੁਆਰਾ ਅੰਦਰ ਭੇਜਿਆ ਜਾਂਦਾ ਹੈ। ਇਸ ਪ੍ਰਕਾਰ ਦਾ ventilation ਜਿਆਦਾਤਰ ਵੱਡੀਆ factory ਵਿੱਚ use ਕੀਤੇ ਜਾਂਦੇ ਹਨ।

(c) **Balance:** ਇਹ exhaust ਤੇ plenum ventilation ਦਾ mixture ਹੈ। ਇਹ ventilation natural ventilation ਦੇ ਨਾਲ ਮਿਲਦਾ-ਜੁਲਦਾ ਹੈ।

(d) **Air-conditioned:** ਵਿਹ method ਅੱਜਕੱਲ੍ਹ ਬਹੁਤ ਜਿਆਦਾ popular ਹੈ ਜਿਸ ਵਿੱਚ ਨਮੀ ਤੇ ਤਾਪਮਾਨ ਨੂੰ special type ਦੇ ਯੰਤਰਾਂ ਨਾਲ maintain ਕੀਤਾ ਜਾਂਦਾ ਹੈ। ਇਸ ਪ੍ਰਕਾਰ ਦਾ ventilation ਭੀੜ ਵਾਲੇ ਸਥਾਨਾਂ ਦੇ ਨਾਲ-ਨਾਲ ਘਰਾਂ ਵਿੱਚ ਵੀ use ਕੀਤਾ ਜਾਂਦਾ ਹੈ।

HOME ENVIRONMENT—SMOKE, ANIMALS, WATER, DRAINS

1. **Home Environment**

(a) ਘਰ ਪਰਿਵਾਰ ਇੱਕ ਸਮਾਜਿਕ ਜੀਵਨ ਦਾ ਕੇਂਦਰ ਹੁੰਦਾ ਹੈ। ਇਸ ਲਈ ਘਰ ਦਾ ਵਾਤਾਵਰਣ ਪੂਰੇ ਪਰਿਵਾਰ ਲਈ ਆਰਾਮਦਾਇਕ ਹੋਣਾ ਚਾਹੀਦਾ ਹੈ। ਚੰਗੇ ਵਾਤਾਵਰਨ ਨਾਲ (ਉਸ) ਘਰ ਵਿੱਚ ਰਹਿਣ ਵਾਲੇ ਮੈਂਬਰਾਂ ਦਾ ਸਰੀਰਕ, ਸਮਾਜਿਕ ਤੇ ਆਤਮਿਕ ਵਿਕਾਸ ਹੁੰਦਾ ਹੈ। ਇਸ ਤੋਂ ਸੁਰੱਖਿਆ ਪ੍ਰਦਾਨ ਹੁੰਦੀ ਹੈ।

(b) ਘਰਾਂ ਵਿੱਚ ਸਹੀ ਢੰਗ ਦੀ ਜਗ੍ਹਾ ਹੋਣੀ ਚਾਹੀਦੀ ਹੈ।

(c) ਘਰਾਂ ਦੇ ਆਸ-ਪਾਸ ਤੇ ਸੜਕਾਂ ਦੇ ਕਿਨਾਰੇ ਰੁੱਖ ਲਗਾਉਣੇ ਚਾਹੀਦੇ ਹਨ। ਕਿਉਂਕਿ ਰੁੱਖਾਂ ਤੋਂ ਤਾਜੀ ਹਵਾ ਆਉਂਦੀ ਹੈ। ਇਹ ਆਪਣੇ ਅੰਦਰੋਂ ਆਕਸੀਜਨ ਛੱਡਦੇ ਹਨ ਤੇ ਇਹ ਬਾਹੁ ਤੋਂ ਕਾਰਬਨ-ਰਾਈਆਕਸਾਈਡ ਨੂੰ

ਆਪਣੇ ਅੰਦਰ ਲੈ ਲੈਂਦੇ ਹਨ। ਘਰਾਂ ਦੇ ਆਸ-ਪਾਸ ਦਾ area ਸਾਫ ਹੋਣਾ ਚਾਹੀਦਾ ਹੈ। ਪਰਿਵਾਰ ਦੇ ਮੈਂਬਰਾਂ ਨੂੰ ਚੰਗੀਆ ਆਦਤਾਂ ਅਪਨਾਉਣੀਆ ਚਾਹੀਦੀਆ ਹਨ। ਕੂੜਾਕਰਕਟ ਨੂੰ ਉਚਿੱਤ ਸਥਾਨ ਤੇ ਸੁੱਟਣਾ ਚਾਹੀਦਾ ਹੈ।

2. **Smoke:** ਧੂੰਏਂ ਕਾਰਨ environment ਦੀ care ਵਿੱਚ ਕਈ ਪ੍ਰਕਾਰ ਦੇ ਕਾਰਬਨ ਦੇ ਕਣ ਮਿਲ ਜਾਂਦੇ ਹਨ। ਇਹਨਾਂ ਧੂੰਇਆਂ ਦੇ (ਕਾਰਨ) ਵਿਚੋਂ ਕਾਰਬਨ ਦੇ ਕਣਾ ਨੂੰ ਦੂਰ ਕਰਨ ਲਈ ਚਿਮਨੀ ਇਹ ਇੱਕ ਇਸ ਤਰ੍ਹਾਂ ਦਾ ਉਪਕਰਨ ਹੈ ਜੋ ਧੂੰਏ ਨੂੰ ਕਾਰਬਨ ਕਣਾਂ ਤੋਂ ਅਲੱਗ ਕਰ ਦਿੰਦਾ ਹੈ। ਘਰਾਂ ਦੇ ਧੂੰਏਂ ਤੋਂ ਛੁਟਕਾਰਾਂ ਪਾਉਣ ਲਈ ਰਸੋਈ ਵਿੱਚ exhaust fan ਦਾ use ਕਰਨਾ ਚਾਹੀਦਾ ਹੈ।
3. **Animals:** ਵਿਸ਼ੇਸ ਪ੍ਰਕਾਰ ਵਿੱਚ ਲੋਕ ਘਰਾਂ ਵਿੱਚ ਮੱਝਾਂ, ਘੋੜੇ, ਗਾਂ ਤੇ ਬਕਰੀਆਂ ਵੀ ਪਾਲਦੇ ਹਨ। ਪਸ਼ੂ ਦੇ ਸਥਾਨ ਤੇ ਸਾਫ-ਸਫਾਈ ਹੋਣੀ ਚਾਹੀਦੀ ਹੈ। ਉਹਨਾਂ ਦੇ waste products ਨੂੰ ਸੁੱਟਣ ਲਈ ਉਚਿੱਤ ਥਾਂ ਹੋਣੀ ਚਾਹੀਦੀ ਹੈ।
   (a) ਪਸ਼ੂ ਅਵਾਸ ਦਾ ਸਥਾਨ ਸੁੱਕਾ ਤੇ ਗਰਮੀ ਵਾਲਾ ਹੋਣਾ ਚਾਹੀਦਾ ਹੈ।
   (b) ਉੱਥੇ proper ventilation ਵੀ ਹੋਣਾ ਚਾਹੀਦਾ ਹੈ।
   (c) ਪਸ਼ੂਆ ਨੂੰ ਸਾਫ ਵੀ ਰੱਖਣਾ ਚਾਹੀਦਾ ਹੈ।
   (d) ਪਸ਼ੂ ਚਕਿਤਸਕ ਦੀ ਸਲਾਹ ਲੈਣੀ ਚਾਹੀਦੀ ਹੈ।
   (e) ਪਸ਼ੂ ਆਵਾਸ ਦਾ ਸਥਾਨ ਸੂਬ੍ਹਾ-ਸ਼ਾਮ ਸਾਫ ਰੱਖਣਾ ਚਾਹੀਦਾ ਹੈ।
   (f) ਨਿਮਨਰੂਪ ਵਿੱਚ ਗੋਬਰ ਆਦਿ ਉਠਾ ਕੇ ਸੁਟਣਾ ਚਾਹੀਦਾ ਹੈ।
   (g) Disinfect solution ਦਾ use ਕਰਨਾ ਚਾਹੀਦਾ ਹੈ।
   (h) ਦੁੱਧ ਵੇਲੇ ਵੀ ਸਾਫ-ਸਫਾਈ ਦਾ ਧਿਆਨ ਰੱਖਣਾ ਚਾਹੀਦਾ ਹੈ।
4. **Water supply:** ਪਾਣੀ ਕੇ ਬਿਨਾਂ ਮਨੁੱਖ ਦਾ ਜੀਵਨ ਅਸੰਭਵ ਹੈ
   (a) ਇਹ ਮਨੁੱਖ ਦੇ ਜੀਵਨ ਲਈ ਬਹੁਤ ਜਿਆਦਾ ਮਹੱਤਵਪੂਰਨ ਹੈ।
   (b) ਪਾਣੀ ਦਾ ਉਪਯੋਗ ਬਹੁਤ ਸਾਰੇ ਘਰੇਲੂ ਕੰਮਾਂ ਲਈ ਕੀਤਾ ਜਾਂਦਾ ਹੈ।
   (c) ਪਾਣੀ tasteless, odorless, smelless ਤੇ ਜੀਵਾਣੂਆਂ ਤੋਂ ਮੁਕਤ ਹੋਣਾ ਚਾਹੀਦਾ ਹੈ।
   (d) ਪੀਣ ਦੇ ਪਾਣੀ ਨੂੰ ਸਾਫ ਬਰਤਨ ਵਿੱਚ ਢੱਕ ਕੇ ਰੱਖਣਾ ਚਾਹੀਦਾ ਹੈ।
5. **Drain:** ਘਰਾਂ ਵਿੱਚ ਨਾਲੀਆਂ ਦਾ ਹੋਣਾ ਬਹੁਤ ਜਰੂਰੀ ਹੈ ਕਿਉਂਕਿ ਨਾਲੀਆਂ ਦੁਆਰਾ ਘਰਾਂ ਦਾ ਪਾਣੀ ਬਾਹਰ ਨਿਕਲਦਾ ਹੈ।
   (a) ਘਰਾਂ ਵਿੱਚ ਨਾਲੀਆਂ ਦਾ ਵਿਕਾਸ ਚੰਗੀ ਤਰ੍ਹਾਂ ਹੋਣਾ ਚਾਹੀਦਾ ਹੈ।
   (b) ਨਾਲੀਆਂ ਦਾ ਵਿਕਾਸ check ਕਰਨਾ ਚਾਹੀਦਾ ਹੈ ਤਾਂ ਕਿ ਘਰਾ ਦੇ ਆਸ-ਪਾਸ ਪਾਣੀ ਨਾ ਰੁੱਕ ਤੇ ਮੱਛਰ ਪੈਦਾ ਨਾ ਹੋਵੇ।
6. **Toilet:** ਘਰਾਂ ਵਿੱਚ toilets ਦਾ ਨਿਰਮਾਣ ਵੀ ਉਚਿੱਤ ਜਰੂਰੀ ਹੈ। ਇਸ ਵਿੱਚ ਪੂਰਾ ventilation ਹੋਣਾ ਚਾਹੀਦਾ ਹੈ ਕਿਉਂਕਿ ਇਹਨਾਂ ਵਿਚੋਂ bad odour ਨਹੀਂ ਆਉਂਦੀ-ਫਾਰਨਾਈਲ, Dettol ਆਦਿ ਦਾ use ਕਰਨਾ ਚਾਹੀਦਾ ਹੈ। ਕਿਉਂਕਿ ਇਹ ਜੀਵਾਣੂਆਂ ਨੂੰ ਨਸ਼ਟ ਕਰਦੇ ਹਨ।

UNIT 9

ਸੁਰਿਖੱਤ ਜਲ
(Safe Water)

Safe water ਉਸਨੂੰ ਕਹਿੰਦੇ ਹਨ ਜਿਸ ਵਿੱਚ ਨਿਮਨਲਿਖਿਤ ਵਿਸ਼ੇਸ਼ਤਾਵਾ ਪਾਈਆਂ ਜਾਂਦੀਆ ਹਨ।

1. Water pathogenic agents ਤੋਂ free ਹੋਣਾ ਚਾਹੀਦਾ ਹੈ।
2. Water harmful chemical ਤੋਂ free ਹੋਣਾ ਚਾਹੀਦਾ ਹੈ।
3. Water ਦਾ taste pleasant ਹੋਣਾ ਚਾਹੀਦਾ ਹੈ।
4. Water odourless, colourless ਹੋਣਾ ਚਾਹੀਦਾ ਹੈ।
5. Water ਉਚਿਤ ਤਾਪਮਾਨ ਨਾ ਹੋਣਾ ਚਾਹੀਦਾ ਹੈ।
6. Water potable ਹੋਣਾ ਚਾਹੀਦਾ ਹੈ।

Source of Water

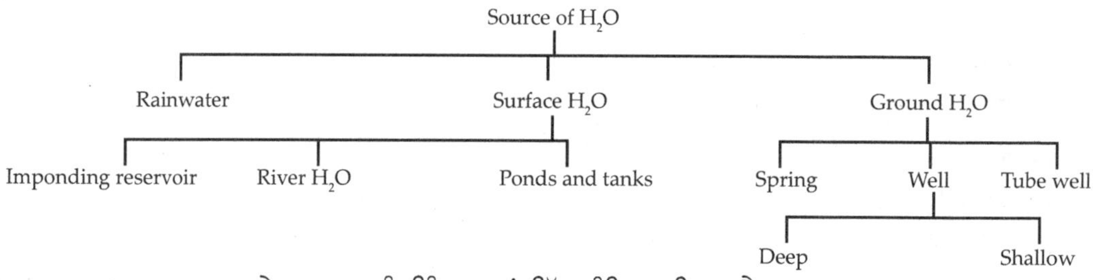

Sources of H_2O: Water ਦੇ sources ਨੂੰ ਤਿੰਨ ਭਾਗਾਂ ਵਿੱਚ ਵੰਡਿਆ ਗਿਆ ਹੈ।

1. **Rainwater:** Rainwater ਦਾ ਇੱਕ main sources ਹੈ ਜੋ ਕਿ ਪੂਰੀ ਤਰ੍ਹਾਂ ਨਾਲ pure ਤੇ clean ਹੁੰਦਾ ਹੈ।
   (a) Rainwater ਹਲਕਾ ਤੇ bacteria ਤੋਂ free ਹੁੰਦਾ ਹੈ। ਇਸਦੇ ਅੰਦਰ ਕੋਈ ਵੀ chemical ਨਹੀਂ ਪਾਏ ਜਾਂਦੇ ਪਰ ਜਦੋਂ rainwater ਧਰਤੀ ਤੇ ਆਉਂਦਾ ਹੈ ਤਾਂ ਇਹ impure ਹੋ ਜਾਂਦਾ ਹੈ ਕਿਉਂਕਿ ਆਪਣੇ ਵਾਤਾਵਰਨ ਵਿੱਚ ਕਈ ਪ੍ਰਕਾਰ ਦੀਆ ਅਸ਼ੁੱਧੀਆ ਪਾਈਆ ਜਾਂਦੀਆ ਹਨ, ਜਿਵੇਂ : Dart, etc. ਜੋ ਕਿ ਪਾਣੀ ਵਿੱਚ ਮਿਲ ਜਾਂਦੇ ਹਨ।
   (b) Rain ਦਾ ਕੁੱਝ water ਜਮੀਨ ਦੇ ਅੰਦਰ ਚਲਾ ਜਾਂਦਾ ਹੈ ਤੇ ਉਹ groundwater ਬਣ ਜਾਂਦਾ ਹੈ।
   (c) India ਵਿੱਚ rainwater ਨੂੰ ਪੀਣ ਦੇ sources ਵਿੱਚ ਨਹੀਂ ਕੀਤਾ ਜਾਂਦਾ।

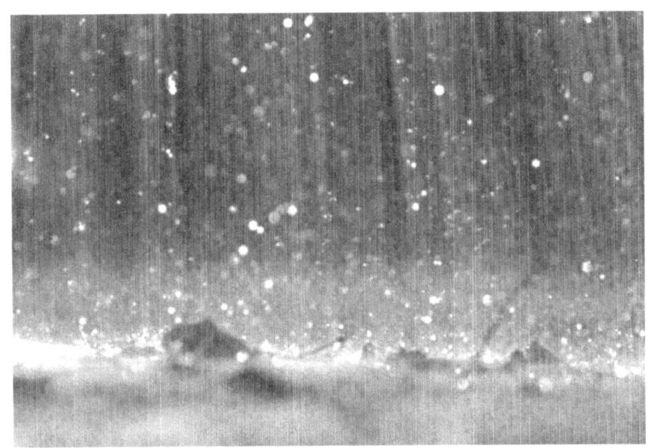

Fig. 9.1: Rainwater

2. **Surface water:** Surface water ਨੂੰ ਤਿੰਨ ਭਾਗਾਂ ਵਿੱਚ ਵੰਡਿਆ ਗਿਆ ਹੈ।

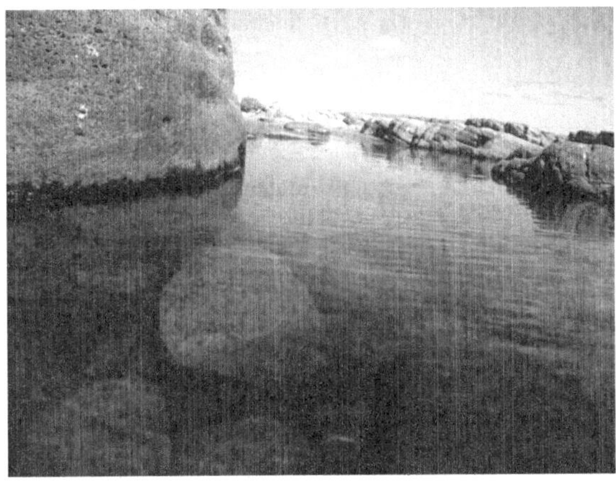

Fig. 9.2: Surface water

(a) **Impending reservoir water:** Rainwater ਨੂੰ ਇੱਕਠਾ ਕਰਨ ਲਈ surface ਤੇ ਜਾਂ ਨਦੀਆਂ ਬਣਾ ਬਣਾਏ ਜਾਂਏ ਹਨ। ਇਹਨਾਂ ਨੂੰ ਸੀਮੇਂਟ ਦੁਆਰਾ ਵੀ ਬਣਾਇਆ ਜਾਂਦਾ ਹੈ ਜਿਸ ਵਿੱਚ rain ਦਾ ਕਾਫੀ ਪਾਣੀ store ਹੋ ਸਕਦਾ ਹੈ। In reservoir store ਕੀਤਾ water pure ਨਹੀਂ ਹੁੰਦਾ ਜਿਸਨੂੰ use ਕਰਨ ਲਈ pure ਦੀ ਜਰੂਰਤ ਹੁੰਦੀ ਹੈ।

(b) **River water:** River water ਵੀ ਕਈ ਸਹਿਰਾਂ ਵਿੱਚ ਪਾਣੀ ਦਾ main source ਹੈ। ਇਹ water ਜਿਆਦਾਤਰ impure ਹੁੰਦਾ ਹੈ ਕਿਉਂਕਿ ਇਹਨਾਂ ਵਿੱਚ river water ਫੈਕਟਰੀਆ ਦਾ work ਮਿਲਾ ਦਿੱਤਾ ਜਾਂਦਾ ਹੈ।

(c) **Ponds and tanks:** Rainwater ਨੂੰ ਜਿਆਦਾਤਰ ponds ਤੇ tanks ਵਿੱਚ ਇਕੱਠਾ ਕਰ ਲਿਆ ਜਾਂਦਾ ਹੈ, ਇਹ ਜਿਆਦਾਤਰ ਪਿੰਡਾ ਵਿੱਚ ਕੀਤਾ ਜਾਂਦਾ ਹੈ। ਪਰ ਇੱਕ ਜਗ੍ਹਾ ਪਾਣੀ ਦਾ ਲੰਬੇ ਸਮੇਂ ਤੱਕ ਇਕੱਠਾ ਹੋਣ ਤੇ ਪਾਣੀ ਵਿੱਚ ਬਹੁਤ ਜਿਆਦਾ bacteria virus ਵੱਧ ਜਾਂਦੇ ਹਨ। ਅੰਤ ਇਸ ਦਾ ਪੀਣ ਲਈ ਉਪਯੋਗ ਨਹੀਂ ਕੀਤਾ ਜਾਂਦਾ।

3. **Groundwater:** ਇਹ ਪਾਣੀ surface water ਤੋਂ ਜਿਆਦਾ pure ਹੁੰਦਾ ਹੈ। ਇਹ water bacteria ਤੋਂ free ਹੁੰਦਾ ਹੈ। ਇਹ water self purify ਹੁੰਦਾ ਹੈ। ਇਸ water ਨੂੰ surface ਤੇ ਲਿਆਉਣ ਲਈ ਕਾਫੀ label ਤੇ equipment ਦੀ ਜਰੂਰਤ ਪੈਂਦੀ ਹੈ। ਇਸ water ਨੂੰ ਤਿੰਨ ਭਾਗਾਂ ਵਿੱਚ ਵੰਡਿਆ ਗਿਆ ਹੈ।

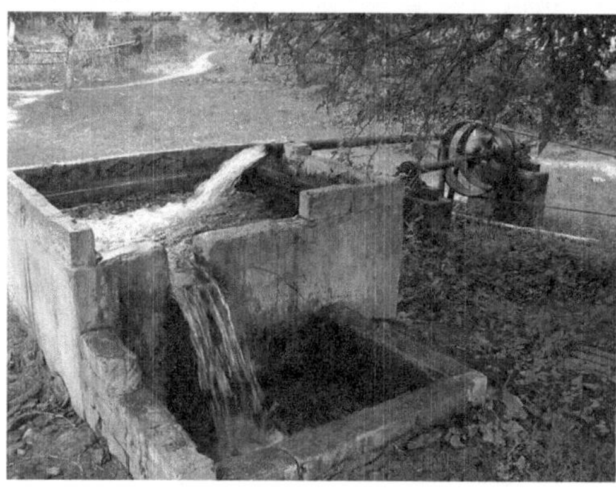

Fig. 9.3: Groundwater

(a) **Spring:** ਇਹ natural well ਦੀ ਤਰ੍ਹਾਂ ਹੁੰਦੇ ਹਨ, ਇਹ deep and shallow ਦੋਵਾਂ ਤਰ੍ਹਾਂ ਦੇ ਹੁੰਦੇ ਹਨ। ਇਸ ਦਾ ਪਾਣੀ ਗਰਮ ਤੇ mineral ਹੁੰਦਾ ਹੈ, ਪਰ ਇਸ ਦੀ ਘੱਟ ਉਪਲੱਬਧੀ ਦੇ ਕਾਰਨ ਇਹ water ਦਾ ਇੱਕ ਚੰਗਾ ਟਿਕਾਉ source ਨਹੀਂ ਮੰਨਿਆ ਜਾਂਦਾ।

(b) **Well:** ਇਹ water ਦਾ main source ਹੈ ਇਹ ਦੋ types ਦੇ ਹੁੰਦੇ ਹਨ।

Difference between deep shallow well

Deep	Shallow
1. Deep well ਧਰਤੀ ਦੀ ਤੀਸਰੀ layer ਵਿੱਚ ਪਾਇਆ ਜਾਂਦਾ ਹੈ।	1. ਇਹ ਤੀਸਰੀ layer ਤੋਂ ਉੱਪਰ ਪਾਇਆ ਜਾਂਦਾ ਹੈ।
2. ਇਹ ਪਾਣੀ ਜਿਆਦਾ hard ਹੁੰਦਾ ਹੈ।	2. ਇਹ ਪਾਣੀ hard ਨਹੀਂ ਹੁੰਦਾ।
3. ਇਹ ਪਾਣੀ ਪੂਰੀ ਤਰ੍ਹਾਂ pure ਹੁੰਦਾ ਹੈ।	3. ਇਹ ਪਾਣੀ impure ਹੁੰਦਾ ਹੈ।
4. ਇਹ water ਹਰ ਮੌਸਮ ਵਿੱਚ ਮਿਲਦਾ ਹੈ।	4. ਇਹ H_2O ਗਰਮੀ ਦੇ ਮੌਸਮ ਵਿੱਚ ਸੁੱਕ ਜਾਂਦਾ ਹੈ।
5. ਇਹ H_2O ਪੀਣ ਲਈ ਘੱਟ use ਕੀਤਾ ਜਾਂਦਾ ਹੈ।	5. ਇਹ ਪੀਣ ਲਈ ਜਿਆਦਾ use ਕੀਤਾ ਜਾਂਦਾ ਹੈ।

(c) **Tube well:** ਇਹ well ਜਿਆਦਾਤਰ deep ਹੁੰਦਾ ਹੈ। ਇਸ ਪ੍ਰਕਾਰ ਦੇ well ਵਿੱਚ ਬਹੁਤ ਗਹਿਰਾ ਬੋਰ ਕਰਕੇ ਇੱਕ ਲੰਬੀ tube ਨੂੰ ਪੰਪ ਦੇ ਨਾਲ ਜੋੜ ਦਿੰਦੇ ਹਨ। ਇਹ shallow and deep ਦੋਵਾਂ ਤਰ੍ਹਾਂ ਦੇ ਪਾਏ ਜਾਂਦੇ ਹਨ। Shallow tube well ਦੀ ਤੁਲਨਾ ਵਿੱਚ water supply ਦਾ regular ਬਣੀ ਰਹਿੰਦੀ ਹੈ।

Advantages of water

1. ਇਹ ਪਾਣੀ pure ਹੁੰਦਾ ਹੈ।
2. ਇਸ ਵਿੱਚ ਕਿਸੇ ਵੀ ਪ੍ਰਕਾਰ ਦੇ harmful organism ਨਹੀਂ ਹੁੰਦੇ।
3. ਇਹ ਹਰ ਸੀਜ਼ਨ ਵਿੱਚ ਉਪਲੱਬਧ ਹੁੰਦਾ ਹੈ।
4. ਇਸ ਨੂੰ pure ਕਰਨ ਦੀ ਜਰੂਰਤ ਨਹੀਂ ਹੁੰਦੀ।

Disadvantages of water

1. ਇਹ ਪਾਣੀ hard ਹੁੰਦਾ ਹੈ।
2. ਇਸ ਵਿੱਚ ਬਹੁਤ ਜਿਆਦਾ salt ਪਾਇਆ ਜਾਂਦਾ ਹੈ।
3. ਇਸ ਬਰਤਨ boiler ਤੇ pipes block ਹੋ ਜਾਂਦੇ ਹਨ।
4. ਇਸ ਪਾਣੀ ਨੂੰ ਕੱਢਣ ਲਈ ਬਹੁਤ ਜਿਆਦਾ ਖਰਚਾ ਕਰਨਾ ਪੈਂਦਾ ਹੈ। ਕਿਉਂਕਿ ਇਸਨੂੰ ਕੱਢਣ ਲਈ labour, pump, types ਦੀ ਜਰੂਰਤ ਹੁੰਦੀ ਹੈ।

SOURCE OF WATER POLLUTION/CONTAMINATION

Definition: ਪਾਣੀ ਵਿੱਚ ਕਈ ਪ੍ਰਕਾਰ ਦੇ ਪਦਾਰਥ ਮਿਲਣ ਤੇ ਉਸਦੀ natural quality change ਹੋ ਜਾਂਦੀ ਹੈ।

Cause of Water Pollution

ਇਹ ਨਿਮਨਲਿਖਿਤ ਹਨ :

1. **Sewage:** ਇਹ Water pollution ਦਾ main sources sewage water ਵਿੱਚ ਕਈ ਪ੍ਰਕਾਰ ਦੇ (organism) organic material and pathogenic organism ਪਾਏ ਜਾਂਦੇ ਹਨ। ਜਿਸਦੇ ਕਾਰਨ water pollute ਹੋ ਜਾਂਦਾ ਹੈ। ਇਹ polluted water ਨੂੰ use ਕਰਨ ਤੇ ਸਾਡੀ health ਤੇ bad effect ਪੈਂਦਾ ਹੈ ਤੇ ਕਈ ਪ੍ਰਕਾਰ ਦੀ disease ਹੋ ਜਾਂਦੀ ਹੈ।

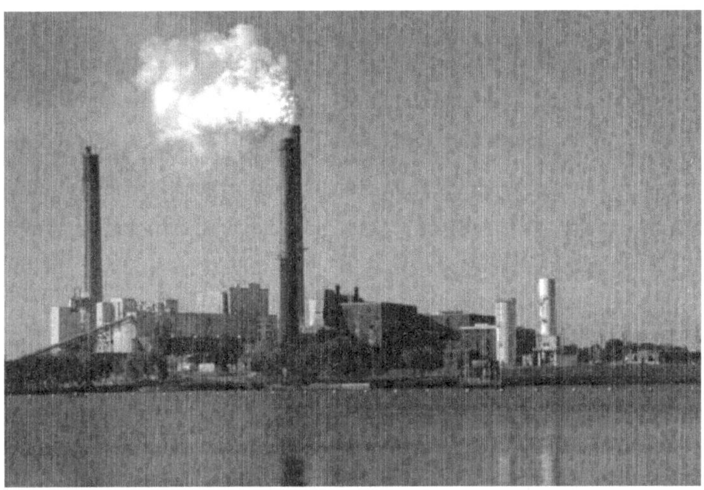

Fig. 9.4: Source of water pollution

2. **Industrial waste:** ਵਿਕਾਸਸ਼ੀਲ ਦੇਸ਼ਾਂ ਵਿੱਚ industrial waste water pollution ਦਾ ਫੈਕਟਰੀ ਤੋਂ ਨਿਕਲਣ ਵਾਲੇ sources water ਵਿੱਚ ਮਿਲ ਜਾਂਦੇ ਹਨ ਤੇ ਕਈ ਪ੍ਰਕਾਰ ਦੀਆਂ ਬੀਮਾਰੀਆਂ ਦਾ ਕਾਰਨ ਬਣਦੇ ਹਨ।
3. **Agriculture:** ਖੇਤਾਂ ਵਿੱਚ use ਕੀਤੇ ਜਾਣ ਵਾਲੇ ਕੀਟਨਾਸਕ ਤੇ ਖਾਦ ਆਦਿ ਨਾਲ water polluted ਹੁੰਦਾ ਹੈ।
4. **Physical sources:** ਥਰਮਲ pollution ਤੇ radioactive substance ਤੋਂ ਵੀ water pollute ਹੁੰਦਾ ਹੈ।

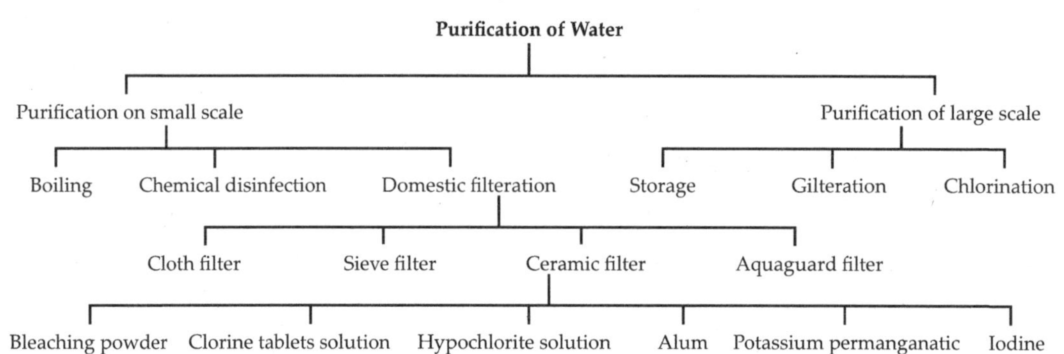

Purification of Water

Purification of water for drinking: Community ਵਿੱਚ water supply ਕਰਨ ਤੋਂ ਪਹਿਲਾਂ ਪਾਣੀ ਨੂੰ purify ਕਰਨਾ ਬਹੁਤ ਜਿਆਦਾ ਜਰੂਰੀ ਹੈ ਤਾਂ ਕਿ ਉਸ ਵਿੱਚ ਪਾਈ ਜਾਣ ਵਾਲੀਆ ਅਸ਼ੁੱਧੀਆ pathogenic agents, harmful microorganism ਆਦਿ ਨੂੰ remove ਕੀਤਾ ਜਾ ਸਕੇ। Water purification ਦੇ ਲਈ ਕਈ ਪ੍ਰਕਾਰ ਦੇ method ਨੂੰ use ਵਿੱਚ ਲਿਆਇਆ ਜਾਂਦਾ ਹੈ।

Small Scale

Small scale ਦੇ ਉੱਪਰ water ਨੂੰ purify ਕਰਨ ਲਈ ਅਲੱਗ-ਅੱਲਗ ਪ੍ਰਕਾਰ ਦੇ method use ਕੀਤੇ ਜਾਂਦੇ ਹਨ।

1. **Boiling:** ਛੋਟੇ ਸਤਰ ਤੇ water ਨੂੰ purify ਕਰਨ ਲਈ boiling ਇੱਕ common method ਹੈ। ਸਿਨੂੰ ਜਿਆਦਾਤਰ ਘਰਾਂ ਵਿੱਚ use ਕੀਤਾ ਜਾਂਦਾ ਹੈ। ਇਸ ਵਿੱਚ ਪਾਣੀ ਨੂੰ 10–15 ਮਿੰਟ ਲਈ ਪਾਣੀ ਉਬਾਲਿਆ ਜਾਂਦਾ ਹੈ। ਜਦੋਂ ਪਾਣੀ ਉਬਲਦਾ ਹੈ ਤਾਂ ਪਾਣੀ ਵਿੱਚ ਮੌਜੂਦ bacteria virus, parasite ਖਤਮ ਹੋ ਜਾਂਦੇ ਹਨ। ਤੇ ਪਾਣੀ ਕਾਫੀ ਹੱਦ ਤੱਕ pure ਹੋ ਜਾਂਦਾ ਹੈ। Boiling ਨਾਲ ਪਾਣੀ ਵਿੱਚ ਪਾਈ ਜਾਣ ਵਾਲੀ temporary hardness ਖਤਮ ਹੋ ਜਾਂਦੀ ਹੈ। ਇਸ ਦੇ ਬਾਅਦ ਪਾਣੀ ਨੂੰ store ਕੀਤਾ ਜਾਂਦਾ ਹੈ। ਪਾਣੀ store ਕਰਨ ਲਈ ਬਰਤਨ neat and clean ਹੋਣੇ ਚਾਹੀਦੇ ਹਨ ਤਾਂ ਕਿ ਪਾਣੀ ਦੁਬਾਰਾ ਤੋਂ pollute ਨਾ ਹੋਵੇ, ਇਹ method ਕਾਫੀ ਹੱਦ ਤੱਕ ਚੰਗਾ ਮੰਨਿਆ ਜਾਂਦਾ ਹੈ। ਇਸ ਵਿੱਚ fuel ਤੇ time ਕਾਫੀ ਖਤਮ ਹੋ ਜਾਂਦੇ ਹਨ।
2. **Chemical disinfection:** ਇਸ ਵਿੱਚ ਨਿਮਨਲਿਖਿਤ chemical use ਕੀਤੇ ਜਾਂਦੇ ਹਨ :
   (a) **Bleaching powder:** Water purify ਕਰਨ ਲਈ 6:8 gm/Bleaching powder per 100 litre water ਵਿੱਚ mix ਕੀਤਾ ਜਾਂਦਾ ਹੈ, ਇਸ ਨਾਲ ਪਾਣੀ ਦੀਆਂ ਅਸ਼ੁੱਧੀਆ ਖਤਮ ਹੋ ਜਾਂਦੀਆ ਹਨ।

   (b) **Chlorine tablet and solution:** Water ਨੂੰ ਸ਼ੁੱਧ ਕਰਨ ਲਈ market ਵਿੱਚ chlorine tablet ਜਿਵੇਂ : Halazone ਕਲੋਰੀਨ ਦੀ Tablet (0.5 mg) 30 liter water ਨੂੰ pure ਕਰਦੀ ਹੈ।

   Chlorine solution: 4 kg Bleaching powder 25% chlorine solution ਪਾਉਣਾ ਚਾਹੀਦਾ ਹੈ।

   (c) **Hypochlorite solution:** ਇਹ ਇੱਕ calcium ਦਾ ਤੱਤ ਹੈ। ਇਸ ਵਿੱਚ 60–70 chlorine ਹੁੰਦਾ ਹੈ। ਜਿਸ ਨਾਲ water pure ਹੁੰਦਾ ਹੈ।

   (d) **Alum:** ਘਰੇਲੂ ਸਤਰ ਤੇ ਫਰਕੜੀ ਦੁਆਰਾ ਵੀ ਪਾਣੀ ਨੂੰ ਸ਼ੁੱਧ ਕਰਨ ਲਈ use ਕੀਤਾ ਜਾਂਦਾ ਹੈ। ਇਸ ਨੂੰ ਬਹੁਤ ਘੱਟ ਮਾਤਰਾ ਵਿੱਚ use ਵਿੱਚ ਲਿਆ ਜਾਂਦਾ ਹੈ।

(e) **Potassium permenganate:** ਇਹ ਇੱਕ ਪ੍ਰਕਾਰ ਦਾ oxygen agent ਹੈ। ਇਸਦੇ ਦੁਆਰਾ ਪਾਣੀ ਨੂੰ ਥੋੜ੍ਹੇ ਸਮੇਂ ਤੱਕ ਕੀਤਾ ਜਾ ਸਕਦਾ ਹੈ। ਇਸ ਨਾਲ ਲੰਮੇ ਸਮੇਂ ਤੱਕ pure ਨਹੀਂ ਰੱਖਿਆ ਜਾ ਸਕਦਾ।

(f) **Iodine:** Water purification ਦੇ iodine ਘੱਟ use ਕੀਤਾ ਜਾਂਦਾ ਹੈ। Emergency ਹਾਲਤ ਵਿੱਚ iodine ਦੀਆਂ ਦੋ ਬੂੰਦਾਂ water ਨੂੰ pure ਕਰਦੀਆਂ ਹਨ ਤੇ ਇਸ ਦਾ ਨੁਕਸਾਨ ਹੈ ਕਿ ਇਸ ਪਾਣੀ ਦੇ taste ਨੂੰ change ਕਰ ਦਿੰਦਾ ਹੈ। Iodine ਦੀ ਕਮੀ ਦਾ ਜਿਆਦਾ ਹੋਣ ਤੇ thyroid gland ਦੀ problem ਹੋ ਜਾਂਦੀ ਹੈ।

3. **Domestic filter:** ਇਸ method ਵਿੱਚ small scale ਤੇ ਪਾਣੀ ਨੂੰ filter ਕੀਤਾ ਜਾਂਦਾ ਹੈ ਤੇ ਉਸਨੂੰ ਪੀਣ ਯੋਗ ਬਣਾਇਆ ਜਾਂਦਾ ਹੈ। ਇਸ ਪ੍ਰਕਾਰ ਦੇ filtration ਵਿੱਚ ਨਿਮਨਲਿਖਿਤ method use ਕੀਤੇ ਜਾਂਦੇ ਹਨ
   (a) Cloth filter
   (b) Aquaguard filter

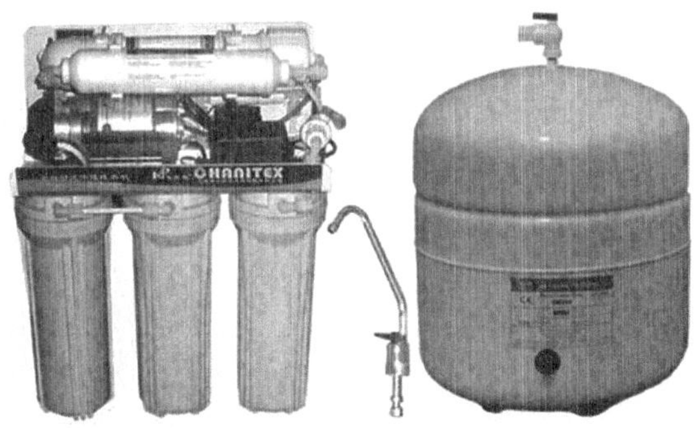

Fig. 9.5: Domestic filter aquaguard

Ceramic filter ਨੂੰ ਵਾਰ-ਵਾਰ ਸਾਫ ਕਰਨਾ ਪੈਂਦਾ ਹੈ। Ceramic filter ਨੂੰ candle filter ਵੀ ਕਹਿੰਦੇ ਹੈ। ਇਸ ਵਿੱਚ filter ਦੇ centre ਵਿੱਚ ਇੱਕ ਟਿਊਬ ਵਰਗੀ structure ਲੱਗੀ ਹੁੰਦੀ ਹੈ। ਜਿਸਨੂੰ candle ਕਹਿੰਦੇ ਹਨ। ਇਹ candle infusorial earth ਤੋਂ ਬਣੀ ਹੁੰਦੀ ਹੈ। ਇਸ ਵਿੱਚ ਛੋਟੇ-ਛੋਟੇ ਬਹੁਤ ਜਿਆਦਾ ਛੇਸ ਹੁੰਦੇ ਹਨ। ਇਸ ਵਿੱਚ ਪਾਣੀ ਹੋ ਕੇ ਬਾਹਰ ਆਉਂਦਾ ਹੈ।

Purification of Large Scale

1. **Storage:** Purification ਕਰਨ ਲਈ ਸਭ ਤੋਂ ਪਹਿਲਾਂ ਪਾਣੀ ਨੂੰ storage ਕੀਤਾ ਜਾਂਦਾ ਹੈ। Store ਕਰਨ ਲਈ ਪਾਣੀ ਨੂੰ ਪਹਿਲਾਂ ponds, intact ਦੇ ਅੰਦਰ 24 ਘੰਟੇ ਤੱਕ ਪਾਣੀ ਨੂੰ store ਕੀਤਾ ਜਾਂਦਾ ਹੈ। Store ਕਰਨ ਨਾਲ ਪਾਣੀ ਵਿੱਚ ਪਾਣੀ ਜਾਣ ਵਾਲੀ 40% ਅਸ਼ੁੱਧੀਆ ਹੇਠਾਂ ਬੈਠ ਜਾਂਦੀ ਹੈ ਤੇ ਪਾਣੀ ਕਾਫੀ ਹੱਦ ਤੱਕ pure ਹੋ ਜਾਂਦਾ ਹੈ। ਪਾਣੀ ਨੂੰ ਨਿਮਨਲਿਖਿਤ 3 stages ਵਿੱਚ pure ਕੀਤਾ ਜਾਂਦਾ ਹੈ।
   (a) **Physical:** ਇਸ ਵਿੱਚ gravity ਦੇ ਕਾਰਨ ਕਈ ਅਸ਼ੁੱਧੀਆ ਹੇਠਾਂ ਬੈਠ ਜਾਂਦੀਆ ਹਨ। ਇਸ ਦੌਰਾਨ 90% ਅਸ਼ੁੱਧੀਆਂ ਅਘੁੱਲਣਸ਼ੀਲ ਅਸ਼ੁੱਧੀਆ ਹੇਠਾਂ ਬੈਠ ਜਾਂਦੀਆ ਹਨ ਤੇ ਪਾਣੀ pure ਹੋ ਜਾਂਦਾ ਹੈ।
   (b) **Chemical:** Storage ਦੇ ਦੌਰਾਨ ਕਈ chemical change ਹੋ ਜਾਂਦੇ ਹਨ। ਕਈ bacteria oxygen ਦੇ ਨਾਲ oxidise ਹੋ ਜਾਂਦੇ ਹਨ। ਤੇ ammonia ਪਾਣੀ ਨਾਲ ਘੱਟ ਹੋ ਜਾਂਦਾ ਹੈ ਤੇ migrate ਦਾ level ਵੱਧ ਜਾਂਦਾ ਹੈ।
   (c) **Biological:** Storage ਦੇ ਦੌਰਾਨ ਤਕਰੀਬਨ 90% bacteria dead ਹੋ ਜਾਂਦੇ ਹਨ। ਪਰ ਲੰਮੀ storage ਦੇ ਕਾਰਨ allege develop ਹੋ ਜਾਂਦੀ ਹੈ ਤੇ ਗੰਦੀ smell ਆਉਂਦੀ ਹੈ ਤੇ ਪਾਣੀ ਦਾ colour change ਹੋ ਜਾਂਦਾ ਹੈ।

2. **Filtration:** ਇਹ water purify ਕਰਨ ਦਾ ਦੂਸਰਾ method ਹੈ। ਇਸ ਨਾਲ ਪਾਣੀ ਕਾਫੀ ਹੱਦ ਤੱਕ pure ਹੋ ਜਾਂਦਾ ਹੈ। Filtration ਨਾਲ ਪਾਣੀ ਵਿੱਚ ਮੌਜੂਦ 98 ਤੋਂ 99% ਅਸ਼ੁੱਧੀਆ ਖਤਮ ਹੋ ਜਾਂਦੀਆ ਹਨ।

Slow sand: ਇਸ ਨੂੰ biological filter ਵੀ ਕਹਿੰਦੇ ਹਨ। ਇਸਨੂੰ ਸਭ ਤੋਂ ਪਹਿਲਾਂ 1804 ਵਿੱਚ Scotland ਵਿੱਚ use ਕੀਤਾ ਗਿਆ ਸੀ। ਇਸ ਪਾਣੀ ਨੂੰ pure ਕਰਨ ਦਾ ਸਭ ਤੋਂ ਚੰਗਾ ਤਰੀਕਾ ਮੰਨਿਆ ਜਾਂਦਾ ਹੈ। ਇਸ process ਵਿੱਚ ਸਭ ਤੋਂ ਪਹਿਲਾਂ impure water ਨੂੰ store ਕੀਤਾ ਜਾਂਦਾ ਹੈ ਤੇ 1 ਤੋਂ 2 ਦਿਨ ਬਾਅਦ slow sand filter ਵਿੱਚ ਪਾਇਆ ਜਾਂਦਾ ਹੈ। Slow sand filter ਵਿੱਚ ਉੱਪਰ ਤੋਂ ਨੀਚੇ ਤੱਕ ਕਾਫੀ layer ਬਣੀ ਹੁੰਦੀ ਹੈ। ਇਸ ਦੇ ਕਾਰਨ ਪਾਣੀ pure ਹੁੰਦਾ ਹੈ। ਇਹ ਨਿਮਨਲਿਖਿਤ ਹੈ :

1. **Standing water:** ਇਹ ਰੇਤ ਦੀ ਤਹਿ ਦੇ ਉੱਪਰ ਹੁੰਦਾ ਹੈ। ਇਸ ਦੀ ਗਹਿਰਾਈ। ਤੋਂ 1.5 meter ਹੁੰਦੀ ਹੈ। ਇਸ ਗਹਿਰਾਈ ਦਾ ਸਤਰ ਹਮੇਸ਼ਾ ਇਕੋ ਜਿਹਾ ਬਣਾ ਕੇ ਰੱਖਿਆ ਜਾਂਦਾ ਹੈ।

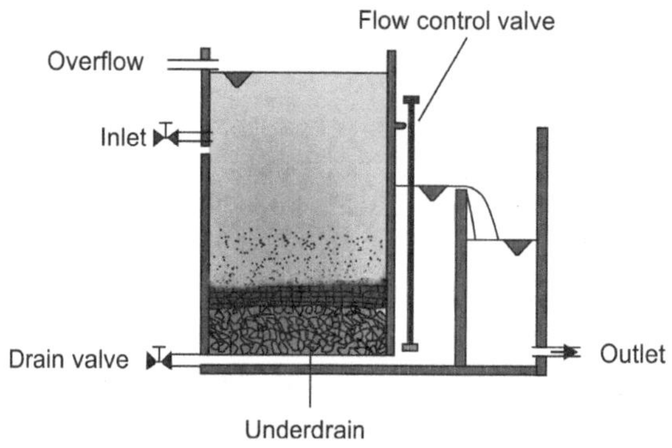

Fig. 9.6: Slow sand filter

(a) **Sand layer:** ਇਹ 1 ਤੋਂ 2 ਮੀਟਰ ਮੋਟੀ ਹੁੰਦੀ ਹੈ। ਇਹ layer ਰੇਤ ਦੇ ਛੋਟੇ-2 ਟੁੱਟੇ ਹੋਏ ਪੱਥਰਾਂ ਦੀ ਬਣੀ ਹੁੰਦੀ ਹੈ। ਇਸ layer ਵਿੱਚ ਪਾਣੀ ਘੰਟਿਆਂ ਤੱਕ ਰੇਤ ਵਿਚੋਂ ਰਿਸਦਾ ਰਹਿੰਦਾ ਹੈ।

(b) **Vital layer:** ਉਪਯੋਗ ਦੇ ਤਿੰਨ ਦਿਨ ਬਾਅਦ ਰੇਤ ਦੇ ਉੱਪਰ ਇੱਕ layer ਬਣ ਜਾਂਦੀ ਹੈ। ਜਿਸਨੂੰ zoological layer ਕਹਿੰਦੇ ਹਨ। ਇਹ filter ਦੇ ਲਈ ਇੱਕ heart ਦਾ ਕੰਮ ਕਰਦੀ ਹੈ। ਇਸ layer ਨੂੰ ਬਣਾਉਣ ਲਈ ਤਿੰਨ ਦਿਨ ਦਾ time ਲੱਗਦਾ ਹੈ। ਇਸ layer ਆਪਣੇ ਅੰਦਰ ਮਰੇ ਹੋਏ virus ਆਦਿ ਨੂੰ ਪਕੜ ਕੇ ਰੱਖਦੀ ਹੈ ਤੇ ਉਸਨੂੰ oxidise ਵੀ ਕਰਦੀ ਹੈ। ਇਸ ਲਈ slow sand filter ਦਾ ਪਾਣੀ ਤਿੰਨ ਦਿਨ ਦੇ ਬਾਅਦ use ਕੀਤਾ ਜਾਂਦਾ ਹੈ।

(c) **Coarse sand:** ਤੀਸਰੀ ਪਰਤ ਨੂੰ coarse sand layer ਕਹਿੰਦੇ ਹਨ ਤੇ ਮਿੱਟੀ ਦੇ ਛੋਟੇ-ਛੋਟੇ ਕੰਕਰ use ਕੀਤੇ ਜਾਂਦੇ ਹਨ।

(d) **Gravel layer:** ਇਸ ਵਿੱਚ ਵੱਡੇ ਪੱਥਰਾਂ ਦਾ use ਕੀਤਾ ਜਾਂਦਾ ਹੈ, ਇਹ layer ਸਾਰੀ layer ਨੂੰ support provide ਕਰਦੀ ਹੈ।

(e) **Drainage:** ਹੇਠਾਂ ਵਾਲੀ layer ਵਿੱਚ ਨਿਕਾਸ ਨਦੀਆ ਲੱਗੀਆ ਹੁੰਦੀਆਂ ਹਨ। ਜਿਨ੍ਹਾਂ ਦੇ ਦੁਆਰਾ ਸ਼ੁਧ ਪਾਣੀ ਨੂੰ collect ਕਰ ਲਿਆ ਜਾਂਦਾ ਹੈ।

(f) **Valves:** Filtration rate ਨੂੰ ਬਣਾਈ ਰੱਖਣ ਲਈ drains ਵਿੱਚ valves ਲਗਾਏ ਜਾਂਦੇ ਹਨ। ਜਦੋਂ ਕਦੇ vital layer ਦੀ length ਵੱਧ ਜਾਂਦੀ ਹੈ ਤਾਂ ਉਸਦਾ ਕੁੱਝ ਭਾਗ ਕੱਢ ਦਿੱਤਾ ਜਾਂਦਾ ਹੈ ਤੇ ਕੁੱਝ ਭਾਗ ਫਿਲਟਰ ਦੁਆਰਾ ਕੰਮ ਕਰਨਾ ਸ਼ੁਰੂ ਕਰ ਦਿੰਦਾ ਹੈ।

2. **Rapid sand filter:** Rapid sand filter ਪਹਿਲੀ ਵਾਰ 1885 ਵਿੱਚ US ਵਿੱਚ ਆਇਆ ਸੀ। ਇਹ ਦੋ ਪ੍ਰਕਾਰ ਦਾ ਹੁੰਦਾ ਹੈ।
   (a) Gravity type (Patterson's filter)
   (b) Pressure type (candy's filter)

Rapid sand filter ਵਿੱਚ ਪਾਣੀ ਨੂੰ purify ਕਰਨ ਦੀ ਨਿਮਨਲਿਖਿਤ ਤਰੀਕੇ ਹਨ :

(a) Coagulation – water add ਕਰਨਾ
(b) Mixing – ਪਾਣੀ ਘੁਲਾਉਣਾ
(c) Flocculation – ਹੌਲੀ-ਹੌਲੀ ਅੱਗੇ ਜਾਣ ਦਿੱਤਾ
(d) Sedimentation
(e) Filtration

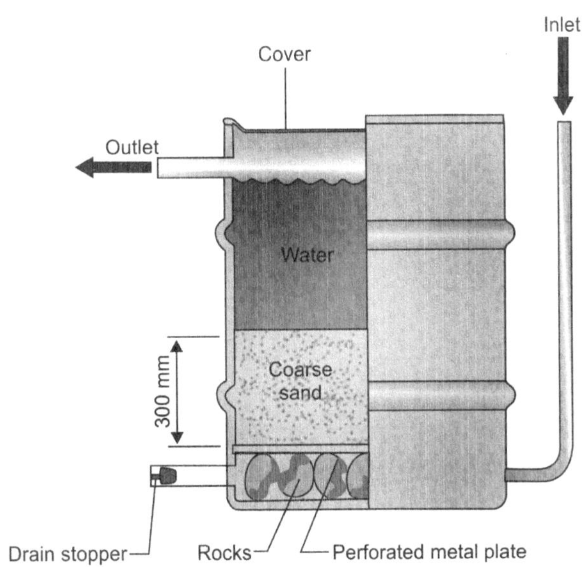

Fig. 9.7: Rapid sand filter

1. **Raw water:** Raw water ਨੂੰ ਸਭ ਤੋਂ ਪਹਿਲਾਂ alum ਨੂੰ ਮਿਲਾਇਆ ਜਾਂਦਾ ਹੈ ਇਸ ਨਾਲ ਪਾਣੀ ਦੀ turbidity and colour remove ਹੋ ਜਾਂਦਾ ਹੈ। Alum ਨੂੰ 5 ਤੋਂ 40 mg/lt ਮਿਲਾਇਆ ਜਾਂਦਾ ਹੈ। ਇਹ amount ਪਾਣੀ ਦੀ turbity ਤੇ depend ਕਰਦਾ ਹੈ।
   (a) **Mixing:** Alum ਮਿਲਾਉਣ ਦੇ ਬਾਅਦ ਕੁੱਝ ਮਿੰਟਾਂ ਦੇ ਬਾਅਦ ਪਾਣੀ ਨੂੰ mixing chamber ਵਿੱਚ ਭੇਜਿਆ ਜਾਂਦਾ ਹੈ ਇਸ ਤਰ੍ਹਾਂ ਪਾਣੀ ਦੀ agitation ਹੁੰਦੀ ਹੈ। ਜਿਸ ਨਾਲ ਚੰਗੀ ਤਰ੍ਹਾਂ ਪਾਣੀ pure ਹੋ ਜਾਂਦਾ ਹੈ।
   (b) **Flocculation:** ਇਸ ਦੇ ਬਾਅਦ ਪਾਣੀ ਨੂੰ flocculation chamber ਵਿੱਚ ਪਾਇਆ ਜਾਂਦਾ ਹੈ। ਇਥੇ ਪਾਣੀ ਨੂੰ 30 minutes ਦੇ ਲਈ slowly agitated ਕੀਤਾ ਜਾਂਦਾ ਹੈ।

(c) **Sedimentation:** Flocculation ਦੇ ਬਾਅਦ ਪਾਣੀ ਨੂੰ sedimentation tank ਵਿੱਚ 2 ਤੋਂ 6 ਘੰਟੇ ਲਈ ਰੱਖਿਆ ਜਾਂਦਾ ਹੈ। Ammonium ਦੇ ਕੁੱਝ ਕਣ, ਅਸ਼ੁੱਧੀਆਂ ਹੇਠਾਂ ਬੈਠ ਜਾਂਦੀਆਂ ਹਨ ਤੇ ਪਾਣੀ ਸਾਫ ਦਿਖਾਈ ਦੇਣ ਲੱਗਦਾ ਹੈ।

(d) **Filtration:** ਹੁਣ ਸਾਫ ਕੀਤੇ ਪਾਣੀ ਨੂੰ rapid sand filtration ਵਿੱਚ ਪਾਇਆ ਜਾਂਦਾ ਹੈ ਜੋ 99% ਪਾਣੀ ਨੂੰ ਸ਼ੁੱਧ ਕਰ ਦਿੰਦਾ ਹੈ। Rapid sand filter just slow sand filter ਦੀ ਤਰ੍ਹਾਂ ਹੁੰਦਾ ਹੈ। ਇਸ ਵਿੱਚ ਵੀ filter ਕਰਨ ਦਾ method ਜਿਵੇਂ : Sand, gravel layer ਹੁੰਦੀ ਹੈ, ਫਿਲਟਰ ਪਾਣੀ ਨੂੰ ਪਾਈਪ ਦੇ ਦੁਆਰਾ collect ਕਰ ਲਿਆ ਜਾਂਦਾ ਹੈ। ਇਸ ਵਿੱਚ slow sand filter ਦੀ ਤਰ੍ਹਾਂ layer ਬਣਦੀ ਹੈ, ਪਰ ਇਹ slow sand filter ਦੀ ਬਜਾਏ ਘੱਟ ਮੋਟੀ ਹੁੰਦੀ ਹੈ। ਜਿਵੇਂ-ਜਿਵੇਂ ਪਾਣੀ filter ਕਰਦੇ ਰਹਿੰਦੇ ਹਾਂ, ਉਵੇਂ ਹੀ filter bed ਚੰਗਾ ਹੋ ਜਾਂਦਾ ਹੈ, ਇਸ stage ਵਿੱਚ filter ਦੀ back washing ਕੀਤੀ ਜਾਂਦੀ ਹੈ, ਇਸ ਤਰ੍ਹਾਂ ਫਿਲਟਰ ਸਾਫ ਹੋ ਜਾਂਦਾ ਹੈ, ਇਹ process ਕਰਨ ਵਿੱਚ 15 ਮਿੰਟ ਦਾ ਸਮਾਂ ਲੱਗਦਾ ਹੈ।

Difference between Rapid sand filter and slow sand filter

	(1) Rapid sand filter	(2) slow sand filter
1. Space	Little space	Large area
2. Rate of filtration	200 m.g.a.d.	2–3 m.g.a.d.
3. Preliminary treatment	Chemical coagulation	Plain sedimentation
4. Effective size of sand	0.4-0.7 mm	0.15–0.30 mm
5. Washing	by back washing	by scrapping the sand bed
6. Operation	Highly skilled	Less skilled
7. Remove of turbidity	Good	Good
8. Remove of color	Good	Fair
9. Removal of bacteria	98-99%	99.9–99.9%
10. Method	mechanical	Biological
11. Water purify	20 crore gallary/ acre/day	20–30 lakh allergy/acre/day
12. Water use	Direct use	Initially storage

2. **Disinfection:** Disinfection ਦਾ ਮਤਲਬ chlorination ਤੋਂ ਹੈ।

Chlorination: Water ਨੂੰ purify ਕਰਨ ਦਾ final step ਹੈ। ਇਹ harmful bacteria ਨੂੰ kill ਕਰਦਾ ਹੈ। ਅਤੇ ਪਾਣੀ ਨੂੰ ਪੀਣਯੋਗ ਬਣਾਉਂਦਾ ਹੈ। ਇਹ ਇੱਕ oxidizing agent ਹੈ। ਇਹ oxidize iron, magnesium ਤੇ ਹਾਈਡ੍ਰੋਜਨ ਸਲਫਾਈਡ ਨੂੰ oxidise ਕਰਦਾ ਹੈ।

Chlorine demand of H_2O: Chlorination ਤੋਂ ਪਹਿਲਾਂ water ਦੇ ਲਈ chlorine demand ਨੂੰ estimate ਕਰਨਾ ਪੈਂਦਾ ਹੈ। Bacteria ਨੂੰ distroy ਕਰਨ ਲਈ organic mater ਨੂੰ oxidize ਕਰਨ ਲਈ ਜਿੰਨੀ amount ਵਿੱਚ chlorine ਦੀ ਜਰੂਰਤ ਹੈ ਉਸਨੂੰ chlorine demand of H_2O ਕਹਿੰਦੇ ਹਨ। ਇਸ demand ਨੂੰ ਪਤਾ ਲਗਾਉਣ ਲਈ water ਨੂੰ ਲੈਬੋਟਰੀ ਵਿੱਚ ਭੇਜਿਆ ਜਾਂਦਾ ਹੈ।

(a) **Break point:** ਵਿਹ ਇੱਕ ਇਸ ਤਰ੍ਹਾਂ ਦਾ point ਹੈ। ਜਿਸ ਤੇ water ਨੂੰ ਕਲੋਰੀਨ ਦੀ fully demand ਮਿਲ ਜਾਂਦੀ ਹੈ।

(b) **Free residual chlorine:** ਜੇਕਰ break point ਤੋਂ ਜਿਆਦਾ ਪਾਣੀ ਵਿੱਚ ਕਲੋਰੀਨ ਜਿਆਦਾ ਹੈ ਤਾਂ ਉਸਨੂੰ free residual chlorine ਕਹਿੰਦੇ ਹਨ chlorination ਦੇ ਬਾਅਦ drinking water ਵਿੱਚ 0.5 mg/lt.

Residual of chlorine ਪਾਈ ਜਾਂਦੀ ਹੈ, ਇਸ free residual chlorine ਦਾ purpose ਪਾਣੀ ਵਿੱਨ ਜੇਕਰ ਕੋਈ bacteria ਰਹਿ ਜਾਵੇ destroy ਕਰਨਾ ਹੁੰਦਾ ਹੈ।

(c) **Orthotolidine Test:** ਇਹ ਇੱਕ ਬਹੁਤ useful test ਹੈ ਇਸ test ਨਾਲ ਪਾਣੀ ਵਿੱਚ free residual of chlorine ਦੀ ਮਾਤਰਾ ਦਾ ਪਤਾ ਲਗਾ ਸਕਦੇ ਹਾਂ।

Chlorine and its derivative: ਪਾਣੀ ਨੂੰ disinfect ਕਰਨ ਲਈ chlorine ਨਿਮਨਲਿਖਿਤ ਹੈ :

1. Chlorine gas
2. Chloramine
3. Bleaching powder
4. High test hypochlorite (HTH)

DISINFECTION OF WELLS

Epidemic ਦੇ ਦੌਰਾਨ well water ਨੂੰ large scale ਤੇ purify ਕਰਨ ਦੀ ਜਰੂਰਤ ਹੁੰਦੀ ਹੈ। Well water ਨੂੰ disinfect ਕਰਨ ਲਈ ਨਿਮਨਲਿਖਿਤ step ਹੈ।

1. **Measurement of well:** Well ਨੂੰ disinfect ਕਰਨ ਲਈ ਸਭ ਤੋਂ ਪਹਿਲਾਂ well ਦੇ diameter depth ਨੂੰ ਮਾਪਾਂਗੇ। Well ਦੇ diameter ਜਾਂ depth ਨੂੰ ਮਾਪਣ ਲਈ rope/tap ਦੀ help ਲਵਾਂਗੇ।
2. **Amount of water:** ਮਾਪਣ ਦੇ ਬਾਅਦ well ਦੀ amount check ਕੀਤੀ ਜਾਂਦੀ ਹੈ।

   Formula: ਪਾਣੀ ਨੂੰ ਮਾਪਣ ਦਾ ਫਾਰਮੂਲਾ = Volume (liters) = $\frac{3.14 \times d2 \times h}{4} \times 1000 = 1000$

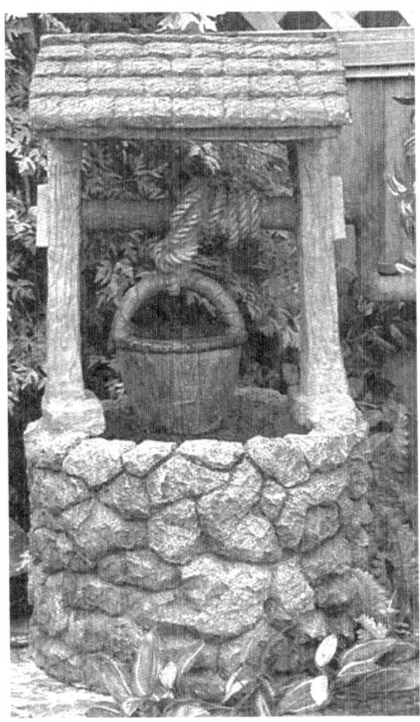

Fig. 9.8: Well

3. **Amount of bleaching powder:** 1000 liter ਪਾਣੀ ਵਿੱਚ 2.5 gm bleaching powder add ਕੀਤਾ ਜਾਂਦਾ ਹੈ।
4. **Mixing of bleaching powder:** ਸਭ ਤੋਂ ਪਹਿਲਾਂ ਇੱਕ bucket ਵਿੱਚ bleaching powder ਤੇ ਪਾਣੀ ਪਾ ਕੇ paste ਬਣਾਵਾਂਗੇ। Paste ਬਣਾਉਣ ਦੇ ਬਾਅਦ ਬਾਲਟੀ ਦੇ 3 ਚੌਥਾਈ ਭਾਗ ਤੱਕ ਪਾਣੀ ਪਾਵਾਂਗੇ ਤੇ ਇਸਨੂੰ 5 ਤੋਂ 10 ਮਿੰਟ ਲਈ ਰੱਖਿਆ ਜਾਂਦਾ ਹੈ। ਤਾਂ ਇਸ ਵਿੱਚ ਮੌਜੂਦ ਚੂਨਾ ਹੇਠਾਂ ਬੈਠ ਜਾਵੇ।

   ਹੁਣ ਸਾਫ ਪਾਣੀ ਨੂੰ ਦੂਸਰੀ ਬਾਲਟੀ ਵਿੱਚ ਪਾਇਆ ਜਾਂਦਾ ਹੈ ਤੇ ਇਸ ਪਾਣੀ ਨੂੰ well ਦੇ ਪਾਣੀ ਵਿੱਚ ਮਿਲਾ ਦਿੱਤਾ ਜਾਂਦਾ ਹੈ।

   ਇਸ process ਦੇ ਦੌਰਾਨ ਇੱਕ ਘੰਟੇ ਤੱਕ ਖੂਹ ਦੇ ਪਾਣੀ ਦੀ 90% ਅਸ਼ੁੱਧੀਆਂ ਖਤਮ ਹੋ ਜਾਂਦੀਆਂ ਹਨ।
5. **Addition of bleaching powder solution:** ਸਾਫ ਪਾਣੀ ਨੂੰ ਖੂਹ ਦੇ ਪਾਣੀ ਵਿੱਚ add ਕੀਤਾ ਜਾਂਦਾ ਹੈ।
6. **Contact period:** ਇੱਕ ਘੰਟੇ ਤੱਕ ਖੂਹ ਦੇ ਪਾਣੀ ਨੂੰ use ਨਹੀਂ ਕੀਤਾ ਜਾਂਦਾ।
7. **Ortho tolidine test:** ਇੱਕ ਘੰਟੇ ਬਾਅਦ OTT test ਕਰਦੇ ਹਨ। ਜੇਕਰ ਪਾਣੀ ਵਿੱਚ bleaching powder ਦੀ amount 0.5 mg/lt. ਤੋਂ ਘੱਟ ਹੋਵੇ ਤਾਂ bleaching powder ਥੋੜ੍ਹ ਜਿਹਾ add ਕਰਦੇ ਹਨ। Well ਦੀ disinfection ਜਿਆਦਾਤਰ ਰਾਤ ਨੂੰ ਕੀਤੀ ਜਾਂਦੀ ਹੈ।

HAZARDS OF WATER POLLUTION

Water pollution ਤੋਂ ਨਿਮਨਲਿਖਿਤ ਪਾਈਆ ਜਾਂਦੀਆ ਹਨ :

1. **Biological Hazards:** Biological Hazards ਨੂੰ ਪੰਜ ਭਾਗਾਂ ਵਿੱਚ ਵੰਡਿਆ ਜਾਂਦਾ ਹੈ।
   (a) **Waterborne Disease:** ਨਿਮਨਲਿਖਿਤ disease water ਦੇ ਅੰਦਰ ਕਈ ਪ੍ਰਕਾਰ ਦੇ agent ਹੁੰਦੇ ਹਨ, ਜਿਸ ਦੇ ਕਾਰਨ ਇਹ ਫੈਲਦੀ ਹੈ।
   - **Virus:** Virus hepatitis, polio
   - **Bacteria:** Cholera, thyroid, diarrhoea dysentery
   - **Protozoa:** Amoebiasis giardiasis
   - **Parasites:** Roundworm, Threadworm

   (b) **Water washed disease:** ਜੋ disease water ਦੇ ਕਾਰਨ ਸਾਡੀ body ਦੇ ਬਾਹਰੀ ਸਤਰ ਤੇ ਪਾਈ ਜਾਂਦੀ ਹੈ ਜਿਸਨੂੰ water washed disease ਕਹਿੰਦੇ ਹਨ। ਜਿਵੇਂ : Scabies, skin clear, etc.

   (c) **Water based disease:** ਜੋ disease water ਵਿੱਚ ਪਾਈ ਜਾਣ ਵਾਲੇ equated agent ਦੇ ਕਾਰਨ ਹੁੰਦੀ ਹੈ ਉਸਨੂੰ water based disease ਕਹਿੰਦੇ ਹਨ। ਜਿਵੇਂ : Roundworm, threadworm, etc.

   (d) **Water breeding disease:** ਜੋ disease water ਵਿੱਚ ਪੈਦਾ ਹੋਣ ਵਾਲੇ ਮੱਖੀ-ਮੱਛਰ ਦੇ ਕਾਰਨ ਹੁੰਦੀ ਹੈ ਉਸਨੂੰ breeding disease ਕਹਿੰਦੇ ਹਨ। ਜਿਵੇਂ : Malaria, filaria.
2. **Chemical Hazards:** Water ਦੇ ਅੰਦਰ ਕਈ ਪ੍ਰਕਾਰ ਦੇ chemical ਵੀ person ਦੀ body ਦੇ ਅੰਦਰ disease ਪੈਦਾ ਕਰਦੇ ਹਨ। ਜਿਵੇਂ : Minerals, bleaching powder, etc. ਜੇਕਰ ਅਧਿਕ ਮਾਤਰਾ ਤੇ ਪੈਣ ਤਾ health ਤੇ ਬੁਰਾ ਪ੍ਰਭਾਵ ਪਾਉਂਦੇ ਹਨ। ਜਿਵੇਂ : ਆਈਓਡੀਨ ਦੀ ਕਮੀ ਨਾਲ goitre ਅਤੇ floride ਦੀ ਕਮੀ ਨਾਲ dental carries.

UNIT 10

ਵਾਧੂ ਪਦਾਰਧਾਂ ਤੇ ਮਲ-ਮੂਤਰ ਨੂੰ ਸੁੱਟਣ ਦੀ ਵਿਵਸਥਾ
(Disposal of Excrets and Waste)

EXCRETA DISPOSAL

Human excreta infection ਦਾ main sources ਹੈ ਕਿਉਂਕਿ ਇਸਦੇ ਅੰਦਰ ਬਹੁਤ ਸਾਰੇ bacteria virus ਤੇ protozoa ਪਾਏ ਜਾਂਦੇ ਹਨ ਜੇਕਰ ਇਸਨੂੰ proper ਤਰੀਕੇ ਨਾਲ dispose ਨਾ ਕੀਤਾ ਜਾਵੇ ਤਾਂ ਕਈ ਪ੍ਰਕਾਰ ਦੀ disease ਦਾ ਕਾਰਨ ਬਣਦਾ ਹੈ।

Health Hazards by Human Excreta

1. Human excreta ਦੇ ਖੁਲ੍ਹੇ ਵਿੱਚ ਪਏ ਰਹਿਣ ਕਾਰਨ problems ਹੋ ਜਾਂਦੀ ਹੈ।
   (a) Soil pollution
   (b) H_2O pollution
   (c) Foot pollution
   (d) Air pollution (bad smell ਆਉਂਦੀ ਹੈ)
   (e) Breading of flies of mosquitoes
2. Disease transmission

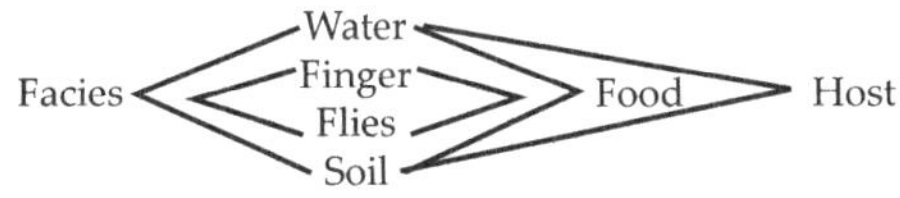

Method of Excreta Disposal

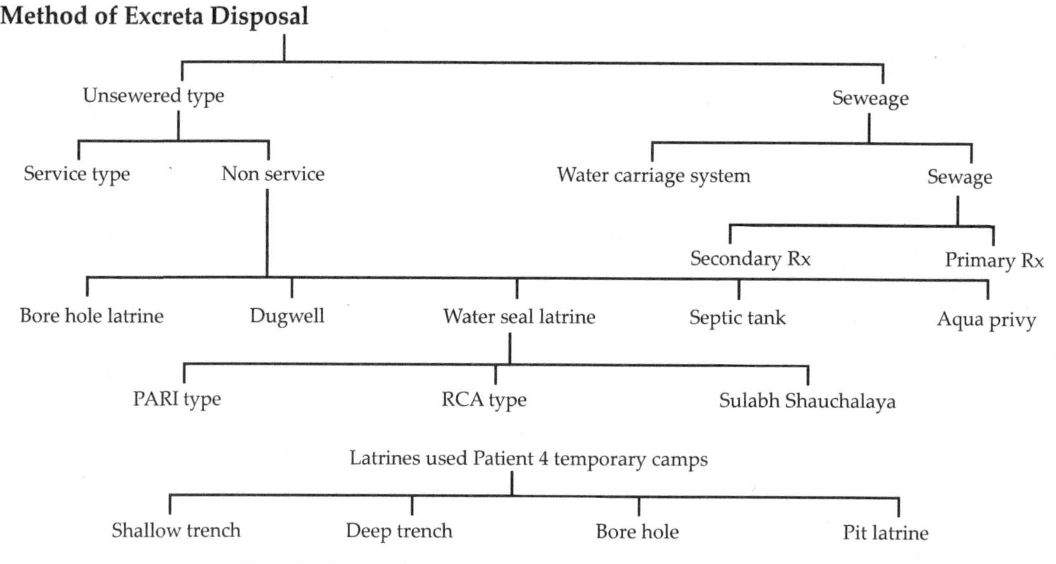

UNSEWERED TYPE

Service Type

ਇਹ ਪ੍ਰਕਾਰ ਦੀ latrine ਵਿੱਚ ਸਫਾਈ ਕਰਮਚਾਰੀਆਂ ਦੀ ਬਾਲਟੀਆਂ ਦੇ ਦੁਆਰਾ human excreta ਨੂੰ ਕੱਢ ਕੇ ਇਕੱਠਾ ਕਰਕੇ ਉਸਨੂੰ ਸਹਿਰ ਤੋਂ ਦੂਰ ਲਿਜਾਇਆ ਜਾਂਦਾ ਹੈ। ਇਸ ਪ੍ਰਕਾਰ ਦੀ service ਦੇ ਕਾਰਨ service type latrine ਕਿਹ ਜਾਂਦਾ ਹੈ। ਇਹ method ਨੂੰ ਪੁਰਾਣੇ ਸਮੇਂ ਵਿੱਚ use ਕੀਤਾ ਜਾਂਦਾ ਹੈ। ਪਰ ਅੱਜਕੱਲ੍ਹ ਵੀ India ਕੁੱਝ ਹਿੱਸਿਆਂ ਵਿੱਚ ਉਹ method use ਕੀਤਾ ਜਾਂਦਾ ਹੈ।

Demerits

1. Excreta ਨੂੰ ਖੁਲੇ ਵਿੱਚ ਪਏ ਰਹਿਣ ਕਾਰਨ ਉਸ ਉਤੇ ਮੱਖੀ, ਮੱਛਰ ਆਦਿ ਫੈਲਦੇ ਹਨ।
2. ਇਸ ਦੇ ਦੁਆਰਾ air ਤੇ soil pollution ਹੁੰਦਾ ਹੈ।
3. Person ਦੇ ਦੁਆਰਾ excreta ਨੂੰ ਬਾਲਟੀਆਂ ਦੇ ਨਾਲ ਇੱਕਠਾ ਕਰਨਾ ਇੱਕ satisfied ਕੰਮ ਨਹੀਂ ਸੀ।
4. ਇਸ ਕੰਮ ਦੇ ਲਈ equipment ਕਰਨੀ ਬਹੁਤ ਜਿਆਦਾ ਮੁਸ਼ਕਿਲ ਹੁੰਦੇ ਸਨ।

Non-Service Type

Non-service type latrine ਨੂੰ sanitary latrine ਵੀ ਕਿਹਾ ਜਾਂਦਾ ਹੈ।

1. Sanitary latrine ਉਹ ਹੁੰਦੀ ਹੈ ਜੋ ground or surface water ਨੂੰ pollute ਨਹੀਂ ਕਰਦੀ।
2. Soil pollution ਨਹੀਂ ਕਰਦੀ।
3. Excreta flies, rodent, mosquitoes and animals ਆਦਿ ਦਾ breeding place ਨਹੀਂ ਬਣਦਾ।
4. ਇਸ ਨਾਲ bad odour ਨਹੀਂ ਆਉਂਦੀ।
5. ਇਸ ਨਾਲ unsightly appearance ਨਹੀਂ ਹੁੰਦੀ।

Bore-Hole Latrine

India ਵਿੱਚ ਇਸ ਪ੍ਰਕਾਰ ਦੇ latrine rock feller foundation ਦੇ ਦੁਆਰਾ 1930 ਵਿੱਚ ਲਿਆਈ ਗਈ ਸੀ।

1. ਇਸ ਪ੍ਰਕਾਰ ਦੀ latrine ਵਿੱਚ 30 ਤੋਂ 40 cm ਦਾ diameter ਗੋਲ ਆਕਾਰ ਵਿੱਚ shake ਕੀਤਾ ਜਾਂਦਾ ਹੈ। ਅਤੇ ਇਸ shade ਦੇ ਨੀਚੇ 6 cm ਗਹਿਰਾ pits ਖੁਦਿਆ ਜਾਂਦਾ ਹੈ।
2. Hole ਦੇ ਉੱਪਰ sides ਤੇ ਪੈਰਾਂ ਵਾਲੀ ਜਗ੍ਹਾ ਤੋਂ ਸੀਮੇਂਟ ਤੇ ਕੰਕਰ ਦੇ ਦੁਆਰਾ ਪੱਕਾ ਕੀਤਾ ਜਾਂਦਾ ਹੈ।
3. ਇਸ ਪ੍ਰਕਾਰ ਦੀ latrine 5–6 member ਵਾਲੇ ਪਰਿਵਾਰ ਦੇ (ਪਰਿਵਾਰ) ਘਰ ਦੇ ਲਈ 1 ਤੋਂ 6 ਸਾਲ ਤੋਂ ਜਿਆਦਾ ਚਲ ਸਕਦੀ ਹੈ।
4. ਜਦੋਂ bore hole ਉੱਪਰ ਤੋਂ ਭਰਾ ਹੋਇਆ ਦਿਖਾਈ ਦੇਣ ਲੱਗੇ। ਤਾਂ side ਤੇ ਨਵੀਂ ਜਗ੍ਹਾ ਤੇ latrine ਬਣਾ ਦਿੱਤੀ ਜਾਂਦੀ ਹੈ।
5. ਹੋਰ ਅਨੇਕਾਂ latrine ਦੀ ਤਰ੍ਹਾਂ ਵੀ bore hole latrine ਵੀ water supply ਦੇ sources ਤੋਂ 15 m ਦੂਰੀ ਤੇ ਹੋਣੀ ਚਾਹੀਦੀ ਹੈ।

Merits/Advantage

1. ਸਫਾਈ ਕਰਨ ਲਈ ਕਿਸੇ ਕਰਮਚਾਰੀ ਦੀ ਜਰੂਰਤ ਨਹੀਂ ਪੈਂਦੀ।
2. Hole ਵਿੱਚ ਰੋਸ਼ਨੀ ਨਾ ਹੋਣ ਦੇ ਕਾਰਨ ਉਥੋਂ ਤੱਕ ਮੱਖੀਆ ਨਹੀਂ ਪਹੁੰਚਦੇ।
3. ਇਸ ਨਾਲ soil hole water pollution ਨਹੀਂ ਹੁੰਦੀ।

Demerits/Advantage

1. ਘੱਟ ਸਮਤਾ ਹੋਣ ਦਾ ਕਾਰਨ bore hole latrine ਬਹੁਤ ਜਲਦੀ ਭਰ ਜਾਂਦੀ ਹੈ।
2. ਇਸਨੂੰ ਪੁੱਟਣ ਲਈ ਕਾਫੀ instrument ਦੀ ਜਰੂਰਤ ਹੁੰਦੀ ਹੈ।
3. ਜਿੰਨ੍ਹਾ area ਵਿੱਚ sub soiled water ਦਾ level high ਹੁੰਦੀ ਹੈ।
4. ਉਸ area ਵਿੱਚ ਮਿੱਟੀ ਜਿਆਦਾ ਗਿੱਲੀ ਹੋ ਜਾਂਦੀ ਹੈ। ਜਿਸਦੇ ਕਾਰਨ bore hole ਦੀ ਖੁਦਾਈ ਕਰਨਾ ਮੁਸ਼ਕਿਲ ਹੁੰਦੀ ਹੈ।

Dug Well Latrine

ਇਹ ਵੀ ਇੱਕ ਪ੍ਰਕਾਰ ਦੀ ਖੱਡੇ ਵਾਲੀ latrine ਹੁੰਦੀ ਹੈ। ਇਹ latrine ਸਭ ਤੋਂ ਪਹਿਲਾਂ singur ਵਿੱਚ 1949–50 ਵਿੱਚ ਬਣਾਈ ਗਈ ਸੀ। ਇਹ latrine bore hole latrine ਤੋਂ ਜਿਆਦਾ ਸਹੀ ਹੁੰਦੀ ਹੈ। ਇਹ ਖੱਡੇ ਦਾ ਘੇਰਾ ਵੱਡਾ ਹੁੰਦਾ ਹੈ ਤੇ ਜਦੋਂ ਇਹ ਭਰ ਜਾਵੇ ਤਾਂ ਨਵੇਂ ਖੱਡੇ ਦਾ ਨਿਰਮਾਣ ਕੀਤਾ ਜਾਂਦਾ ਹੈ।

Advantages

1. ਇਹ ਅਧਿਕ ਸਮੇਂ ਤੱਕ ਕੰਮ ਵਿੱਚ ਲਈ ਜਾਂਦੀ ਹੈ।
2. ਛੋਟੇ ਪਰਿਵਾਰ ਵਿੱਚ ਇਹ 5 ਸਾਲ ਤੋਂ ਜਿਆਦਾ ਕੰਮ ਆਉਂਦੀ ਹੈ।

Water Seal Latrine

Water seal latrine ਨੂੰ hand flushed latrine ਵੀ ਕਹਿੰਦੇ ਹਨ। ਇਸ ਪ੍ਰਕਾਰ ਦੀ latrine rural area ਵਿੱਚ ਪਾਈ ਜਾਂਦੀ ਹੈ। ਇਹ latrine ਸਸਤੀ ਤੇ ਸਾਫ ਸੁਥਰੀ ਹੁੰਦੀ ਹੈ।

1. **PRAI Type:** ਇਸਨੂੰ planning research and action institute ਦੇ ਦੁਆਰਾ ਬਣਾਈ ਗਈ ਹੈ।

2. **RCA Type:** ਇਹ ਭਾਰਤ ਸਰਕਾਰ ਦੇ ਸਿਹਤ ਮੰਤਰਾਲੇ ਦੇ research come action project ਦੇ ਦੁਆਰਾ ਤਿਆਰ ਕੀਤੀ ਗਈ ਸੀ। ਇਹ latrine ਦੇਸ਼ ਦੇ ਬਹੁਤ ਵੱਡੇ ਪੈਮਾਨੇ ਤੇ ਇਸਤੇਮਾਲ ਕੀਤਾ ਗਿਆ water seal latrine ਨੂੰ ਤਿੰਨ types ਦੇ part ਦੇ size ਇੱਕ ਤਰ੍ਹਾਂ ਦੇ ਹੁੰਦੇ ਹਨ।
   (a) **Location:** ਇਹ latrine water source ਤੋਂ 15 meter ਦੇ ਘੇਰੇ ਵਿੱਚ ਨਹੀਂ ਹੋਣੀ ਚਾਹੀਦੀ ਤਾਂ ਕਿ water pollute ਨਾ ਹੋ ਸਕੇ। ਇਹ latrine ਉਹਨਾਂ ਸਥਾਨਾਂ ਤੇ ਨਹੀਂ ਬਣਾਉਣੀ ਚਾਹੀਦੀ ਜਿੱਥੇ ਬਾਰਿਸ਼ ਦਾ ਪਾਣੀ ਇਕੱਠਾ ਹੁੰਦਾ ਹੈ।
   (b) **Squatting plate:**
      (i) ਬੈਠਣ ਦੇ ਲਈ use ਕੀਤੀ ਜਾਣ ਵਾਲੀ plate, ਸੀਮੇਂਟ ਜਾਂ ਕੰਕਰ ਦੀ ਬਣੀ ਹੁੰਦੀ ਹੈ, ਇਹ plate ਜਿਆਦਾਤਾ 3 × 9 feet ਅਤੇ 2 inch ਮੋਟੀ ਹੁੰਦੀ ਹੈ।
      (ii) Hard surface ਹੋਣ ਦੇ ਕਾਰਨ ਇਸ ਪ੍ਰਕਾਰ ਦੀ plate look worm or ਉਸਦੇ valva ਨੂੰ ਜਿੰਦਾ ਨਹੀਂ ਰਹਿਣ ਦਿੰਦੀ।
      (iii) ਸੀਮੇਂਟ ਤੇ ਕੰਕਰ ਦੇ ਬਣੇ ਹੋਣ ਦੇ ਕਾਰਨ ਇਹ plate clean ਕਰਨੀ ਬਹੁਤ ਜਰੂਰੀ ਹੈ।
   (c) **Pan:** Pan ਵਿੱਚ fecub-meter, urine, water ਨੂੰ receive ਕਰਦਾ ਹੈ। Pan ਦਾ surface smooth ਤੇ ਚਿਕਨਾ ਹੁੰਦਾ ਹੈ। ਤਾਂ ਕਿ ਉਸਦੇ ਉੱਪਰ focal meter sticky ਨਾ ਹੋ ਸਕੇ।
   (d) **Trap:** Trap water seal latrine ਦਾ ਇੱਕ ਵਿਸ਼ੇਸ਼ part ਹੈ। ਜਿਸ ਦਾ diameter 3 inch ਦੇ ਲਗਪਗ ਹੁੰਦਾ ਹੈ ਇਹ ਇੱਕ pan pipe ਹੁੰਦੀ ਹੈ। ਇਸ trap ਨੂੰ pan ਦੇ ਹੇਠਾਂ ਰੱਖਿਆਂ ਜਾਂਦਾ ਹੈ, ਇਸ ਵਿੱਚ ਹਮੇਸ਼ਾ ਥੋੜ੍ਹਾ ਪਾਈ ਇਕੱਠਾ ਰਹਿੰਦਾ ਹੈ ਤਾਂ ਕਿ ਬਾਹਰੀ ਵਾਤਾਵਰਨ ਤੋਂ latrine hole ਨੂੰ ਬੰਦ ਕਰ ਕੇ ਰੱਖਿਆ ਜਾ ਸਕੇ।

RCA: Latrine ਵਿੱਚ water seal ਦੀ ਗਹਿਰਾਈ 2 cm ਹੁੰਦੀ ਹੈ।

Merits

(a) ਇਹ bad odour ਨੂੰ prevent ਕਰਦੀ ਹੈ।
(b) ਇਹ ਮੱਖੀ, ਮੱਛਰ ਨੂੰ ਇਕੱਠਾ ਹੋਣ ਤੋਂ ਰੋਕਦੀ ਹੈ।
(c) **Connecting pipe:** ਇਹ 3 feet ਲੰਮੀ, ਅਤੇ 3 ਇੰਚ diameter ਵਾਲੀ pipe ਹੈ। ਇਹ pipe latrine ਨੂੰ severe fit ਦੇ ਨਾਲ ਜੋੜਦੀ ਹੈ।
(d) **Dug well and pit:** Sanitarian latrine ਵਿੱਚ pit ਦਾ diameter 30 inch ਹੁੰਦਾ ਹੈ ਇਸ ਦੀ ਗਹਿਰਾਈ 10 ਤੋਂ 12 feet ਹੁੰਦੀ ਹੈ। ਇਹ pit ਨੂੰ cover ਕਰ ਦਿੱਤਾ ਜਾਂਦਾ ਹੈ। Pit ਵਿੱਚ anaerobic bacteria ਦੇ ਦੁਆਰਾ ਕਈ changes ਆਉਂਦ ਹਨ ਤੇ ਇਹ night soil ਨੂੰ purify ਕਰਦੇ ਹਨ।। Purification ਦੇ ਬਾਅਦ ਜੋ ਬਚ ਜਾਂਦਾ ਹੈ ਉਸਨੂੰ ਜਦੋਂ pit full ਹੋ ਜਾਂਦਾ ਹੈ ਤਾਂ ਉਸਦੀ ਥੋੜ੍ਹੀ ਦੂਰੀ ਤੇ ਹੀ ਦੂਸਰਾ pit ਖੋਲ੍ਹ ਦਿੱਤਾ ਜਾਂਦਾ ਹੈ। ਤੇ connecting pipe duration change ਕਰਕੇ ਨਵੇਂ ਨਾਲ ਜੋੜ ਦਿੱਤਾ ਜਾਂਦਾ ਹੈ।
(e) **Super structure:** Latrine ਵਿੱਚ privacy ਬਣਾਉਣ ਲਈ sunlight ਤੇ rays ਤੋਂ ਬਚਣ ਲਈ ਚਾਰੇ ਪਾਸੇ ਘੇਰਾ ਬਣਾਇਆ ਜਾਂਦਾ ਹੈ।
(f) **Maintenance:** Sanitary latrine ਨੂੰ life time use ਕਰਨ ਲਈ ਨਿਮਨਲਿਖਿਤ ਗੱਲਾਂ ਦਾ ਧਿਆਨ ਰੱਖਣਾ ਚਾਹੀਦਾ ਹੈ।
   (i) Sanitary latrine ਤੇ ਉਸਦੇ material, maintenance ਤੇ depend ਕਰਦੀ ਹੈ।

(ii) Defication ਦੇ ਬਾਅਦ excreta ਨੂੰ flush ਕਰਨ ਲਈ ਇੱਕ ਤੋਂ ਦੋ litter ਪਾਈ ਪਾਉਣਾ ਚਾਹੀਦਾ ਹੈ। Excreta ਦੇ ਇਲਾਵਾ ਕੋਈ ਵੀ waste product latrine ਵਿੱਚ ਨਹੀਂ ਪਾਉਣਾ ਚਾਹੀਦਾ।

Pan plate ਨੂੰ neat ਤੇ clean ਰੱਖਣਾ ਚਾਹੀਦਾ ਹੈ ਤੇ ਥੋੜ੍ਹੇ ਸਮੇਂ ਬਾਅਦ ਸਾਫ ਵੀ ਕਰਨਾ ਚਾਹੀਦਾ ਹੈ।

Soap water, finale, etc. ਨੂੰ pit ਵਿੱਚ ਨਹੀਂ ਪਾਉਂਦਾ ਹੈ। Latrine ਵਿੱਚ light ਤੇ ventilation ਦਾ ਪੂਰਾ ਪ੍ਰਬੰਧ ਹੋਣਾ ਚਾਹੀਦਾ ਹੈ। Research ਦੇ ਦੁਆਰਾ (ਪੂਰਾ ਪ੍ਰਬੰਧ ਹੋਣਾ ਚਾਹੀਦਾ ਹੈ) ਇਹ ਪਾਇਆ ਗਿਆ ਹੈ ਕਿ ਇਸ method ਤੋਂ soil ਦੇ ਬਿਨ੍ਹਾ population ਦੀ health ਤੇ effect ਪਾਏ dispose ਕਰ ਸਕਦੇ ਹਾਂ।

Sulabh Sauchalaya

Sulloye latrine public health ਨਾਲ related sulabh international organization ਦੀ ਇੱਕ ਉਪਲੱਬਧੀ ਹੈ। ਇਸ ਦਾ purpose ਘੱਟ ਸਮੇਂ ਵਿੱਚ ਲੋਕਾਂ ਨੂੰ ਸੁਵਿਧਾ ਦੇਣਾ ਹੈ। ਇਹ ਸਸਤੀ type ਦੀ water seal latrine ਹੈ ਜਿਸਨੂੰ flash system ਦੇ ਦੁਆਰਾ clean ਕੀਤਾ ਜਾਂਦਾ ਹੈ। ਇਸ ਪ੍ਰਕਾਰ ਦੀ latrine RCA ਦਾ ਇੱਕ ਸੁਥਰਾ ਹੋਇਆ ਨਮੂਨਾ ਹੈ, ਜਿਸ ਵਿੱਚ ਖਾਸ ਤਰੀਕੇ ਨਾਲ ਬਣਾਏ ਗਏ pan ਤੇ water seal trap use ਕੀਤੇ ਜਾਂਦੇ ਹਨ। Decomposition ਦੇ ਬਾਅਦ excreta ਖਾਦ ਵਿੱਚ ਬਦਲ ਜਾਂਦੇ ਹਨ। ਜਿਸਨੂੰ ਖੇਤੀ-ਬਾੜੀ ਦੇ ਲਈ use ਕੀਤਾ ਜਾਂਦਾ ਹੈ। ਇਸ ਪ੍ਰਕਾਰ ਦੀ latrine ਨੂੰ seal ਕਰਨ ਲਈ ਥੋੜ੍ਹੇ ਪਾਣੀ ਦੀ ਜਰੂਰਤ ਹੁੰਦੀ ਹੈ। ਕਈ ਸੰਸਥਾਵਾਂ ਤੇ ਇਸ ਦੇ (ਇਲਾਵਾ) ਨਿਰਮਾਣ ਲਈ ਸਾਫੀ ਹੱਦ ਤੱਕ ਆਰਥਿਕ ਸਹਾਇਤਾ ਪ੍ਰਦਾਨ ਕੀਤੀ ਹੈ।

Advantages

1. ਇਹ community ਦੇ ਲਈ safe latrine ਹੈ। ਇਸ ਵਿੱਚ excreta ਨੂੰ ਸੁਰੱਖਿਅਤ ਤੌਰ ਤੇ dispose ਕੀਤਾ ਜਾ ਸਕਦਾ ਹੈ।
2. ਜਿੰਨ੍ਹਾਂ areas ਵਿੱਚ water supply ਘੱਟ ਹੈ ਉਸਨੂੰ ਆਸਾਨੀ ਨਾਲ use ਕੀਤਾ ਜਾਂਦਾ ਹੈ।
3. ਇਸ ਪ੍ਰਕਾਰ ਦੀ latrine ਸਸਤੀ ਤੇ ਬਣਾਉਣ ਲਈ ਆਸਾਨੀ ਹੁੰਦੀ ਹੈ।
4. ਇਸ ਦਾ environment water pollution ਘੱਟ ਹੁੰਦਾ ਹੈ।

Septic tank: ਇਹ method ਘਰਾਂ ਤੇ small groups ਦੇ ਲਈ use ਕੀਤਾ ਜਾਂਦਾ ਹੈ। ਇਥੇ public service ਨਹੀਂ ਹੁੰਦਾ ਉਥੇ septic tank ਦੇ ਦੁਆਰਾ excreta dispose ਕੀਤਾ ਜਾਂਦਾ ਹੈ। ਇਹ ਇੱਕ water tat tank ਹੁੰਦਾ ਹੈ ਜੋ ਕੰਕਰ ਤੇ ਸੀਮੇਂਟ ਤੋਂ ਬਣਿਆ ਹੁੰਦਾ ਹੈ। ਇਸ ਵਿੱਚ ਇੱਕ ਜਗ੍ਹਾ ਤੇ inlet ਜਿਸ ਦੇ ਦੁਆਰਾ excreta enter ਕਰਦਾ ਹੈ ਅਤੇ ਦੂਸਰੀ side ਤੇ out lead ਹੁੰਦਾ ਹੈ। ਇਸ ਦੇ ਦੁਆਰਾ effluent ਨੂੰ ਇਕੱਠਾ ਕਰ ਲਿਆ ਜਾਂਦਾ ਹੈ ਅਤੇ time to time sedge ਨੂੰ remove ਕਰਨਾ ਹੁੰਦਾ ਹੈ। ਇਸ tank 5 ਤੋਂ 7 feet ਗਹਿਰਾ ਹੁੰਦਾ ਹੈ ਤੇ ਇਹ tank ਨਾਲ ਭਰਿਆਂ ਹੁੰਦਾ ਹੈ। ਇਸ ਦੇ ਉੱਪਰ 30 cm space air ਦੇ ਲਈ ਛੱਡਿਆ ਜਾਂਦਾ ਹੈ। ਜਦੋਂ ਇਸ ਵਿੱਚ excreta ਨੂੰ ਹਵਾ ਦੇ ਦੁਆਰਾ ਅੰਦਰ ਖਿਚਿਆ ਜਾਂਦਾ ਹੈ ਤਾਂ heavy night soil settled down ਹੁੰਦਾ ਹੈ। Bacteria ਦੇ ਦੁਆਰਾ decompose ਦੇ ਬਾਅਦ ਬਚੇ ਹੋਏ excreta ਨੂੰ sulabh ਕਿਹਾ ਜਾਂਦਾ ਹੈ। Outlet pipe ਦੇ ਦੁਆਰਾ time to time ਜੋ liquid pass out ਕੀਤਾ ਜਾਂਦਾ ਹੈ ਉਸਨੂੰ effluent ਕਹਿੰਦੇ ਹਨ। ਇਹ impure water ਹੁੰਦਾ ਹੈ। Septic tank ਦੇ ਨੇੜੇ ਹੀ ਇੱਕ soakage pit ਬਣਾ ਦਿੱਤੀ ਜਾਂਦੀ ਹੈ। ਜਿਸ ਵਿੱਚ ਉਹ impure water ਜਾਂਦਾ ਹੈ।

Aqua Privy: ਇਹ septic tank ਦੀ ਤਰ੍ਹਾਂ ਹੀ ਕੰਮ ਕਰਦਾ ਹੈ। ਇਸ ਵਿੱਚ tape ਵਰਗਾ structure ਹੁੰਦਾ ਹੈ। ਜਿਸ ਵਿੱਚ ਪਾਣੀ ਖੜ੍ਹਾ ਹੁੰਦਾ ਹੈ। ਇਸਦੀ shape ਗੋਲ ਜਾਂ ਆਇਤਾਕਾਰ ਹੋ ਸਕਦੀ ਹੈ ਇਹ latrine small scale ਤੇ use ਕੀਤਾ ਜਾਂਦਾ ਹੈ।

Latrine used for Temporary

1. **Shallow Trench:** ਇਹ ਜਿਆਦਾ camps ਵਿੱਚ use ਕੀਤੀ ਜਾਂਦੀ ਹੈ, ਇਸ ਵਿੱਚ 3 cm ਦਾ ਗਹਿਰਾ trench ਹੁੰਦਾ ਹੈ ਜਿਸਦੇ ਨੇੜੇ ਮਿੱਟੀ ਦਾ ਢੇਰ ਲਗਾਇਆ ਜਾਂਦਾ ਹੈ। ਤੇ ਹਰ ਵਾਰ defecation ਕਰਨ ਦੇ ਬਾਅਦ ਉਸ ਤੇ ਮਿੱਟੀ ਪਾ ਦਿੱਤੀ ਜਾਂਦੀ ਹੈ। Trench ਨੂੰ ਭਰਨ ਤੋਂ ਪਹਿਲਾਂ ਹੀ ਮਿੱਟੀ ਨਾਲ cover ਕਰ ਦਿੱਤਾ ਜਾਂਦਾ ਹੈ। ਤੇ ਨਵਾ trench ਬਣਾ ਦਿੱਤਾ ਜਾਂਦਾ ਹੈ।
2. **Deep Trench:** ਇਹ trench camps ਵਿੱਚ ਲੰਮੇ ਸਮੇਂ use ਕੀਤੇ ਜਾਂਦੇ ਹਨ। ਇਸ ਵਿੱਚ 35 inch ਚੌੜਾ ਤੇ 6–8 ਮੀਟਰ ਗਹਿਰਾ trench ਪੁਟਿਆ ਜਾਂਦਾ ਹੈ। Privacy ਤੇ protection ਦੇ ਲਈ privacy super structure ਬਣਾ ਦਿੱਤੀ ਜਾਂਦੀ ਹੈ।

SEWERED TYPE

Water Carriage System

ਇਸ system ਨੂੰ sewage system ਵੀ ਕਿਹਾ ਜਾਂਦਾ ਹੈ। ਜਿਸ ਵਿੱਚ underground pipes fit ਕੀਤੀ ਜਾਂਦੀ ਹੈ। ਇਸ system ਦੇ ਦੁਆਰਾ human excreta, water, ਨੂੰ latrine ਤੋਂ ਬਾਹਰ ਬਿਕਲਣ ਤੋਂ ਬਾਅਦ disposable ਜਗ੍ਹਾ ਤੇ ਪਹੁੰਚਾ ਦਿੱਤਾ ਜਾਂਦਾ ਹੈ। ਅੱਜਕੱਲ੍ਹ ਇਹ method ਸ਼ਹਿਰਾਂ ਤੇ ਪਿੰਡਾਂ ਵਿੱਚ ਵੀ use ਕੀਤਾ ਜਾਂਦਾ ਹੈ। Area ਵਿੱਚ population ਜਿਆਦਾ ਹੈ। ਉਹਨਾਂ ਲਈ ਇਹ useful method ਹੈ। ਇਹ system ਨਿਮਨਲਿਖਿਤ sanitary ਦਾ ਬਣਿਆ ਹੁੰਦਾ ਹੈ।

1. **House world sanitary**
   (a) Water close
   (b) Urinals
   (c) Wash basins

   ਇਹ part India type ਤੇ western type ਵਿੱਚ ਮਿਲਦਾ ਹੈ। ਤੇ ਇਹ ਜਿਆਦਾ ਚੀਨੀ ਤੇ ਮਿੱਟੀ ਦੇ ਬਣੇ ਹੁੰਦੇ ਹਨ।
2. **House drains:** ਇਸ ਦਾ diameter 4 inch ਹੁੰਦਾ ਹੈ। ਅਤੇ ਇਹ ground level ਤੋਂ 6 feet ਹੇਠਾਂ ਬਣੇ ਹੁੰਦੇ ਹਨ ਤੇ ਇਹ courteya ਦੇ ਵਿਚਕਾਰ ਹੁੰਦੇ ਹਨ। ਪਹਿਲਾਂ ਇਹਨਾਂ ਵਿੱਚ house water ਦਾ ਪਾਣੀ ਇਕੱਠਾ ਹੁੰਦਾ ਹੈ ਤੇ ਫਿਰ street water ਨਾਲ ਮਿਲ ਜਾਂਦਾ ਹੈ।
3. **Street drains:** ਇਹ ਕਈ ਘਰਾਂ ਤੋਂ sewage ਦਾ ਪਾਣੀ ਇਕੱਠਾ ਕਰਦੀ ਹੈ ਤੇ main sewer ਤੱਕ ਪਹੁੰਚਾ ਦਿੰਦੀ ਹੈ।
4. **Main holes/traps:** ਇਹ ਇੱਕ ਪ੍ਰਕਾਰ ਦਾ ਇਸ ਤਰ੍ਹਾਂ ਦਾ method ਹੈ ਜੋ foul sewage ਵਿੱਚ bad flow ਨੂੰ ਬਾਹਰ ਨਿਕਲਣ ਤੋਂ ਰੋਕਦਾ ਹੈ ਇਸ hole ਦਾ main infection ਅਤੇ cleaning ਹੈ।

Sewage

1. **Primary Treatment:** Sewage purification ਦਾ treatment 3 stages ਵਿਚ ਹੋ ਕੇ ਗੁਜਰਦਾ ਹੈ ਜੋ ਇਸ ਪ੍ਰਕਾਰ ਹੈ।
   (a) **Screening:** Screening ਦੇ ਦੌਰਾਨ ਸਭ ਤੋਂ ਪਹਿਲਾਂ sewage ਨੂੰ metal screen ਤੋਂ ਗੁਜਰਦਾ ਹੈ ਇਸ ਤੋਂ ਤੈਰਨ ਵਾਲੇ ਪਦਾਰਥ ਜਿਵੇਂ : ਲੱਕੜੀ, ragpieces, yardages ਆਦਿ ਅਲੱਗ ਹੋ ਜਾਂਦੇ ਹਨ।

(b) **Grit chamber:** Sewage water ਨੂੰ screening ਦੇ ਬਾਅਦ grit chamber ਵਿਚੋਂ ਗੁਰਾਰਿਆ ਜਾਂਦਾ ਹੈ ਜਦੋਂ sewage water grit chamber ਵਿਚੋਂ ਗੁਜਰਦਾ ਹੈ ਤਾਂ heavier, soiled material ਹੇਠਾਂ ਬੈਠ ਜਾਂਦੇ ਹਨ ਤੇ ਇਸ ਹੇਠਾਂ ਬੈਠੇ material ਨੂੰ ਸਾਫ ਕਰਨਾ ਪੈਂਦਾ ਹੈ।

(c) **Primary sedimentation:** Sewage water ਨੂੰ huge tank ਵਿੱਚ enter ਕੀਤਾ ਜਾਂਦਾ ਹੈ। ਇਸਨੂੰ primary sedimentation tank ਕਹਿੰਦੇ ਹਨ। ਇਸ ਵਿੱਚ ਪਾਣੀ ਨੂੰ ਬਹੁਤ ਹੌਲੀ-ਹੌਲੀ flow ਕਰਵਾਇਆ ਜਾਂਦਾ ਹੈ। ਇਸ ਲੰਮੇ ਸਮੇਂ ਦੇ ਦੌਰਾਨ 50% ਤੋਂ 75% ਜੈਵਿਕ ਪਦਾਰਥ ਭਾਫ ਦੇ ਕਾਰਨ ਹੇਠਾਂ ਬੈਠ ਜਾਂਦੇ ਹਨ। ਜਦੋਂ sludge ਪਦਾਰਥ ਹੇਠਾਂ ਬੈਠਦਾ ਹੈ ਉਸਨੂੰ soiled to time ਸਾਫ ਕਰਨਾ ਪੈਂਦਾ ਹੈ।

2. **Secondary Treatment:** ਇਹ sewage purification ਦਾ second process ਹੁੰਦਾ ਹੈ, ਜਿਸਨੂੰ aerobic oxidation ਵੀ ਕਹਿੰਦੇ ਹਨ। ਇਸਦੇ point ਨਿਮਨਲਿਖਿਤ ਹੈ :

(a) **Trickling filter method:** ਇਸ filter ਨੂੰ percolating filter ਵੀ ਕਹਿੰਦੇ ਹਨ। ਇਸ ਵਿੱਚ stones ਦਾ bed ਹੁੰਦਾ ਹੈ, ਇਹ bed 4 ਤੋਂ 8 feet ਗਹਿਰਾ, 6 ਤੋਂ 100 feet diameter ਵਿੱਚ ਹੁੰਦਾ ਹੈ। Effluent ਨੂੰ primary sedimentation ਤੋਂ ਲੈ ਕੇ stones ਦੇ bed ਦੀ ਉੱਪਰ sprinkle ਕੀਤਾ ਜਾਂਦਾ ਹੈ। Effluent water stones ਦੇ ਜਰੀਏ ਹੌਲੀ-ਹੌਲੀ ਹੇਠਾ ਜਾਂਦਾ ਹੈ ਤੇ Aerobic bacteria ਦੇ ਦੁਆਰਾ water purify ਹੁੰਦਾ ਹੈ। ਇਸ process ਵਿੱਚ stone feet ਦੇ ਉੱਪਰ slening layer ਹੁੰਦੀ ਹੈ, ਜਿਸਨੂੰ zoological layer ਕਹਿੰਦੇ ਹਨ। ਇਹ layer sewage water ਨੂੰ purify ਕਰਨ ਦਾ ਕੰਮ ਕਰਦੀ ਹੈ।

(b) **Activities sludges:** ਇਹ process sewage water ਨੂੰ purify ਕਰਨ ਦਾ modern method ਹੈ। ਇਸਨੂੰ water ਨੂੰ (chamber) tank ਦੇ ਦੁਆਰਾ ਸਿੱਧਾ aeration chamber ਵਿੱਚ ਭੇਜਿਆ ਜਾਂਦਾ ਹੈ। ਜਿੱਥੇ ਇਸਨੂੰ active sludge ਵਿੱਚ ਮਿਲਾ ਦਿੱਤਾ ਜਾਂਦਾ ਹੈ। ਜਿਸ ਦੇ ਅੰਦਰ ਬਹੁਤ ਸਾਰੇ aerobic bacteria ਹੁੰਦੇ ਹਨ। Aeration chamber ਦੇ ਹੇਠਾਂ ਜਾਂ bottom ਵਿੱਚ air jump ਕੀਤੀ ਜਾਂਦੀ ਹੈ ਤੇ machine ਦੇ ਦੁਆਰਾ ਇਸ process ਵਿੱਚ 6 ਘੰਟੇ ਲੱਗਦੇ ਹਨ। ਇਸ process ਦੇ ਦੌਰਾਨ aerobic bacteria, water, ਨਾਈਟਰੇਟ ਵਿੱਚ change ਕਰ ਦਿੰਦੇ ਹਨ। ਤੇ ਇਸ ਤਰ੍ਹਾਂ ਪਾਣੀ ਸਾਫ ਹੁੰਦਾ ਹੈ।

(c) **Final sedimentation:** Stickling filter ਤੇ activities sludge ਦੇ ਦੌਰਾਨ ਪਾਣੀ ਨੂੰ final sedimentation tank ਵਿੱਚ ਭੇਜਿਆ ਜਾਂਦਾ ਹੈ। ਜਿਸ ਵਿੱਚ ਜੋ sludge collect ਕੀਤਾ ਜਾਂਦਾ ਹੈ ਉਸਨੂੰ activated ਜਾਂ aerated sludge ਕਹਿੰਦੇ ਹਨ। ਇਸ sludge ਵਿੱਚ sennight soil ਵੀ add ਹੁੰਦੀ ਹੈ। Activated sludge ਨੂੰ ਦੁਬਾਰਾ ਤੋਂ aeration chamber ਵਿੱਚ pump ਕਰ ਦਿੰਦੇ ਹਨ। ਤੇ ਬਾਕੀ ਦੇ ਬਚੇ material ਨੂੰ next tank ਵਿੱਚ ਭੇਜ ਦਿੱਤਾ ਜਾਂਦਾ ਹੈ।

(d) **Disposal of effluent:** Final sedimentation tank ਵਿੱਚ effluent ਨੂੰ chlorinate ਕੀਤਾ ਜਾਂਦਾ ਹੈ ਅਤੇ ਕਿਸੇ suitable land, river, etc. ਵਿੱਚ dispose ਕੀਤਾ ਜਾਂਦਾ ਹੈ।

(e) **Sludge digestion:** ਜੋ sludge ਸਾਰੇ sedimentation tank ਤੋਂ collect ਕੀਤੇ ਜਾਂਦੇ ਹਨ ਉਸਨੂੰ ਇੱਕ tank ਵਿੱਚ ਪਾ ਦਿੱਤਾ ਜਾਂਦਾ ਹੈ। ਜਿਸਨੂੰ sludge digestion tank ਕਹਿੰਦੇ ਹਨ। ਜਿੱਥੇ sludge anaerobic bacteria ਦੇ ਦੁਆਰਾ purify ਕੀਤਾ ਜਾਂਦਾ ਹੈ। ਇਸ process ਵਿੱਚ 2 ਤੋਂ 3 ਮਹੀਨੇ ਲੱਗ ਜਾਂਦੇ ਹਨ।

Other Method of Sewage Water

1. **Sea outfall:** Sea cost town sewage water ਨੂੰ ਬਿਨਾਂ purification ਦੇ sea ਵਿੱਚ add ਕਰ ਦਿੰਦੇ ਹਨ। ਇਹ ਜਿਆਦਾਤਰ ਮੁਬੰਈ area ਵਿੱਚ ਹੁੰਦਾ ਹੈ। ਇਸ ਵਿਚੋਂ ਕੁੱਝ ਹਿੱਸੇ ਨੂੰ ਜੀਵ-ਜੰਤੂ ਖਾ ਲੈਂਦੇ ਹਨ ਤੇ ਕੁੱਝ ਹੌਲੀ-ਹੌਲੀ oxidize ਹੋ ਜਾਂਦਾ ਹੈ।

ਇਸ method ਦੀ ਸਭ ਤੋਂ ਵੱਡੀ ਕਮੀ ਇਹ ਹੈ ਕਿ ਸਮੁੰਦਰ ਦੀਆਂ ਤੇਜ਼ ਲਹਿਰਾਂ ਦੇ ਕਾਰਨ sewage ਦਾ material ਕਿਨਾਰੇ ਤੇ ਇੱਕਠਾ ਹੋ ਜਾਂਦਾ ਹੈ ਤੇ ਦੇਖਣ ਵਿੱਚ ਚੀਦਾ ਲੱਗਦਾ ਹੈ ਤੇ ਬੀਮਾਰੀਆ ਫੈਲਣ ਦਾ ਡਰ ਰਹਿੰਦਾ ਹੈ।

2. **River outfall:** ਇਸ ਜਗ੍ਹਾ ਤੇ sewage material ਨੂੰ river ਵਿੱਚ ਪਾ ਦਿੱਤਾ ਜਾਂਦਾ ਹੈ। ਜਿਸਨੂੰ river outfall ਕਹਿੰਦੇ ਹਨ। ਇਸਦਾ ਸਭ ਤੋਂ ਵੱਡਾ method ਹੈ ਕਿ ਲੋਕ ਇਸਨੂੰ ਪੀਣ ਵਿੱਚ use ਕਰਦੇ ਹਨ।
3. **Land treatment:** ਕਈ ਪਿੰਡਾਂ ਵਿੱਚ sewage material ਨੂੰ primary sedimentation ਦੇ ਬਾਅਦ ਬਚੇ ਹਿੱਸੇ ਨੂੰ land ਤੇ ਸੁੱਟ ਦਿੱਤਾ ਜਾਂਦਾ ਹੈ। ਤੇ ਬਾਅਦ ਵਿੱਚ land ਨੂੰ ਖੇਤੀ-ਬਾੜੀ ਦੇ ਲਈ use ਕੀਤਾ ਜਾਂਦਾ ਹੈ। ਇਹ method ਉਸ area ਤੇ ਠੀਕ ਰਹਿੰਦਾ ਹੈ ਜਿੱਥੇ ਉੱਥੇ ਪਹਿਲਾਂ land ਦੀ ਖੁਦਾਈ ਕੀਤੀ ਜਾਂਦੀ ਹੈ ਤੇ ਫਿਰ ਉਸ ਤੇ sewage material ਨੂੰ ਪਾਇਆ ਜਾਂਦਾ ਹੈ। ਇਸ ਪ੍ਰਕਾਰ ਦੇ method ਨੂੰ ਬਾਰਿਸ ਦੇ ਸਮੇਂ ਅਤੇ ਕਿਸੇ ਇੱਕ ਪਾਸੇ ਭਾਫ ਹੋਣ ਦੇ ਕਾਰਨ sewage material ਇੱਕ ਜਗ੍ਹਾ ਤੇ ਸੁੱਟ ਦਿੱਤਾ ਜਾਂਦਾ ਹੈ।
4. **Oxidation ponds:** Sewage treatment ਦਾ ਸਮਤਾ method ਹੈ ਉਸਨੂੰ water sterilization ਵੀ ਕਹਿੰਦੇ ਹਨ। India ਵਿੱਚ ਲਗਪਗ 50 ponds ਸਥਾਪਿਤ ਕੀਤੇ ਜਾ ਰਹੇ ਹਨ। ਇਸ ਵਿੱਚ 3 ਤੋਂ 5 ਗਹਿਰਾ shallow pond ਬਣਾਇਆ ਜਾਂਦਾ ਹੈ ਜਿਸ ਤੇ ਇੱਕ ਜਗ੍ਹਾ inled ਤੇ outled ਹੁੰਦੀ ਹੈ।

Oxidation ਦੀ quality ਨੂੰ improve ਕਰਨ ਲਈ ਤਿੰਨ ਗੱਲਾਂ ਦਾ ਹੋਣਾ ਜਰੂਰੀ ਹੈ।

1. At ponds ਵਿੱਚ Algi ਦਾ present ਹੋਣਾ
2. Sunlight
3. Different type of bacteria.

REFUSE DISPOSAL/WASTE DISPOSAL

Refuse ਦਾ meaning discard ਕੀਤਾ ਗਿਆ waste material ਹੈ।

Types of Refuse

Refuse ਦੋ ਤਰ੍ਹਾਂ ਦਾ ਹੁੰਦਾ ਹੈ

1. **Solid refuse:** ਇਹ ਉਹ waste ਹੈ ਜੋ ਘਰਾਂ, ਗਲੀਆਂ ਤੇ ਫੈਕਟਰੀਆਂ ਤੋਂ
2. **Wet refuse:** Like sewage

Source of Refuse

1. **Domestic refuse:** ਘਰਾਂ ਵਿਚੋਂ ਕਈ ਪ੍ਰਕਾਰ ਦੀਆ ਚੀਜਾਂ ਜੋ discard ਕੀਤੀ ਜਾਂਦੀ ਹੈ, ਉਸਨੂੰ domestic ਕਹਿੰਦੇ ਹਨ ਜਿਵੇਂ
2. **Street refuse:** ਗਲੀਆਂ, ਸੜਕਾਂ ਦੀ ਸਫਾਈ ਕਰਨ ਦੇ ਬਾਅਦ ਨਿਕਲਣ ਵਾਲੇ waste material ਨੂੰ street refuse ਕਹਿੰਦੇ ਹਨ ਜਿਵੇਂ : Papers, wooden pieces
3. **Market refuse:** Market refuse ਵਿੱਚ ਵੱਡੀ ਮਾਤਰਾ ਵਿੱਚ ਬਚੀਆਂ ਹੋਈਆਂ ਸਬਜੀਆਂ, ਛਿਲਕੇ ਤੇ ਪਸ਼ੂਆ ਦਾ waste material ਸ਼ਾਮਿਲ ਹੈ।
4. **Dead animals:** ਪਸ਼ੂਆਂ ਦੀ ਮੌਤ ਹੋਣ ਤੋਂ ਉਹਨਾਂ ਦੀਆਂ ਬਚੀਆਂ ਹੋਈਆਂ ਹੱਡੀਆਂ ਤੇ ਖੱਲ ਵੀ waste material ਹੁੰਦੀ ਹੈ।

5. **Industrial waste:** ਫੈਕਟਰੀਆਂ ਅਤੇ ਕਾਰਖਾਨਿਆਂ ਵਿਚੋਂ ਕਾਫੀ ਮਾਤਰਾ ਵਿੱਚ waste ਇਕੱਠਾ ਹੁੰਦਾ ਹੈ ਜਿਵੇਂ : ਸਟੀਲ, Fabric.

Health Hazards by Refuse

ਸਾਡੇ ਘਰਾਂ ਦੇ ਆਸ-ਪਾਸ ਜੋ refuse ਇਕੱਠਾ ਹੁੰਦਾ ਹੈ, ਉਹ ਸਾਡੀ health ਨੂੰ ਬਹੁਤ ਜਿਆਦਾ ਪ੍ਰਭਾਵਿਤ ਕਰਦਾ ਹੈ ਜਿਵੇਂ : Refuse ਦੇ ਉੱਪਰ ਬੈਠਣ ਵਾਲੀ ਮੱਖੀ, ਮੱਛਰ ਆਦਿ Diarrhoea, vomiting, Dengue, malaria ਆਦਿ ਰੋਗ ਹੁੰਦੇ ਹਨ।

(a) Refuse ਦੇ ਇਕੱਠਾ ਹੋਣ ਦੇ ਕਾਰਨ ਕਈ ਪ੍ਰਕਾਰ ਦੇ insects, rodents and harmful organism ਪੈਦਾ ਹੁੰਦੇ ਹਨ।
(b) ਇਹ ਸਭ ਕੁੱਝ ਸਾਡੇ ਖਾਣ-ਪੀਣ ਦੇ ਦੁਆਰਾ ਅੰਦਰ ਜਾ ਕੇ ਕਈ ਪ੍ਰਕਾਰ ਦੀ disease ਕਰਦੇ ਹਨ।

Method of Refused Waste Disposal

Refuse ਨੂੰ dispose ਕਰਨ ਦੇ ਕਈ ਤਰੀਕੇ ਹਨ। ਜਿਵੇਂ : 1. Burning, 2. Dumping, 3. Control tipping, 4. Composting, 5. Feeding to animals

1. **Burning:** Waste ਨੂੰ burning ਦੇ ਦੁਆਰਾ ਖਤਮ ਕੀਤਾ ਜਾਂਦਾ ਹੈ ਕਿਉਂਕਿ ਇਹ ਇੱਕ ਸਮਤਾ, ਆਸਾਨ ਤੇ ਵਧੀਆ ਤਰੀਕਾ ਹੈ। ਇਹ hospital ਵਿੱਚ ਇਕੱਠੇ ਹੋਏ ਕੂੜੇ-ਕਰਕਟ ਨੂੰ ਨਸ਼ਟ ਕਰਨ ਲਈ ਜਿਆਦਾਤਰ use ਕੀਤਾ ਜਾਂਦਾ ਹੈ। ਕਿਉਂਕਿ hospital ਦੇ refuse ਬਹੁਤ ਜਿਆਦਾ infection ਫੈਲਾਉਣ ਵਾਲੇ organism ਹੁੰਦੇ ਹਨ। ਜੋ ਕਿ ਖੁਲੇ ਪਏ ਰਹਿਣ ਜਲਾ ਦੇ ਨਸ਼ਟ ਕਰਦੇ ਹਾਂ ਜਿਸ ਮਸ਼ੀਨ ਵਿੱਚ hospital ਦੇ waste ਨੂੰ ਨਸ਼ਟ ਕਰਦੇ ਹਾਂ ਉਸਨੂੰ incinerator ਕਹਿੰਦੇ ਹਨ। ਇਸ ਪ੍ਰਕਾਰ ਦੇ ਕੂੜੇ ਵਿੱਚ ਕੱਚ, metal ਦੇ ਕੁੱਝ ਟੁਕੜੇ ਵੀ ਪਾਏ ਜਾਂਦੇ ਹਨ। ਜਿਨ੍ਹਾਂ ਨੂੰ ਜਲਾਉਣਾ ਬਹੁਤ ਮੁਸ਼ਕਿਲ ਹੁੰਦਾ ਹੈ, ਇਸ ਲਈ ਉਹਨਾਂ ਨੂੰ ਪਹਿਲਾਂ ਇੱਕ ਦੂਜੇ ਤੋਂ ਅਲੱਗ ਕਰ ਦਿੱਤਾ ਜਾਂਦਾ ਹੈ ਤੇ ਫਿਰ ਕੂੜੇ ਨੂੰ ਜਲਾ ਦਿੱਤਾ ਜਾਂਦਾ ਹੈ।
2. **Dumping:** ਇਸ method ਦੇ ਅਨੁਸਾਰ waste ਨੂੰ ਉਸ ਸਥਾਨ ਤੇ ਪਾ ਦਿੱਤਾ ਜਾਂਦਾ ਹੈ ਜਿੱਥੇ ਜਮੀਨ ਦਾ ਸਤਰ ਹੇਠਾਂ ਹੁੰਦਾ ਹੈ ਤਾਕਿ ਜਮੀਨ ਦਾ level ਵੀ ਆਸ-ਪਾਸ ਦੀ ਜਮੀਨ ਦੇ ਬਰਾਬਰ ਹੋ ਜਾਵੇ ਹੌਲੀ-ਹੌਲੀ ਇਹ waste ਖਾਦ ਵਿੱਚ ਬਦਲ ਜਾਂਦਾ ਹੈ ਤੇ ਇਸ ਪ੍ਰਕਾਰ ਦੀ land ਨੂੰ ਬਾਅਦ ਵਿੱਚ ਸਬਜੀਆਂ ਦੇ ਉਗਾਉਣ ਦੇ use ਵਿੱਚ ਲਿਆ ਜਾਂਦਾ ਹੈ।

   Merits

   (a) ਇਸ land ਨੂੰ ਅਸੀਂ ਖੇਤੀ-ਬਾੜੀ ਦੇ ਲਈ use ਕਰ ਸਕਦੇ ਹਾਂ।
   (b) ਇਹ method low lying area ਦੇ ਲਈ ਬਹੁਤ ਵਧੀਆ ਹੈ। ਕਿਉਂਕਿ ਇਸ ਨਾਲ ਜਮੀਨ ਦਾ ਸਤਰ ਉੱਚਾ ਹੋ ਜਾਂਦਾ ਹੈ।

   Demerits

   ਇਹ method ਅੱਜਕਲ ਇੰਨ੍ਹਾਂ use ਨਹੀਂ ਹੁੰਦਾ, ਕਿਉਂਕਿ ਇਸ ਲਾਨ soul pollution, air pollution ਅਤੇ water pollution ਹੁੰਦਾ ਹੈ।
3. **Control tipping:** ਇਹ refuse disposal ਦਾ ਸਭ ਤੋਂ ਵਧੀਆ method ਹੈ। ਇਸ ਵਿੱਚ 3 ਫੁੱਟ ਗਹਿਰਾ trench ਪੁੱਟਿਆ ਜਾਂਦਾ ਹੈ। ਫਿਰ ਇਸ refuse ਪਾ ਦਿੱਤਾ ਜਾਂਦਾ ਹੈ ਤੇ ਫਿਰ ਮਿੱਟੀ ਨਾਲ ਉੱਪਰ ਤੋਂ cover ਕਰ ਦਿੱਤਾ ਜਾਂਦਾ ਹੈ। 3 ਤੋਂ 6 ਮਹੀਨੇ ਦੇ ਅੰਦਰ ਇਸ ਵਿੱਚ chemical, bacterial action ਹੁੰਦਾ ਹੈ। ਜਿਸਦੇ ਦੌਰਾਨ ਇਹ waste

manure (ਖਾਦ) ਵਿੱਚ change ਹੋ ਜਾਂਦਾ ਹੈ। ਫਿਰ manure ਨੂੰ ਬਾਹਰ ਕੱਢਿਆ ਜਾਂਦਾ ਹੈ ਤੇ ਖੱਡੇ ਨੂੰ ਦੁਬਾਰਾ ਭਰ ਦਿੱਤਾ ਜਾਂਦਾ ਹੈ।

Merits

(a) ਇਹ ਵਧੀਆ ਤਰੀਕਾ ਹੈ, ਕਿਉਂਕਿ ਇਸ ਨਾਲ ਸਾਨੂੰ ਜਿਆਦਾ ਮਾਤਰਾ ਵਿੱਚ ਖਾਦ ਮਿਲਦੀ ਹੈ।
(b) ਇਸ ਵਿੱਚ ਮੱਖੀਆ, ਮੱਛਰ ਆਦਿ ਇਕੱਠੇ ਨਹੀਂ ਹੁੰਦੇ।
(c) Pit ਨੂੰ ਵੀ reused ਕੀਤਾ ਜਾਂਦਾ ਹੈ।
(d) ਇਸ ਨਾਲ water pollution ਘੱਟ ਹੋਣ ਦੇ chances ਹੁੰਦੇ ਹਨ।
(e) Pit ਨੂੰ ਮਿੱਟੀ ਨਾਲ cover ਕਰਨ ਲਈ extra labour ਦੀ ਜਰੂਰਤ ਨਹੀਂ ਹੁੰਦੀ।

Demerits

ਇਸ ਦੇ ਲਈ ਜਮੀਨ ਜਿਆਦਾ use ਹੁੰਦੀ ਹੈ।

4. **Composting:** ਕਈ India town ਤੇ ਛੋਟੇ ਸਹਿਰਾਂ ਵਿੱਚ refuse ਨੂੰ human excreta ਦੇ ਨਾਲ ਨਸ਼ਟ ਕੀਤਾ ਜਾਂਦਾ ਹੈ, ਅਤੇ ਇਸ method ਨੂੰ composting ਕਹਿੰਦੇ ਹਨ। Composting ਦੇ ਦੋ type ਹੁੰਦੇ ਹਨ :
   (a) **Aerobic type:** ਇਸ ਵਿੱਚ ਸਾਰਾ ਕੰਮ ਮਸ਼ੀਨਾਂ ਦੇ ਦੁਆਰਾ ਪੂਰਾ ਕੀਤਾ ਜਾਂਦਾ ਹੈ। ਕੱਚ ਦੇ ਟੁਕੜੇ, ਲੋਹੇ ਦੇ ਟੁਕੜੇ ਨੂੰ ਅਲੱਗ ਕੀਤਾ ਜਾਂਦਾ ਹੈ ਤੇ ਬਚੇ ਹੋਏ material ਨੂੰ machine ਵਿੱਚ ਪਾ ਦਿੰਦੇ ਹਨ ਤੇ ਮਸ਼ੀਨ ਉਹਨਾਂ ਨੂੰ ਛੋਟੇ-ਛੋਟੇ ਟੁਕੜਿਆਂ ਵਿੱਚ ਵੰਡ ਦਿੰਦੀ ਹੈ। Machine ਵਿੱਚ ਪਿਸੇ ਹੋਏ waste ਨੂੰ excreta ਦੇ ਨਾਲ mix ਕਰ ਦਿੰਦੇ ਹਨ। ਤੇ 4 ਤੋਂ 6 ਮਹੀਨੇ ਦੇ ਬਾਅਦ ਖਾਦ ਵਿੱਚ change ਹੋ ਜਾਂਦਾ ਹੈ। ਇਹ method ਜਿਆਦਾ waste ਨੂੰ ਖਤਮ ਕਰਨ ਲਈ use ਵਿੱਚ ਲਿਆ ਜਾਂਦਾ ਹੈ। ਜਿਵੇਂ :
   (b) **Anaerobic:** ਇਸ ਵਿੱਚ 1 meter ਗਹਿਰਾ pit ਪੁੱਟਿਆ ਜਾਂਦਾ ਹੈ। ਜੋ ਕਿ 2.5 cm ਚੌੜਾ, 10 cm ਲੰਮਾ ਹੁੰਦਾ ਹੈ। ਇਸ ਵਿੱਚ ਸਭ ਤੋਂ ਹੇਠਾਂ 15 cm ਤੱਕ refuse ਦੀ ਪਰਤ ਛਿਡਾ ਦਿੰਦੇ ਹਨ ਤੇ ਬਾਅਦ ਵਿੱਚ excreta ਦੀ lair ਛਿਡਾਉਂਦੇ ਹਨ। ਇਹ ਉਦੋਂ ਤੱਕ ਕਰਦੇ ਰਹਿੰਦੇ ਹਨ ਜਦੋਂ ਤੱਕ pit ਦੀ ਗਹਿਰਾਈ 30 cm ਤੱਕ ਰਹਿ ਜਾਵੇ ਤੇ ਬਾਅਦ ਵਿੱਚ ਉਸਨੂੰ ਮਿੱਟੀ ਦੇ ਨਾਲ cover ਕਰਦੇ ਹਨ ਤੇ ਉਸਨੂੰ (ਮਿੱਟੀ ਦੇ ਨਾਲ) ਪੰਜ ਮਹੀਨੇ ਦੇ ਬਾਅਦ ਕਈ anaerobic ਦੇ ਨਾਲ ਫਿਰ ਖਾਦ ਵਿੱਚ change ਹੋ ਜਾਂਦਾ ਹੈ।

Demerits

ਇਹ ਇੱਕ sanitary method ਨਹੀਂ ਹੈ। ਕਿਉਂਕਿ ਇਸ ਵਿੱਚ excreta ਦੀ lair ਵਿਛਾਉਣ ਲਈ human labour ਦੀ ਜਰੂਰਤ ਹੁੰਦੀ ਹੈ।

AIR POLLUTION

ਜਦੋਂ ਬਾਹਰੀ ਵਾਤਾਵਰਨ ਤੋਂ ਕਿਸੇ ਤਰ੍ਹਾਂ ਦੇ ਤੱਤ ਮਿਲ ਜਾਂਦੇ ਹਨ ਜੋ ਹਵਾ ਨੂੰ ਦੂਸ਼ਿਤ ਕਰਦੇ ਹਨ, ਉਹਨਾਂ ਨੂੰ air pollution ਕਹਿੰਦੇ ਹਨ।

Cause/sources of Air Pollution

Air pollution ਦੇ ਕਈ sources ਹੈਂ :

1. **Industrial:** ਫੈਕਟਰੀਆ, ਕਾਰਖਾਨਿਆਂ ਤੋਂ ਨਿਕਲਣ ਵਾਲਾ ਧੂੰਆ, dust, gases ਆਦਿ air pollution ਦਾ ਕਾਰਨ ਬਣਦੇ ਹਨ।

2. **Domestic:** ਘਰਾਂ ਵਿੱਚ use ਕੀਤਾ ਜਾਣ ਵਾਲਾ ਕੋਲਾ, ਲੱਕੜੀ, ਤੇਲ ਆਦਿ ਨਾਲ ਵੀ air pollute ਹੁੰਦੀ ਹੈ।
3. **Automobiles:** Private vehicles ਦੀ ਵਧਦੀ ਹੋਈ ਸੰਖਿਆਂ ਦੇ ਕਾਰਨ Air pollute ਵੱਧ ਰਿਹਾ ਹੈ।
4. **Scientific research:** ਵਿਗਿਆਨੀਆਂ ਦੇ ਦੁਆਰਾ ਕੀਤੀ ਜਾਣ ਵਾਲੀ research ਤੇ ਕਈ ਪ੍ਰਕਾਰ ਦੇ ਪ੍ਰਮਾਣੂ ਪ੍ਰਿਖਣ ਨਾਲ air pollution ਹੁੰਦਾ ਹੈ।
5. **Others:** ਖੇਤਾਂ ਵਿੱਚ use ਕੀਤੇ ਜਾਣ ਵਾਲੇ ਖਾਦ, ਕੀੜੇਮਾਰ ਦਵਾਈਆਂ ਨਾਲ ਵੀ air pollution ਵਧਦਾ ਹੈ।
   (a) Waste tubes ਨੂੰ ਜਲਾਉਣ ਨਾਲ ਵੀ air pollute ਹੁੰਦੀ ਹੈ ਜਿਵੇਂ : ਪਲਾਸਟਿਕ ਟਿਊਬ ਆਦਿ।
   (b) ਰੁੱਖਾਂ ਨੂੰ ਕੱਟਣ ਨਾਲ ਵੀ air pollute ਹੁੰਦੀ ਹੈ।
   (c) Chemical gases ਨਾਲ air pollution ਵਧਦਾ ਹੈ।
   (d) ਓਜੋਨ ਪਰਤ ਵਿੱਚ ਬਦਲਾਵ ਦੇ ਕਾਰਨ

Effect by Air Pollution

Air pollution ਇੱਕ slow poison ਦਾ ਕੰਮ ਕਰਦਾ ਹੈ ਤੇ ਹੌਲੀ-ਹੌਲੀ ਕਈ serious problem ਪੈਦਾ ਕਰਦਾ ਹੈ। Air pollution ਦਾ ਸਾਡੀ health ਤੇ ਦੋ ਤਰ੍ਹਾਂ ਨਾਲ ਪ੍ਰਭਾਵ ਪੈਂਦਾ ਹੈ।

1. **Temporary effect:** Temporary effect ਨੂੰ immediate effect ਵੀ ਕਹਿੰਦੇ ਹਨ। ਇਸ ਵਿੱਚ air pollution ਦੇ ਕਾਰਨ respiratory system ਦੇ main organ lungs ਤੇ ਪ੍ਰਭਾਵ ਪਾਉਂਦੇ ਹਨ। ਜਿਸ ਦੇ ਕਾਰਨ ਕਈ ਪ੍ਰਕਾਰ ਦੀ problems ਹੁੰਦੀ ਹੈ। For example, regular cold, cough.
   (a) Difficulty in breathing
   (b) Bronchitis
2. **Permanent effect:** Permanent effect life long ਚਲਦੇ ਹਨ। ਜਿਵੇਂ : TB, lungs cancer, asthma, etc. ਇਸਨੂੰ delayed effect ਵੀ ਕਹਿੰਦੇ ਹਨ।

Other Effect

1. **Effect on plants:** Air pollution ਵਿੱਚ ਪਾਏ ਜਾਣ ਵਾਲੇ ਕਈ ਪਦਾਰਥ ਜਿਵੇਂ : ਸਲਫਰ ਡਾਈਆਕਸਾਈਡ plants ਦੀ growth. Air pollution ਨਾਲ ਸਬਜੀਆਂ ਆਦਿ ਵੀ ਦੂਸ਼ਿਤ ਹੁੰਦੇ ਹਨ।
2. **Social and economical effect:** ਲਗਾਤਾਰ ਵਧਦੇ ਹੋਏ air pollution ਨਾਲ building ਦੇ colour ਖਰਾਬ ਹੋ ਜਾਂਦੇ ਹਨ ਤੇ ਜਿਨ੍ਹਾਂ ਨੂੰ ਵਾਰ-ਵਾਰ paint ਕਰਾਉਣ ਲਈ ਪੈਸੇ ਦਾ ਖਰਚ ਹੁੰਦਾ ਹੈ।

Prevention of Air Pollution

Air pollution ਤੋਂ ਹੋਣ ਵਾਲੀ health problem ਨੂੰ ਰੋਕਣ ਵਾਲੀ ਕਈ ਕਦਮ ਉਠਾਏ ਗਏ ਹਨ। ਜਿਵੇਂ :

1. **Containment:** Factories ਤੇ ਕਾਰਖਾਨੇ ਤੋਂ ਨਿਕਲਣ ਵਾਲੇ ਧੂੰਏ ਤੇ ਅਨੇਕਾਂ ਕਾਰਨਾਂ ਤੇ control ਕਰਨਾ ਚਾਹੀਦਾ ਹੈ।
   (a) Vehicle ਦੇ limited age ਨੂੰ ਨਿਰਧਾਰਿਤ ਕਰਨਾ।
   (b) Vehicle ਦੀ over loadings ਤੇ control ਕਰਨਾ ਚਾਹੀਦਾ ਹੈ।

2. **Replacement:** ਕੋਲੇ ਤੇ ਲੱਕੜੀ ਦੀ ਜਗ੍ਹਾ ਬਿਜਲੀ ਉਪਕਰਨ use ਕਰਨੇ ਚਾਹੀਦੇ ਹਨ। Smokeless ਚੂਲੇ use ਕਰਨੇ ਚਾਹੀਦੇ ਹਨ।
   (a) Private vehicle ਦੀ ਜਗ੍ਹਾ public vehicle ਦਾ ਜਿਆਦਾ use ਕਰਨਾ ਚਾਹੀਦਾ ਹੈ।
   (b) Petrol ਤੇ diesel ਦੇ ਸਾਧਨਾਂ ਤੇ ਸ਼ੋਲਰ energy ਨਾਲ ਚੱਲਣ ਵਾਲੇ ਸਾਧਨਾਂ ਦਾ use ਕਰਨਾ ਚਾਹੀਦਾ ਹੈ।
3. **Planation:** Planation ਨੂੰ ਜਿਆਦਾ ਤੋਂ ਜਿਆਦਾ ਉਤਸਾਹਿਤ ਕਰਨਾ ਚਾਹੀਦਾ ਹੈ।
   (a) ਜੰਗਲਾਂ ਦੀ ਕਟਾਈ ਤੇ ਰੋਕ ਲਗਾਉਣੀ ਚਾਹੀਦੀ ਹੈ।
   (b) ਫੈਕਟਰੀਆਂ ਤੇ ਘਰਾਂ ਦੇ ਆਸ-ਪਾਸ ਗਰੀਨ ਬੈਡ ਦਾ ਇੰਤਜਾਮ ਕਰਨਾ ਚਾਹੀਦਾ ਹੈ। For example, ਲਗਾਤਾਰ ਦਰੱਖਤ ਲਗਾਉਣੇ ਚਾਹੀਦੇ ਹਨ।
4. **Legislation:** ਬਹੁਤ ਸਾਰੀ country ਤੇ air pollution ਨੂੰ control ਕਰਨ ਲਈ ਪ੍ਰਕਾਰ ਦੇ ਕਾਨੂੰਨ ਲਾਗੂ ਕੀਤੇ ਹਨ ਜੋ ਨਿਮਨਲਿਖਿਤ ਹੈ।
   (a) State and centre level ਦੇ ਦੁਆਰਾ air pollution ਨੂੰ ਰੋਕਣ ਲਈ air pollution board ਬਣਾਏ ਗਏ ਹਨ।
   (b) Pollution ਨੂੰ ਦੂਰ ਕਰਨ ਲਈ environment tax ਲਗਾਏ ਜਾਂਦੇ ਹਨ।
   (c) Pollution control ਨਾਲ vehicle ਦਾ ਇੱਕ certificate ਲਾਗੂ ਕੀਤਾ ਜਾਂਦਾ ਹੈ, ਉਹਨਾਂ ਦੀ ਜਰੂਰਤ ਦੇ ਸਾਨੂੰ ਧਿਆਨ ਦੇਣਾ ਚਾਹੀਦਾ ਹੈ।
   (d) Environment ਨੂੰ ਸੁਰੱਖਿਅਤ ਕਰਨ ਲਈ environment ਨਾਲ related organisation ਸਥਾਪਿਤ ਕਰਨੀ ਚਾਹੀਦੀ ਹੈ।
5. **Health education:** Air pollution ਨੂੰ control ਕਰਨ ਵਿੱਚ Health education ਦਾ ਵੱਡਾ rate ਹੈ। ਇਹ ਲੋਕਾਂ ਨੂੰ air pollution ਦੇ ਕਾਰਨ ਉਸ ਤੇ health ਦੇ ਪ੍ਰਭਾਵ ਤੇ ਉਹਨਾਂ ਰੋਕਣ ਲਈ ਉਪਾਅ ਆਦਿ ਦੇ ਬਾਰੇ educate ਕਰਨਾ ਚਾਹੀਦਾ ਹੈ।

HOUSING

Housing ਦਾ meaning ਕੇਵਲ physical structure ਨਹੀਂ ਹੁੰਦਾ ਸਗੋਂ ਵਿੱਚ person ਨੂੰ ਸੁਰੱਖਿਆ ਵੀ provide ਕਰਦਾ ਹੈ ਤੇ person ਦੀਆਂ ਸਾਰੀਆ ਜਰੂਰਤਾਂ ਜਿਵੇਂ : ਸਮਾਜਿਕ, ਮਾਨਸਿਕ health ਨੂੰ ਵੀ maintain ਕਰਨ ਵਿੱਚ help ਕਰਦਾ ਹੈ।

Requirement of Housing/Need of Housing

Good housing ਦੇ ਲਈ ਨਿਮਨਲਿਖਿਤ ਗੱਲਾ ਦਾ ਹੋਣਾ ਜਰੂਰੀ ਹੈ :

1. **Physical need:** ਇੱਕ ਚੰਗੇ ਘਰ ਲਈ ਨਿਮਨਲਿਖਿਤ ਘਰਾਂ ਦਾ ਹੋਣਾ ਜਰੂਰੀ ਹੈ ਜਿਵੇਂ : Lighting, ventilation, noise pre-environment, rest last affection.
2. **Psychological**
   (a) Proper cleaningness
   (b) Privacy ਇਹ ਦੋਵੇ ਜਰੂਰਤਾਂ ਸਾਡੀ mental ਤੇ family health ਨੂੰ healthy ਬਣਾਉਦਾ ਹੈ।
3. **Protective:** ਇੱਕ ਸੁਰੱਖਿਅਤ ਵਾਤਾਵਰਨ ਨੂੰ ਬਣਾਉਣ ਲਈ house ਕਿਸ ਪ੍ਰਕਾਰ ਬਣਾਉਂਣਾ ਚਾਹੀਦਾ ਹੈ, ਜੋ accident, fire, gases ਤੇ other hazards ਤੋਂ ਮਨੁੱਖ ਦੀ ਰੱਖਿਆ ਕਰ ਸਕਣ।

4. **Health Need:**
   (a) Proper cleaningness
   (b) Safe water supply
   (c) Excreta ਤੇ waste material
   (d) Good facility bathing, washing ਦੇ ਲਈ
   (e) Facility for food preparation and reservation
   (f) Environment flies, insects, rodents ਤੋਂ free ਹੋਣਾ ਚਾਹੀਦਾ ਹੈ।

Standard of Housing

1. **Location:** ਇੱਕ ਚੰਗਾ ਘਰ ਸਾਫ-ਸੁਥਰੀ ਜਗ੍ਹਾ ਤੋਂ, ਡੀੜ ਤੇ ਸੋਰ ਵਾਲੀ ਜਗ੍ਹਾ ਤੋਂ ਦੂਰ ਹੋਣਾ ਚਾਹੀਦਾ ਹੈ। ਘਰ ਇੱਕ ਸਮਤਲ ਜਗ੍ਹਾ ਤੇ ਹੋਣਾ ਚਾਹੀਦਾ ਹੈ ਤਾਕਿ ਉਸਦੇ ਆਸ-ਪਾਸ ਪਾਣੀ ਇੱਕਠਾ ਨਾ ਹੋ ਸਕੇ।
2. **Open space:** ਘਰ ਇੱਕ ਖੁੱਲ੍ਹੀ ਜਗ੍ਹਾ ਤੇ ਹੋਣਾ ਚਾਹੀਦਾ ਹੈ ਤਾਕਿ ਸੁੱਧ ਹਵਾ ਅੰਦਰ ਆ ਜਾ ਸਕੇ।
3. **Walls:** ਘਰਾਂ ਦੀ ਦੀਵਾਰਾਂ ਤੇ ਨੀਂਹ ਮਜਬੂਤ ਹੋਣੀ ਚਾਹੀਦੀ ਹੈ, ਕਿਉਂਕਿ ਇਹਨਾਂ ਦੇ ਉੱਪਰ ਦੀ physical structure ਤੇ ਨਿਰਭਰ ਕਰਦੀ ਹੈ।
4. **Floor:** ਘਰਾਂ ਦੇ ਅੰਦਰ floor ਦਾ space hard ਹੋਣਾ ਚਾਹੀਦਾ ਹੈ ਤਾਂ ਕਿ accident ਤੋਂ ਬਚਿਆਂ ਜਾ ਸਕੇ। ਇੱਕ ਚੰਗੇ ਘਰ ਦਾ floor marble ਜਾਂ ਚਿਪਸ ਦਾ ਬਣਿਆ ਹੋਣਾ ਚਾਹੀਦਾ ਹੈ।
5. **Roof:** ਘਰ ਦੀ ਛੱਤ ਦੀ ਉਚਾਈ ਲਗਪਗ 3 ਮੀਟਰ ਤੋਂ ਜਿਆਦਾ ਹੋਣੀ ਚਾਹੀਦੀ ਹੈ ਤੇ ਛੱਤ ਮਜਬੂਤੀ ਨਾਲ ਬਣੀ ਹੋਣੀ ਚਾਹੀਦੀ ਹੈ।
6. **Rooms:** ਘਰ ਵਿੱਚ ਘੱਟ ਤੋਂ ਦੋ room ਜਰੂਰ ਹੋਣੇ ਚਾਹੀਦੇ ਹਨ। ਇੱਕ standard house ਵਿੱਚ 5 ਤੋਂ 10 ਕਮਰੇ ਹੋ ਸਕਦੇ ਹਨ। 1. Bedroom, study room, guest room, star room
7. **Doors and Windows:** ਘਰ ਦੇ according doors ਤੇ windows proper size ਦੇ ਹੋਣੇ ਚਾਹੀਦੇ ਹਨ, ਤਾਕਿ ventilation ਨੂੰ maintain ਕੀਤਾ ਜਾ ਸਕੇ। Doors ਤੇ windows ਦੇ ਅੱਗੇ ਪਰਦੇ ਲੱਗੇ ਹੋਣੇ ਚਾਹੀਦੇ ਹਨ।
8. **Ventilators:** ਇੱਕ ਘਰ ਦੇ ਅੰਦਰੋਂ impure air ਨੂੰ ਕੱਟਣ ਲਈ ventilators ਲੱਗੇ ਹੋਣੇ ਚਾਹੀਦੇ ਹਨ।
9. **Kitchen facility:** ਘਰ ਵਿੱਚ ਇੱਕ ਵਧੀਆ ventilators kitchen ਹੋਣੀ ਚਾਹੀਦੀ ਹੈ ਤੇ ਉਥੇ ਪਾਣੀ ਦੀ ਪੂਰੀ ਸੁਵਿਧਾ ਹੋਣੀ ਚਾਹੀਦੀ ਹੈ। Waste water ਤੇ material ਨੂੰ ਕੱਟਣ ਲਈ kitchen ਵਿੱਚ drains system ਚੰਗਾ ਹੋਣਾ ਚਾਹੀਦਾ ਹੈ।
10. **Toilet facility:** ਇੱਕ ਚੰਗੇ ਘਰ ਵਿੱਚ sanitary, toilet ਤੇ bathroom ਦੀ ਸੁਵਿਧਾ ਹੋਣੀ ਚਾਹੀਦੀ ਹੈ। ਘਰ ਵਿੱਚ toilets ਦੀ ਸੰਖਿਆ family ਦੀ ਸੰਖਿਆ ਦੇ according ਹੋਣੀ ਚਾਹੀਦੀ ਹੈ।

EFFECT OF POOR HOUSING ON HEALTH

Poor housing ਦਾ ਸਾਡੀ health ਤੇ ਨਿਮਨਲਿਖਿਤ ਤਰੀਕੇ ਨਾਲ ਪ੍ਰਭਾਵ ਪੈਂਦਾ ਹੈ :

1. **Respiratory infection:** ਇਸ ਘਰ ਦਾ environment poor ਹੋਣ ਦੇ ਕਾਰਨ ਨਿਮਨਲਿਖਿਤ problem ਹੋ ਸਕਦੀ ਹੈ।
   (a) Common cold

(b) Bronchitis
(c) TB [Tuberculosis]

2. **Skin infection:** ਘਰ ਵਿੱਚ ਪੂਰੀ ਤਰ੍ਹਾਂ ਸਾਫ-ਸਫਾਈ ਨਾ ਹੋਣ ਦੇ ਕਾਰਨ ਕਈ ਪ੍ਰਕਾਰ ਦੀ skin infection ਹੋ ਸਕਦੀ ਹੈ ਅਤੇ skin infection ਇੱਕ ਤੋਂ ਦੂਜੇ person ਤੱਕ ਜਲਦੀ ਪਹੁੰਚਦੀ ਹੈ। ਜਿਵੇਂ : Scabies, ringworm, leprosy.
3. **Psychological problem:** Poor housing ਦੇ ਕਾਰਨ ਮਨੁੱਖ ਲਗਾਤਾਰ ਚਿੰਤਾ ਤੇ ਤਣਾਵ ਤੋਂ ਪ੍ਰਭਾਵਿਤ ਰਹਿੰਦਾ ਹੈ, ਜਿਸ ਦੇ ਕਾਰਨ ਉਸਦੀ physical ਤੇ mental health ਤੇ ਬੁਰਾ ਪ੍ਰਭਾਵ ਪੈਂਦਾ ਹੈ।
4. **Accident:** Poor housing home accidents ਦਾ main ਕਾਰਨ ਮੰਨਿਆ ਜਾਂਦਾ ਹੈ ਜੋ ਕਿ ਕਈ ਪ੍ਰਕਾਰ ਦੇ permanent defect and disability ਦਾ ਕਾਰਨ ਹੁੰਦਾ ਹੈ।
5. **Mortality and morbidity:** Poor housing mortality and morbidity ਦਾ ਇੱਕ main ਕਾਰਨ ਹੈ।

UNIT 11

ਪਿੰਡ ਦਾ ਭਾਗ ਲੈਣਾ
(Community Participation)

1. Drainage and Prepration of Soak Pits: ਇਹ ਇੱਕ ਅਜਿਹਾ system ਹੈ ਜਿਸ ਦੇ ਦੁਆਰਾ ਘਰਾ ਤੋਂ, ਫੈਕ-ਟਰੀਆ ਤੋਂ ਗੰਦਾ ਪਾਣੀ ਦਾ ਪਰੀਵਾਹਨ ਤੇ ਨਿਪਟਾਰਾ ਕੀਤਾ ਜਾਂਦਾ ਹੈ।

   ਇਹ ਦੋ ਪ੍ਰਕਾਰ ਦਾ ਹੁੰਦਾ ਹੈ :
   (a) Joint sewage system
   (b) Separate sewage system

2. Maintaining Healthy Environment within or around village
   (a) ਕੂੜੇ-ਕਰਕਟ ਤੇ ਮਲ ਮੂਤਰ ਦਾ ਨਿਪਟਾਰਾ ਸੁਰੱਖਿਤ ਥਾਂ ਤੇ ਕਰਨਾ ਚਾਹੀਦਾ ਹੈ।
   (b) ਲੋਕਾਂ ਨੂੰ ਕਚਰੇ ਤੋਂ ਹੋਣ ਵਾਲੇ ਦੁਪ੍ਰਭਾਵ ਬਾਰੇ ਦੱਸਣਾ ਚਾਹੀਦਾ ਹੈ।
   (c) ਮੱਖੀ, ਮੱਛਰਾਂ ਅਤੇ ਹੋਰ ਰੋਗ ਜਨਕ ਜੀਵਾਣੂਆਂ ਦੇ ਬਥਾ ਬਾਰੇ ਦੱਸਣਾ ਚਾਹੀਦਾ ਹੈ।

3. Cleaning of Ponds and Well
   (a) ਪਾਣੀ ਵਿੱਚ ਸਾਬਣ ਘੋਲਣਾ, ਮੂਲ ਮੂਤਰ ਕਰਨਾ, ਕੱਪੜੇ ਧੋਣ ਤੋ ਮਨਾਹੀ ਕਰਣੀ ਚਾਹੀਦੀ ਹੈ।
   (b) ਜਾਨਵਰਾਂ ਨੂੰ ਵੀ ਨਹੀਂ ਨਹਲਾਉਣਾ ਚਾਹੀਦਾ ਤਾਲਾਬ ਦੇ ਨੇੜੇ।
   (c) ਤਾਲਾਬ ਦੇ ਕਿਨਾਰੇ ਪੱਕੇ ਤੇ ਸਾਫ-ਸੁਥਰੇ ਹੋਣੇ ਚਾਹੀਦੇ ਹਨ।
   (d) ਤਾਲਾਬ ਦਾ ਪਾਣੀ ਪੀਣ ਲਈ ਨਹੀਂ ਵਰਤਣਾ ਚਾਹੀਦਾ।
   (e) Time to time, ਤਾਲਾਬ ਦੀ ਸਫਾਈ ਕਰਨੀ ਚਾਹੀਦੀ ਹੈ।
   (f) Pond ਦੇ ਪਾਣੀ ਦਾ chlorination ਕਰਨਾ ਚਾਹੀਦਾ ਹੈ।

4. Common, waste, excreta and Animals waste-Disposal in Village
   (a) ਘਰਾਂ ਦੇ waste material ਨੂੰ pit ਖੋਦ ਦੇ ਉਸ ਵਿੱਚ ਸੱਟਣਾ ਚਾਹੀਦਾ ਹੈ। ਜਦੋਂ ਭਰ ਜਾਵੇ ਤਾਂ ਉਸਨੂੰ ਬੰਦ ਕਰ ਦੇਣਾ ਚਾਹੀਦਾ ਹੈ। ਤੇ 6 ਮਹੀਨੇ ਬਾਦ ਉਸਨੂੰ ਖੋਲ ਦੇ ਖਾਦ ਕੇ ਰੂਪ ਵਿੱਚ ਵਰਤਣਾ ਚਾਹੀਦਾ ਹੈ।
   (b) ਜਾਨਵਰਾਂ ਦੇ ਗੋਬਰ ਨੂੰ ਥਾਪੀਆਂ ਬਣਾ ਕੇ use ਕੀਤਾ ਜਾਂਦਾ ਹੈ।

Part D: Mental Health

Unit 12: ਮਾਨਸਿਕ ਸਿਹਤ (Mental Health)
Unit 13: ਕੁਸਮਾਯੋਜਨ (Maladjustment)
Unit 14: ਮਾਨਸਿਕ ਰੋਗ (Mental Illness)
Unit 15: ਬੁਜ਼ੁਰਗ ਵਿਅਕਤੀਆਂ ਦੀ ਦੇਖਭਾਲ (Old Age Care)

UNIT 12

ਮਾਨਸਿਕ ਸਿਹਤ
(Mental Health)

HEALTH

ਇੱਕ ਵਿਅਕਤੀ ਜੋ ਨਾ ਕੇਵਲ ਸਰੀਰਕ ਤੌਰ ਤੇ ਬਲਕਿ ਮਾਨਸਿਕ ਰੂਪ ਵਿੱਚ ਤੇ ਸਮਾਜਿਕ ਤੌਰ ਤੇ ਸਿਹਤਮੰਦ ਹੋਵੇ ਉਸਨੂੰ health ਕਿਹਾ ਜਾਂਦਾ ਹੈ। (Health is state of physical, social, mental and spiritual well-being of person)

Mental health: (ਮਾਨਸਿਕ ਸਿਹਤ ਵਿਅਕਤੀ ਦੀ ਸੰਪੂਰਨ ਸਿਹਤ ਦਾ ਮਹੱਤਵਪੂਰਨ part ਹੈ, ਮਾਨਸਿਕ ਰੋਗਾਂ ਦਾ ਨਾ ਹੋਣਾ ਹੀ ਮਾਨਸਿਕ ਸਿਹਤ ਨਹੀਂ, ਬਲਕਿ ਦੈਨਿਕ ਜੀਵਨ ਵਿੱਚ ਦੁਸ਼ਲਤਾ ਪੂਰਵਕ ਵਿਚਾਰਦਾ (ਕਰਨਾ ਹੀ) ਹੈ। ਮਾਨਸਿਕ ਰੂਪ ਵਿੱਚ ਸਿਹਤਮੰਦ ਵਿਅਕਤੀ ਜੀਵਨ ਦੀ ਭਾਵਨਾ ਤੇ ਵਿਚਾਰਾਂ ਨੂੰ ਸੰਤੁਲਨ ਕਰਨ ਦੀ ਯੋਗਤਾ ਰੱਖਦਾ ਹੈ।

Factor Influencing Mental Health

1. **Hereditary factor:** Pregnancy ਦੇ ਦੌਰਾਨ genetic ਗੁਣਾਂ ਵਿੱਚ ਅਸਮਾਨਤਾ ਦੇ ਕਾਰਣ ਮੰਦਬੁੱਧੀ ਬੱਚੇ ਪੈਦਾ ਹੁੰਦੇ ਹਨ, ਲਗਪਗ 40% ਮੰਦਬੁੱਧੀ ਬੱਚੇ ਪੈਦਾ ਹੋਣ ਦਾ ਇਹ ਇੱਕ main ਕਾਰਨ ਹੈ।
   (a) **Prenatal factor:** ਇਹ ਸਮਾਂ ਮਾਂ ਦੇ ਲਈ ਮਾਨਸਿਕ ਰੂਪ ਵਿੱਚ ਤਣਾਵਪੂਰਨ ਹੁੰਦਾ ਹੈ, ਕੁੱਝ mothers ਇਸ ਸਮੇਂ ਸੰਘਰਸ਼ ਵਿੱਚ ਗੁਜਰਦੀ ਹੈ ਤੇ ਕੁੱਝ mothers ਇਸ ਸਮੇਂ ਨੂੰ ਚੰਗੇ ਤਰੀਕੇ ਨਾਲ ਨਿਭਾ ਲੈਂਦੀ ਹੈ। ਇਸ ਸਮੇਂ mother ਨੂੰ ਸਰੀਰਕ ਦੇਖਭਾਲ ਦੇ ਨਾਲ-2 mental ਪ੍ਰੇਰਣਾ ਦੀ ਜਰੂਰਤ ਹੁੰਦੀ ਹੈ।
   (b) **Intranatal period:** ਇਸ ਸਮਾਂ baby ਦੇ ਮਾਨਸਿਕ health ਤੇ ਪ੍ਰਭਾਵ ਪਾਉਂਦਾ ਹੈ, ਜਦੋਂ delivery normal ਹੋਈ ਹੈ ਜਾਂ forceps delivery ਹੋਈ ਹੈ ਤਾਂ ਇਹ period baby ਦੇ mental health ਤੇ ਪ੍ਰਭਾਵ ਪਾਉਂਦਾ ਹੈ।
   (c) **Level of intelligence:** Heredity factor ਦੇ physique or mother sensory development ਤੇ ਵੀ ਪ੍ਰਭਾਵ ਪਾਉਂਦਾ ਹੈ।
2. **Environment:** Environment ਦੀ ਸਮਤਾ physical and mental development ਵਿੱਚ ਮਹੱਤਵਪੂਰਨ ਰੋਲ play ਕਰਦੀ ਹੈ, ਕਈ ਪ੍ਰਕਾਰ ਤੋਂ environment ਵੀ ਵਿਅਕਤੀ ਦੇ mental health ਨੂੰ ਪ੍ਰਭਾਵਿਤ ਕਰਦਾ ਹੈ।
   (a) **Physical environment:** ਇਸ ਵਿੱਚ cold, fever temp houses and schools ਆਦਿ ਸ਼ਾਮਿਲ ਹਨ।
   (b) **Mental intellectual:** ਇਸ ਵਿੱਚ parents and family members or friends ਸ਼ਾਮਲ ਹੁੰਦੇ ਹਨ।
   (c) **Mental environment:** ਇਸ ਵਿੱਚ ਬੱਚੇ ਨੂੰ ਉਪਲੱਬਧ ਪੁਸਤਕਾਂ, ਰੇਡੀਓ ਆਦਿ ਸ਼ਾਮਲ ਹਨ।
   (d) **Mental environment:** ਇਸ ਵਿੱਚ ਆਪਣੇ parents, ਰਿਸ਼ਤੇਦਾਰ, friends or teachers ਆਦਿ ਦਾ emotional behaviour ਸ਼ਾਮਲ ਹੁੰਦਾ ਹੈ।

3. **Satisfaction of primary needs:** ਬੱਚਿਆ ਦੀ main needs ਜਿਵੇਂ ਭੁੱਖ, ਪਿਆਸ, ਰਹਿਣ ਦਾ ਸਥਾਨ, ਸਕੂਲ ਸੁਵਿਧਾ ਆਦਿ ਦੀ ਪੂਰਤੀ ਸਮੇਂ ਤੇ ਹੋ ਜਾਂਦੀ ਹੈ, ਤਾਂ ਬੱਚੇ ਦੀ mentally tension ਘੱਟ ਹੋ ਜਾਂਦੀ ਹੈ ਤੇ ਉਹ happy ਹੋ ਜਾਂਦੇ ਹਨ। ਅਜਿਹੀ condition ਵਿੱਚ mental health ਠੀਕ ਰਹਿੰਦੀ ਹੈ।
4. **Mentally ill parent:** ਜਦੋਂ parents ਨੂੰ ਕਿਸੇ ਵੀ ਤਰ੍ਹਾਂ ਦੀਆ mental illness ਹੈ ਤਾਂ ਬੱਚਿਆ ਵਿੱਚ ਵੀ mentally problem ਹੋਣ ਦੀ ਸੰਭਾਵਨਾ ਵੱਧ ਜਾਂਦੀ ਹੈ।

BODY MIND RELATIONSHIP

Definition: ਇਸ ਸਾਡੀ body ਦਾ ਇੱਕ ਮਹੱਤਵਪੂਰਨ part ਹੈ। ਜੋ ਸਾਡੀ body ਤੋਂ ਅਲੱਗ ਨਹੀਂ ਰਹਿ ਸਕਦਾ, ਸਾਡੀ body ਇਸ ਦੇ ਦੁਆਰਾ ਸਾਡੇ ਕੰਮ ਕਰਦੀ ਹੈ, ਇਸ ਦੇ ਬਿਨਾਂ ਸਾਡੀ body ਅਧੂਰੀ ਹੈ।

Parts of Mind

1. Conscious
2. Semi conscious
3. Unconscious

Relationship between body: Mind body ਤੇ mind ਦੋਨਾਂ ਵਿੱਚ ਅਜਿਹਾਂ ਸੰਬੰਧ ਹੈ, ਕਿ ਉਹ ਇੱਕ ਦੂਸਰੇ ਤੋਂ ਅਲੱਗ ਨਹੀਂ ਰਹਿ ਸਕਦੀ ਤੇ ਇੱਕ ਦੂਸਰੇ ਤੇ ਹੀ ਨਿਰਭਰ ਰਹਿੰਦੇ ਹਨ।

Physiology: ਇਸ ਵਿੱਚ ਅਸੀਂ body ਤੇ mind ਦੋਨਾਂ ਦੀ study ਕਰ ਸਕਦੇ ਹਾਂ ਤੇ ਦੋਨਾਂ ਵਿੱਚ ਕੀ relation ਹੈ ਉਸ ਦਾ ਪਤਾ ਲਗਾ ਸਕਦੇ ਹਾਂ ਸਾਡਾ mind ਸਾਡੇ ਸਰੀਰ ਤੇ control ਬਣਾ ਕੇ ਰੱਖਦਾ ਹੈ। ਤੇ ਸਾਡਾ ਸਰੀਰ ਉਸਦੇ ਦੁਆਰਾ ਭੇਜੇ ਗਏ message ਨੂੰ ਅਪਣਾਉਂਦੀ ਹੈ ਤੇ message ਦੇ ਅਨੁਸਾਰ ਸਾਡੇ ਸਰੀਰ ਵਿਚੋਂ ਦੋ ਪ੍ਰਕਾਰ ਦੇ system ਹੁੰਦੇ ਹਨ, ਜਿਸਨੂੰ ਸਾਡਾ mind ਕੰਟਰੋਲ ਕਰਦਾ ਹੈ।

1. **Sympathetic nervous system:** ਇਸ ਸਾਡੀ body ਨੂੰ active ਬਣਾ ਕੇ ਰੱਖਦਾ ਹੈ ਅਤੇ ਕੰਮ ਕਰਨ ਦੀ ਸ਼ਕਤੀ ਦਿੰਦਾ ਹੈ।
2. **Parasympathetic system:** ਇਸ ਵਿੱਚ ਇਹ ਸਾਡੀ body ਨੂੰ ਸ਼ਾਂਤ ਰੱਖਦਾ ਹੈ।

Action of Mind upon Body

Physical activity ਜੋ ਵੀ ਅਸੀਂ ਕਰਦੇ ਹਾਂ ਉਹ mind ਦੇ ਦੁਆਰਾ ਹੀ ਹੁੰਦੀ ਹੈ, mind body ਨੂੰ motivate ਕਰਦਾ ਹੈ ਕਈ ਪ੍ਰਕਾਰ ਦੇ positive emotions ਵੀ ਹੁੰਦੇ ਹਨ, ਜਿਵੇਂ : Love, sympathy, kindness. ਇਹ ਸਾਰਿਆ ਗੱਲਾਂ ਸਾਨੂੰ good health provide ਕਰਦੀ ਹੈ। ਕਈ ਪ੍ਰਕਾਰ ਦੇ negative emotions ਵੀ ਹੁੰਦੇ ਹਨ। ਜਿਵੇਂ : Fear, anger, jealousy.

ਇਹ ਸਾਡੀ body ਵਿੱਚ ਕਈ ਪ੍ਰਕਾਰ ਦੇ disease ਨੂੰ ਜਨਮ ਦਿੰਦੇ ਹਨ। ਜਿਵੇਂ : Hypertension heard problems peptic ulcer.

Action of Body Upon Mind

ਸਾਡੀ body ਦਾ ਸਾਡੇ ਦਿਮਾਗ ਉੱਤੇ ਬਹੁਤ ਜਿਆਦਾ ਅਸਰ ਪੈਦਾ ਹੈ। ਜਿਵੇਂ ਕਿ ਜਿਆਦਾ emotional ਹੋਣਾ ਤੇ ਕਈ ਪ੍ਰਕਾਰ ਦੇ mental imbalance ਹੋਣਾ :

1. ਲੰਮੇ ਸਮੇਂ ਤੋਂ ਥਕਾਵਟ ਹੋਣ ਨਾਲ ਸਾਰੇ mind ਦੀ functioning ਘੱਟ ਹੋ ਜਾਂਦੀ ਹੈ, ਜਿਵੇਂ : Thinking.

2. ਜੇਕਰ constipation ਹੈ ਤਾਂ ਸੁਭਾਵ ਚਿੜਚਿੜਾ ਹੋ ਜਾਂਦਾ ਹੈ।
3. Person ਦਾ ਜੇਕਰ BP ਵੱਧਦਾ ਹੈ ਤਾਂ ਕਈ ਪ੍ਰਕਾਰ ਦੀ mental problem starts ਹੋ ਜਾਂਦੀ ਹੈ For example, depression.

Concept of Mental Health

Mentally healthy ਰਹਿਣ ਤੇ person ਆਪਣੀ community ਵਿੱਚ ਆਸਾਨੀ ਨਾਲ adjust ਕਰ ਪਾਉਂਦਾ ਹੈ ਤੇ ਆ-ਪਣੀ ਤੇ ਆਪਣੇ ਪਰਿਵਾਰ ਦੀ society ਦੀ progress ਵਿੱਚ ਮਹੱਤਵਪੂਰਨ ਰੋਲ play ਕਰਦਾ ਹੈ। Mental health (ਨਾਲ adjust) ਤੋਂ ਭਾਵ ਹੈ ਕਿ ਆਸਾਨੀ ਨਾਲ adjust ਕਰਨਾ। ਇਹ ਇੱਕ ਆਸ behaviour ਹੈ। ਇਹ ਇੱਕ sharp minded society ਵਿੱਚ balance behaviour or joyful life ਬਣਾਈ ਰੱਖਣ ਦੀ ability ਹੈ। Healthy person ਹਰ ਨਵੀਂ condition ਵਿੱਚ ਹਰ ਨਵੀਂ ਪ੍ਰਸਥਿਤੀ ਨੂੰ ਸਮਝ ਕੇ ਆਪਣੇ ਆਪ ਨੂੰ ਉਸ condition ਦੇ according ਢਾਲ ਲੈਂਦਾ ਹੈ ਜਾਂ ਫਿਰ ਉਸ condition ਨੂੰ ਹੀ ਬਦਲ ਦਿੰਦਾ ਹੈ। ਉਹ ਹਰ ਪ੍ਰਸਿਥਤੀ ਦਾ ਖੁਸ਼ੀ ਨਾਲ ਸੁਵਾਗਤ ਕਰਦਾ ਹੈ।

Characteristics of Mentally Health Person

1. **Self-evaluation:** Mentally healthy person ਆਪਣੇ ਗੁਣਾਂ ਨੂੰ ਸਹੀ-ਸਹੀ evaluate ਕਰਦਾ ਹੈ। For example, ਉਸ ਵਿੱਚ ਕਿੰਨੀ abilities ਹਨ ਤੇ ਕਿੰਨੀ amount ਵਿੱਚ ਹਨ। ਇਸ ਦੇ ਆਧਾਰ ਤੇ ਉਹ ਆਪਣੀ life spend ਕਰਦਾ ਹੈ।
2. **Self confidence:** Mentally healthy person ਵਿੱਚ confidence ਹੁੰਦਾ ਹੈ, ਉਹ ਆਪਣੇ life ਦੀ strugle ਵਾਲੀਆਂ situation ਨੂੰ ਆਸਾਨੀ ਨਾਲ handle ਕਰ ਲੈਂਦਾ ਹੈ।
3. **Feeling of security:** Mentally healthy person ਆਪਣੇ ਆਪ ਨੂੰ safe feel ਕਰਦੇ ਹਨ। ਉਹ society ਦਾ ਇੱਕ main part ਹੁੰਦੇ ਹਨ। ਅਤੇ ਦੂਸਰੇ ਲੋਕਾਂ ਦੀਆਂ ਭਾਵਨਾਵਾਂ ਦਾ ਆਦਰ ਕਰਦਾ ਹੈ।
4. **Selection of life good:** Mentally healthy person society ਵਿੱਚ ਰਹਿ ਕੇ ਆਪਣੇ goal ਨਿਸਚਿਤ ਕਰਦਾ ਹੈ ਤੇ ਪ੍ਰਸਥਿਤੀਆਂ ਦੇ ਅਨੁਸਾਰ ਆਪਣੀ life ਦਾ aim select ਕਰਦਾ ਹੈ। ਤੇ ਨਾਲ ਹੀ ਆਪਣੇ aim ਨੂੰ ਪੂਰਾ ਕਰਨ ਲਈ ਕੋਸ਼ਿਸ਼ ਕਰਦਾ ਹੈ। ਅਤੇ ਉਹਨਾਂ ਨੂੰ ਹਾਸਿਲ ਵੀ ਹਾਸਿਲ ਕਰਦਾ ਹੈ।
5. Mentally healthy person world of reality ਵਿੱਚ ਜਿਉਂਦਾ ਹੈ।
6. Mentally healthy person ਆਪਣੀ shortcoming ਨੂੰ accept ਕਰਦਾ ਹੈ।
7. Mentally healthy person ਆਪਣੀ shortcoming ਨੂੰ accept ਕਰਦਾ ਹੈ।
8. Mentally healthy person ਨਾ ਤਾਂ underestimate ਹੁੰਦਾ ਹੈ ਤੇ ਨਾ ਹੀ overestimate ਹੁੰਦਾ ਹੈ।
9. Mentally healthy person ਦੇ friend circle ਕਾਫੀ ਵੱਡਾ ਹੁੰਦਾ ਹੈ।
10. Mentally healthy person ਵਿੱਚ giving and receiving ਦੀ ability ਹੁੰਦੀ ਹੈ।
11. Mentally healthy person proper rest and sleep ਕਰਦਾ ਹੈ।
12. Mentally healthy person ਨੂੰ ਆਪਣੀ strength ਤੇ weak ਦੀ knowledge ਹੁੰਦੀ ਹੈ।
13. Mentally healthy person ਗਲਤ ਤੇ ਸਹੀ ਦੀ ਪਰਖ ਕਰ ਸਕਦਾ ਹੈ।
14. Mentally healthy person ਨੂੰ ਆਪਣੇ ਆਪ ਵਿੱਚ ਕੋਈ ਦੁਵਿਧਾ ਨਹੀਂ ਹੁੰਦੀ।

15. Mentally heathy person ਵਿੱਚ ਕੰਮ ਕਰਨ ਦੀ capacity ਹੁੰਦੀ ਹੈ।
16. Mentally healthy person ਦਾ ਆਪਣੇ ਆਪ ਤੇ control ਹੁੰਦਾ ਹੈ ਅਤੇ ਉਹ ਕਿਸੇ ਨਾਲ jealousy, anger ਨਹੀਂ ਕਰਦਾ।
17. Mentally healthy person ਆਪਣੇ ਆਪ ਤੋਂ satisfied ਹੁੰਦਾ ਹੈ। ਅਤੇ ਆਪਣੀ life ਵਿੱਚ happy and cheerful ਹੁੰਦਾ ਹੈ।
18. Mentally healthy person ਦੂਸਰਿਆ ਦੀ emotional needs ਨੂੰ understand ਕਰਦਾ ਹੈ।
19. Mentally healthy person time and condition ਦੇ according ਆਪਣਾ aim ਪੂਰਾ ਕਰਦਾ ਹੈ।
20. Mentally healthy person problems ਨੂੰ face ਕਰਦਾ ਹੈ। ਅਤੇ ਉਹਨਾਂ ਨੂੰ solve ਕਰਨ ਦੀ ਕੋਸ਼ਿਸ਼ ਕਰਦਾ ਹੈ।
21. Mentally healthy person good IPR ਬਣਾਉਂਦਾ ਹੈ।
22. ਉਹ well adjusted ਹੁੰਦਾ ਹੈ।

Development Tasks of Different Age Groups

Neonate/Newborn	– Birth to 28 days
Infant	– 28 days to 14 years
Toddler	– 1–3 yrs.
Preschool	– 3–6 yrs.
School going	– 6–12 yrs.
Adolescent	– 12–14 yrs.
Adult	– 18 above
Middle age group	– 25 yrs. above
Old age group	– 60 yrs. above

1. **Newborn:** 28 days ਦੇ baby ਨੂੰ newborn ਕਹਿੰਦੇ ਹਨ। Growth baby ਦੇ physique ਤੋਂ related ਹੁੰਦੀ ਹੈ। ਉਹ ਆਪਣੀ mother ਤੇ ਹੀ depend ਕਰਦਾ ਹੈ। ਇਸ age period ਵਿੱਚ baby ਆਪਣੀ body function ਤੇ control ਨਹੀਂ ਕਰ ਪਾਉਂਦਾ। For example, bowel and bladder.

   Development: Birth ਦੇ ਬਾਅਦ ਹੀ newborn baby ਆਪਣੇ ਹੱਥ ਪੈਰ ਮਾਰਨ ਲੱਗਦਾ ਹੈ। ਤੇ ਰੋਣ ਲੱਗਦਾ ਹੈ। ਅਤੇ smile ਨਹੀਂ ਕਰ ਪਾਉਂਦਾ। ਉਸਨੂੰ ਕਿਸੇ ਵੀ ਚੀਜ਼ ਦੇ ਬਾਰੇ ਕੋਈ ਸਮਝ ਨਹੀਂ ਹੁੰਦੀ।

2. **Infant:** Birth ਤੋਂ ਲੈ ਕੇ 1 years ਦੇ body ਨੂੰ infant ਕਹਿੰਦੇ ਹਨ। ਇਸ ਵਿੱਚ newborn baby ਤੋਂ ਜਿਆਦਾ ਵਿਸ਼ੇਸ਼ਤਾਵਾਂ ਪਾਈਆ ਜਾਂਦੀਆਂ ਹਨ। ਇਸ age period ਵਿੱਚ body ਆਪਣੀ ਗਰਦਨ ਨੂੰ head ਤੇ chest ਦਾ circumference ਬਰਾਬਰ ਹੁੰਦਾ ਹੈ।

   Development: Infant smile ਦੇਣਾ ਸ਼ੁਰੂ ਕਰ ਦਿੰਦਾ ਹੈ। Family members ਨੂੰ ਪਹਿਚਾਣਨ ਲੱਗਦਾ ਹੈ। ਤੇ ਆਪਣੇ toys ਨੂੰ ਪਹਿਚਾਣਨ ਲੱਗਦਾ ਹੈ। ਇਸ age period ਵਿੱਚ ਉਹ ਬੈਠਣਾ ਤੇ ਚੱਲਣਾ ਸਿੱਖ ਜਾਂਦਾ ਹੈ।

3. **Toddler:** ਇੱਕ ਤੋਂ ਤਿੰਨ ਸਾਲ ਦੇ ਬੱਚੇ ਨੂੰ Toddler ਕਿਹਾ ਜਾਂਦਾ ਹੈ, ਇਸ age period ਵਿੱਚ ਬੱਚਾ ਪੂਰੀ ਤਰ੍ਹਾਂ ਨਾਲ ਚੱਲ-ਫਿਰ ਸਕਦਾ ਹੈ, ਅਤੇ ਹੌਲੀ-ਹੌਲੀ ਬੋਲਣਾ ਸ਼ੁਰੂ ਕਰ ਦਿੰਦਾ ਹੈ। ਉਸਦਾ bowel ਤੇ bladder ਤੇ ਕੁੱਝ ਹੱਦ ਤੱਕ control ਹੋ ਜਾਂਦਾ ਹੈ।

Development: ਇਸ ਵਿੱਚ ਬੱਚਾ ਥੋੜਾ-ਥੋੜਾ ਸਮਝਣ ਲੱਗਦਾ ਹੈ। ਗੁੱਸਾ, ਨਰਾਜ਼ਗੀ ਤੇ ਖੁਸ਼ੀ ਪ੍ਰਗਟ ਕਰ ਸਕਦਾ ਹੈ। ਘਰ ਦੇ ਸਮਾਨ ਨੂੰ ਪਹਿਚਾਣਨ ਲੱਗਦਾ ਹੈ, ਅਤੇ family members ਨੂੰ ਚੰਗੀ ਤਰ੍ਹਾਂ ਜਾਣਨ ਲੱਗਦਾ ਹੈ। ਇਸ stage ਵਿੱਚ physical growth ਦੇ ਨਾਲ-ਨਾਲ mental development ਵੀ ਹੁੰਦਾ ਹੈ। ਇਸ ਲਈ ਉਹ ਹਰ ਗੱਲ ਨੂੰ ਸਕਝਣ ਲਗਦਾ ਹੈ।

4. **Preschool:** 3–6 years ਦੇ ਬੱਚੇ ਨੂੰ preschool child ਕਹਿੰਦੇ ਹਨ। ਇਸ stage ਵਿੱਚ ਬੱਚਾ ਆਪਣੀ body ਦਾ balance ਬਣਾਉਣ ਲੱਗਦਾ ਹੈ ਤੇ ਪੂਰੀ ਤਰ੍ਹਾਂ ਬੋਲਣ ਲੱਗਦਾ ਹੈ। ਅਤੇ ਪੂਰੀ ਤਰ੍ਹਾਂ ਖੇਲਣ-ਕੁੱਦਣ ਲੱਗਦਾ ਹੈ, ਇਸ stage ਵਿੱਚ child ਦਾ ਆਪਣੇ bowel ਤੇ bladder ਤੇ control ਹੁੰਦਾ ਹੈ। ਉਹ stairs ਵੀ ਚੜਨ ਲੱਗਦਾ ਹੈ।

   Development: ਬੱਚਾ ਘਰ ਤੋਂ ਬਾਹਰ ਨਿਕਲਣ ਲੱਗਦਾ ਹੈ ਤੇ ਕਈ ਪ੍ਰਕਾਰ ਦੇ ਸਵਾਲ ਕਰਨ ਲੱਗਦਾ ਹੈ। ਉਹ ਕਈ ਦੋਸਤ ਬਣਾਉਂਦਾ ਹੈ preschool child ਆਪਣੇ ਆਪ ਚਮਚ ਨਾਲ ਖਾਣਾ ਖਾਣ ਲੱਗਦਾ ਹੈ। ਕਈ ਵਾਰ ਇਸ age ਦੇ ਬੱਚੇ accident ਦਾ ਕਾਰਨ ਬਣਦੇ ਹਨ।

5. **School age:** ਇਸ ਵਿੱਚ child ਦਾ body and brain ਪੂਰੀ ਤਰ੍ਹਾਂ ਨਾਲ develop ਹੋ ਜਾਂਦਾ ਹੈ। ਇਸ age ਵਿੱ ਬੱਚੇ ਸਕੂਲ ਜਾਣ ਲੱਗਦੇ ਹਨ। ਇਸ age ਵਿੱਚ ਬੱਚਾ ਆਪਣਾ ਕੰਮ ਖੁਦ ਕਰਨਾ ਸਿੱਖ ਜਾਂਦਾ ਹੈ। ਨਵੇਂ ਤੇ ਜਿਆਦਾ friends ਬਣਾਉਂਦਾ ਹੈ ਅਤੇ ਆਪਣੇ toys ਨੂੰ ਦੂਜਿਆ ਨੂੰ ਦਿਖਾਉਂਦਾ ਹੈ, ਅਤੇ ਆਪਣੇ ਖਿਲੌਣਿਆਂ ਦੀ ਦੂਜਿਆਂ ਨੂੰ ਵਿਸ਼ੇਸਤਾ ਦੱਸਦਾ ਹੈ।

6. **Adolescent:** 12–18 years ਦੇ ਬੱਚੇ ਨੂੰ adolescent ਕਹਿੰਦੇ ਹਨ। ਇਸ age ਦੇ ਬੱਚੇ ਆਪਣਾ ਸਾਰਾ ਕੰਮ ਖੁਦ ਕਰ ਸਕਦੇ ਹਨ, ਉਹਨਾਂ ਨੂੰ ਆਪਣੀ personal hygiene maintain ਕਰਦਾ ਆ ਜਾਂਦਾ ਹੈ। ਇਸ age ਦੇ ਬੱਚੇ ਸਰੀਰ ਰੂਪ ਵਿੱਚ ਜਿਆਦਾ ਵੱਧਦੇ ਹਨ। ਉਹਨਾਂ ਦਾ ਦਿਮਾਗ ਬੱਚਿਆ ਦੀ ਤਰ੍ਹਾਂ behave ਕਰਦਾ ਹੈ।

Development: ਇਸ stage ਵਿੱਚ activity increase ਹੋ ਜਾਂਦੀ ਹੈ, ਉਹਨਾਂ ਨੂੰ ਸਹੀ ਗਲਤ ਦਾ ਪਤਾ ਚੱਲਣ ਲੱਗਦਾ ਹੈ, ਉਹ society ਵਿੱਚ ਪਹਿਚਾਣ ਬਣਾਉਣ ਲੱਗਦਾ ਹੈ। ਉਹ ਦੂਜਿਆ ਨੂੰ respect ਦਿੰਦਾ ਹੈ ਤੇ ਦੂਜਿਆ ਤੋਂ respect ਦੀ ਉਮੀਦ ਰੱਖਦਾ ਹੈ। Adolescent ਜਲਦੀ irritate ਹੋ ਜਾਂਦਾ ਹੈ।

DEFENSE MECHANISM

Defense Mechanism (Mental Mechanism)

Definition: Mental mechanism ਜਾਂ defense mechanism ਉਹ technique ਹੈ, ਜਿਨ੍ਹਾਂ ਦਾ use person ਆਪਣੀ tension anxiety ਨੂੰ ਦੂਰ ਕਰਨ ਲਈ ਅਤੇ problem ਨੂੰ solve out ਕਰਨ ਲਈ ਕਰਦਾ ਹੈ, ਇਹ person ਨੂੰ security provide ਕਰਦੀ ਹੈ ਇਹ ਕਈ ਪ੍ਰਕਾਰ ਦੇ ਹੁੰਦੇ ਹਨ ਜਿਵੇਂ ਕਿ :

1. **Compensation:** ਇਸ ਵਿੱਚ ਵਿਅਕਤੀ ਆਪਣੀ ਕਮੀਆ ਜਾਂ ਕਮਜੋਰੀਆਂ ਨੂੰ ਵਧਾਉਣ ਲਈ ਕਿਸੇ ਦੂਸਰੇ field ਵਿੱਚ ਆਪਣੀ ਤਾਕਤ ਲਗਾਉਂਦਾ ਹੈ, ਉਸਨੂੰ compensation ਕਹਿੰਦੇ ਹਨ। For example, ਜੇਕਰ ਕੋਈ student ਪੜਾਈ ਵਿੱਚ ਅੱਗੇ ਨਹੀਂ ਹੈ ਤਾਂ ਉਹ supports ਵਿੱਚ ਅੱਗੇ ਰਹਿ ਕੇ ਆਪਣਾ balance ਬਣਾਈ ਰੱਖਦਾ ਹੈ।
2. **Compromise:** ਕਿਸੇ aim ਨੂੰ ਪਾਉਣ ਲਈ ਦੂਸਰੇ ਨਾਲ ਸਮਝੌਤੇ ਨਾਲ ਰਹਿਣਾ ਚਾਹੇ ਪਹਿਲਾਂ ਉਹ ਇੱਕ-ਦੂਜੇ ਨੂੰ ਕਦੀ ਵੀ ਨਹੀਂ ਬਲਾਉਂਦੇ ਹੋਣਾ, ਤਾਕਿ ਅਸੀਂ ਆਪਣਾ ਲਕਸ਼ ਪੂਰਾ ਕਰ ਸਕੀਏ।
3. **Inidentification:** ਇਸ ਵਿੱਚ ਇੱਕ ਵਿਅਕਤੀ ਦੂਜੇ person ਦੀਆਂ ਵਿਸ਼ੇਸ਼ਤਾਵਾਂ ਨੂੰ ਆਪਣੇ ਨਾਲ ਜੋੜਦਾ ਹੈ, ਅਤੇ ਉਸ ਤੋਂ satisfaction ਪ੍ਰਾਪਤ ਕਰਦਾ ਹੈ। ਉਸਨੂੰ inidentification ਕਹਿੰਦੇ ਹਨ ਜਿਵੇਂ : ਆਪਣਾ ਭਰਾ ਕੋਈ job ਕਰ ਰਿਹਾ ਹੈ ਤਾਂ ਅਤੇ ਉਹ famous ਆਪਣੀ field ਵਿੱਚ famous ਵੀ ਹੈ, ਆਪ ਉਸ ਤੋਂ proud feel ਕਰੋਗੇ।

4. **Rationalization:** ਇਸ ਵਿੱਚ person ਆਪਣੀ ਅਸਫਲਤਾ ਨੂੰ accept ਨਹੀਂ ਕਰਦਾ ਬਲਕਿ ਆਪਣੀ ਆਪ ਨੂੰ ਸਹੀ ਠਹਿਰਾਉਣ ਦੀ ਕੋਸ਼ਿਸ਼ ਕਰਦਾ ਹੈ, ਤੇ ਸਭ ਨੂੰ ਆਪਣੇ ਸਾਖ ਨਿਆਂ ਦੇ ਲਈ ਬਹਾਨੇ ਬਣਾਉਂਦਾ ਹੈ। For example, ਅੰਗੂਰ ਖੱਟੇ ਹਨ।
5. **Substitution:** ਇਸ ਵਿੱਚ person ਇੱਕ ਉਦੇਸ਼ ਦੇ ਨਾਲ ਜਾਂ ਸਥਾਨ ਤੇ ਦੂਸਰਾ ਉਦੇਸ਼ ਰੱਖਣਾ ਹੈ। ਆਪਣੇ aim ਨੂੰ ਪੂਰਾ ਕਰਨ ਲਈ ਨਵਾਂ ਸਾਧਨ ਲੱਗਦਾ ਹੈ। ਇੱਕ student ਜੋ ਕਿ MBBS course ਕਰਨਾ ਚਾਹੀਦਾ ਹੈ। ਪਰ ਕਿਸੇ ਕਾਰਨ ਉਸਦਾ admission ਨਹੀਂ ਹੁੰਦਾ ਤਾਂ ਉਹ ਉਸਦੀ ਜਗ੍ਹਾ physiotherapy ਦਾ course ਕਰਨ ਲਈ ਆਪਣੇ ਆਪ ਨੂੰ ਤਿਆਰ ਕਰ ਲੈਂਦਾ ਹੈ।
6. **Conversion:** ਇਸ ਵਿੱਚ strong emotion (feelings), physically symptom ਦੇ ਦੁਆਰਾ ਬਾਹਰ ਨਿਕਲਦੇ ਹਨ। ਜਿਵੇਂ : Paper ਦੇ ਡਰ ਨਾਲ ਬੁਖਾਰ ਹੋ ਜਾਣਾ।
7. **Denial:** ਇਸ ਵਿੱਚ person ਸੱਚਾਈ ਨੂੰ ਮਾਨਣ ਲਈ ਇਨਕਾਰ ਕਰ ਦਿੰਦਾ ਹੈ, ਇਸ ਦੌਰਾਨ person ਕਿਸੇ ਗੱਲ ਨੂੰ ਸਵੀਕਾਰ ਨਹੀਂ ਕਰਦਾ।
8. **Displacement:** (ਵਿਸਥਾਪਣ) (ਅਦਲਾ-ਬਦਲੀ) ਆਪਣਾ ਕੰਮ ਕਿਸੇ ਹੋਰ ਤੋਂ ਕਰਵਾਉਂਦੇ ਤੇ ਜਦੋਂ ਕੋਈ ਵਿਅਕਤੀ ਆਪਣੀ ਸਥਿਤੀ ਆਪਣੇ ਤੋਂ ਕਰਜੋਰ ਵਿਅਕਤੀ ਤੇ ਨਿਕਾਲਦਾ ਹੈ ਤਾਂ ਉਸਨੂੰ displacement ਕਹਿੰਦੇ ਹਨ। For example, ਇੱਕ office ਵਿੱਚ officer ਆਪਣੇ ਗੁੱਸੇ ਨੂੰ ਕਿਸੇ ਹੋਰ ਤੇ ਕੱਢਦਾ ਹੈ।
9. **Fantasy:** ਇਸ ਵਿੱਚ person ਆਪਣੀ ਕਲਪਨਾਵਾਂ ਵਿੱਚ ਡੁੱਬੇ ਰਹਿੰਦੇ ਹਨ ਤੇ ਸੱਚਾਈ ਤੋਂ ਬਿਲਕੁਲ ਅੱਲਗ ਰਹਿੰਦੇ ਹਨ।
10. **Introjection:** ਕਿਸੇ ਦੇ ਵਿਚਾਰਾਂ ਤੇ ਮੁੱਲਾਂ ਨੂੰ ਪੂਰੀ ਤਰ੍ਹਾਂ ਨਾਲ ਆਪਣਾ ਸਮਝ ਕੇ ਸਵੀਕਾਰ ਕਰਦੇ ਹਨ।
11. **Isolation:** ਇਸ ਵਿੱਚ person ਆਪਣੇ ਆਪ ਨੂੰ ਦੂਸਰਿਆ ਤੋਂ ਅਲੱਗ ਰਹਿਣਾ ਸ਼ੁਰੂ ਕਰ ਦਿੰਦਾ ਹੈ, ਤੇ ਉਹ ਦੁਸ਼ਰਿਆ ਦੇ ਨਾਲ ਮਿਲ-ਜੁਲ ਕੇ ਬੈਠਣਾ ਨਹੀਂ ਚਾਹੁੰਦਾ ਅਤੇ ਨਾ ਹੀ ਕੰਮ ਕਰਨਾ ਪਸੰਦ ਕਰਦਾ ਹੈ।
12. **Reaction formation:** ਇਸ ਵਿੱਚ person ਆਪਣੀ feelings ਨੂੰ ਦਬਾ ਕੇ ਰੱਖਦਾ ਹੈ, ਅਤੇ ਉਸ ਦੇ ਸਥਾਨ ਤੇ ਝੂਠੀ ਭਾਵਨਾ ਦਾ ਦਿਖਾਵਾ ਕਰਦਾ ਹੈ। For example, teacher ਤੇ student relation.
13. **Regression:** ਇਸ ਵਿੱਚ person ਆਪਣੀ present ਤੋਂ past ਵਿੱਚ ਚਲਾ ਜਾਂਦਾ ਹੈ। ਆਪਣੀ tension ਨੂੰ ਦੂਰ ਕਰਨ ਲਈ ਅਲੱਗ-ਅਲੱਗ ਤਰੀਕਿਆ ਨਾਲ behave ਕਰਦਾ ਹੈ।
14. **Repression:** ਇਸ ਵਿੱਚ ਵਿਅਕਤੀ ਦਰਦ ਪੈਦਾ ਕਰਨ ਵਾਲੇ ਤੇ ਦੁਖਦਾਈ ਤੇ ਭਾਵਨਾਂ ਤੇ ਵਿਚਾਰਾਂ ਨੂੰ ਜਾਣ-ਬੁੱਝ ਕੇ ਭੁਲ ਜਾਣ ਨੂੰ repression ਕਿਹਾ ਜਾਂਦਾ ਹੈ।

UNIT 13

ਕੁਸਮਾਯੋਜਨ
(Maladjustment)

Adjustment ਦਾ ਅਰਥ ਹੈ ਕਿਸੇ ਸਥਿਤੀ ਵਿੱਚ ਕਿਸੇ ਵੀ place ਤੇ ਕਿਸੇ person ਦੇ ਨਾਲ ਮੇਲ-ਜੋਲ ਬਣਾਈ ਰੱਖਣਾ, ਇਹ ਇੱਕ ਤਰ੍ਹਾਂ ਦਾ process ਹੈ, ਜਿਸ ਵਿੱਚ person physically, mentally, socially and spiritually ਤੌਰ ਤੇ ਚੱਲਣ ਦੀ ਕੋਸ਼ਿਸ਼ ਜਾਂ maintain ਕਰਨ ਦੀ ਕੋਸ਼ਿਸ਼ ਕਰਦਾ ਹੈ ਤੇ ਆਪਣੇ ਆਪ ਵਿੱਚ balance ਬਣਾ ਕੇ ਰੱਖਦਾ ਹੈ, ਉਸਨੂੰ adjustment ਕਹਿੰਦੇ ਹਨ।

MALADJUSTMENT

ਇਹ ਇੱਕ ਇਸ ਤਰ੍ਹਾਂ ਦਾ process ਹੈ। ਜਿਸ ਵਿੱਚ person, environment, physical, mental, social changes ਨੂੰ ਨਹੀਂ ਅਪਣਾਉਂਦਾ ਤੇ ਕਿਸੇ ਵੀ condition ਵਿੱਚ person ਤੇ place ਵਿੱਚ balance ਨਹੀਂ ਬਣਾ ਸਕਦਾ, ਉਸਨੂੰ maladjustment ਕਹਿੰਦੇ ਹਨ।

Causes of maladjustment

Maladjustment ਦਾ ਸਾਡੀ body ਤੇ ਬਹੁਤ ਜਿਆਦਾ ਪ੍ਰਭਾਵ ਪੈਂਦਾ ਹੈ, ਅਤੇ ਇਹ ਕਈ ਕਾਰਨਾਂ ਨਾਲ ਪੈਦਾ ਹੁੰਦਾ ਹੈ। ਜਿਵੇਂ :

1. **Depression:** ਜਦੋਂ ਕਿਸੇ person ਦੀਆਂ ਜਰੂਰਤਾਂ ਪੂਰੀਆਂ ਨਾ ਹੋਣ ਤੇ ਉਹ ਨਿਗਮ ਰਹਿਮ ਲੱਗੇ, ਇਸਤੋਂ ਉਹ personal adjust ਨਹੀਂ ਕਰ ਸਕਦਾ ਤੇ ਉਹ maladjustment ਹੋ ਜਾਵੇਗਾ।
2. **Anxiety:** ਚਿੰਤਾ ਜਾਂ ਤਨਾਵ ਵੀ mental balance ਨੂੰ disturb ਕਰਦੇ ਹਨ ਤੇ ਲਗਾਤਾਰ ਚਿੰਤਾ ਵਿੱਚ ਰਹਿਣ ਨਾਲ physical disorder ਪੈਦਾ ਹੋ ਜਾਂਦੇ ਹਨ। For example, hypertension, heart disease, peptic ulcer ਇਸ ਤਰ੍ਹਾਂ ਚਿੰਤਾ ਤੇ ਤਨਾਵ ਦੇ ਕਾਰਨ maladjustment ਹੋ ਸਕਦੀ ਹੈ।
3. **Insecurity:** ਗਰੀਬ ਪਰਿਵਾਰਾਂ ਵਿੱਚ ਜਿਆਦਾਤਰ insecurity ਦੀ feeling ਹੁੰਦੀ ਹੈ, ਅਤੇ ਇਹ ਅਸੁਰੱਖਿਅਤ ਦੀ ਭਾਵਨਾਵਾਂ ਰੱਖਦੇ ਤੇ ਉਹਨਾਂ ਦੀਆਂ ਜਰੂਰਤਾਂ ਪੂਰੀ ਨਾ ਹੋਣ ਦੀ ਵਜ੍ਹਾ ਨਾਲ insecurity ਪੈਦਾ ਹੁੰਦੀ ਹੈ। ਉਹ person maladjustment ਸਥਿਤੀ ਵਿੱਚ ਆ ਜਾਂਦਾ ਹੈ।
4. **Unfavourable environment:** Environment ਵਿੱਚ ਹੋਣ ਵਾਲੇ changes ਵੀ maladjustment ਦਾ ਮੁੱਖ ਬਣਦੇ ਹਨ। For example, ਹਨ੍ਹੇਰੀ-ਤੂਫਾਨ ਆਉਣਾ।

5. **Failure:** ਕਿਸੇ ਵਜ੍ਹਾ ਨਾਲ ਆਪਣੇ ਕੰਮਾਂ ਵਿੱਚ ਅਸਫਲ ਰਹਿਣਾ ਤੇ ਲਗਾਤਾਰ ਅਸਫਲਤਾ ਦਾ ਸਾਹਮਣਾ ਕਰਦਾ maladjustment ਨੂੰ ਪੈਦਾ ਕਰਦਾ ਹੈ।

Social cause of maladjustment

ਕਈ ਪ੍ਰਕਾਰ ਦੇ ਸਮਾਜਿਕ ਕਾਰਨਾਂ ਦੇ ਕਾਰਨ maladjustment ਪੈਦਾ ਹੋ ਜਾਂਦੀ ਹੈ, ਜਿਵੇਂ :

1. Death of the parent
2. Broken family (ਪਰਿਵਾਰ ਦਾ ਟੁੱਟਣਾ)
3. Conflict between parents (ਮਾਤਾ-ਪਿਤਾ ਵਿਚਕਾਰ ਤਨਾਵ)
4. Step mother (ਸੁਤੈਲੀ ਮਾਂ)
5. Alcoholism (ਸ਼ਰਾਬ ਪੀਣਾ)
6. Lack of education.

Feature of maladjustment Individual

1. Maladjusted person ਨੂੰ ਬਹੁਤ ਜਲਦੀ ਗੁੱਸਾ ਆ ਜਾਂਦਾ ਹੈ।
2. Maladjusted person ਗਲਤੀ ਹੋਣ ਤੇ ਜਲਦੀ upset ਹੋ ਜਾਂਦਾ ਹੈ।
3. Maladjusted person ਆਪਣੇ ਆਪ ਨੂੰ ਕਿਸੇ ਪ੍ਰਸਿਥਿਤੀ ਦੇ ਨਾਲ adjusted ਨਹੀਂ ਕਰ ਪਾਉਂਦਾ।
4. Maladjusted person ਕਈ ਪ੍ਰਕਾਰ ਦੇ ਬਹਾਨੇ ਬਣਾਉਂਦਾ ਹੈ ਤੇ ਜੋਰ-ਜ਼ੋਰ ਨਾਲ ਬੋਲਦਾ ਹੈ।
5. Maladjusted person ਜਿਆਦਾਤਰ tension ਵਿੱਚ ਹੀ ਰਹਿੰਦਾ ਹੈ। ਅਤੇ ਅਕਸਰ ਨਿਰਾਸ ਰਹਿੰਦਾ ਹੈ।
6. Maladjusted person ਦੀ ਸੋਚ negative ਹੁੰਦੀ ਹੈ।

Prevention and Management of Maladjustment Counselling of Individual Family and Community

1. **Family:** Family life ਵਿੱਚ maladjustment ਘੱਟ ਕਰਨ ਲਈ life style ਵਿੱਚ ਕਈ ਪ੍ਰਕਾਰ ਦੇ change ਕਰਨੇ ਚਾਹੀਦਾ ਹਨ।

   Mental health ਦੀ ਨੀਂਹ life ਦੇ ਸ਼ੁਰੂ ਦੇ ਸਾਲਾਂ ਵਿੱਚ ਹੀ ਪਾਈ ਜਾਣੀ ਚਾਹੀਦੀ ਹੈ, ਕਿਉਂਕਿ ਇਹ maladjustment ਨੂੰ ਰੋਕਣ ਲਈ ਕਾਫੀ help ਕਰਦੀ ਹੈ। For example, unhappy environment ਵਿੱਚ ਰਹਿਣਾ, ਬੱਚਿਆ ਵਿੱਚ fear, anxiety ਜਿਆਦਾ ਹੋ ਸਕਦੀ ਹੈ ਤੇ ਇਹ maladjustment ਪੈਦਾ ਹੋਣ ਵਿੱਚ help ਕਰਦੀ ਹੈ। ਸਾਰੇ ਵਿਅਕਤੀਆ ਦੀ needs ਨੂੰ ਪੂਰਾ ਕਰਨਾ ਚਾਹੀਦਾ ਹੈ। ਇਸ ਨਾਲ maladjustment ਕਾਫੀ ਹੱਦ ਤੱਕ ਘੱਟ ਕੀਤੀ ਜਾ ਸਕਦੀ ਹੈ।
2. **Education:** ਬੱਚੇ ਦੇ behave ਦੇ development ਵਿੱਚ ਘਰ ਦੇ ਬਾਅਦ ਉਸਦਾ ਸਕੂਲ ਹੁੰਦਾ ਹੈ। ਸਕੂਲ ਦੇ ਦੌਰਾਨ teachers ਤੇ student ਦਾ relation healthy ਹੋਣਾ ਚਾਹੀਦਾ ਹੈ, starting needs ਵਿੱਚ MA ਦਾ ਪਤਾ ਲੱਗਣਾ ਚਾਹੀਦਾ ਹੈ। ਉਹਨਾਂ ਨੂੰ ਪੂਰਾ ਕਰਨ ਲਈ ਸਕੂਲ ਦਾ environment and teachers ਦਾ relation ਬਹੁਤ important ਹੁੰਦਾ ਹੈ।
3. **Child guidance:** ਇਸਦਾ ਉਦੇਸ਼ ਹੈ, child ਨੂੰ future ਵਿੱਚ ਆਉਣ ਵਾਲੀਆਂ ਘਟਨਾਵਾਂ ਨੂੰ handle ਕਰੇ ਅਤੇ ਕਈ ਪ੍ਰਕਾਰ ਦੇ ਮਾਨਸਿਕ disorder ਤੋਂ ਬਚੇ।

4. **Maternal and child health services:**
   (a) Maladjustment ਨੂੰ control ਕਰਨਾ ਲਈ maternal child health ਨੂੰ ਵੀ ਸਹੀ ਤਰ੍ਹਾਂ ਨਾਲ ਦੇਖਭਾਲ ਬਹੁਤ ਜਰੂਰੀ ਹੈ।
   (b) Homework and public health nation ਨੂੰ children ਦੀ growth and development behaviours, changes basic needs, etc. ਦੇ ਬਾਰੇ ਵਿੱਚ ਪਤਾ ਹੋਣਾ ਚਾਹੀਦਾ ਹੈ। ਕਿਉਂਕਿ ਇਹ ਸਭ factor ਬੱਚੇ ਨੂੰ maladjustment ਦੀ ਤਰਫ ਲੈ ਜਾਂਦੇ ਹਨ।
5. **Social services:** Social services ਵਿੱਚ important role children ਲਈ ਹੁੰਦਾ ਹੈ, children enjoyment ਦੀਆਂ ਚੀਜ਼ਾਂ ਤੇ ਸੁਵਿਧਾਵਾਂ ਨੂੰ ਬੱਚਿਆਂ ਨੂੰ ਉਪਲੱਬਧ ਕਰਨੀਆਂ ਚਾਹੀਦੀਆ ਹਨ, ਇਹ ਵੀ ਕਾਫੀ ਹੱਦ ਤੱਕ maladjustment ਨੂੰ control ਕਰਦੀ ਹੈ। For example, playground, library ਨੂੰ ਇਸਦੇ ਨਾਲ health facilities and education ਦੀ ਬੱਚਿਆਂ ਨੂੰ provide ਕਰਨੀ ਚਾਹੀਦੀ।

UNIT 14

ਮਾਨਸਿਕ ਰੋਗ
(Mental Illness)

ਜਦੋਂ ਕੋਈ ਵਿਅਕਤੀ ਕਿਸੇ ਤਰੀਕੇ ਨਾਲ behave ਕਰਦਾ ਹੈ, ਜੋ ਕਿ ਦੂਸਰਿਆ ਦੇ ਦੁਆਰਾ ਸਵੀਕਾਰ ਨਹੀਂ ਕੀਤਾ ਜਾ ਸਕਦਾ ਹੈ, ਤੇ ਆਪਣੇ ਆਪ ਨੂੰ adjust ਨਹੀਂ ਕਰ ਪਾਉਂਦਾ ਤੇ ਆਪਣੇ ਇਸ behave ਲਈ, responsible ਨਹੀਂ ਹੁੰਦਾ, ਉਸਨੂੰ abnormal behaviour ਕਹਿੰਦੇ ਹਨ।

Causes of Abnormal Behaviour

1. **Biological factors**
   (a) **Heredity:** ਕਈ ਪ੍ਰਕਾਰ ਦੇ mentally disorder ਬੱਚਿਆਂ ਵਿੱਚ parents ਤੋਂ ਆ ਜਾਂਦੇ ਹਨ। ਜਿਨ੍ਹਾਂ ਨੂੰ heredity factor ਕਹਿੰਦੇ ਹਨ, ਜਿਵੇਂ : Schizophrenia, ਇਸ ਵਿੱਚ behaviour change ਦੀ ਸ਼ੁਰੂਆਤ adolescent period ਜਾਂ ਉਸਤੋਂ ਬਾਅਦ ਹੁੰਦੀ ਹੈ।
   (b) **Organic factor:** ਜਿਵੇਂ ਕਿ ਚੋਟ, ਜਖਮ ਤੇ ਗੰਭੀਰ ਦਿਮਾਗੀ ਰੋਗ ਤੇ seriously mentally disorder ਦੇ ਕਾਰਨ ਦਿਮਾਗ ਨੂੰ ਨੁਕਸਾਨ ਪਹੁੰਚਾਉਂਦਾ ਹੈ। ਸਰਾਬ ਨਸੀਲੇ ਪਦਾਰਥ ਅਤੇ ਹਾਨੀਕਾਰਨ ਚੀਜਾਂ ਤੋਂ ਵੀ ਦਿਮਾਗ ਨੂੰ ਨੁਕਸਾਨ ਪਹੁੰਚਦਾ ਹੈ।
   (c) **Physical defects:** Physically ਤੇ ਲੰਮੇ ਸਮੇਂ ਤੋਂ ਚੱਲਣ ਵਾਲੀ disc ਵੀ person ਦੇ ਵਿਵਹਾਰ ਨੂੰ ਪ੍ਰਭਾਵਿਤ ਕਰਦੀ ਹੈ, ਅਜੀਹੀ ਤਰੀਕੇ ਨਾਲ behave ਕਰਦਾ ਹੈ।
   (d) **Emotional factor:** ਭਾਵਨਾਵਾਂ ਦੇ ਕਾਰਨ ਵੀ ਕਈ ਪ੍ਰਕਾਰ ਦੇ ਰੋਗ ਹੋ ਜਾਂਦੇ ਹਨ ਜਿਵੇਂ ਕਿ hypertension, peptic, ulcer ਤੇ heart disease.
   (e) **Physical deprivation:** Sever/serious MA ਦੇ ਕਾਰਨ ਬੱਚੇ ਦੇ physical ਤੇ mental development ਤੇ ਪ੍ਰਭਾਵ ਪੈਦਾ ਹੈ ਜਿਵੇਂ : Vitamin complete ਦੀ ਕਮੀ ਨਾਲ mentally disorder ਪੈਦਾ ਹੋ ਜਾਂਦੇ ਹਨ।
2. **Psychosocial factor**
   (a) **Maternal depravation:** ਬੱਚੇ ਨੂੰ ਆਪਣੇ ਮਾਂ ਤੇ ਦੂਰ ਕਰਨਾ ਦਿਸਤੋਂ ਬੱਚੇ ਦੇ ਵਿਕਾਸ ਤੇ ਪ੍ਰਭਾਵ ਪੈਦਾ ਹੈ। ਮਾਂ ਦੇ ਪ੍ਰੇਸ, ਸਨੇਹ ਤੇ ਸੁਰੱਖਿਆ ਨਾ ਮਿਲਣ ਕਾਰਨ ਬੱਚੇ ਦੇ ਵਿਚਾਰ abnormal ਹੋ ਜਾਂਦਾ ਹੈ।
   (b) **Pathogenic family pattern:** ਕਿਸੇ ਵੀ mentally disorder ਵਾਲੇ parents ਦੇ, ਬੱਚਿਆਂ ਦੇ ਵਿਚਕਾਰ ਤਨਾਵ ਹੋਣਾ ਅਤੇ ਚੰਗੇ relation ਨਾ ਹੋਣਾ, ਇਸ ਕਾਰਨ ਨਾਲ ਬੱਚੇ ਦੇ behave ਤੇ ਪ੍ਰਭਾਵ ਪੈਂਦਾ ਹੈ।

Stress: ਤਨਾਵ ਕਈ ਪ੍ਰਕਾਰ ਦੇ ਹੁੰਦੇ ਹਨ ਜਿਵੇਂ physical, mental and emotional ਇਹਨਾਂ ਦੀ ਵਜ੍ਹਾ ਨਾਲ ਵਿਅਕਤੀ ਵਿੱਚ mental disorder ਪੈਦਾ ਹੋ ਜਾਂਦੇ ਹਨ ਤੇ ਵਿਅਕਤੀ ਦੇ behave ਵਿੱਚ change ਆ ਜਾਂਦਾ ਹੈ।

Mental conflict: Mental conflict ਹਮੇਸ਼ਾ ਦਬਾਵ ਵਿੱਚ ਰਹਿਣਾ mental disorder ਦਾ ਕਾਰਨ ਬਣਦਾ ਹੈ।

Intelligency: Intelligence question ਬਹੁਤ ਜਿਆਦਾ ਤੇ ਬਹੁਤ ਘੱਟ ਹੋਣ ਨਾਲ ਵੀ ਕਈ ਵਾਰ abnormal behaviour ਦੇ symptom ਦਿਖਾਈ ਦਿੰਦੇ ਹਨ।

3. **Socioculture factor**
   (a) **War and violence :** (ਲੜਾਈ ਝਗੜੇ) war and violence ਵੀ ਇੱਕ ਇਸ ਤਰ੍ਹਾਂ ਦਾ ਕਾਰਨ ਹੈ। ਜੋ abnormal behaviour ਨੂੰ ਜਨਮ ਦਿੰਦਾ ਹੈ।
   (b) **Social changes:** Social changes ਵੀ ਇੱਕ ਇਸ ਤਰ੍ਹਾਂ ਦਾ ਕਾਰਨ ਹੈ, ਜਿਸ ਦੀ ਵਜ੍ਹਾ ਨਾਲ abnormal behaviour ਹੋ ਸਕਦਾ ਹੈ, ਜਿਵੇਂ lack of entertainment lack of resources, ਇਕੇਲਾਪਣ (loneliness), lack of resources, ਇਕੇਲਾਪਣ (loneliness), Illiteracy ਇਹਨਾਂ ਸਾਰਿਆਂ ਦੀ ਵਜ੍ਹਾ ਨਾਲ abnormal behaviour ਹੋ ਸਕਦਾ ਹੈ।
   (c) **Economic problems:** Poverty, unemployment, alcoholism, gambling (ਜੂਆ ਖੇਡਣਾ) ਇਹਨਾਂ ਸਾਰਿਆ ਦੀ ਚੀਜਾਂ ਦੀ ਵਜ੍ਹਾ ਨਾਲ ਵਿਅਕਤੀ ਦੇ behave ਵਿੱਚ change ਆਉਣ ਲੱਗਦਾ ਹੈ। ਤੇ ਹੌਲੀ-ਹੌਲੀ ਉਹ abnormal behaviour show ਕਰਨ ਲੱਗਦਾ ਹੈ।
   (d) **Occupational problem:** Unusable working environment, lack of job satisfaction, stressfully, poor relation with co-workers ਇਹਨਾਂ ਸਾਰਿਆਂ ਦੀ ਵਜ੍ਹਾ ਨਾਲ ਇੱਕ ਵਿਅਕਤੀ ਦਾ behaviour change ਹੋ ਸਕਦਾ ਹੈ ਤੇ ਉਹ abnormal behaviour show ਕਰਨ ਲੱਗਦਾ ਹੈ।

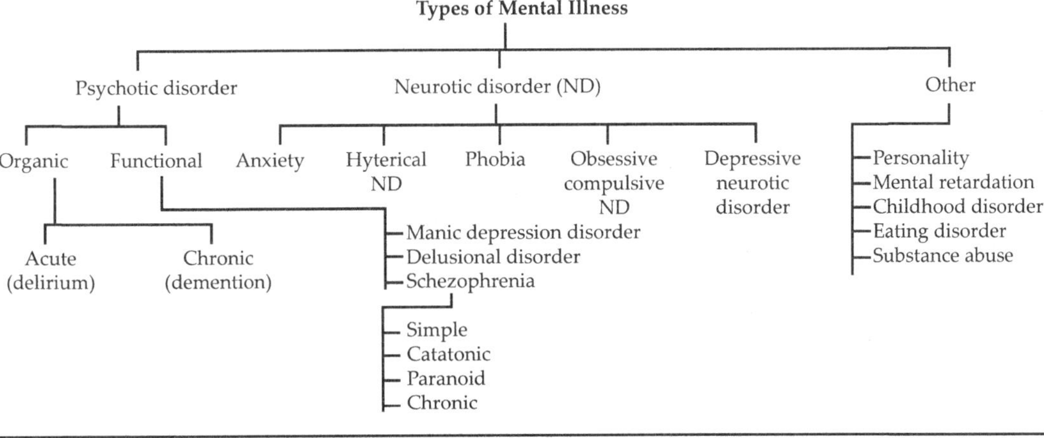

TREATMENT OF MENTAL ILLNESS

Physiotherapy

Mentally ill person ਨੂੰ ਸਮੇਂ treat ਕਰਕੇ ਚੰਗੀ mental health ਨੂੰ maintain ਕੀਤਾ ਜਾ ਸਕਦਾ ਹੈ, mentally ill person ਨੂੰ treat ਕਰਨ ਲਈ ਨੀਚੇ ਲਿਖੇ ਗਏ ਤਰੀਕੇ use ਕੀਤੇ ਜਾਵੇ ਹਨ, ਜਿਵੇਂ :

1. **Early diagnosis and treatment:** Mentally ill person ਨੂੰ ਸਭ ਤੋਂ ਪਹਿਲਾਂ hospital ਵਿੱਚ admit ਕਰਵਾਉਣਾ ਚਾਹੀਦਾ ਹੈ, ਇਸ ਵਿੱਚ doctor patient relatives ਤੋਂ ਅਤੇ ਉਸਦੇ relatives ਤੋਂ ਪੂਰੀ history ਲੈਂਦਾ ਹੈ। History ਦੇ ਦੌਰਾਨ ਹੀ doctor ਚੰਗੀ ਤਰ੍ਹਾਂ ਨਾਲ observe ਕਰਦਾ ਹੈ। ਕਿਉਂਕਿ ਉਹ ਉਸਦੀ ਬਿਮਾਰੀ ਨੂੰ ਪਹਿਚਾਣਨਾ ਚਾਹੁੰਦਾ ਹੈ ਤੇ ਉਸਦੇ sign/symptoms ਨੂੰ ਧਿਆਨ ਵਿੱਚ ਰੱਖ ਕੇ diagnose ਬਣਾਉਂਦਾ ਹੈ। ਇਸ ਦੇ ਬਾਅਦ doctor diseases ਦੇ ਕਾਰਨਾਂ ਦੇ ਬਾਰੇ ਪਤਾ ਲਗਾਉਂਦਾ ਹੈ ਤੇ sign/symptoms ਤੋਂ diagnose ਬਣਾ ਕੇ ਇਲਾਜ ਸ਼ੁਰੂ ਕਰਦਾ ਹੈ।
2. **Individual psychotherapy:** Mentally ill person ਦੀ treatment ਵਿੱਚ ਇਸ therapy ਦਾ ਬਹੁਤ important role ਹੈ।
   (a) ਇਸ ਵਿੱਚ patient ਦੇ ਨਾਲ ਗੱਲਬਾਤ ਕਰਕੇ therapeutic relationship ਬਣਾਇਆ ਜਾਂਦਾ ਹੈ।
   (b) ਇਸ ਵਿੱਚ patient ਦੇ abnormal behaviour ਨੂੰ ਹੌਲੀ-ਹੌਲੀ ਠੀਕ ਕੀਤਾ ਜਾਂਦਾ ਹੈ।
   (c) ਇਹ patient ਨੂੰ ਇਕੱਲੇ ਵਿੱਚ ਵੀ ਦੇ ਸਕਦੇ ਹਾਂ ਤੇ ਗਰੁੱਪ ਵਿੱਚ ਵੀ ਦੇ ਸਕਦੇ ਹਾਂ।
   (d) ਇਸਦੇ ਦੁਆਰਾ patient ਨੂੰ motivate ਕੀਤਾ ਜਾਂਦਾ ਹੈ, ਤਾਂ ਜੋ ਉਹ ਆਪਣੀ ਅਲੱਗ ਪਹਿਚਾਣ ਬਣਾਵੇ।
   (e) ਇਸਦੇ ਦੁਆਰਾ patient ਦਾ health team member ਵਿੱਚ confidence ਵੀ ਪੈਦਾ ਕਰਦਾ ਹੈ।
3. **Use of modern psychoactive drug:** Mentally ill person ਨੂੰ ਠੀਕ ਕਰਨ ਲਈ ਇਸਦਾ ਵੀ important role ਹੈ।
   (a) Psychoactive drug ਉਹਨਾਂ chemical ਨਾਲ ਬਣਦੀ ਹੈ ਜੋ nerves system ਤੇ ਪ੍ਰਭਾਵ ਪਾਉਂਦੀ ਹੈ। ਜਿਵੇਂ : Antipsychotic
   (b) Antidepressant drug
   (c) Antiparkinsonian drug

   Mentally ill person ਨੂੰ ਪੂਰੀ ਤਰ੍ਹਾਂ ਨਾਲ ਠੀਕ ਕਰਨ ਲਈ ਜੋ medicine ਦਿੰਦੇ ਹਨ, ਉਸ ਦੀ ਸਹੀ ਮਾਤਰਾ (dose) ਹੋਣੀ ਚਾਹੀਦੀ ਹੈ ਤਾਂ ਕਿ ਉਸਦੇ ਬੁਰੇ ਪ੍ਰਭਾਵ ਤੋਂ ਬਚਿਆ ਜਾ ਸਕੇ ਤੇ ਉਸਦੇ side effects ਘੱਟ ਹੋ ਸਕੇ। ਅਤੇ ਇਹ ਸਹੀ ਤੇ ਦਿੱਤੀ ਜਾਣੀ ਚਾਹੀਦੀ ਹੈ।

   Drug ਦੇਣ ਦੇ ਬਾਅਦ patient ਦੀ condition ਨੂੰ observe ਕਰਨਾ ਚਾਹੀਦਾ ਹੈ ਤਾਂ ਕਿ ਉਸਦੇ side effects ਪਤਾ ਲੱਗ ਸਕੇ।
4. **Physical therapy:** ECT physical therapy ਨੂੰ somatic therapy ਵੀ ਕਹਿੰਦੇ ਹਨ। ਇਸ therapy ਵਿੱਚ electric current ਨੂੰ head ਦੇ temporal part ਤੇ apply ਕੀਤਾ ਜਾਂਦਾ ਹੈ। ਇਸਦੇ electrole ਨੂੰ bilateral or unilateral ਕੋਨਾਂ ਹੀ ਤਰੀਕਿਆ ਨਾਲ use ਕੀਤਾ ਜਾਂਦਾ ਹੈ।
   (a) ਇਸ ਵਿੱਚ current 70–110 vallate ਤੱਕ ਹੁੰਦਾ ਹੈ ਤੇ ਇਹ 0–1 section 1 second ਤਕ ਹੁੰਦਾ ਹੈ।
   (b) ECT ਦਿੰਦੇ ਸਮੇਂ patient ਨੂੰ ਬਹੁਤ ਜਿਆਦਾ care ਦੀ ਜਰੂਰਤ ਹੁੰਦੀ ਹੈ, ਕਿਉਂਕਿ ਇਸ ਨਾਲ ਸਾਡੀ body ਤੇ ਬਹੁਤ ਤੇ ਪ੍ਰਭਾਵ ਹੁੰਦਾ ਹੈ ਜਿਵੇਂ : Injury ਦੇ ਹੋਣ ਦੇ chances, tongue bite fracture, respiratory arrest, frothing (ਮੂੰਹ ਚੋਂ ਝੱਗ ਨਿਕਲਣਾ)
5. **Mental health education:** ਇਸ ਵਿੱਚ patient ਨੂੰ ਅਤੇ ਉਸਦੀ family ਨੂੰ mental health ਦੇ ਬਾਰੇ ਪੂਰੀ ਜਾਣਕਾਰੀ ਦਿੱਤੀ ਜਾਂਦੀ ਹੈ। Patient ਨੂੰ ਅਤੇ ਉਸਦੀ family ਨੂੰ mental health ਨੂੰ promote ਕਰਨ ਲਈ ਤਰੀਕੇ

ਦੱਸੇ ਜਾਂਦੇ ਹਨ। ਉਹਨਾਂ ਦੇ causes, sign/symptoms ਅਤੇ treatment ਤੇ prevention ਦੇ ਬਾਰੇ ਪੂਰੀ ਤਰ੍ਹਾਂ ਨਾਲ ਸਮਝਾਇਆ ਜਾਂਦਾ ਹੈ।

6. **Occupational therapy:** ਇਸ ਵਿੱਚ patient ਨੂੰ ਕਈ ਪ੍ਰਕਾਰ ਦੇ ਕੰਮਾਂ ਵਿੱਚ busy ਰੱਖਿਆ ਜਾਂਦਾ ਹੈ, ਜਿਵੇਂ : Drawing, painting, stitching, weaving (ਬੁੰਨਣਾ), gardening ਇਹ therapy patient ਨੂੰ hospital ਵਿੱਚ ਦੋਨਾਂ ਜਗ੍ਹਾ ਤੇ ਦਿੱਤੀ ਜਾ ਸਕਦੀ ਹੈ।
7. **Recreational therapy:** Mentally ill person ਦੇ entertainment ਲਈ indoor and outdoor activities ਦੇ ਦੁਆਰਾ person ਨੂੰ busy ਰੱਖਿਆ ਜਾਂਦਾ ਹੈ, ਇਹਨਾਂ activities ਦੇ ਦੌਰਾਨ staff members ਵੀ ਉਹਨਾਂ ਦੇ ਨਾਲ ਰਹਿੰਦੇ ਹਨ। ਅਤੇ ਅਲੱਗ-ਅਲੱਗ conditions ਵਿੱਚ ਉਹਨਾਂ adjust ਕਰਨਾ ਸਿਖਾਉਂਦੇ ਹਨ।
8. **Rehabilitation:** ਜਦੋਂ patient ਦੀ condition ਠੀਕ ਹੋਣ ਲੱਗਦੀ ਤਾਂ ਉਸਨੂੰ rehabilitation services ਦਿੰਦੇ ਹਨ। ਜਿਸ ਵਿੱਚ ਉਹਨਾਂ ਨੂੰ ਛੋਟੇ-ਛੋਟੇ ਕੰਮ ਕਰਵਾਏ ਜਾਂਦੇ ਹਨ ਜਿਵੇਂ : Painting, drawing, stitching, gardening, candle making ਇਸ ਵਿੱਚ patient ਨੂੰ ਦੂਸਰਿਆਂ ਦੇ ਨਾਲ adjust ਕਰਨਾ ਅਤੇ ਦੂਸਰਿਆ ਦੀ help ਕਰਨਾ ਸਿਖਾਇਆ ਜਾਂਦਾ ਹੈ। ਜੇਕਰ patient ਕੋਈ ਚੰਗੇ ਤਰੀਕੇ ਨਾਲ ਆਪਣਾ ਕੰਮ ਕਰਦੇ ਹਨ ਤਾਂ ਉਹਨਾਂ ਨੂੰ appreciate (ਪ੍ਰਸੰਸਾ ਕਰਨੀ) ਕੀਤਾ ਜਾਂਦਾ ਹੈ। ਜੇਕਰ ਕੰਮ ਗਲਤ ਹੋਵੇ ਤਾਂ ਉਹਨਾਂ ਨੂੰ ਡਾਂਟਿਆ ਨਹੀਂ ਜਾਂਦਾ ਬਲਕਿ ਉਹਨਾਂ ਨੂੰ ਕੰਮ ਪ੍ਰਤੀ ਦੁਬਾਰਾ motivate ਕੀਤਾ ਜਾਂਦਾ ਹੈ।

Early Detection and Referral of Mentally Ill

1. **Delusion:** ਇਹ ਇੱਕ thinking disorder ਹੈ, ਇਸ ਵਿੱਚ patient ਇਹ ਮਹਿਸੂਸ ਕਰਦਾ ਹੈ ਕਿ ਉਸਦੇ ਆਸ-ਪਾਸ ਦੀਆਂ ਪ੍ਰਤੇਕ ਚੀਜਾ ਉਸ ਨਾਲ ਸੰਬੰਧਿਤ ਹਨ ਤੇ ਇਹ ਸਾਰੇ ਉਸਨੂੰ ਦੇਖ ਰਹੇ ਹਨ ਤੇ ਉਸਦੇ ਬਾਰੇ ਗੱਲਬਾਤ ਕਰ ਰਹੀਆ ਹਨ ਤੇ ਉਸ ਤੇ ਹੱਸ ਰਹੀਆਂ ਹਨ। ਇਸ ਵਿੱਚ thinking ਵਾਸਤਵਿਕਤਾ ਦੇ ਅਨੁਕੂਲ ਨਹੀਂ ਹੁੰਦੀ। ਇਹ ਦੋ ਤਰ੍ਹਾਂ ਦਾ ਹੁੰਦਾ ਹੈ :
   - Hypochondriac delusion ਵਿੱਚ patient ਕਿਸੇ ਗੰਭੀਰ ਬਿਮਾਰੀ ਤੋਂ ਗੰਭੀਰ ਹੁੰਦਾ ਹੈ। ਜਿਵੇਂ : Cancer or TB ਇਹ ਉਸਦਾ ਵਹਿਮ ਹੁੰਦਾ ਹੈ।
   - Nihilistic delusion ਉਹ ਵਹਿਮ ਹੈ ਜਿਸ ਵਿੱਚ patient ਇਹ feel ਕਰਦਾ ਹੈ ਕਿ ਉਸਦੇ ਸਰੀਰ ਦਾ ਕੋਈ ਅੰਗ miss ਹੈ, ਤੇ ਜਾਂ ਫਿਰ ਕੰਮ ਨਹੀਂ ਕਰ ਰਿਹਾ।
2. **Fantasies:** ਕਲਪਨਾ ਕਰਨਾ ਇਸ ਵਿੱਚ patient ਕਲਪਨਾਵਾਂ ਦਾ ਜਾਲ ਬੁਨਦਾ ਹੈ ਜਿਵੇਂ : ਹਵਾ ਵਿੱਚ ਮਹਿਲ ਖੜੇ ਕਰਨਾ, ਕਮਜੋਰ ਬੱਚਾ ਦਿਨ ਵਿੱਚ ਸਪਨੇ ਵਾਖਦਾ ਹੈ ਕਿ ਇਹ ਸੰਸਾਰ ਦਾ ਸਭ ਤੋਂ ਵੱਡਾ ਅਮੀਰ ਵਿਅਕਤੀ ਹੈ। ਲੇਕਿਨ ਕੁੱਝ ਪਲਾਂ ਦੇ ਲਈ ਉਸਨੂੰ satisfaction ਮਿਲ ਸਕਦਾ ਹੈ। ਪਰੰਤੂ ਇਹ life ਦੀ problem ਦਾ ਸਾਹਮਣਾ ਨਹੀਂ ਕਰ ਸਕਦਾ।
3. **Phobias and obsession:** ਇਹ thinking ਦੀ ਦੂਸਰੀ disease ਜਿਸ ਵਿੱਚ patient unnecessary thinking, ਇੱਛਾ ਆਦਿ ਦੇ ਬਾਰੇ ਗੱਲਾਂ ਕਰਨਾ, ਇਹ ਸਭ continuously ਉਸਦੀ life ਵਿੱਚ interfere ਕਰਦੀ ਰਹਿੰਦੀ ਹੈ। ਇਹ ਸਾਰੀ problems phobias ਤੋਂ related ਹੈ।
4. **Incoherent speech:** ਇਹ ਇੱਕ speech thinking disorders ਹੈ, ਜਿਸ ਵਿੱਚ patient thinking and ਮਾਨਸਿਕ ਕਲਪਨਾਵਾਂ ਕਰਦਾ ਰਹਿੰਦਾ ਹੈ ਤੇ patient ਸਹੀ ਢੰਗ ਨਾਲ ਆਪਣੀ feeling ਨੂੰ show ਨਹੀਂ ਕਰਦਾ।

PREVENTION OF MENTALLY ILLNESS

Mentally ill person ਨੂੰ ਠੀਕ ਕਰਨ ਲਈ ਤਿੰਨ levels ਤੇ prevent ਕੀਤਾ ਜਾ ਸਕਦਾ ਹੈ। ਜਿਵੇਂ :

Primary Prevention

ਇਸ ਦਾ meaning ਹੈ high groups ਨੂੰ identify ਕਰਨਾ ਤੇ mental illness ਨੂੰ ਹੋਣ ਤੋਂ ਰੋਕਣਾ। Following ਲਿਖੇ ਅਨੁਸਾਰ primary prevention ਕੀਤੀ ਜਾ ਸਕਦੀ ਹੈ।

1. Mother ਨੂੰ antenatal care provide ਕਰਨੀ ਚਾਹੀਦੀ ਹੈ।
2. Mother ਨੂੰ medicine ਤੇ radiation ਵਿੱਚ ਹੋਣ ਵਾਲੀਆ ਹਾਨੀਆਂ ਦੇ ਬਾਰੇ ਦੱਸਣਾ ਚਾਹੀਦਾ ਹੈ।
3. Birth time baby ਨੂੰ ਹੋਣ ਵਾਲੀ injury ਤੇ anoxia ਤੋਂ ਬਣਾਉਣਾ ਚਾਹੀਦਾ ਹੈ।
4. Infant ਨੂੰ ਚੰਗੀ diet ਦੇਣੀ ਚਾਹੀਦੀ ਹੈ।
5. School going children ਦੀ performance and emotional power ਦਾ ਜਲਦੀ ਪਤਾ ਲਗਾਉਣਾ ਚਾਹੀਦਾ ਹੈ।
6. Child and cleaning ਵਿੱਚ mental health services ਨੂੰ ਵਧਾਉਣਾ ਚਾਹੀਦਾ ਹੈ।
7. Physically and mentally handicapped ਬੱਚਿਆ ਨੂੰ services ਦੇਣੀ ਚਾਹੀਦੀ ਹੈ ਤੇ ਉਹਨਾਂ ਦੇ parents ਦੇ ਨਾਲ counselling ਕਰਨੀ ਚਾਹੀਦੀ ਹੈ।

Secondary Prevention

Mentally illness ਨੂੰ ਜਲਦੀ diagnose ਕਰਨਾ ਤੇ treat ਕਰਨਾ ਉਸਨੂੰ secondary prevention ਕਹਿੰਦੇ ਹਨ। ਜਿਵੇਂ : Mental illness ਦਾ ਜਲਦੀ ਪਤਾ ਲਗਾਉਣਾ ਅਤੇ disease ਦੇ according ਉਸਨੂੰ ਜਲਦੀ treat ਕਰਨਾ।

1. Screening programme ਸ਼ੁਰੂ ਕਰਨਾ।
2. Sever condition ਵਿੱਚ patient ਨੂੰ refer ਕਰਨਾ।
3. Mental health education ਦੇਣਾ।
4. Counselling services provide ਕਰਨਾ।

Tertiary Prevention

ਇਸ ਦਾ meaning ਹੈ rehabilitation services provide ਕਰਨਾ।

1. Chronically mental ill person ਨੂੰ ਵਾਪਿਸ community ਵਿੱਚ ਲੈ ਕੇ ਜਾਣਾ।
2. Mentally retiredly person ਨੂੰ ਵਾਪਿਸ ਉਸਦੀ job provide ਕਰਨਾ।
3. ਠੀਕ ਹੋਈ patient ਨੂੰ daily activity ਕਰਵਾਉਣਾ ਅਤੇ ਉਸਦੀ ability ਵਧਾਉਣਾ।
4. ਘਰ-ਘਰ ਜਾ ਕੇ mentally ill person ਨੂੰ medicine ਦੇਣਾ।
5. Long-term rehabilitation ਦੇ ਲਈ family and community ਦੇ resources ਨੂੰ use ਕਰਨਾ।

Home Care and Counselling

1. Mentally ill person ਦੀ care ਘਰ ਵਿੱਚ ਹੀ ਕਰਨੀ ਚਾਹੀਦੀ ਹੈ, ਕਿਉਂਕਿ ਘਰ ਵਿੱਚ person ਦੀ ਦੇਖਭਾਲ family members ਚੰਗੀ ਤਰ੍ਹਾਂ ਕਰਦੇ ਹਨ। ਜਿਵੇਂ : ਨਹਾਉਣਾ, ਸਮੇਂ ਤੇ ਸੁਲਾਉਣਾ, ਸਮੇਂ ਤੇ ਦੀਵਾਈ ਦੇਣਾ ਤੇ ਸਮੇਂ ਤੇ ਖਾਣਾ ਖਵਾਉਣਾ ਆਦਿ।

2. Mentally disorder ਨੂੰ ਹਮੇਸ਼ਾ loving manner ਦੇ ਨਾਲ ਠੀਕ ਕੀਤਾ ਜਾ ਸਕਦਾ ਹੈ, ਕਿਉਂਕਿ ਇਸ ਤਰ੍ਹਾਂ ਦੇ ਵਿਵਹਾਰ ਦੇ ਕਾਰਨ patient ਦੇ ਵਿਵਹਾਰ ਵਿੱਚ ਕਾਫੀ ਪਰਿਵਰਤਨ ਆਉਂਦਾ ਹੈ।
3. ਮਾਨਸਿਕ ਰੋਗਾਂ ਦੀ ਦੇਖਭਾਲ ਵਿੱਚ family member ਦਾ ਬਹੁਤ important role ਹੈ, ਜਿਵੇਂ ਮਾਤਾ-ਪਿਤਾ ਦੀ ਸਭ ਤੋਂ ਜਿਆਦਾ ਜਿੰਮੇਵਾਰੀ ਹੈ ਕਿ ਉਹ patient ਨੂੰ ਜਿਆਦਾ ਮਹੱਤਵ ਦੇਣਾ। ਪਰਿਵਾਰ ਵਿੱਚ healthy environment ਹੋਣਾ ਚਾਹੀਦਾ ਹੈ, ਜਿਸ ਨਾਲ ਉਸ ਵਿੱਚ ਰਹਿਣ ਵਾਲੇ ਲੋਕਾਂ ਦਾ ਜੀਵਨ ਚੰਗਾ ਹੋਵੇ।
4. Patient ਦੇ character ਦੇ ਉਸਦੇ ਨਾਲ ਰਹਿਣ ਵਾਲੇ person ਦਾ ਪ੍ਰਭਾਵ ਜਿਆਦਾ ਪੈਂਦਾ ਹੈ। Patient ਦੀ problems ਨੂੰ ਸਹਾਨੂੰ sympathetically ਸੁਣਨਾ ਚਾਹੀਦਾ ਹੈ ਤੇ ਉਸਦੇ according ਉਹਨਾ problems ਦਾ solution ਲੱਭਣਾ ਚਾਹੀਦਾ ਹੈ।
5. Patient ਇਲਾਜ ਦੇ ਨਾਲ-ਨਾਲ advise ਵੀ ਦੇਣੀ ਚਾਹੀਦੀ ਹੈ, ਉਹਨਾਂ ਦੇ friends, relatives ਤੇ ਜਿਹਨਾਂ ਦੇ ਨਾਲ patient ਰਹਿੰਦਾ ਹੈ, ਉਹਨਾਂ ਨੂੰ ਵੀ advise ਦੇਣੀ ਚਾਹੀਦੀ ਹੈ ਕਿ patient ਦੇ ਨਾਲ ਕਿਸੇ ਤਰ੍ਹਾਂ ਦਾ ਵਿਵਹਾਰ ਕਰਨਾ ਹੈ।
6. ਉਹਨਾਂ ਦੀ problems misconception (ਗਲਤ ਧਾਰਨਾਵਾਂ) ਨੂੰ ਦੂਰ ਕਰਨਾ ਚਾਹੀਦਾ ਹੈ।

REFER PSYCHIATRIC EMERGENCY

ਇਹ ਇੱਕ condition ਹੈ ਜਿਸ ਵਿੱਚ psychiatric patient ਆਪਣੀ ਦਿਮਾਗੀ ਹਾਲਤ ਠੀਕ ਹੋਣ ਦੀ condition ਉਤਪੰਨ ਕਰ ਲੈਂਦਾ ਹੈ, ਉਹ ਤਨਾਵ ਦੇ ਦੁਆਰਾ ਪੈਦਾ ਹੋਏ ਰੋਗ ਜੋ ਪ੍ਰਭਾਵਿਤ person ਤੇ other ਦੀ physically ਰੂਪ ਵਿੱਚ harm ਪਹੁੰਚਾਉਂਦੀ ਹੈ, ਜਿਸ ਕਾਰਨ person ਦਾ activities ਦਾ balance ਵਿਗੜ ਜਾਂਦਾ ਹੈ ਤੇ ਉਸਨੂੰ ਜਲਦੀ handle ਕਰਨਾ ਜਰੂਰੀ ਹੋ ਜਾਂਦਾ ਹੈ। ਕਈ ਪ੍ਰਕਾਰ ਦੇ harmful factors ਦੇ ਕਾਰਨ emergency ਦੀ ਸੰਖਿਆ ਦਿਨ ਪ੍ਰਤੀ ਦਿਨ ਵੱਧਦੀ ਜਾ ਰਹੀ ਹੈ। ਇਸ ਵਧਦੀ ਹੋਣੀ ਸੰਖਿਆ ਦੇ ਕਾਰਨ ਇਹਨਾਂ problems ਨੂੰ ਜਲਦੀ ਤੋਂ ਜਲਦੀ ਠੀਕ ਕਰਨ ਦੀ ਜਰੂਰਤ ਹੈ।

Definition: It is the imbalance between physically and mentally activities or ਜੋ ਸਾਡੀ ਸਰੀਰਕ ਤੇ ਮਾਨਸਿਕ activities ਦਾ balance ਵਿਗੜ ਜਾਣਾ, ਉਸਨੂੰ psychiatric.

Type of Psychiatric Emergency

ਇਹ ਕਈ ਪ੍ਰਕਾਰ ਦੀ ਹੁੰਦੀ ਹੈ ਜਿਵੇਂ ਕਿ :

1. **Suicide:** Suicide ਦਾ ਮਤਲਵ ਹੈ ਆਪਣੇ ਆਪ ਨੂੰ ਮਾਰਨ ਦੀ ਕੋਸ਼ਿਸ਼ ਕਰਨਾ ਜਾਂ ਪੂਰੀ ਤਰ੍ਹਾਂ ਸੋਚ ਸਮਝ ਕੇ ਆਪਣੇ ਆਪ ਨੂੰ ਮਾਰਨਾ suicide ਕਹਿਲਾਉਂਦਾ ਹੈ।

   Suicide ਕਰਨ ਦਾ ਜਿਆਦਾ rate male ਵਿੱਚ ਪਾਇਆ ਜਾਂਦਾ ਹੈ। ਜੋ ਕਿ 40 ਸਾਲ ਦੀ age ਦੇ ਹੁੰਦੇ ਹਨ ਤੇ suicide ਦੀ ਕੋਸ਼ਿਸ਼ ਕਰਨ ਵਾਲਿਆਂ ਵਿੱਚ female ਦੀ ਸੰਖਿਆ ਵੀ ਜਿਆਦਾ ਪਾਈ ਜਾਂਦੀ ਹੈ। ਜੋ ਕਿ 45 ਸਾਲ ਦੀ age ਤੋਂ ਜਿਆਦਾ age ਦੇ ਹੁੰਦੇ ਹਨ। ਜੋ psychiatric patient ਵਿੱਚ suicide ideas ਪਾਏ ਜਾਂਦੇ ਹਨ ਉਹਨਾਂ ਲੋਕਾਂ ਵਿੱਚ psychiatric problem ਪਾਈ ਜਾਂਦੀ ਹੈ। ਜਿਵੇਂ ਕਿ ਕਈ ਪ੍ਰਕਾਰ ਦੀ Hysteria behaviour disorder, alcoholism, drug addition.

   Methods of Dying Suicide

   – ਪਾਣੀ ਵਿੱਚ ਡੁੱਬਨਾ

- ਆਪਣੇ ਆਪ ਨੂੰ ਗੋਲੀ ਮਾਰ ਲੈਣਾ
- ਜਹਿਰੀਲੀ ਵਸਤੂ ਖਾ ਲੈਣਾ
- ਚਲਦੀ ਗੱਡੀ ਵਿੱਚੋਂ ਕੁੱਦਣਾ
- ਕਸ ਕੱਟ ਲੈਣਾ
- ਫਾਂਸੀ ਲੈਣਾ।

Assessment

(a) Patient ਵਿੱਚ suicide ਦੀ ਕੋਸ਼ਿਸ਼ ਨੂੰ ਗੰਭੀਰਤਾ ਨਾਲ ਜਾਂਚਾਂਗੇ।

(b) Family and person ਨਾਲ related information ਪ੍ਰਾਪਤ ਕਰਨਾ।

(c) ਬਚਾਵ ਦੀ ਸੰਭਾਵਨਾ ਦਾ solution ਲੱਭਾਂਗੇ।

(d) Patient ਦੇ mental status ਨੂੰ ਜਾਂਚਣਾ ਚਾਹੀਦਾ ਹੈ।

(e) Life ਵਿੱਚ suddenly (ਅਚਾਨਕ) ਕਈ changes ਆਏ ਹਨ ਤਾਂ ਉਹਨਾਂ ਨੂੰ note ਕਰਨਾ ਚਾਹੀਦਾ ਹੈ।

(f) Patient ਦੇ occupation ਦੇ ਬਾਰੇ ਪਤਾ ਲਗਾਉਣਾ ਚਾਹੀਦਾ ਹੈ।

(g) Patient ਦੀ married life ਦੇ ਬਾਰੇ ਪਤਾ ਕਰਨਾ।

Management

(a) ਸਭ ਤੋਂ ਪਹਿਲਾਂ patient ਨੂੰ ਆਪਣੀ feelings ਨੂੰ ਪ੍ਰਗਟ ਕਰ ਦੇਣਾ ਚਾਹੀਦਾ ਹੈ। ਜੇਕਰ patient ਨੂੰ ਗੁੱਸਾ ਆ ਰਿਹਾ ਹੈ ਤਾਂ ਉਸਨੂੰ ਪ੍ਰਗਟ ਕਰ ਦੇਣਾ ਚਾਹੀਦਾ ਹੈ।

(b) Patient ਦੇ ਨਾਲ ਸਹਾਨੂੰ ਬੁੱਧੀ (Kind manner) ਨਾਲ ਪੇਸ਼ ਆਉਣਾ ਚਾਹੀਦਾ ਹੈ ਅਤੇ ਉਸਦੇ ਪ੍ਰੇਸ਼ਾਨੀਆਂ ਦੇ ਬਾਰੇ ਪਤਾ ਕਰਨਾ ਚਾਹੀਦਾ ਹੈ।

(c) Kindness ਵਾਲੇ behaviour ਦੇ ਨਾਲ patient ਦੇ ਨਾਲ communication ਨੂੰ ਵਧਾਉਣਾ ਚਾਹੀਦਾ ਹੈ।

(d) ਇਸ ਤਰ੍ਹਾਂ ਦੇ patient ਦਾ ਪੂਰਾ ਧਿਆਨ ਰੱਖਣਾ ਚਾਹੀਦਾ ਹੈ ਤੇ ਉਸਨੂੰ hospital ਵਿੱਚ ਰੱਖ ਕੇ ਉਸਦੀ condition ਨੂੰ ਸੁਧਾਰਨਾ ਚਾਹੀਦਾ ਹੈ।

(e) Patient ਨੂੰ ਕਦੇ ਵੀ ਇਕੱਠਾ ਨਹੀਂ ਛੱਡਣਾ ਚਾਹੀਦਾ।

(f) Patient ਦੇ ਆਸ-ਪਾਸ ਤੋਂ harmful ਚੀਜ਼ਾਂ ਦੂਰ ਰੱਖਣੀਆ ਚਾਹੀਦੀਆ ਜਿਵੇਂ : Knife, blade, poison, drugs, gun, rope, etc.

(g) ਬਿਜਲੀ ਦੇ switch ਖੁੱਲੇ ਨਹੀਂ ਛੱਡਣੇ ਚਾਹੀਦਾ।

(h) Bathroom or toilet ਵਿੱਚ patient ਦੇ ਨਾਲ ਜਾਣਾ ਚਾਹੀਦਾ ਹੈ।

(i) Patient ਨੂੰ ਕਦੇ ਵੀ ਅੰਦਰ ਤੋਂ ਕਰਵਾਣਾ ਬੰਦ ਨਾ ਕਰਨ ਦੇਵੋ।

(j) Patient ਦੇ ਨਾਲ ਉਸਦੇ ਇੱਕ relatives ਨੂੰ ਜਰੂਰ ਰੱਖੋ।

(k) Patient ਨੂੰ ਸਮਝਾਉਣਾ ਚਾਹੀਦਾ ਹੈ, ਕਿ suicide ਦੇ ਇਲਾਵਾ ਵੀ ਕਈ solution ਹਨ, ਸਮੱਸਿਆ ਦੇ ਸਮਾਧਾਨ ਲਈ।

(l) Patient ਦਾ ਝੁਕਾਅ ਜੀਵਨ ਦੀ ਤਰਫ ਮੋੜਨ ਲਈ ਉਸਦੇ ਮਨ ਵਿੱਚ ਆਸਾ ਦੀ ਕਿਰਨ ਪੈਦਾ ਕਰਨਾ ਪਹਿਲਾਂ ਕਰਮ ਹੈ। ਇਸ ਪ੍ਰਕਾਰ ਅਸੀਂ patient ਨੂੰ suicide ਕਰਨ ਤੋਂ ਬਣਾ ਸਕਦੇ ਹਾਂ।

2. **Excitement and violence:** ਉਤੇਜਿਤ ਤੇ ਹਿੰਸਾ ਦੇ patient ਆਪਣੇ ਆਪ ਨੂੰ ਤੇ ਦੂਸਰਿਆ ਨੂੰ ਨੁਕਸਾਨ ਪਹੁੰਚਾ ਸਕਦੇ ਹਨ। ਇਸ ਤਰ੍ਹਾਂ ਦੇ person ਗਾਲੀ-ਗਲੋਚ ਵੀ ਕਰਦੇ ਹਨ ਤੇ ਦੂਸਰਿਆਂ ਤੇ ਆਸਾਨੀ ਨਾਲ ਹਮਲਾ ਅਤੇ ਵਿਨਾਸ਼ ਕਰਨ ਵਿੱਚ ਵੀ ਖਿੱਚ-ਖਿਛਾਉਂਦੇ ਨਹੀਂ ਹਨ। ਹਿੰਸਾ ਦੇ ਕਾਰਨ ਕਈ ਪ੍ਰਕਾਰ ਦੀਆਂ problems arrive ਹੋ ਸਕਦੀ ਹੈ। ਹਿੰਸਾ ਦੇ ਕਾਰਨ ਗਾਲੀ-ਗਲੋਚ, ਸਰੀਰਕ ਹਾਨੀ ਅਤੇ ਪੈਸੇ ਦੀ ਹਾਨੀ ਆਦਿ ਹੁੰਦੀ ਹੈ।

   ਕਿਹੜੇ-2 patient ਵਿੱਚ ਇਹ problems ਪਾਈ ਜਾਂਦੀ ਹੈ।
   - Anxiety
   - Drug addition
   - Alcoholism
   - Withdrawal symptom of drug
     Mental imbalance
   - Maladjustment.

   Management

   (a) Patient ਤੋਂ ਸਪੱਸ਼ਟ ਤੇ strongly ਇਹ ਪੁਛਾਂਗੇ ਕਿ ਉਸਨੂੰ ਕਿਸ ਪ੍ਰਕਾਰ ਦੀ help ਦੀ ਜਰੂਰਤ ਹੈ ਤੇ ਉਸਦੀ ਮਦਦ ਕਰਾਂਗੇ।
   (b) Patient medicine ਪਾਣੀ ਜਾ juice ਵਿੱਚ ਘੋਲ ਕੇ ਕਵਾਂਗੇ ਤੇ ਇਸ ਤਰ੍ਹਾਂ ਦੇ patient ਨੂੰ medicine injection ਨਾ ਦੇਵੋ।
   (c) Medicine ਦਾ name - chlorpromazine 50–100 mg ਤੱਕ IM ਦੇ ਸਕਦੇ ਹਨ।
   (d) Haloperidol 5 foot mg IM infection ਦੇਣਾ ਚਾਹੀਦਾ ਹੈ।
   (e) Phenobarbitone sodium 50–100 mg ਤੱਕ ਇਸ ਤਰ੍ਹਾਂ ਦੀ condition ਲਈ ਇਹਨਾਂ ਦਾ use ਕੀਤਾ ਜਾ ਸਕਦਾ। Injection 4 to 6 hours ਦੇ ਬਾਅਦ ਅਤੇ ਉਸ ਤੋਂ ਜਲਦੀ ਹੀ ਲਗਇਆ ਜਾਣਾ ਚਾਹੀਦਾ ਹੈ ਤਾਂ ਕਿ patient ਆਪਣੀ medicine time ਤੇ ਲੈਂਦਾ ਰਹੇ ਤੇ ਪ੍ਰਭਾਵ ਵਿੱਚ ਰਹੇ।
   (f) Patient ਤੇ ਪੂਰੀ ਨਿਗਰਾਨੀ ਰੱਖਣੀ ਚਾਹੀਦੀ ਹੈ।
   (g) Patient ਦੇ ਨਾਲ ਵਿਸ਼ਵਾਸ ਦੇ ਨਾਲ relation ਬਣਾਉਣੇ ਚਾਹੀਦੇ ਹਨ।
   (h) Patient ਨੂੰ ਸਮਝਾਉਣਾ ਚਾਹੀਦਾ ਹੈ ਕਿ ਦੂਸਰੇ ਲੋਕ ਉਸਦੀ ਹਿੰਸਾ ਨੂੰ ਸਵੀਕਾਰ ਨਹੀਂ ਕਰਾਂਗੇ।
   (i) Patient ਦਾ ਧਿਆਨ ਕਿਸੇ ਇਕ ਤਰ੍ਹਾਂ ਦੇ ਕੰਮ ਵਿੱਚ ਲਗਾਉਣਾ ਚਾਹੀਦਾ ਹੈ, ਜਿਸ ਨੂੰ ਉਹ ਪਸੰਦ ਕਰਦਾ ਹੋਵੇ।
   (j) Patient ਦੇ ਆਸ-ਪਾਸ harmful ਚੀਜ਼ਾਂ ਨਹੀਆਂ ਛੱਡਦੀਆ ਚਾਹੀਦੀਆ।
   (k) Patient ਦੇ ਆਸ-ਪਾਸ ਭੀੜ ਤੇ ਸ਼ੋਰ ਨਹੀਂ ਹੋਣ ਦੇਣਾ ਚਾਹੀਦਾ।
   (l) ਇੱਕ family member ਨੂੰ patient ਦੇ ਕੋਲ ਜਰੂਰ ਰਹਿਣਾ ਚਾਹੀਦਾ ਹੈ।

3. **Stupor:** ਇਸ condition ਵਿੱਚ patient ਬਿਲਕੁਲ ਵੀ active ਨਹੀਂ ਹੁੰਦਾ ਅਤੇ ਇਸ ਵਿੱਚ patient ਦੀਆਂ ਅੱਖਾਂ ਖੁੱਲ੍ਹੀਆਂ ਰਹਿੰਦੀਆਂ ਹਨ ਤੇ ਇੱਕ ਹੀ point ਦੀ ਤਰਫ ਕੇਂਦਰਿਤ ਰਹਿੰਦੀਆ ਹਨ ਤੇ ਹਰ ਕੋਈ ਹਿਲਜੁਲ ਨਹੀਂ ਕਰਦੀਆਂ 1 person ਉਹਨਾਂ ਵਸਤੂਆਂ ਨੂੰ ਚੰਗੀ ਤਰ੍ਹਾਂ ਦੇਖ ਸਕਦਾ ਹੈ ਪਰ ਇਹਨਾਂ ਚੀਜਾਂ ਦਾ ਕੋਈ ਮਹੱਤਵ ਨਹੀਂ ਹੁੰਦਾ। Patient ਆਪਣੇ ਆਪ ਨੂੰ ਸੰਭਾਲ ਨਹੀਂ ਸਕਦਾ ਅਤੇ ਨਾ ਹੀ ਆਪਣੇ ਖਾਣਾ ਖਾਣ ਤੇ ਨਾ ਹੀ ਆਪਣੀ ਸਾਫ-ਸਫਾਈ ਤੇ ਧਿਆਨ ਦਿੰਦਾ ਹੈ। ਇਸ ਵਿੱਚ patient ਕਿਸੇ ਵੀ activities ਨੂੰ interested ਹੋ ਕੇ ਨਹੀਂ ਕਰਦਾ ਤੇ ਹਮੇਸ਼ਾ ਚੁੱਪ ਚਾਪ ਰਹਿੰਦਾ ਹੈ। ਇਸ ਤਰ੍ਹਾਂ ਦੀ condition ਵਿੱਚ patient ਅਚਾਨਕ violent ਹੋ ਸਕਦਾ ਹੈ।

Management

(a) Patient ਨੂੰ easily ਬਾਤ-ਚੀਤ ਕਰਨੀ ਚਾਹੀਦੀ ਹੈ ਤੇ ਉਸ ਦੇ ਨਾਲ ਵਿਸ਼ਵਾਸ ਬਣਾਉਣਾ ਚਾਹੀਦਾ ਹੈ।
(b) ਜੇਕਰ patient ਕੋਈ response ਨਹੀਂ ਦੇ ਰਿਹਾ ਤਾਂ ਆਪਣੀਆਂ ਗੱਲਾਂ ਨੂੰ ਜਾਰੀ ਰੱਖਣਾ ਚਾਹੀਦਾ ਹੈ।
(c) ਇਸ ਤਰ੍ਹਾਂ ਦੇ patient ਦੇ ਨਾਲ ਉੱਚੀ ਆਵਾਜ ਵਿੱਚ ਨਹੀਂ ਬੋਲਣਾ ਚਾਹੀਦਾ ਕਿਉਂਕਿ ਉਹ ਆਪਣੀ ਗੱਲ ਆਸਾਲੀ ਨਾਲ ਸੁਣ ਸਕਦਾ ਹੈ।
(d) ਇਸ ਤਰ੍ਹਾਂ ਦੇ patient ਦੇ nutrition ਦੇ ਬਾਰੇ ਪੂਰਾ ਧਿਆਨ ਰੱਖਣਾ ਚਾਹੀਦਾ ਹੈ।
(e) ਜੇਕਰ ਜ਼ਰੂਰਤ ਪਵੇ ਤਾਂ patient ਨੂੰ ਖਾਣਾ ਖਵਾਉਣ ਵਿੱਚ ਸੰਕੋਚ ਨਹੀਂ ਕਰਨਾ ਚਾਹੀਦਾ।
(f) Patient ਦੇ relatives ਨੂੰ patient ਦੇ ਨਾਲ ਰਹਿਣਾ ਚਾਹੀਦਾ ਹੈ ਅਤੇ ਉਸਨੂੰ ਕਿਸੇ ਨਾ ਕਿਸੇ ਕੰਮ ਵਿੱਚ busy ਰੱਖਣਾ ਚਾਹੀਦਾ ਹੈ।
(g) Patient ਦੀ personal hygiene ਨੂੰ maintain ਕਰਨਾ ਚਾਹੀਦਾ ਹੈ।
(h) ਕੋਈ ਵੀ information patient ਦੇ relative ਸਾਹਮਣੇ ਉਸ ਦੇ relative ਨੂੰ ਨਾ ਦੱਸੋ।
(i) Staff ਨੂੰ patient ਦੇ relatives ਨੂੰ ਉਸਦੀ condition ਦੱਸਣੀ ਚਾਹੀਦੀ ਹੈ ਤੇ ਦੱਸਣਾ ਚਾਹੀਦਾ ਹੈ ਕਿ patient ਕਦੇ ਵੀ violent ਹੋ ਸਕਦਾ ਹੈ।
(j) ਜਰੂਰਤ ਪੈਣ ਤੇ patient ਨੂੰ ECP ਵੀ ਦਿੱਤੀ ਜਾ ਸਕਦੀ ਹੈ। ਜਰੂਰਤ ਅਨੁਸਾਰ patient ਨੂੰ antipsychotic and antidepressant medicine ਦੀ ਹਲਕੀ dose ਦੇਣੀ ਚਾਹੀਦੀ ਹੈ।

4. **Panic attack:** Panic attack ਦਾ ਮਤਲਬ ਉਹ attack ਹੈ ਜਿਸ ਵਿੱਚ patient ਨੂੰ mentally upset ਦੇ ਕਾਰਨ ਦੌਰੇ ਪੈਂਦੇ ਹਨ। ਇਸਹ ਕੁੱਝ ਹੀ ਸਮੇਂ ਲਈ ਹੁੰਦਾ ਹੈ, ਇਸ ਵਿੱਚ patient ਬਹੁਤ ਜਿਆਦਾ ਬੇਚੈਨ ਨਜਰ ਆਉਂਦਾ ਹੈ Panic attack ਇੱਕ ਆਂਤਕੀ ਹਮਲੇ ਵਰਗਾ attack ਹੁੰਦਾ ਹੈ। ਇਸ ਵਿੱਚ acute anxiety main ਦੇਖਣ ਨੂੰ ਮਿਲਦੀ ਹੈ।

Sign/Symptoms

(a) ਦਿਲ ਦੀ ਧੜਕਣ ਤੇਜ ਹੋਣਾ
(b) ਸਾਹ ਫੁੱਲਣਾ
(c) ਜਿਆਦਾ ਪਸੀਨਾ ਆਉਣਾ
(d) ਮੂੰਹ ਸੁੱਕਣਾ
(e) ਸਰੀਰ ਦੇ ਬਾਹਰੀ ਅੰਗਾਂ ਦਾ ਠੰਡਾ ਹੋਣਾ
(f) ਮਰਨ ਦਾ ਡਰ ਹੋਣਾ।

Management

(a) ਸਭ ਤੋਂ ਪਹਿਲਾਂ ਇਸ ਤਰ੍ਹਾਂ ਦੇ patient ਨੂੰ comfortable position ਵਿੱਚ ਬੈਠਾਵਾਂਗੇ ਤੇ ਉਸਨੂੰ psychological support ਦੇਵਾਂਗੇ।
(b) ਇਸ ਤਰ੍ਹਾਂ ਦੇ patient medicine ਦੇਵਾਂਗੇ ਜਿਸ ਨਾਲ ਉਹ ਜਿਆਦਾ ਦੇਰ ਤੱਕ ਆਰਾਮ ਕਰ ਸਕੇ। ਜਿਵੇਂ : Phenobarbitone diazepam and alprazolam.
(c) ਇਸ ਤਰ੍ਹਾਂ ਦੇ patient ਦੇ ਕੋਲ ਉਸਦੇ relatives ਦਾ ਹੋਣਾ ਬਹੁਤ ਜਰੂਰੀ ਹੈ, ਜਿਸ ਤੇ patient ਜਿਆਦਾ ਵਿਸ਼ਵਾਸ ਕਰਦਾ ਹੈ।

(d) ਹੌਲੀ-ਹੌਲੀ patient ਤੋਂ ਉਸਦੇ ਡਰ ਦਾ ਕਾਰਨ ਪੁਛਾਂਗੇ।

(e) Patient ਨੂੰ ਠੀਕ ਕਰਨ ਲਈ behavioural therapy and supportive therapy ਦੇਵਾਂਗੇ।

(f) Patient ਨੂੰ ਉਸਦੇ disorder ਦੇ ਬਾਰੇ ਦੱਸਣਾ ਚਾਹੀਦਾ ਹੈ ਕਿ ਉਹ ਕੇਵਲ anxiety ਤੋਂ ਹੀ ਪੀੜਿਤ ਹੈ, ਜਿਸ ਨਾਲ patient ਦੀ ਜਾਨ ਨੂੰ ਕੋਈ ਖਤਰਾ ਨਹੀਂ ਹੈ ਅਤੇ Rx ਦੇ ਬਾਅਦ ਉਹ ਬਿਲਕੁਲ ਠੀਕ ਹੋ ਜਾਵੇਗਾ।

(g) ਇਸ ਤਰ੍ਹਾਂ ਦੇ patient ਨੂੰ coffee, alcohol, ਸਿਗਰਟ ਦਾ use ਘੱਟ ਕਰਨਾ ਚਾਹੀਦਾ ਹੈ ਕਿਉਂਕਿ ਇਹ patient ਨੂੰ ਜਿਆਦਾ ਨੁਕਸਾਨ ਪਹੁੰਚਾਉਂਦੀ ਹੈ।

(h) ਇਸ condition ਵਿੱਚ patient ਦੇ ਨਾਲ ਬਹੁਤ ਸਾਂਤ ਢੰਗ ਨਾਲ ਪੇਸ਼ ਆਉਂਣਾ ਚਾਹੀਦਾ ਹੈ।

5. **Alcoholism intoxication:** ਇਸ ਵਿੱਚ patient ਜਿਆਦਾ ਸ਼ਰਾਬ ਪੀਣ ਦੇ ਕਾਰਨ ਇਸ ਤਰ੍ਹਾਂ ਦਾ behaviour ਕਰਦਾ ਹੈ ਕਿ ਦੂਸਰਿਆਂ ਨੂੰ ਸਹਿਣ ਨਹੀਂ ਹੁੰਦਾ ਹੈ ਤੇ ਉਹ behaviour ਠੀਕ ਵੀ ਨਹੀਂ ਹੁੰਦਾ।

Sign/Symptoms

(a) ਇਸ ਵਿੱਚ patient ਦੇ behaviour ਦਾ balance ਨਹੀਂ ਰਹਿੰਦਾ।

(b) ਇਸ ਦੇ ਕਾਰਨ patient ਵਿੱਚ ਕਈ ਪ੍ਰਕਾਰ ਦੇ disorder or problems show ਹੋਣ ਲੱਗਦੇ ਹਨ, ਉਸ ਦੇ behaviour ਦੇ ਕਾਰਨ ਉਸ ਵਿੱਚ ਉਤੇਜਨਾ ਆ ਜਾਂਦੀ ਹੈ।

(c) ਇਸ patient ਦੇ ਅਸ਼ਾਂਤ violent, abusive and disoriented to time and place ਹੋ ਜਾਂਦਾ ਹੈ।

(d) ਉਸਦੀ ਜੁਬਾਨ ਲੜਖੜਾਉਣ ਲੱਗਦੀ ਹੈ, ਜੋ patient ਇਸ ਤਰ੍ਹਾਂ ਦੇ ਹੁੰਦੇ ਹਨ, ਉਹ suicide ਕਰਨ ਦੀ ਕੋਸ਼ਿਸ਼ ਕਰਦੇ ਹਨ। ਅਤੇ ਦੂਸਰਿਆ ਉੱਪਰ ਹਮਲਾ ਵੀ ਕਰ ਸਕਦੇ ਹਨ।

Management

(a) ਉਸਦੇ behaviour ਨੂੰ ਠੀਕ ਕਰਨ ਲਈ ਸ਼ਾਂਤੀ ਅਤੇ ਸਹਾਨੁਭੁੱਧੀ ਨਾਲ treat ਕਰਨਾ ਚਾਹੀਦਾ ਹੈ।

(b) Patient ਨੂੰ ਸ਼ਾਂਤ ਕਰਨ ਦੀ ਕੋਸ਼ਿਸ਼ ਕਰਨੀ ਚਾਹੀਦੀ ਹੈ ਤੇ ਉਸਦੇ ਨਾਲ ਕਿਸੇ ਪ੍ਰਕਾਰ ਦਾ ਵਿਰੋਧ ਕਰਦੇ ਸਮੇਂ ਉਸਦੇ behaviour ਨੂੰ ਬਰਦਾਸ਼ਤ ਕਰਨਾ ਚਾਹੀਦਾ ਹੈ, ਉਸਦੇ liver ਦੀ metabolic activity ਨੂੰ ਤੇਜ ਕਰਨ ਲਈ 25% Glucose (50–100 ml) insulin ਦੀ ਘੱਟ does ਦੇ ਨਾਲ ਦੇਣਾ ਚਾਹੀਦਾ ਹੈ।

(c) Patient ਦੇ ਉੱਪਰ ਕਿਸੇ ਵੀ ਪ੍ਰਕਾਰ ਦਾ physical force use ਨਹੀਂ ਕਰਨਾ ਚਾਹੀਦਾ, ਨਹੀਂ ਤਾਂ patient violent ਹੋ ਜਾਵੇਗਾ।

(d) Patient ਨੂੰ regular observation ਵਿੱਚ ਰੱਖਣਾ ਚਾਹੀਦਾ ਹੈ ਤੇ ਉਸਦੀ activities ਤੇ ਨਜਰ ਰੱਖਣੀ ਚਾਹੀਦੀ ਹੈ।

(e) Patient ਨੂੰ ਪੂਰੀ ਤਰ੍ਹਾਂ ਨਾਲ ਹੋਸ਼ ਆ ਜਾਵੇ ਤਾਂ ਉਸਨੂੰ ਨਜਦੀਕੀ hospital ਜਾਂ health centre ਵਿੱਚ treatment ਲਈ admit ਕਰਵਾਉਣਾ ਚਾਹੀਦਾ ਹੈ।

(f) ਇਸ ਤਰ੍ਹਾਂ ਨਾਲ alcoholic intoxication ਦੇ patient ਦੀ management and Rx ਕਰ ਸਕਦੇ ਹਾਂ।

6. **Lithium toxicity:** Lithium ਇੱਕ ਪ੍ਰਕਾਰ ਦੀ drug ਹੈ ਜੋ manic patient ਨੂੰ ਦਿੱਤੀ ਜਾਂਦੀ ਹੈ। ਇਹ ਇੱਕ antipsychotic drug ਹੈ। Lithium ਦਾ level ਸਾਡੇ blood ਵਿੱਚ 1–5 meq 1 ਤੋਂ ਉੱਪਰ ਦੇਖਿਆ ਜਾ ਸਕਦਾ ਹੈ। ਕਈ condition ਵਿੱਚ ਇਸ ਦਾ level ਅਤੇ blood ਵਿੱਚ ਵੱਧ ਸਕਦਾ ਹੈ। ਜਿਵੇਂ : Dehydration electro imbalance edema, anti-inflammatory drug lithium ਦਾ ਵੱਡਾ level ਸਾਡੇ metabolism digestion ਨੂੰ ਪ੍ਰਭਾਵਿਤ ਕਰਦਾ ਹੈ।

Sign/Symptoms

(a) ਦੌਰੇ Fits
(b) Nausea
(c) Vomiting
(d) Diarrhoea
(e) Imbalance of body

Management

Lithium drug ਨੂੰ ਦੇਣਾ ਬੰਦ ਕਰ ਦੇਵਾਂਗੇ। Patient ਨੂੰ ਜਿਆਦਾ ਮਾਤਰਾ ਵਿੱਚ liquid ਦੇਵਾਂਗੇ ਤਾਂ ਕਿ ਉਸਦਾ electrolyte imbalance ਠੀਕ ਹੋ ਜਾਵੇ। Patient ਨੂੰ diuretics ਦੇਵਾਂਗੇ। For example, lexis, mannitol (injection) ਬਹੁਤ ਜਿਆਂਦਾ intoxication ਜਾਂ unconscious ਹੋਣ ਤੇ dialyses ਦੀ ਜਰੂਰਤ ਪੈ ਸਕਦੀ ਹੈ।

Patient ਨੂੰ under observation ਰੱਖਾਂਗੇ ਤੇ drug ਨੂੰ ਦੇਣ ਤੋਂ ਬਾਅਦ ਉਸਦੇ sign/symptoms ਜਰੂਰ check ਕਰਾਂਗੇ। ਇਹਨਾਂ ਸਾਰੇ points ਤੋਂ ਇਸ blood ਵਿੱਚ lithium ਦੇ level ਨੂੰ ਘੱਟ ਕਰ ਸਕਦੇ ਹਾਂ।

Prevention of Psychiatric Emergency

Psychiatric emergency ਦੀ ਰੋਕਥਾਮ ਲਈ ਨੀਚੇ ਲਿਖੇ point ਦਾ use ਕਰ ਸਕਦੇ ਹਾਂ।

1. **Good observation:** Normal behaviour ਵਾਲੇ patient ਦੀ ਚੰਗੀ ਤਰ੍ਹਾਂ ਦੇਖਭਾਲ ਕਰਨੀ ਚਾਹੀਦੀ ਹੈ ਤੇ ਉਸਨੂੰ regular observe ਕਰਨਾ ਚਾਹੀਦਾ ਹੈ। Health worker ਨੂੰ patient ਤੇ ਉਸਦੀ family members ਦੇ behaviour ਨੂੰ change ਕਰਨ ਦੀ ਕੋਸ਼ਿਸ਼ ਕਰਨੀ ਚਾਹੀਦੀ ਹੈ। ਅਤੇ emergency condition ਵਿੱਚ ਪੈਦਾ ਹੋਣ ਵਾਲੀ condition ਨੂੰ solve ਕਰਨ ਲਈ help ਕਰਨੀ ਚਾਹੀਦੀ ਹੈ। ਜੇਕਰ patient ਦੇ relatives patient ਦੀ ਬੀਮਾਰੀ ਦੇ ਕਾਰਨ ਜਿਆਦਾ ਪ੍ਰੇਸ਼ਾਨ ਹੈ ਤਾਂ patient ਨੂੰ ਨਜਦੀਕ ਦੇ hospital ਲੈ ਜਾਣਾ ਚਾਹੀਦਾ ਹੈ।

2. **Early detection:** Psychological disturb person ਦੀ ਨਾਂਚ ਇਸ ਪ੍ਰਕਾਰ ਕੀਤੀ ਜਾਂਦੀ ਹੈ।

   School and colleges ਵਿੱਚ ਪੜਨ ਵਾਲੇ students ਵਿੱਚ maladjustment and abnormal behaviour ਵਾਲੇ person ਦਾ ਜਲਦੀ ਤੋਂ ਜਲਦੀ ਪਤਾ ਲਗਾਉਣਾ ਚਾਹੀਦਾ ਹੈ।

   ਸ਼ਰਾਬ ਪੀਣ ਵਾਲੇ patient ਦੀ ਪਹਿਚਾਣ, ਸਲਾਹ, ਵਿਚਾਰ ਕਰਨਾ। Alcohol and ਨਸ਼ੀਲੀਆਂ ਦਿਵਾਈਆਂ ਦੇ ਬੁਰੇ ਪ੍ਰਭਾਵ ਦੇ ਬਾਰੇ ਦੱਸਣਾ ਚਾਹੀਦਾ ਹੈ।

   Alcohol ਦੀ ਰੋਕਥਾਮ ਲਈ ਜਿਆਦਾ ਧਿਆਨ ਦੇਣਾ ਚਾਹੀਦਾ ਹੈ।

3. **Mental health education:** Community ਵਿੱਚ ਦਿੱਤੀ ਜਾਣ ਵਾਲੀ health education and programme ਦਾ ਇੱਕ important role ਹੈ। Mental health education ਜਿਵੇਂ : ਇਸ ਦੌਰਾਨ community ਦੇ ਲੋਕਾਂ ਵਿੱਚ ਅਤੇ ਦਿਮਾਗੀ ਤੌਰ ਤੇ ਪ੍ਰੇਸ਼ਾਨ ਵਿਅਕਤੀਆਂ ਵਿੱਚ mental health education ਦਿੱਤੀ ਜਾਂਦੀ ਹੈ ਤਾਂ ਕਿ ਉਹ ਆਪਣੀ mental health ਨੂੰ maintain ਕਰ ਕੇ ਰੱਖ ਸਕੇ।

   ਉਸ ਦੇ factors mental illness, causes, sign/symptoms prevention ਦੇ ਬਾਰੇ ਪੂਰੀ ਜਾਣਕਾਰੀ ਦੇਣੀ ਚਾਹੀਦੀ ਹੈ। ਉਸਦੇ education ਦੇ ਦੌਰਾਨ community ਦੇ ਮਹੱਤਵਪੂਰਨ ਮੈਂਬਰਾਂ ਨੂੰ ਇਹਨਾਂ ਸਾਰੀਆਂ ਗੱਲਾਂ ਨਾਲ ਸੰਬੰਧਿਤ ਸਲਾਹ ਅਤੇ training ਵੀ ਦਿੱਤੀ ਜਾਣੀ ਚਾਹੀਦੀ ਹੈ।

4. **Orientation:** Health team ਦੇ ਸਾਰੇ members ਨੂੰ psychological problem ਨੂੰ ਠੀਕ ਕਰਨ ਲਈ ਨਵੀਂ drugs ਦੇ ਬਾਰੇ ਪਤਾ ਹੋਣਾ ਚਾਹੀਦਾ ਹੈ। Body or mind ਦਾ relationship ਅਤੇ person ਦੀ total health ਦੀ care ਦੀ importance ਉਸਦੀ family, working condition ਦੇ ਬਾਰੇ ਪਤਾ ਹੋਣਾ ਚਾਹੀਦਾ ਹੈ।
5. **Organising the community:** Community ਦੇ ਸਾਰੇ groups ਨੂੰ ਇਕੱਠਾ ਕਰਨਾ ਤੇ ਉਹਨਾਂ ਦੇ ਦੁਆਰਾ community ਦੀ problems ਨੂੰ solve ਕਰਨਾ, ਜਿਸ ਵਿੱਚ community ਦੇ ਲੋਕ ਇਕੱਠੇ ਹੋ ਕੇ ਸਭ ਦੇ ਲਈ ਅਤੇ specially poor peoples ਦੇ ਲਈ ਕੰਮ ਕਰਦੇ ਹਨ ਤੇ ਇਹਨਾਂ ਸਾਰਿਆਂ ਤੋਂ ਸਮਾਜਿਕ ਸਤਰ ਤੇ ਸੁਧਾਰ ਆਉਂਦਾ ਹੈ, ਇਸ ਸੁਧਾਰ ਨਾਲ ਲੋਕਾਂ ਦੇ behaviour ਵਿੱਚ ਵੀ ਸੁਧਾਰ ਆਉਂਦਾ ਹੈ ਤੇ ਇਸ ਪ੍ਰਕਾਰ ਤੋਂ ਹੋਣ ਵਾਲੀ psychiatric problems ਨੂੰ ਘੱਟ ਕੀਤਾ ਜਾ ਸਕਦਾ ਹੈ।
6. **Immediate treatment:** Psychologically person ਨੂੰ immediate Rx provide ਕਰਨੀ ਚਾਹੀਦੀ ਹੈ ਤਾਂ ਕਿ ਬੀਮਾਰੀ ਨੂੰ ਅੱਗੇ ਵਧਣ ਤੋਂ ਰੋਕਿਆ ਜਾ ਸਕੇ ਤਾ ਉਸਦੀ severity ਨੂੰ ਵੀ ਰੋਕਿਆ ਜਾ ਸਕੇ। Family members ਦੀ ਚਿੰਤਾ ਨੂੰ ਘੱਟ ਕਰਨ ਲਈ ਉਹਨਾਂ ਨੂੰ patient ਦੀ ਬੀਮਾਰੀ ਦੇ ਬਾਰੇ ਦੱਸਾਂਗੇ। ਅਤੇ ਉਸ ਦਾ ਇਲਾਜ ਚਲ ਰਿਹਾ ਹੈ, ਇਸ ਦੇ ਬਾਰੇ ਵੀ ਦੱਸਾਂਗੇ।

MENTAL ILLNESS (NEUROTIC DISORDER)

Neurosis: ਇਸ ਇੱਕ mental illness ਹੈ। ਜਿਸ ਵਿੱਚ person ਆਪਣੇ emotions ਨੂੰ control ਨਹੀਂ ਕਰ ਪਾਉਂਦਾ। ਇਹ disease psychotics disorder ਤੋਂ ਘੱਟ ਹੁੰਦੀ ਹੈ। ਜਿਆਦਾਤਰ ਇਹ disease stress ਦੀ ਵਜ੍ਹਾ ਨਾਲ ਹੁੰਦੀ ਹੈ। Neurotic disorder ਦਾ ਕਾਰਨ childhood ਵਿੱਚ ਹੋਣ ਵਾਲੀਆਂ ਕਈ ਘਟਨਾਵਾਂ ਤੋਂ ਹੋ ਸਕਦਾ ਹੈ। ਇਸ ਵਿੱਚ person ਦਾ behaviour change ਹੋ ਜਾਂਦਾ ਹੈ।

Types of Neurotic Disorder

Anxiety Neurotic Disorder

Anxiety ਸਾਰੇ mental illness patient ਵਿੱਚ present ਹੁੰਦੀ ਹੈ, ਲੇਕਿਨ anxiety ਦਾ ਪ੍ਰਭਾਵ ਜਿਆਦਾ ਅਤੇ ਲਗਾਤਾਰ ਬਣਿਆ ਰਹਿੰਦਾ ਹੈ। Adolescence age ਵਿੱਚ anxiety ਦਾ main ਕਾਰਨ insecurity ਤੇ ਸਮੇਂ-ਸਮੇਂ ਤੇ stress ਵਿੱਚ ਆ ਜਾਣਾ ਹੈ, Anxiety ਦੇ ਕਾਰਨ patient decision ਲੈਣ ਵਿੱਚ unable ਹੁੰਦਾ ਹੈ।

Cause

1. Biological cause
2. Medical cause
3. Heredity cause
4. Personality
5. Other reason

Level of Anxiety

1. Mild
2. Moderate
3. Severe
4. Panic

Sign/Symptoms

1. ਧੜਕਣ ਤੇਜ ਹੋ ਜਾਣਾ
2. ਬੇਹੋਸ਼ੀ
3. ਸਾਹ ਫੁੱਲਣਾ
4. Anorexia
5. Fainting
6. ਮੂੰਹ ਸੁੱਕਣਾ dryness of mouth
7. Insomnia
8. Heavy sweating
9. Lack of sensation
10. Pulse rate ਘੱਟ ਹੋਣਾ
11. Hypertension

Management

1. Hospitalization
2. Drug therapy – Chorpromazine
   – Diazepam
   – Alprazolam
3. Psychotherapy – Psychotherapy
4. Social case work – Social C
5. Counselling

Phobia Neurotic Disorder

ਇਸ ਦਾ meaning ਹੈ ਡਰ ਲੱਗਣਾ, ਇਹ ਕਿਸੇ specific ਚੀਜ ਤੋਂ ਡਰ ਲੱਗਣਾ ਹੁੰਦਾ ਹੈ, ਇਹ ਇੱਕ ਇਸ ਤਰ੍ਹਾਂ ਦੀ condition ਤੋਂ ਬਚਣ ਦੀ ਕੋਸ਼ਿਸ਼ ਕਰਦਾ ਹੈ।

Causes

1. Biological cause
2. Life experience
3. Personality
4. Learning theory

Sign Symptoms

1. ਚੱਕਰ ਆਉਣਾ
2. ਘਬਰਾਉਣਾ
3. Sweating
4. ਪਸੀਨਾ ਆਉਣਾ
5. ਕੱਬਣਾ
6. ਦਿਲ ਦਾ ਤੇਜ਼ ਧੜਕਣਾ।

Management

1. Drug therapy – Antidepression, alprazolam
2. Behavioural therapy
3. Psychotherapy

Obsessive Compulsive Neurotic Disorder

ਇਹ ਇੱਕ neurotic disorder ਹੈ। ਜਿਸ ਵਿੱਚ patient ਉਹਨਾਂ ਵਿਚਾਰਾਂ, ਸੋਚਾਂ ਤੇ ਕਲਪਨਾਵਾਂ ਵਿੱਚ ਰਹਿੰਦਾ ਹੈ, ਜੋ ਕਿ ਜਾਗਰੂਕਤਾ (awareness) ਤੇ attack ਕਰਦੇ ਹਨ ਤੇ ਜੋ ਭਾਵਹੀਨ ਹੁੰਦੇ ਹਨ। ਇਸ disease ਵਿੱਚ patient ਦੋਈ ਨਾ ਕੋਈ ਚੀਜ ਨੂੰ ਜਾਂ ਕੰਮ ਨੂੰ ਵਾਰ-ਵਾਰ ਕਰਦਾ ਹੈ।

Causes

1. Biological factor
2. Life experience
3. Psychological factor
4. Genetic factor

Sign Symptoms

1. ਵਾਰ-ਵਾਰ ਹੱਥ ਧੋਣਾ
2. ਵਾਰ-ਵਾਰ lock ਨੂੰ check ਕਰਨਾ
3. ਕੁੱਝ ਨਾ ਕੁੱਝ ਬੋਲਦੇ ਰਹਿਣਾ
4. ਟਿਕ ਕੇ ਨਾ ਬੈਠਣਾ
5. ਇੱਧਰ-ਉੱਧਰ ਘੁੰਮਣਾ
6. ਆਣੀ ਸੋਚ ਨੂੰ ਵਾਰ-ਵਾਰ ਬਦਲਣਾ।

Management

1. Drug therapy alprazolam
2. Behavioural therapy
3. ECT
4. Psychotherapy

Hysterical Neurotic Disorder

Definition: ਇਸ disease ਵਿੱਚ patient stress ਦੀ condition ਤੋਂ ਬਚਣਾ ਚਾਹੁੰਦਾ ਹੈ। ਅਤੇ ਉਹ ਸਰੀਰਕ ਕਿਰਿਆਵਾਂ ਦੇ ਮਾਧਿਅਮ ਤੋਂ ਆਪਣੀ condition ਨੂੰ show ਕਰਨ ਦੀ ਕੋਸ਼ਿਸ਼ ਕਰਦਾ ਹੈ।

Causes

1. Psychological cause
2. Parents child relationship
3. Socioculture factor

Sign Symptoms

1. ਦੌਰੇ ਪੈਣਾ
2. ਹਿਚਕੀ ਲੱਗਣਾ
3. Blindness
4. ਘਬਰਾਹਟ
5. ਬੋਲਣ ਵਿਚ ਕਠਿਨਾਈ ਹੋਣਾ
6. Vomiting
7. ਨੀਂਦ ਵਿੱਚ ਚਲੱਣਾ
8. Difficulty in sleeping
9. Paralysis

Management

1. Isolation
2. Drug therapy – Diazepam 10 mg
3. Hypnotic therapy
4. Psychotherapy
5. Cause work
6. Family therapy

Depression Neurotic Disorder

ਇਸ ਬਿਮਾਰੀ ਵਿੱਚ patient ਦੀ personality depression ਤੋਂ ਪੀੜਿਤ ਹੁੰਦੀ ਹੈ। ਇਸ problem ਤੋਂ patient ਕਈ ਪ੍ਰਕਾਰ ਦੇ sign/symptoms show ਕਰਦਾ ਹੈ। ਜਿਵੇਂ : ਕਿਸੇ ਨਾਲ ਗੱਲ ਨਾ ਕਰਨਾ, ਇਕੱਲਾ ਰਹਿਣਾ, ਖਾਣਾ ਨਾ ਖਾਣਾ, personal hygiene ਦੀ ਤਰਫ ਧਿਆਨ ਨਾ ਦੇਣਾ ਸੋਚ ਵਿੱਚ ਡੁੱਬੇ ਰਹਿਣਾ। ਇਸ ਤਰ੍ਹਾਂ ਦੇ patient ਵਿੱਚ suicidal idea ਵੀ present ਹੁੰਦੇ ਹਨ।

PSYCHOTIC DISORDER

Definition: Psychoses ਇਹ ਇੱਕ ਪ੍ਰਕਾਰ ਦੀ serious illness ਹੈ ਜਿਸ ਵਿੱਚ person ਦੀ personality disturb ਹੋ ਜਾਂਦੀ ਹੈ, ਇਹ person reality ਵਿੱਚ ਨਹੀਂ ਰਹਿੰਦਾ ਅਤੇ maladjustment ਦਾ ਸ਼ਿਕਾਰ ਹੋ ਜਾਂਦਾ ਹੈ। ਇਸ ਤਰ੍ਹਾਂ ਦੇ patient ਨੂੰ hospital ਵਿੱਚ admit ਕਰਵਾਉਣਾ ਜਰੂਰੀ ਹੋ ਜਾਂਦਾ ਹੈ।

Organic Psychosis disorder: Organic psychosis disorder ਦਾ ਮਤਲਬ ਹੈ, ਕਿ patient ਦਾ normal behaviour abnormal ਹੋ ਜਾਂਦਾ ਹੈ। ਇਸਨੂੰ organic brain syndrome ਵੀ ਕਹਿੰਦੇ ਹਨ। ਜਿਸ ਵਿੱਚ patient ਦਾ brain ਸਹੀ ਢੰਗ ਨਾਲ ਕੰਮ ਕਰਨਾ ਬੰਦ ਕਰ ਦਿੰਦਾ ਹੈ।

1. **Dilirium:** Dilirium ਇੱਕ ਮਾਨਸਿਕ ਬੀਮਾਰੀ ਨੂੰ ਕਿਹਾ ਜਾਂਦਾ ਹੈ ਇਹ ਅਚਾਨਕ ਹੀ ਸ਼ੁਰੂ ਹੁੰਦੀ ਹੈ। ਇਸ ਵਿੱਚ patient ਦੀ consciousness ਵਿੱਚ ਗੜਬੜੀ ਆ ਜਾਂਦੀ ਹੈ ਤੇ ਉਸਦੀ ਯਾਦਾਸ਼ਤ ਵਿੱਚ change ਆ ਜਾਂਦਾ ਹੈ।

   Cause

   (a) Injury

(b) Infection
(c) Intoxication
(d) Hereditary

Sign/Symptoms

(a) Consciousness ਘੱਟ ਹੋ ਜਾਣਾ
(b) Physical illness ਹੋਣਾ
(c) Time ਤੇ place ਦਾ ਪਤਾ ਨਾ ਰਹਿਣਾ
(d) ਬੇਚੈਨੀ
(e) Sleeplessness
(f) Hyperactivity

Management

(a) Illness ਦੇ ਕਾਰਨਾਂ ਨੂੰ assess ਕਰਾਂਗੇ ਤੇ ਉਹਨਾਂ ਦੇ according ਉਹਨਾਂ ਨੂੰ ਠੀਕ ਕਰਾਂਗੇ।
(b) Patient ਦੀ important ਕਿਰਿਆਵਾਂ ਨੂੰ ਕਾਇਮ ਰੱਖਣਾ।
(c) High duration level ਨੂੰ maintain ਕਰਨਾ।
(d) Patient ਨੂੰ rectum ਸ਼ਾਂਤ ਹੋ ਚਾਹੀਦਾ ਹੈ।
(e) Patient ਨੂੰ drug therapy ਦੇਣਾ-ਜਿਵੇਂ : Alprazolam, haloperidol ਇਹਨਾਂ medicine ਦੀ ਘੱਟ dose ਦੇਵਾਂਗੇ ਤਾਕਿ patient ਠੀਕ ਰਹੇ।

Dementia

Definition: ਇਹ ਹੌਲੀ-ਹੌਲੀ ਹੋਣ ਵਾਲੀ disease ਹੈ, ਜਿਸ ਵਿੱਚ patient ਦੀ ਯਾਦਾਸ਼ਤ actual ਵਿੱਚ disturb ਹੋ ਜਾਂਦੀ ਹੈ, ਤੇ ਇਸ ਦੇ ਕਾਰਨ patient ਦੀ social, occupational or function ਆਦਿ ਸਾਰੇ disturb ਹੋ ਜਾਂਦੇ ਹਨ।

Sign/Symptoms

(a) ਭੁਲਣ ਦੀ ਆਦਤ ਹੋਣਾ
(b) ਚਿੜਚਿੜਾਪਣ
(c) Weakness
(d) ਖਾਣੇ ਤੇ ਸੌਣ ਦੇ ਢੰਗ ਵਿੱਚ change ਆਉਣਾ
(e) ਜਲਦੀ ਥੱਕ ਜਾਣਾ
(f) ਸਮੇਂ ਤੇ ਸਥਾਨ ਦਾ ਪਤਾ ਨਾ ਰਹਿਣਾ
(g) Alertness ਵਿੱਚ ਕਮੀ।

Management

(a) ਸਭ ਤੋਂ ਪਹਿਲਾਂ patient ਦੇ sign/symptoms ਨੂੰ check ਕਰਾਂਗੇ। ਅਤੇ ਉਸਦੇ according treat ਕਰਨ ਲਈ patient ਨੂੰ hospital ਵਿੱਚ admit ਕਰਵਾਂਗੇ।

(b) Patient ਨੂੰ drug therapy ਦੇਵਾਂਗੇ।

(c) Patient ਦੀ communication ਨੂੰ ਠੀਕ ਕਰਾਂਗੇ।

(d) Patient ਨੂੰ advise ਕਰਾਂਗੇ ਕਿ ਉਹ ਆਪਣੀ care ਖੁਦ ਕਰੇ।

(e) ਉਸ ਨੂੰ injury ਤੋਂ prevent ਕਰਾਂਗੇ ਤੇ patient ਨੂੰ ਇਕੱਲਾ ਨਹੀਂ ਛੱਡਾਂਗੇ।

(f) Patient ਦੀ social activities ਨੂੰ improve ਕਰਾਂਗੇ।

FUNCTIONAL PSYCHIATRIC DISORDER

1. **Schizophrenia:** ਇਹ functional disorder ਹੈ ਜਿਸ ਵਿੱਚ patient ਦੀ thinking move, ਤੇ behaviour ਵਿੱਚ change ਆ ਜਾਂਦੇ ਹਨ ਤੇ ਉਸਦੇ ਸਾਰੇ function disturb ਹੋ ਜਾਂਦੇ ਹਨ।

   Cause

   - Heredity
   - Parents children relationship
   - Organic cause
   - Social cause
   - Family cause

   Sign Symptoms

   - ਗੱਲਾਂ ਨੂੰ ਭੁੱਲ ਜਾਣਾ
   - Violent
   - ਹਿੰਸਕ
   - ਗਾਲੀ-ਗਲੌਚ ਕਰਨਾ
   - Hallucination and illusions

   Management

   - Patient ਨੂੰ hospital ਵਿੱਚ admit ਕਰਵਾਉਣਾ ਚਾਹੀਦਾ ਹੈ।
   - Drug therapy ਦੇਣੀ ਚਾਹੀਦੀ ਹੈ। ਜਿਵੇਂ : Phenobarbiturate, phenothiazine, diazepam, hypnotics
   - Patient ਨੂੰ ECT ਦਿੱਤੀ ਜਾ ਸਕਦੀ ਹੈ।
   - Patient ਨੂੰ psychotherapy ਦੇਵਾਂਗੇ।
   - Patient ਨੂੰ social and rehabilitation therapy ਵੀ ਦੇਵਾਂਗੇ ਜਿਸ patient ਦੀ condition normal ਹੋ ਸਕੇ।

2. **MDP:** ਇਹ ਇੱਕ functional psychosis ਦੀ type ਹੈ। ਜਿਸ ਵਿੱਚ patient ਦਾ mood disturb ਹੋ ਜਾਂਦਾ ਹੈ। Patient ਜਾਂ ਤਾਂ depression ਵਿੱਚ ਚਲਾ ਜਾਂਦਾ ਹੈ। ਜਾਂ ਇਹ mania ਵਿੱਚ ਚਲਾ ਜਾਂਦਾ ਹੈ। Patient ਦਾ behaviour ਪਹਿਲਾ ਤੋਂ ਬਿਲਕੁਲ change ਹੋ ਜਾਂਦਾ ਹੈ ਇਸਨੂੰ ਦੋ ਭਾਗਾਂ ਵਿੱਚ ਵੰਡਿਆ ਜਾ ਸਕਦਾ ਹੈ।

(a) **Depressive disorder:** ਇਸ ਵਿੱਚ patient ਦਾ mood ਬਿਲਕੁਲ depress ਹੋ ਜਾਂਦਾ ਹੈ। ਉਹ ਕਿਸੇ ਦੇ ਨਾਲ ਗੱਲ ਨਹੀਂ ਕਰਦਾ ਤੇ ਨਾ ਹੀ ਕਰਨਾ ਚਾਹੁੰਦਾ ਹੈ। ਉਸਦੀ ਸਾਰੀ activities ਘੱਟ ਹੋ ਜਾਂਦੀ ਹੈ। ਅਤੇ ਹੌਲੀ-ਹੌਲੀ ਖਤਮ ਹੋ ਲੱਗਦੀ ਹੈ।

Cause

- Genetic cause
- Biological cause
- Biochemical cause
- Psychological cause
- Organic cause

Sign Symptoms

- ਇਕੱਲਾ ਰਹਿਣਾ
- ਕਿਸੇ ਨਾਲ ਗੱਲ ਨਾ ਕਰਨਾ
- Anorexia
- ਨੀਂਦ ਨਾ ਆਉਣਾ
- Weight ਘੱਟ ਹੋਣਾ
- Personal hygiene maintain ਨਾ ਕਰਨਾ
- ਕਿਸੇ ਚੀਜ ਜਾਂ ਕੰਮ ਨੂੰ ਧਿਆਨ ਨਾਲ ਨਾ ਕਰਣਾ।

Management

- Depression ਵਾਲੇ patient ਨੂੰ hospital ਵਿੱਚ admit ਕਰਵਾਉਣਾ ਚਾਹੀਦਾ ਹੈ।
- Patient ਨੂੰ ਇਸ ਤਰ੍ਹਾਂ ਦੀ condition ਵਿੱਚ ਇਕੱਲਾ ਨਹੀਂ ਛੱਡਣਾ ਚਾਹੀਦਾ।
- Patient ਦੀ treatment ਲਈ ਅਤੇ patient ਨੂੰ comfort provide ਕਰਨ ਲਈ drug therapy ਦੇ- ਵਾਂਗੇ। ਜਿਵੇਂ : Imipramine, diazepam, etc.
- Patient ਨੂੰ ਠੀਕ ਕਰਨ ਲਈ ਅਤੇ ਉਸਦੀ condition ਨੂੰ maintain ਕਰਨ ਲਈ ECT ਦੇਣੀ ਚਾਹੀਦੀ ਹੈ।
- Patient ਨੂੰ self-care ਦੇ ਲਈ motivate ਕਰਾਂਗੇ।
- Family members ਨੂੰ patient ਦੀ support ਕਰਨ ਲਈ ਕਰਾਂਗੇ।
- Patient ਨੂੰ ਕਿਸੇ ਨਾ ਕਿਸੇ ਕੰਮ ਵਿੱਚ busy ਰੱਖਾਂਗੇ।

(b) **Mania:** ਇਹ ਵੀ ਇੱਕ functional psychosis ਹੈ। ਇਸ ਵਿੱਚ patient ਦਾ mood normal ਰਹਿੰਦਾ ਹੈ ਤੇ ਉਸਦੇ ideas change ਹੁੰਦੇ ਰਹਿੰਦੇ ਹਨ। ਇਸ ਤਰ੍ਹਾਂ ਦੇ patient ਦੀ activity increase ਰਹਿੰਦੀ ਹੈ। ਇਸ ਵਿੱਚ patient ਬਹੁਤ ਜਿਆਦਾ ਬੋਲਦਾ ਹੈ ਤੇ ਇਹ patient ਹਮੇਸ਼ਾ ਖੁਸ਼ ਰਹਿੰਦਾ ਹੈ।

Cause

- Hereditary
- Head injury

- Side effects of drug
- Post life expensive
- Parents child relationship ਨਾ ਹੋਣਾ।

Sign Symptoms

- ਜਿਆਦਾ ਬੋਲਣਾ
- Pressure ਦੇ ਨਾਲ ਬੋਲਣਾ
- Activity increase ਹੋਣਾ
- ਖੁਸ਼ ਰਹਿਣਾ
- ਗੱਲਾ ਭੁੱਲ ਜਾਣਾ
- ਘਬਰਾਹਟ ਵਿੱਚ ਰਹਿਣਾ
- ਦੂਜਿਆਂ ਦੇ ਨਾਲ ਬਹਿਸ ਕਰਨਾ
- Ideas change ਕਰਦੇ ਰਹਿਣਾ
- Weight ਘੱਟ ਹੋਣਾ।

Management

- Hospitalization
- Drug therapy – Lithium therapy, chlorpromazine
- Patient ਨੂੰ ਜਰੂਰਤ ਅਨੁਸਾਰ ECT ਲਗਾਵਾਂਗੇ
- Patient ਨੂੰ anticonvulsant ਦੇਵਾਂਗੇ, psychotherapy and behavioural therapy ਦੇਵਾਂਗੇ।
- Patient ਦੇ behaviour ਦੇ ਬਾਰੇ ਪੁੱਛਾਂਗੇ ਤੇ ਉਸਦੇ according ਉਸ ਨਾਲ ਗੱਲ-ਬਾਤ ਕਰਾਂਗੇ।
- Patient ਨੂੰ self-care ਲਈ motivate ਕਰਾਂਗੇ।
- Patient ਦੀ thinking ਨੂੰ ਠੀਕ ਕਰਨ ਦੀ ਕੋਸ਼ਿਸ਼ ਕਰਾਂਗੇ।

Parental Counselling

Parents ਦੇ ਨਾਲ ਬੱਚਿਆਂ ਦੀ mental illness ਦੇ ਬਾਰੇ counselling ਕਰਨਾ ਬਹੁਤ ਜਰੂਰੀ ਹੁੰਦਾ ਹੈ, ਕਿਉਂਕਿ mental illness person ਦੇ parents ਨੂੰ ਸਾਰੀ life ਉਹਨਾਂ ਦੇ ਨਾਲ adjust ਕਰਨਾ ਪੈਂਦਾ ਹੈ। ਇਸ ਲਈ ਆਪਣੇ ਬੱਚਿਆਂ ਦੀ problems ਸਮਝਣ ਲਈ ਉਹਨਾਂ ਦੇ ਨਾਲ ਗੱਲਬਾਤ ਕਰਨੀ ਬਹੁਤ ਜਰੂਰੀ ਹੁੰਦੀ ਹੈ। ਉਹਨਾਂ ਨੂੰ ਬੱਚਿਆਂ ਦੀ condition ਦੇ according plan ਕਰਨਾ ਚਾਹੀਦਾ ਹੈ।

Counselling ਵਿੱਚ following ਗੱਲਾਂ ਨੂੰ ਧਿਆਨ ਵਿੱਚ ਰੱਖਣਾ ਚਾਹੀਦਾ ਹੈ।

- Mentally ill person ਦੀ condition ਦੇ ਬਾਰੇ information ਦੇਣੀ ਚਾਹੀਦੀ ਹੈ।
- Children ਦੇ ਨਾਲ ਚੰਗਾ behave ਕਰਨਾ ਚਾਹੀਦਾ ਹੈ।
- Mentally illness person ਨੂੰ training ਦੇ ਦੁਆਰਾ ਠੀਕ ਕਰਨਾ ਚਾਹੀਦਾ ਹੈ।
- ਉਹਨਾਂ ਨੂੰ ਇਹ ਦੱਸਣਾ ਚਾਹੀਦਾ ਹੈ ਕਿ ਬੱਚਿਆ ਦੇ ਨਾਲ ਹਮੇਸ਼ਾ ਉਹਨਾਂ ਦੇ ਤਰੀਕੇ ਨਾਲ ਰਹੇ।
- Parents ਨੂੰ mentally ill person ਦੀ training ਦੇ ਬਾਰੇ ਦੱਸਣਾ ਚਾਹੀਦਾ ਹੈ।

- ਉਹਨਾਂ ਨੂੰ ਇਹ ਵੀ ਦੱਸਣਾ ਚਾਹੀਦਾ ਹੈ, ਕਿ mentally ill person ਨੂੰ ਚੰਗੇ food, affection (Love), special education training ਤੇ support ਦੀ ਜਰੂਰਤ ਹੈ।

3. **Delusional disorder:** ਇਸ disorder ਵਿੱਚ person ਦੀ ਦੂਸਰੇ ਨਾਲ jealousy ਹੁੰਦੀ ਹੈ। ਇਸ ਵਿਚ trust ਨਾ ਹੋਣਾ, ਵਹਿਮ ਤੇ hallucination ਦਾ ਹੋਣਾ patient ਨੂੰ feel ਹੋਵੇਗਾ ਅਤੇ patient ਨੂੰ ਇਹ ਵੀ feel ਹੋਵੇਗਾ ਕਿ ਦੂਸਰੇ ਉਸਦੇ ਨਾਲ cheat ਕਰ ਰਹੇ ਹਨ। ਤੇ ਉਸਨੂੰ ਇਸ ਤਰ੍ਹਾਂ ਦੀ drug ਦਿੱਤੀ ਜਾ ਰਹੀ ਹੈ ਜੋ ਕਿ poisons ਹੈ। Patient ਕਹਿੰਦਾ ਹੈ ਕਿ ਮੇਰੇ ਨਾਲ ਕੋਈ ਵੀ ਠੀਕ behave ਨਹੀਂ ਕਰ ਰਿਹਾ ਤੇ patient ਨੂੰ ਗੁੱਸਾ ਆ ਰਿਹਾ ਤੇ ਉਸ ਦਾ mood ਵੀ change ਰਹਿੰਦਾ ਹੈ।

Management

- Patient ਨੂੰ hospital ਵਿੱਚ admit ਕਰਵਾਂਗੇ।
- Patient ਨੂੰ psychotherapy, drug therapy ਤੇ behaviour therapy ਦੇਵਾਂਗੇ।
- Patient ਨੂੰ ਉਸਦੇ behave ਦੇ ਬਾਰੇ ਪੁਛਾਂਗੇ ਅਤੇ ਉਸਦੀ ਸੋਚ ਨੂੰ ਠੀਕ ਕਰਨ ਦੀ ਕੋਸ਼ਿਸ਼ ਕਰਾਂਗੇ।
- Patient ਨੂੰ self-care ਕਰਨ ਲਈ motivate ਕਰਾਂਗੇ।

UNIT 15

ਬਜ਼ੁਰਗ ਵਿਅਕਤੀਆਂ ਦੀ ਦੇਖਭਾਲ (Old Age Care)

ਇਹ ਅਵਸਥਾ 60 ਸਾਲ ਦੀ ਉਮਰ ਤੋਂ ਬਾਅਦ ਸ਼ੁਰੂ ਹੋ ਜਾਂਦੀ ਹੈ। ਅਤੇ ਉਸਦੀ physical condition ਤੇ ਸਰੀਰਕ ਸ਼ਕਤੀ ਘੱਟ ਹੋ ਜਾਂਦੀ ਹੈ। ਉਹਨਾਂ ਦੀ ਕੰਮ ਕਰਨ ਦੀ ਯੋਗਤਾ ਵਿੱਚ ਕਮੀ ਤੇ ਬੱਚਿਆਂ ਦੇ confidence ਦੇ ਕਾਰਨ old person ਦਾ ਮਹੱਤਵ ਘੱਟ ਹੋ ਜਾਂਦਾ ਹੈ, ਜਿਸਦੀ ਵਜ੍ਹਾ ਨਾਲ ਅਨੇਕ problems ਵੱਧ ਜਾਂਦੀਆਂ ਹਨ। Old age person ਵਿੱਚ following changes ਆਉਂਦੇ ਹਨ :

1. **Physical changes:** Old age ਵਿੱਚ person ਦੇ ਸਰੀਰ ਵਿੱਚ ਬਹੁਤ ਸਾਰੇ changes ਆਉਂਦੇ ਹਨ ਜੋ ਇਸ ਪ੍ਰਕਾਰ ਹਨ :
   (a) Loss of weight, old age person ਦੁਬਲਾ ਪਤਲਾ ਹੋ ਜਾਂਦਾ ਹੈ।
   (b) ਵਿਅਕਤੀ ਦੇ ਬੋਲਣ ਵਿੱਚ problem ਆਉਂਦੀ ਹੈ ਤੇ ਉਹ ਮੁਸ਼ਕਿਲ ਨਾਲ ਹੀ ਬੋਲ ਪਾਉਂਦਾ ਹੈ। ਤੇ ਕਈ ਵਾਰ ਕੁੱਝ words ਸਮਝ ਨਹੀਂ ਆਉਂਦੇ।
   (c) ਬਾਲਾਂ ਦਾ colour gray ਹੋ ਜਾਂਦਾ ਹੈ ਤੇ ਹੌਲੀ-ਹੌਲੀ hair ਗਿਰਣ ਲੱਗਦੇ ਹਨ।
   (d) ਉਹਨਾਂ ਦੇ nails ਵੀ weak ਤੇ thick (hard) ਹੋ ਜਾਂਦੇ ਹਨ।
   (e) Lordosis ਤੇ ਇਸ ਤਰ੍ਹਾਂ ਹੋਣ ਤੇ old age person ਦੀ height ਘੱਟ ਹੋ ਜਾਂਦੀ ਹੈ।
   (f) ਇਸ ਤਰ੍ਹਾਂ ਦੇ ਵਿਅਕਤੀ ਨੂੰ ਬੈਠਣ, ਖੜ੍ਹੇ ਹੋਣ, ਚੱਲਣ-ਫਿਰਣ ਵਿੱਚ problem ਹੁੰਦੀ ਹੈ ਅਤੇ ਵਿਅਕਤੀ ਨੂੰ ਪੌੜੀਆ ਚੜਨ ਵਿੱਚ ਵੀ problem ਹੁੰਦੀ ਹੈ।
   (g) ਵਿਅਕਤੀ ਦਾ pulse rate weak ਹੋ ਜਾਂਦਾ ਹੈ। ਅਤੇ ਉਸਦੀ ਯਾਦਾਸ਼ਤ ਘੱਟ ਹੋਣ ਲੱਗਦੀ ਹੈ।
   (h) Old person ਦੀ bones weak and thin ਹੋ ਜਾਂਦੀਆਂ ਹਨ। ਇਹ ਹਲਕੇ ਝਟਕੇ ਨਾਲ ਹੀ ਟੁੱਟ ਜਾਂਦੀਆਂ ਹਨ। ਇਸ ਤਰ੍ਹਾਂ ਦੇ person ਦੀ immunity ਘੱਟ ਹੋਣ ਲੱਗਦੀ ਹੈ ਤੇ infection ਦੇ chances ਵੱਧ ਜਾਂਦੇ ਹਨ।
   (i) Old person ਵਿੱਚ heart ਨਾਲ related ਕਈ problems ਆ ਜਾਂਦੀਆਂ ਹਨ ਤੇ ਹੱਥ ਪੈਰ ਕੰਬਣ ਲੱਗਦੇ ਹਨ।
   (j) Old person ਨੂੰ ਨੀਂਦ ਘੱਟ ਆਉਂਦੀ ਹੈ। ਅਤੇ ਉਸਨੂੰ joint pain ਦੀ problem ਰਹਿੰਦੀ ਹੈ।
   (k) Old person ਨੂੰ indigestion ਦੀ problem ਵੀ ਰਹਿੰਦੀ ਹੈ।
   (l) Respiratory problems ਜਿਵੇਂ : Cold, cough, restlessness and difficulty in breathing.
   (m) Old person ਵਿੱਚ lack of urethral control present ਹੁੰਦਾ ਹੈ।
   (n) Old person ਵਿੱਚ bowel control ਨਹੀਂ ਹੁੰਦਾ। ਅਤੇ old person ਨੂੰ ਘੱਟ ਸੁਣਾਈ ਦਿੰਦਾ ਹੈ।

2. **Emotional changes and problems:** Old age ਵਿੱਚ person ਦਾ behaviour ਪਹਿਲਾਂ ਤੋਂ change ਹੋ ਜਾਂਦਾ ਹੈ। ਜਿਸ ਦੀ ਵਜ੍ਹਾ ਨਾਲ person ਵਿੱਚ problems ਆ ਜਾਂਦੀ ਹੈ :
   (a) Person ਦਾ behaviour ਚਿੜਚਿੜਾ ਹੋ ਜਾਂਦਾ ਹੈ।
   (b) Old age ਵਿੱਚ ਕੰਮ ਨਾ ਕਰ ਸਕਣ ਦੇ ਕਾਰਨ ਵਿਅਕਤੀ ਬਹੁਤ bore ਹੋ ਜਾਂਦਾ ਹੈ ਤੇ ਉਹ ਆਪਣੀ life ਵਿੱਚ ਖਾਲੀ-ਪਡ ਮਹਿਸੂਸ ਕਰਦਾ ਹੈ।
   (c) Old age ਵਿੱਚ person ਆਪਣੇ ਬੱਚਿਆ ਉਪਰ depend ਕਰਨ ਲਗਦਾ ਹੈ ਤੇ ਜਿਸ ਦੇ ਕਾਰਨ ਉਹ ਹਮੇਸ਼ਾ ਸੋਚ ਵਿੱਚ ਰਹਿੰਦਾ ਹੈ।
   (d) ਉਹ ਆਪਣੇ ਆਪ ਨੂੰ emotional suitable ਰੱਖਣ ਲਈ ਆਸ-ਪਾਸ ਦੇ environment ਵਿੱਚ busy ਰਹਿਣ ਲੱਗਦਾ ਹੈ।
   (e) ਉਸਨੂੰ ਛੋਟੀਆ-2 ਗੱਲਾਂ ਤੇ ਜਲਦੀ ਗੁੱਸਾ ਆਉਣ ਲੱਗਦਾ ਹੈ ਤੇ ਉਹ ਆਪਣੇ emotions ਨੂੰ control ਨਹੀਂ ਕਰ ਪਾਉਂਦਾ।
3. **Social changes and problems:** Old age ਵਿੱਚ following changes ਆ ਜਾਂਦੇ ਹਨ ਜਿਵੇਂ-ਜਿਵੇਂ age ਵੱਧਦੀ ਹੈ, ਉਵੇਂ ਹੀ ਆਦਮੀ ਦੀ social activity ਵਿੱਚ ਕਮੀ ਆਉਣ ਲੱਗਦੀ ਹੈ। ਉਹ social activity ਵਿੱਚ participate ਨਹੀਂ ਕਰ ਪਾਉਂਦਾ।
   (a) Old age person young person ਤੋਂ ਅਲੱਗ ਹੁੰਦਾ ਹੈ ਅਤੇ ਉਸਦੀ adjustment ਵੀ ਘੱਟ ਹੋ ਜਾਂਦੀ ਹੈ। Old age ਵਾਲਾ person ਦੂਜਿਆ ਦੇ ਨਾਲ ਸਰੀ ਢੰਗ ਨਾਲ ਨਹੀਂ ਰਹਿ ਸਕਦਾ ਕਿਉਂਕਿ ਉਸਦੇ ਸੁਭਾਅ ਵਿੱਚ changes ਆ ਜਾਂਦੇ ਹਨ ਅਤੇ ਉਸਦੀ ਸੋਚ ਉਹਨਾਂ ਤੋਂ ਅਲੱਗ ਹੋ ਜਾਂਦੀ ਹੈ।
   (b) Old age person ਦੇ ਕਾਰਨ ਘਰ ਵਿੱਚ ਲੜਾਈ ਝਗੜਾ ਵੀ ਹੋ ਸਕਦਾ ਹੈ।
   (c) ਸਮਾਜਿਕ ਦਾਇਰਿਆਂ ਵਿੱਚ ਵੀ ਕਮੀ ਆ ਜਾਂਦੀ ਹੈ।
   (d) ਉਹਨਾਂ ਦੇ ਆਉਣ ਜਾਣ ਦੀ problems ਵੀ ਵੱਧ ਜਾਂਦੀ ਹੈ। ਜਿਸ ਦੀ ਵਜ੍ਹਾ ਨਾਲ ਉਹਨਾਂ ਦਾ social relation ਪਹਿਲਾਂ ਵਰਗਾ ਨਹੀਂ ਰਹਿੰਦਾ।
4. **Economical changes and problems**
   (a) Old age person retire ਹੋ ਜਾਂਦੇ ਹਨ ਤਾਂ ਉਹਨਾਂ ਨੂੰ ਪੈਨਸ਼ਨ ਦਿੱਤੀ ਜਾਂਦੀ ਹੈ ਤੇ ਜਿਸ ਨਾਲ ਉਸਦੀ ਆਮਦਨੀ ਘੱਟ ਹੋ ਜਾਂਦੀ ਹੈ। ਜਿਸਦੇ ਕਾਰਨ old age ਵਾਲੇ person ਆਪਣੇ-ਆਪ ਨੂੰ ਆਰਥਿਕ ਤੌਰ ਤੇ ਅਸੁਰੱਖਿਅਤ ਮਹਿਸੂਸ ਕਰਨ ਲੱਗਦੇ ਹਨ।
   (b) Old age ਵਿੱਚ treatment ਸੰਬੰਧੀ ਖਰਚੇ ਵੱਧ ਜਾਂਦੇ ਹਨ। ਜਿਸਦੇ ਕਾਰਨ ਉਹਨਾਂ ਨੂੰ ਆਰਥਿਕ ਤੰਗੀ ਦਾ ਸਾਹਮਣਾ ਕਰਨਾ ਪੈਂਦਾ ਹੈ।
   (c) Family ਵਧਣ ਦੇ ਕਾਰਨ ਖਰਚੇ ਵੱਧ ਜਾਂਦੇ ਹਨ। ਅਤੇ ਉਹ person tension ਵਿੱਚ ਰਹਿਣ ਲੱਗਦੇ ਹਨ।

CARE OF OLD AGE PERSON

Old age ਵਾਲੇ person ਦੀ care ਕਰਨਾ, ਬਹੁਤ ਜਰੂਰੀ ਹੁੰਦਾ ਹੈ। ਉਸਦੀਆਂ ਸਾਰੀਆਂ ਜਰੂਰਤਾਂ ਪੂਰੀਆਂ ਕਰਨਾ ਸਾਡਾ ਕਰਤੱਵ ਹੁੰਦਾ ਹੈ। ਅਤੇ ਸਾਨੂੰ ਉਹਨਾਂ ਦੀਆਂ ਸਾਰੀਆਂ ਜਰੂਰਤਾਂ ਪੂਰੀਆਂ ਕਰਨੀਆਂ ਚਾਹੀਦੀਆਂ ਹਨ ਤਾਂ ਉਹਨਾਂ ਨੂੰ problem ਦਾ ਸਾਹਮਣਾ ਨਾ ਕਰਨਾ ਪਵੇ। ਇਸ ਲਈ ਸਾਨੂੰ following ਢੰਗ ਨਾਲ ਜਿਆਦਾ care provide ਕਰਨੀ ਚਾਹੀਦੀ ਹੈ :

Balance Diet

1. Old age person ਦਾ ਸੰਤੁਲਨ ਅਤੇ ਸੰਤੁਲਿਤ ਭੋਜਨ patient ਦੀ ਰੁਚੀ ਦੇ ਅਨੁਸਾਰ ਹੋਣਾ ਚਾਹੀਦਾ ਹੈ। ਜਦੋਂ ਖਾਣੇ ਤੋਂ satisfied ਨਹੀਂ ਹੈ ਤਾਂ ਉਸ ਦਾ ਸੁਭਾਅ ਚਿੜਚਿੜਾ ਹੋ ਜਾਂਦਾ ਹੈ ਤੇ ਕਈ ਵਾਰ ਘਰ ਦਾ environment ਖਰਾਬ ਹੋ ਸਕਦਾ ਹੈ। ਸਾਨੂੰ ਉਸਨੂੰ ਉਸਦੇ ਸਵਾਦ ਦੇ ਅਨੁਸਾਰ food ਦੇਣਾ ਚਾਹੀਦਾ ਹੈ।
2. ਸਾਨੂੰ patient ਦੇ ਖਾਣੇ ਦਾ ਸਮਾਂ ਪਤਾ ਹੋਣਾ ਚਾਹੀਦਾ ਹੈ ਕਿ ਉਹ ਕਿਸ ਸਮੇਂ ਕੋਣ ਸੀ ਚੀਜ ਖਾਣਾ ਪਸੰਦ ਕਰਦਾ ਹੈ।
3. ਉਸਦੇ ਖਾਦੇ ਵਿੱਚ ਮਿਰਚ ਮਸਾਲੇ ਘੱਟ ਹੋਣੇ ਚਾਹੀਦੇ ਹਨ ਤੇ ਉਸਦੀ diet ਤਲੀ ਨਹੀਂ ਹੋਣੀ ਚਾਹੀਦੀ। ਉਸਦੇ ਭੋਜਨ ਵਿੱਚ ਸਾਨੂੰ soft diet ਦੇਣੀ ਚਾਹੀਦੀ ਹੈ ਜਿਵੇਂ : ਦਲੀਆ, ਖਿਚੜੀ, ਦਾਲ ਦਾ ਪਾਣੀ ਆਦਿ।
4. Old age person ਨੂੰ ਨਾ ਤਾਂ ਜਿਆਦਾ ਗਰਮ ਤੇ ਨਾ ਹੀ ਜਿਆਦਾ ਠੰਡਾ ਭੋਜਨ ਦੇਣਾ ਚਾਹੀਦਾ ਹੈ।

Rest and Sleep

1. Family environment/home environment ਠੀਕ ਰੱਖਣ ਲਈ ਕੋਸ਼ਿਸ਼ ਕਰਨੀ ਚਾਹੀਦੀ ਹੈ ਕਿ patient ਨੂੰ ਜਾਂ old age person ਨੂੰ ਕੋਈ problem face ਨਾ ਕਰਨੀ ਪਵੀ। ਉਸ ਦੇ ਪੂਰੇ rest and sleep ਦਾ ਧਿਆਨ ਰੱਖਣਾ ਚਾਹੀਦਾ ਹੈ।
2. Old age person ਦੇ room ਦੇ environment, ventilation ਸਹੀ ਹੋਣੀ ਚਾਹੀਦੀ ਹੈ।
3. ਉਸਦੇ ਕਮਰੇ ਵਿੱਚ ਜਿਆਦਾ ਗਰਮੀ ਤੇ ਜਿਆਦਾ ਸਰਦੀ ਨਹੀਂ ਹੋਣ ਦੇਣੀ ਚਾਹੀਦੀ ਹੈ।
4. ਉਸਦੇ ਘਰ ਵਿੱਚ ਸੋਰ ਸਰਾਬਾ ਨਹੀਂ ਹੋਣਾ ਚਾਹੀਦਾ ਕਿਉਂਕਿ ਇਸ ਨਾਲ ਉਸਦੀ rest and sleep disturb ਹੋ ਜਾਵੇਗੀ।
5. ਉਹਨਾਂ ਨੂੰ ਜਿਆਦਾ ਕੰਮ ਕਰਨ ਲਈ ਨਹੀਂ ਕਹਾਂਗੇ। ਉਹਨਾਂ ਨੂੰ ਜਿਆਦਾ ਤੋਂ ਜਿਆਦਾ rest ਕਰਨ ਦੀ ਸਲਾਹ ਦੇਵਾਂਗੇ।
6. Old age person ਨੂੰ ਪੂਰੀ ਨੀਂਦ ਲੈਣ ਲਈ ਪ੍ਰੇਰਿਤ ਕਰਾਂਗੇ।

Medical Facilities

1. Old age person ਵਿੱਚ ਰੋਗਾਂ ਤੋਂ ਲੜਨ ਦੀ ਸ਼ਕਤੀ ਘੱਟ ਹੋ ਜਾਣ ਦੇ ਕਾਰਨ ਉਹਨਾਂ ਨੂੰ ਨਿਸਚਿਤ ਰੂਪ ਵਿੱਚ proper check-up ਦੀ ਜਰੂਰਤ ਹੁੰਦੀ ਹੈ। ਅਤੇ ਸਾਨੂੰ old age person ਦੀ medical ਜਾਂਚ time to time ਕਰਵਾਉਣੀ ਚਾਹੀਦੀ ਹੈ। Old age ਵਿੱਚ ਸਾਨੂੰ ਇਹ ਧਿਆਨ ਰੱਖਣਾ ਚਾਹੀਦਾ ਹੈ ਕਿ old age person ਆਪਣੇ-ਆਪ ਨੂੰ ਛੋਟੇ-ਮੋਟੇ ਕੰਮਾਂ ਵਿੱਚ busy ਰੱਖੇ। ਇਹਨਾਂ ਛੋਟੇ-ਮੋਟੇ ਕੰਮਾਂ ਦੀ ਵਜ੍ਹਾ ਨਾਲ ਉਹ active ਰਹਿ ਸਕਦੇ ਹਨ। ਜਿਸ ਤੋਂ ਉਹਨਾਂ ਦਾ ਖਾਲੀ ਸਮੇਂ use ਚੰਗਾ ਹੋ ਸਕਦਾ ਹੈ। ਤੇ ਉਹਨਾਂ ਦਾ mind ਵੀ divert ਰਹਿ ਸਕਦਾ ਹੈ।
2. Disease ਤੋਂ ਬਚਣ ਲਈ ਉਹਨਾਂ ਨੂੰ ਆਪਣੇ ਆਪ ਨੂੰ maintain ਕਰਦੇ ਰੱਖਣਾ ਚਾਹੀਦਾ ਹੈ ਤੇ ਹਰ ਕੰਮ ਉਮਰ ਦੇ ਹਿਸਾਬ ਨਾਲ ਕਰਨਾ ਵਾਹੀਦਾ ਹੈ।

Economic Assistant

1. Old age ਤੋਂ ਪਹਿਲਾਂ ਹੀ ਉਹਨਾਂ ਨੂੰ feature ਦੇ ਲਈ ਕੁੱਝ ਧੰਨ ਜੋੜ ਦੇ ਰੱਖਣਾ ਚਾਹੀਦਾ ਹੈ ਤਾਕਿ ਉਹਨਾਂ ਨੂੰ old age ਵਿੱਚ ਪ੍ਰੇਸ਼ਾਨੀਆਂ ਦਾ ਸਾਹਮਣਾ ਨਾ ਕਰਨਾ ਪਵਾਂ। ਅਤੇ ਕਿਸੇ ਉਪਰ depend ਨਾ ਰਹਿਣਾ ਪਵੇ।

2. ਸਰਕਾਰ ਨੇ old age person ਦੇ ਲਈ ਆਰਥਿਕ ਸੁਵਿਧਾਵਾਂ ਬਣਾਈਆਂ ਹਨ, ਜਿਵੇਂ : ਪੈਨਸ਼ਨ clam, health insurance ਅਤੇ ਕਈ ਸਕੀਮਾਂ ਚਲਾਈਆਂ ਹਨ।
3. Old age person ਨੂੰ ਵੀ ਆਪਣੀ family ਨਾਲ ਮਿਲ-ਜੁਲ ਕੇ ਰਹਿਣਾ ਚਾਹੀਦਾ ਹੈ।

Psychological Support

1. Old age person ਨੂੰ ਹਮੇਸ਼ਾ ਪਿਆਰ ਨਾਲ treat ਕਰਨਾ ਚਾਹੀਦਾ ਹੈ।
2. ਉਹਨਾਂ ਤੇ ਕਦੇ ਵੀ ਕਿਸੇ ਗੱਲ ਦਾ ਗੁੱਸਾ ਨਹੀਂ ਕੱਢਣਾ ਚਾਹੀਦਾ ਜੋ ਉਹ ਕਹਿੰਦੇ ਹਨ ਉਸਨੂੰ ਮੰਨ ਲੈਂਣਾ ਚਾਹੀਦਾ ਹੈ ਉਹਨਾਂ ਦੇ ਸੁਭਾਵ ਨੂੰ ਕਦੇ ਵੀ ਚਿੜਚਿੜਾ ਨਹੀਂ ਬਣਨ ਦੇਣਾ ਚਾਹੀਦਾ।
3. ਉਹਨਾਂ ਦੇ ਹਰ ਕੰਮ ਵਿੱਚ ਉਹਨਾਂ ਦਾ ਸਾਥ ਦੇਣਾ ਚਾਹੀਦਾ ਹੈ ਤਾਕਿ ਉਹ ਆਪਣੇ-ਆਪ ਨੂੰ ਕਦੇ ਇਕੱਲਾ ਮਹਿਸੂਸ ਨਾ ਕਰਨ।
4. ਜੇਕਰ ਕੋਈ ਕੰਮ ਕਰਨਾ ਚਾਹੁੰਦੇ ਹਨ ਲੇਕਿਨ ਨਹੀਂ ਕਰ ਸਕਦੇ ਤਾਂ ਉਹਨਾਂ ਦੀ ਪੂਰੀ-ਪੂਰੀ ਸਹਾਇਤਾ ਕਰਨੀ ਚਾਹੀਦੀ ਹੈ।
5. ਜੇਕਰ ਉਹ ਬੀਮਾਰ ਹਨ ਤਾਂ ਉਹਨਾਂ ਨੂੰ ਪੂਰੀ support ਦੇਣੀ ਚਾਹੀਦੀ ਹੈ ਤਾਂ ਕਿ ਉਹਨਾਂ ਨੂੰ ਕਿਸੇ ਵੀ ਚੀਜ ਦੀ ਕਮੀ ਮਹਿਸੂਸ ਨਾ ਹੋਵੇ।

NURSING RESPONSIBILITIES IN THE CARE OF OLD AGE PERSON

1. Nurse ਨੂੰ family members ਨੂੰ ਦੱਸਣਾ ਚਾਹੀਦਾ ਹੈ ਕਿ old age person ਦੀ ਵੀ ਆਪਣੀ self-respect ਹੁੰਦੀ ਹੈ ਇਸ ਲਈ old age person ਨੂੰ ਕਦੇ ਵੀ ਠੇਸ ਨਹੀਂ ਪਹੁੰਚਾਉਣੀ ਚਾਹੀਦੀ।
2. Home environment ਇਸ ਪ੍ਰਕਾਰ ਦਾ ਹੋਣਾ ਚਾਹੀਦਾ ਹੈ, ਜਿਸ ਵਿੱਚ old age person ਆਪਣੇ ਆਪ ਨੂੰ ਸਰੀਰਕ, ਮਾਨਸਿਕ ਅਤੇ socially ਤੌਰ ਤੇ healthy feel ਕਰ ਸਕੇ।
3. Community health nurse ਨੂੰ old age person ਦੀ ਪੂਰੀ ਤਰ੍ਹਾਂ ਜਾਂਚ ਕਰਨੀ ਚਾਹੀਦੀ ਹੈ। ਅਤੇ ਉਸਦੇ ਅਨੁਸਾਰ ਉਸਨੂੰ care ਦੇਣੀ ਚਾਹੀਦੀ ਹੈ।
4. Nature ਨੂੰ old age person ਨੂੰ ਥੋੜ੍ਹੀ-ਥੋੜ੍ਹੀ exercise ਕਰਨ ਲਈ advise ਦੇਣੀ ਚਾਹੀਦੀ ਹੈ ਤੇ ਉਹਨਾਂ ਨੂੰ ਦੱਸਣਾ ਚਾਹੀਦਾ ਹੈ। Exercise ਕਰਨ ਨਾਲ ਕਈ ਬੀਮਾਰੀਆਂ ਤੋਂ ਛੁਟਕਾਰਾ ਪਾਇਆ ਜਾ ਸਕਦਾ ਹੈ।
5. Community health nurse ਨੂੰ old person ਦੀ sensory function ਤੇ other body function ਦੀ ਵੀ ਜਾਂਚ ਕਰਨੀ ਚਾਹੀਦੀ ਹੈ ਤਾਂ ਉਹਨਾਂ ਨੂੰ ਬੀਮਾਰੀਆਂ ਤੋਂ ਬਚਾਇਆ ਜਾ ਸਕੇ।
6. Nurse ਨੂੰ ਚਾਹੀਦਾ ਹੈ ਕਿ old age person ਨੂੰ ਪੂਰਾ ਸਹਿਯੋਗ ਦੇਵੇ ਤੇ ਉਸਨੂੰ psychological support ਵੀ ਦੇਵੇ।
7. Old age person ਜਿਆਦਾ ਬੀਮਾਰ ਰਹਿੰਦੇ ਹਨ ਇਸ ਲਈ ਇਹ nurse ਦੀ responsibility ਹੈ ਕਿ ਉਹ ਉਹਨਾਂ ਨੂੰ doctor ਦੇ ਕੋਲ time to time refer ਕਰੇ ਤੇ ਉਸਦੇ according ਉਹਨਾਂ ਦਾ treatment ਕਰੇ।
8. Nurse ਨੂੰ ਚਾਹੀਦਾ ਹੈ ਕਿ ਉਹ family members ਨੂੰ educate ਕਰੇ ਕਿ ਉਹ old person ਨਾਲ ਚੰਗੀ ਤਰ੍ਹਾਂ ਵਿਵਹਾਰ ਕਰੇ ਤਾਕਿ old person ਨੂੰ insecurity feel ਨਾ ਹੋਵੇ।
9. Old age person ਦੇ ਨਾਲ ਕੰਮ ਕਰਦੇ ਸਮੇਂ rehabilitation, socialization ਦਾ ਧਿਆਨ ਰੱਖਣਾ ਚਾਹੀਦਾ ਹੈ।

Rehabilitation and Agencies of Caring Elderly

Definition: WHO ਦੇ according (ਪੂਨਰਵਾਸ) rehabilitation ਸਮਾਜਿਕ, educationally, occupationally ਉਪਾਵਾਂ ਦਾ ਇਸ ਤਰ੍ਹਾਂ ਦਾ ਮੇਲ ਹੈ, ਜਿਸ ਵਿੱਚ person ਨੂੰ ਦੁਬਾਰਾ training ਦਿੱਤੀ ਜਾਂਦੀ ਹੈ ਤੇ person ਨੂੰ ਕਿਰਿਆਤਮਕ (ਕੰਮ ਕਰਨ ਦੇ) ਯੋਗ ਬਣਾਇਆ ਜਾਂਦਾ ਹੈ। Rehabilitation ਦੇ ਦੁਆਰਾ ਵਿਅਕਤੀ ਨੂੰ ਉਸਦੇ ਪਹਿਲੇ ਸਵਾਸਥ ਦੇ ਨਜਦੀਕ ਲਿਆਇਆ ਜਾਂਦਾ ਹੈ। ਤਾਕਿ ਉਹ ਆਪਣੀ ability ਨੂੰ ਦੁਬਾਰਾ ਪ੍ਰਾਪਤ ਕਰ ਸਕੇ।

Rehabilitation Services in India

India ਵਿੱਚ ਬਹੁਤ ਸਾਰੀ ਸੰਖਿਆ ਵਿੱਚ rehabilitation services ਦਿੱਤੀਆ ਗਈਆ ਹਨ, ਜੋ ਕਿ ਅਲੱਗ-ਅਲੱਗ ਸੰਸਥਾਵਾਂ ਚਲਾ ਰਹੀਆ ਹੈ ਜਿਵੇਂ : Swam Sewak Organisation ਗੈਰ ਸਰਕਾਰੀ ਸੰਗਠਨ, ਬਿਰਧ ਆਸਰਮ, Day care case

1. ਸਮਾਜਿਕ ਨਿਆ, ਭਾਰਤ ਸਰਕਾਰ।
2. ਸਿਹਤ ਅਤੇ ਪਰਿਵਾਰ ਕਲਿਆਣ ਮੰਤਰਾਲੇ।
3. ਬਿਰਧ ਆਸ਼ਰਮ।
4. Old age home
5. Day care centre

ਉੱਪਰ ਦਿੱਤੇ ਗਏ agencies and rehabilitation ਦੇ ਦੁਆਰਾ old age person ਦੀ care ਕੀਤੀ ਜਾਂਦੀ ਹੈ ਇਸ ਦੇ according person ਨੂੰ physically, mentally, occupationally rehabilitate ਕੀਤਾ ਜਾਂਦਾ ਹੈ, ਤਾਕਿ ਉਹ ਆਪਣੇ ਲਕਸ਼ ਨੂੰ ਪ੍ਰਾਪਤ ਕਰ ਸਕਣ।

Bibliography

1. Anuja N. A Short Textbook of Psychiatry. Jaypee Brothers Medical Publishers (P) Ltd., 6th edition.
2. Bhatia MS. Essentials of Psychiatry. CBS Publishers, 5th edition.
3. Derrickson T. Principles of Anatomy and Physiology. Wiley, 12th edition.
4. Grant W. Anatomy and Physiology in Health and Illness. Elsevier, 11th edition.
5. Gulani KK. Community Health Nursing-Principles and Practices. Kumar Publishing House, 2nd edition.
6. Indrani TK. Nursing Manual of Nutrition and Therapeutic Diet. Jaypee Brothers Medical Publishers (P) Ltd., 1st edition.
7. Joshi VD. Handbook of Nutrition and Dietetics. Vora Medical Publications 1st edition.
8. Lalifha K. Mental Health and Psychiatric Nursing. CBS Publishers, 1st edition.
9. Masih S. Essentials of Food and Nutrition. Lotus Publishers, 1st edition.
10. Park K. Essentials of Community Health Nursing, Banarsidas Bhanot Publishers.
11. Sunanda GT. Mental Health and Psychiatric Nursing. Lotus Publishers, 1st edition.
12. Swaminathan. Advanced Textbook on Food and Nutrition. BAPPW, 2nd edition.
13. Swarnkar. Community Health Nursing. NR Brothers, 3rd edition.
14. Verma A. Human Anatomy and Physiology for Nursing and Allied Sciences. Jaypee Brothers Medical Publishers (P) Ltd., 2nd edition.